全国中医药行业高等教育"十二五"规划教材

全国高等中医药院校规划教材（第九版）

护理学基础

（新世纪第二版）

（供护理学专业用）

主　编　吕淑琴（长春中医药大学）

副主编　杨巧菊（河南中医学院）

　　　　易　霞（湖南中医药大学）

　　　　刘　伟（辽宁中医药大学）

　　　　熊振芳（湖北中医药大学）

U0272714

中国中医药出版社

·北　京·

图书在版编目（CIP）数据

护理学基础/吕淑琴主编．—北京：中国中医药出版社，2012.8（2014.2 重印）
全国中医药行业高等教育"十二五"规划教材
ISBN 978 - 7 - 5132 - 1004 - 1

Ⅰ．①护…　Ⅱ．①吕…　Ⅲ．①护理学—中医学院—教材　Ⅳ．①R47

中国版本图书馆 CIP 数据核字（2012）第 122001 号

中 国 中 医 药 出 版 社 出 版
北京市朝阳区北三环东路 28 号易亨大厦 16 层
邮政编码　100013
传真　010 64405750
北京市松源印刷有限公司印刷
各地新华书店经销

＊

开本 787×1092　1/16　印张 27.375　字数 612 千字
2012 年 8 月第 2 版　2014 年 2 月第 2 次印刷
书　号　ISBN 978 - 7 - 5132 - 1004 - 1

＊

定价　45.00 元
网址　www.cptcm.com

全国中医药行业高等教育"十二五"规划教材
全国高等中医药院校规划教材（第九版）
专家指导委员会

李金田（甘肃中医学院院长　教授）

吴以岭（中国工程院院士）

吴咸中（天津中西医结合医院主任医师　中国工程院院士）

吴勉华（南京中医药大学校长　教授）

肖培根（中国医学科学院研究员　中国工程院院士）

陈可冀（中国中医科学院研究员　中国科学院院士）

陈立典（福建中医药大学校长　教授）

陈明人（江西中医药大学校长　教授）

范永升（浙江中医药大学校长　教授）

欧阳兵（山东中医药大学校长　教授）

周　然（山西中医学院院长　教授）

周永学（陕西中医学院院长　教授）

周仲瑛（南京中医药大学教授　国医大师）

郑玉玲（河南中医学院院长　教授）

胡之璧（上海中医药大学教授　中国工程院院士）

耿　直（新疆医科大学副校长　教授）

徐安龙（北京中医药大学校长　教授）

唐　农（广西中医药大学校长　教授）

梁繁荣（成都中医药大学校长　教授）

程莘农（中国中医科学院研究员　中国工程院院士）

谢建群（上海中医药大学常务副校长　教授）

路志正（中国中医科学院研究员　国医大师）

廖端芳（湖南中医药大学校长　教授）

颜德馨（上海铁路医院主任医师　国医大师）

秘　书　长　王　键（安徽中医药大学校长　教授）

洪　净（国家中医药管理局人事教育司巡视员）

王国辰（国家中医药管理局教材办公室主任
　　　　全国中医药高等教育学会教材建设研究会秘书长
　　　　中国中医药出版社社长）

办公室主任　周　杰（国家中医药管理局人事教育司综合处处长）

林超岱（国家中医药管理局教材办公室副主任
　　　　中国中医药出版社副社长）

李秀明（中国中医药出版社副社长）

办公室副主任　王淑珍（全国中医药高等教育学会教材建设研究会副秘书长
　　　　中国中医药出版社教材编辑部主任）

裴　颢（中国中医药出版社教材编辑部副主任）

全国中医药行业高等教育"十二五"规划教材
全国高等中医药院校规划教材（第九版）

《护理学基础》编委会

主　　编　吕淑琴（长春中医药大学）

副主编　杨巧菊（河南中医学院）

　　　　　易　霞（湖南中医药大学）

　　　　　刘　伟（辽宁中医药大学）

　　　　　熊振芳（湖北中医药大学）

编　　委　（以姓氏笔画为序）

　　　　　王　英（天津中医药大学）

　　　　　王东梅（黑龙江中医药大学）

　　　　　王艳华（长春中医药大学）

　　　　　吕利明（山东中医药大学）

　　　　　吕淑琴（长春中医药大学）

　　　　　刘　伟（辽宁中医药大学）

　　　　　江　燕（安徽中医学院）

　　　　　杨巧菊（河南中医学院）

　　　　　杨晓玮（北京中医药大学）

　　　　　杨翔宇（成都中医药大学）

　　　　　李　瑜（广州中医药大学）

　　　　　佘广玉（南京中医药大学）

　　　　　陈金金（河北医科大学）

　　　　　易　霞（湖南中医药大学）

　　　　　郑智慧（福建中医药大学）

　　　　　熊振芳（湖北中医药大学）

编写秘书　王艳华（长春中医药大学）

前　言

　　全国中医药行业高等教育"十二五"规划教材是为贯彻落实《国家中长期教育改革和发展规划纲要（2010 -2020 年)》、《教育部关于"十二五"普通高等教育本科教材建设的若干意见》和《中医药事业发展"十二五"规划》，依据行业人才需求和全国各高等中医药院校教育教学改革新发展，在国家中医药管理局人事教育司的主持下，由国家中医药管理局教材办公室、全国中医药高等教育学会教材建设研究会在总结历版中医药行业教材特别是新世纪全国高等中医药院校规划教材建设经验的基础上，进行统一规划建设的。鉴于由中医药行业主管部门主持编写的全国高等中医药院校规划教材目前已出版八版，为便于了解其历史沿革，同时体现其系统性和传承性，故本套教材又可称"全国高等中医药院校规划教材（第九版）"。

　　本套教材坚持以育人为本，重视发挥教材在人才培养中的基础性作用，充分展现我国中医药教育、医疗、保健、科研、产业、文化等方面取得的新成就，以期成为符合教育规律和人才成长规律的科学性、先进性、适用性的优秀教材。

　　本套教材具有以下主要特色：

　　1. 继续采用"政府指导，学会主办，院校联办，出版社协办"的运作机制

　　在规划、出版全国中医药行业高等教育"十五"、"十一五"规划教材时（原称"新世纪全国高等中医药院校规划教材"新一版、新二版，亦称第七版、第八版，均由中国中医药出版社出版），国家中医药管理局制定了"政府指导，学会主办，院校联办，出版社协办"的运作机制，经过两版教材的实践，证明该运作机制符合新时期教育部关于高等教育教材建设的精神，同时也是适应新形势下中医药人才培养需求的更高效的教材建设机制，符合中医药事业培养人才的需要。因此，本套教材仍然坚持这个运作机制并有所创新。

　　2. 整体规划，优化结构，强化特色

　　此次"十二五"教材建设工作对高等中医药教育3个层次多个专业的必修课程进行了全面规划。本套教材在"十五"、"十一五"优秀教材基础上，进一步优化教材结构，强化特色，重点建设主干基础课程、专业核心课程，加强实验实践类教材建设，推进数字化教材建设。本套教材数量上较第七版、第八版明显增加，专业门类上更加齐全，能完全满足教学需求。

　　3. 充分发挥高等中医药院校在教材建设中的主体作用

　　全国高等中医药院校既是教材使用单位，又是教材编写工作的承担单位。我们发出关于启动编写"全国中医药行业高等教育'十二五'规划教材"的通知后，各院校积极响应，教学名师、优秀学科带头人、一线优秀教师积极参加申报，凡被选中参编的教师都以积极热情、严肃认真、高度负责的态度完成了本套教材的编写任务。

　　4. 公开招标，专家评议，健全主编遴选制度

本套教材坚持公开招标、公平竞争、公正遴选主编原则。国家中医药管理局教材办公室和全国中医药高等教育学会教材建设研究会制订了主编遴选评分标准，经过专家评审委员会严格评议，遴选出一批教学名师、高水平专家承担本套教材的主编，同时实行主编负责制，为教材质量提供了可靠保证。

5. 继续发挥执业医师和职称考试的标杆作用

自我国实行中医、中西医结合执业医师准入制度以及全国中医药行业职称考试制度以来，第七版、第八版中医药行业规划教材一直作为考试的蓝本教材，在各种考试中发挥了权威标杆作用。作为国家中医药管理局统一规划实施的第九版行业规划教材，将继续在行业的各种考试中发挥其标杆性作用。

6. 分批进行，注重质量

为保证教材质量，本套教材采取分批启动方式。第一批于 2011 年 4 月启动中医学、中药学、针灸推拿学、中西医临床医学、护理学、针刀医学 6 个本科专业 112 种规划教材。2012 年下半年启动其他专业的教材建设工作。

7. 锤炼精品，改革创新

本套教材着力提高教材质量，努力锤炼精品，在继承与发扬、传统与现代、理论与实践的结合上体现了中医药教材的特色；学科定位准确，理论阐述系统，概念表述规范，结构设计更为合理；教材的科学性、继承性、先进性、启发性及教学适应性较前八版有不同程度提高。同时紧密结合学科专业发展和教育教学改革，更新内容，丰富形式，不断完善，将学科、行业的新知识、新技术、新成果写入教材，形成"十二五"期间反映时代特点、与时俱进的教材体系，确保优质教育资源进课堂，为提高中医药高等教育本科教学质量和人才培养质量提供有力保障。同时，注重教材内容在传授知识的同时，传授获取知识和创造知识的方法。

综上所述，本套教材由国家中医药管理局宏观指导，全国中医药高等教育学会教材建设研究会倾力主办，全国各高等中医药院校高水平专家联合编写，中国中医药出版社积极协办，整个运作机制协调有序，环环紧扣，为整套教材质量的提高提供了保障机制，必将成为"十二五"期间全国高等中医药教育的主流教材，成为提高中医药高等教育教学质量和人才培养质量最权威的教材体系。

本套教材在继承的基础上进行了改革与创新，但在探索的过程中，难免有不足之处，敬请各教学单位、教学人员以及广大学生在使用中发现问题及时提出，以便在重印或再版时予以修正，使教材质量不断提升。

国家中医药管理局教材办公室

全国中医药高等教育学会教材建设研究会

中国中医药出版社

2012 年 6 月

编写说明

为适应新时期中医药人才培养和高等中医药教育的需要，为了更好地贯彻落实《国家中长期教育改革和发展规划纲要》和《医药卫生中长期人才发展规划（2011－2020年）》，根据《教育部关于"十二五"普通高等教育本科教材建设的若干意见》，国家中医药管理局教材办公室、全国高等中医药教材建设研究会组织开展了全国中医药行业高等医学院校护理学专业（本科）系列规划教材的编写工作。

在编写本教材工作中，注意了科学性、先进性、实用性相结合的原则，在前一版教材的基础上，对其内容和结构进行了调整。在加强护理理论知识、基本实践的同时，增加及更新了许多重要的知识点，新增了部分相关知识的链接及护理职业防护内容；形式上考虑到护理工作的基本方法，在书写观察及各项技术操作方法时应用护理程序的形式；内容上力求与时代发展要求相一致，与时俱进；护理理念上本着以人为本，培养学生职业态度和职业责任，进一步体现护理学科人文精神。本教材力求做到内容和形式有所突破，符合基础专业课程的教学规律，以达到提高学生综合能力的目的及适应学科发展、满足当前优质服务的需要。

本教材在编写过程中，得到有关学校的大力支持，来自全国15所医学院校具有丰富教学经验的16名专业老师团结协作，积极配合，分别编写了共19个章节的内容。其中第一章绪论由吕淑琴编写，第二章医疗环境由刘伟编写，第三章患者入院和出院护理、第十九章护理职业防护由杨巧菊编写，第四章医院感染的预防与控制由王英编写，第五章休息与活动、第十五章标本采集由郑智慧编写，第六章舒适与安全由王东梅编写，第七章患者的清洁护理由易霞编写，第八章生命体征的评估与护理由江燕编写，第九章饮食与营养由吕利明编写，第十章排泄护理由熊振芳编写，第十一章冷热疗法由杨翔宇编写，第十二章药物疗法由陈金金编写，第十三章药物过敏试验、第十七章临终护理由李瑜编写，第十四章静脉输液与输血法由王艳华编写，第十六章危重患者的病情观察与急救护理由余广宇编写，第十八章医疗护理文件记录与管理由杨晓玮编写。在编写过程中，每位编者均能认真负责，付出了巨大的努力，在此表示衷心的感谢。

本教材经过了多次认真修改和审校，但由于编者水平及能力有限，书中难免会有疏漏之处，恳请使用本教材的院校师生、临床护理工作者提出宝贵的意见和建议，以便再版时修订提高。

《护理学基础》编委会
2012 年 7 月

目　录

第一章 绪 论

【学习目标】

掌握：南丁格尔对护理学的贡献、《护理学基础》学习方法与要求

熟悉：护理学的发展历程、《护理学基础》课程的地位、基本任务

了解：护理学的形成与发展

护理学是医学科学领域中一门独立的分支学科，是研究维护人类身心健康的护理理论、知识、技能及发展规律的综合性应用科学。护理学的形成是在人类祖先劳动、生息、繁衍活动中自我防护本能的基础上，通过长期以来与疾病作斗争及劳动实践中逐渐发展起来的。其内容及范畴涉及影响人类健康的生物、心理、社会及精神的各个方面。

百余年来，护理学经历了从简单的清洁卫生护理到以疾病为中心的护理、再到以患者为中心的整体护理、直至以人的健康为中心的护理的发展历程，通过不断实践、教育、研究等，得到充实和完善，逐渐形成了自己特有的理论和实践体系，成为一门独立的学科。

第一节 护理学的发展历程

护理是人类生存的需要，其历史源远流长，可以说，自从有了人类就有了护理活动。护理随着人类的诞生、繁衍、发展而发展。护理学的发展与人类的社会进步、文明程度、科学发展息息相关。

一、护理学的形成与发展

护理学是一门既古老，又年轻的学科。她有着悠久的历史，经历了漫长的发展过程，具有自己独特的艺术。

（一）人类早期的护理

1. 自我护理时期　护理的起源可追溯到原始人类。他们在漫长的原始社会中，创造了远古文化。根据考古发掘的人骨化石资料研究表明，古代人类在与大自然搏斗活动

中，在狩猎、械斗险恶的生活环境中发生疾病或创伤，原始的医疗护理实践和理论随之应运而生，但那时的医疗和护理还没有明确区分，其照顾方式随当时人们对形成伤害和疾病的原因，以及他们对生命的认识而有所不同。原始社会中，人类居住在山林和洞穴中，靠采集和渔猎生存，他们因受生活磨炼，逐渐学会以树枝或石块为工具获取食物，后又学会用火。通过火的使用结束了人类"茹毛饮血"的生活，缩短了消化过程，生活条件有所改善，促进了人体的发育，延长了人类寿命。当人们受伤或患病时并不会救治，只能顺其自然，因而常受到死亡的威胁。古人在生活中观察到动物疗伤的方法而加以仿效，如用舌头舔伤口或用溪水冲掉血污，防止伤口恶化。并逐渐发现吃了某些食物而致消化不良、腹部不适时，用手抚摩可减轻疼痛，便形成了原始按摩疗法；到进食熟食可减少胃肠道疾病，开始了解饮食与胃肠道疾病的关系；将烧热的石块置于患处以减轻疼痛，即最原始而简单的热疗，逐渐形成了原始的"自我保护"式的医疗照顾，是护理形成的起始阶段。

2. 以"家族为中心"的母系氏族公社时期　为了求得在恶劣的环境中生存，人们逐渐聚居，以抵御天灾人祸，并按血缘关系组成以家族为中心的母系氏族公社。这时，人们开始定居，组成家庭并进行分工，母亲所具有的慈爱本性和保护家人的责任，必然会去照顾家庭中的幼弱者。人们有了伤病，便留在家中由母亲或妇女给予治疗和呵护。由此可见，护理的起源与妇女关系密切。当时，常用一些原始的治疗护理方法为伤病者进行伤口包扎、止血、热敷、按摩等以解除病痛。此时期的医疗和护理不分，渐渐由自我护理、经验护理进入家庭护理阶段。

3. 宗教护理时期　在古代，当人们对天灾、人祸或一些自然现象不能解释时，便产生迷信，宗教、巫师也随之应运而生。他们用祷告、念咒等方法祈求神灵的帮助。与此同时，也有人用拳击患者、放血、冷水泼浇等驱魔办法驱除病痛的折磨，或应用草药等进行。此时，迷信、宗教与医药混合在一起，医巫不分。

随着社会发展，在征服伤病的过程中，经过实践经验积累，有些人用草药和一些简单的手段为患者治疗，加上进行饮食调理和生活照顾，便形成了原始的医生（集医、护、药于一身）。在一些文明古国，如中国、埃及、希腊、罗马、印度摒弃祈求、巫术等，逐渐发展了应用各种草药、动物药及矿物药治病；医巫有所分开，有医护记载：应用催眠术（麻醉）、止血、伤口缝合、尸体防腐、尸体包裹始创了绷扎术；重视饮食调养；并有了疾病治疗、疾病预防、公共卫生等医护活动。公元前 460～377 年的古希腊医学家，西方医学奠基人——希波克拉底（Hippocrates）破除宗教迷信，将医学引上科学之路。提出：从事医疗的步骤为观察、诊断、治疗，主张治病探求病因，对症下药。他认为医生所医治的不仅是病而且是患者，从而改变了当时以巫术和宗教为依据的观念。《希波克拉底誓言》至今仍广为流传，作为后世许多医德准则的基础，是医学伦理学的典范。

（二）公元初期的护理（公元 1～500 年）

自公元初年基督教兴起后，基督教信仰在老百姓中流传，开始了教会一千多年来对医护的影响。这个时期没有真正意义上的护理，教徒们宣扬"博爱"、"牺牲"等思想，神职人员在传播宗教信仰、广建修道院的同时，还开展医病、济贫等慈善事业，并建立了医院、救济院、老人院等慈善机构。这些医院最初为收容徒步朝圣者的休息站，后发展为治疗精神病、麻风等疾病的医院及养老院。一些献身于宗教的妇女，在从事教会工作的同时，还参加对老弱病残的护理，一位名叫菲碧（Phoebe）的基督徒被称为第一个女执事和第一个护士，另一位有重大影响人物罗马妇女菲毕奥拉（Fabiola）花了许多财富、精力和时间去照顾病人和穷人。在公元390年，她提供了第一所免费医院，使得护理工作开始从家庭走向社会。她们当中多数人虽未受过专门的训练，但因工作认真，服务热忱，有奉献精神，受到社会的赞誉和欢迎，是早期护理工作的雏形，对以后护理事业的发展有着良好的影响。

（三）中世纪的护理

中世纪，在公元476～1500年，欧洲护理工作受到宗教和战争的影响。修道院发展起来，在院内收容了男、女做各种低下的劳动、苦工，并对院外有病的人提供护理，这对护理工作的发展起到了一定的促进作用。13～14世纪罗马天主教皇掌握了欧洲许多国家的宗教大权，在各地广建教堂和修道院，修道院内设医院收治患者；同时，由于连年战乱，伤病者增多，且伤寒、麻风、丹毒、疟疾等疫病大肆流行，不少医院应运而建，但多数条件很差，管理混乱。这些医院的护理工作主要由修女承担，她们以良好的道德品质提供护理。但还有不少志愿为贫者服务的妇女，由于没有受过专业训练，又无足够的护理设备，使护理工作只限于简单的生活照料。

（四）文艺复兴时期与宗教改革时期的护理

文艺复兴时期，在公元1400～1600年，因为运用科学的方法探索真理而出名，西方国家又称之为科学新发现时代。十字军东征，沟通了东西方的文化，使欧洲新兴资产阶级对新旧文化知识的研究产生兴趣，促进了文学、艺术、科学包括医学等领域的发展。在此期间，人们破除了对疾病的迷信，疾病有了新的依据。此时，教会医院大量减少，为适应医疗的需要，建立了公、私立医院，从事护理工作的人员开始接受部分训练，以专门照顾伤病者。但1517年发生了宗教改革，使社会结构与妇女的地位发生了变化，护理工作不再由具有仁慈博爱精神的神职人员担任，而是招聘为谋生而来的护理人员。她们既无经验又没接受过护理训练，还缺乏宗教热忱，致使护理质量大大下降，护理工作由此陷入瘫痪状态，护理的发展进入了长达200年的黑暗时期。

（五）护理学的诞生、发展与南丁格尔的贡献

18世纪末，由于当时的卫生条件差，生活水平低，护理在医院只是作为一个照顾的职业，其目的是对疾病的护理。到19世纪，工业革命的发展使社会经济发生了变化。随着社会、科学和医学的发展与进步，护理工作的地位有所提高。1836年，德国牧师弗里德尔（Fliedner PT）在恺撒斯威斯城建立医院和女执事训练所，招收年满18岁、

身体健康、品德优良的妇女，给予护理训练。这就是最早的具有系统化组织的护士学校。佛罗伦斯·南丁格尔（Florence Nightingale）曾在此接受训练。

19世纪中叶，英国佛罗伦斯·南丁格尔（1820～1910年）首创了科学的护理专业，使护理学逐步走向了科学发展轨道。国际上称这个时期为"南丁格尔时代"。这是护理工作的转折点，也是护理专业真正的开始。她对护理的贡献非常深远，被尊为"近代护理事业的创始人"并载入史册。

南丁格尔于1820年5月12日生于父母旅行之地——意大利佛罗伦斯（图1-1），在英国德比郡成长。南丁格尔出身于英国名门富有之家，家境优裕，从小受过良好的教育，她到20岁时，就已博学多才，通晓历史、哲学、数学，精通英、德、意等国语言，信仰宗教，擅长音乐和绘画，具有较高的文化修养。母亲仁慈的秉性对她有很大的影响，她从少女时代起就表现出为人慈善，博爱为怀。长大后经常去看望和照顾附近村庄里的穷苦患者和亲友中的病弱者。南丁格尔由于协助父亲老友精心护理患者，逐渐对护理工作产生了浓厚的兴趣，从而对护理工作坚定了信心。在从事慈善活动中，她深深体会到社会十分需要训练有素的护士。于是在1850年，她力排众议，冲破了家庭和社会对护理工作的鄙视，说服父母，慕名去了当时最好的护士培训基地——德国的恺撒斯威斯城参加护理训练班的学习，开始了她的护理生涯。

1854年3月，英、法、土等国与俄国在克里米亚地区爆发战争，英国与法国共同派兵参加了战争，以对付沙皇俄国对土耳其的入侵。由于当时英国军队毫无护理设施，战地救护条件十分恶劣，得不到合理照料，负伤士兵的死亡率高达42%，引起了英国民众的强烈不满。南丁格尔得知后，立即去函当时的英国陆军大臣，要求自愿率护士赴前线。1854年10月，南丁格尔被任命为"驻土耳其英国总医院妇女护士团团长"，率领精心挑选的38名护士克服重重困难，顶住前线医护人员的抵制和非难，抵达战地医院，投入到忙碌的抢救工作中，当时伤员达万人。南丁格尔率领护士改善医院病房环境及条件，改善伤员膳食，以增加营养，千方百计地创造良好的休养条件，以调节士兵的生活；入夜，她

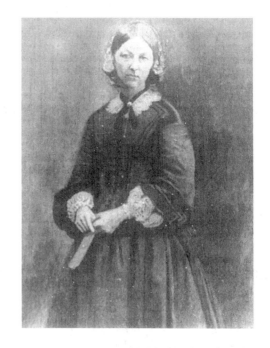

图1-1　南丁格尔

常常手持油灯巡视病房，亲自安慰那些受重伤和垂危的士兵。她的服务态度赢得了医护人员的信任和伤员的尊敬，士兵们称颂她为"提灯女神"、"克里米亚天使"。由于她和全体护理人员的努力，在短短的半年时间内使英国前线伤员的死亡率降到2.2%。她们

的成效和功绩，受到英国国人的赞誉，并传为奇迹，使英国朝野各党人士改变了对护士的态度，提高了妇女地位，护理工作从此受到社会重视。经过克里米亚战争的护理实践，南丁格尔更加坚定护理是一门科学，她终身未嫁，将自己的一生都献给了护理事业。

南丁格尔对护理发展作出如下贡献：

（1）创办了世界上第一所护士学校：南丁格尔坚信护理工作是一项正规的职业，必须由接受过正规训练的护理人员担任。1860年，南丁格尔在英国伦敦的圣多马医院开办了第一所护士学校，其培养的大多数优秀学员被英、美等国医院聘用。他们在工作中弘扬南丁格尔精神，推行护理改革，创建学校，使护理工作有了崭新的面貌。

（2）为现代护理事业奠定了基础：战争后，南丁格尔利用她在护理和医院管理方面取得的地位，致力于护理管理、护理教育、预防医学、地段家庭护理，以及红十字会的工作，为推动国际护理事业及公共卫生事业的发展作出重要贡献。

（3）著书立说指导护理工作：南丁格尔一生写了大量的笔记、书信、报告和论著，她的代表作有《医院札记》（Notes on Hospital）和《护理札记》（Notes on Nursing）。两书曾作为当时护士学校的教科书被广泛应用，是护理工作的典范著作。此外，她还写了100多篇论文，由世界各国翻译出版，答复了上千封各地的读者来信。

（4）南丁格尔创立了护理管理的体系：南丁格尔在克什米亚战争中所做的大量工作中，更多的是管理工作。她努力推进的从病房基本建设到医院规章制度的建立，保证了医疗护理技术的实施，提高了护理质量。在她的代表作之一《医院札记》中，对医院建筑、管理和卫生保健工作，提出了很多有针对性和实用价值的改进意见。

（5）其他方面：强调了护理伦理及人道主义护理观念，要求平等对待每位服务对象，不分信仰、种族、贫富，给服务对象平等的护理。注重了护理人员的训练及资历要求等。

南丁格尔以她高尚的品德、远大的目光和渊博的知识，投身到护理工作中，开创了科学的护理事业，因其把毕生精力贡献给了神圣的护理事业，功绩卓著，从而赢得了全世界人民的爱戴和崇敬。为了纪念她，目前在英国伦敦和意大利的佛罗伦斯都铸有她的铜像。美国大诗人Longfellow（1807~1882年）为她作诗，赞美她的精神是高贵的，是女界的英雄。南丁格尔被列入世界伟人之一，受到人们的尊敬。1907年，国际护士会建立了南丁格尔国际基金会，向各国优秀护士颁发奖学金供进修学习之用，把每年5月12日——南丁格尔诞辰日定为国际护士节。国际红十字会在伦敦召开大会，还决定设立了南丁格尔奖，南丁格尔奖是红十字国际委员会设立的国际护理界最高荣誉奖，到2011年已向世界各国优秀护士颁发了43届奖章。我国护理界老前辈王琇瑛是第一位获奖者（1983年第29届），至2011年共有62名优秀护理工作者获此殊荣。

链接

南丁格尔奖章简介

南丁格尔奖是红十字国际委员会设立的国际护理界最高荣誉奖。这项以护理界楷模弗罗伦萨·南丁格尔命名的奖项是为表彰志愿献身护理事业和为护理学方面做出卓越贡献的世界各国优秀的护理工作所设。该奖每两年颁发一次，每次最多颁发50枚奖章。如遇战争等非常情况而不能按期颁发时，可以向后推延。但下次颁发奖章的数目，不能超过正常几次应该颁发的总数。颁发奖章的具体工作由设在日内瓦的红十字国际委员会执行。按照章程规定，获奖章名单公布后，要在当年举行隆重受奖仪式，由国家领导人或该国红十字会会长亲自颁发奖章，并广泛进行宣传，以鼓舞广大护理人员。

南丁格尔奖章是镀银的。正面有弗罗伦斯·南丁格尔肖像及"纪念弗罗伦斯·南丁格尔，1820～1910年"的字样。反面周圈刻有"永志人道慈悲之真谛"，中间刻有奖章持有者的姓名和颁奖日期，由红白相间的绶带将奖章与中央饰有红十字的荣誉牌连接在一起。同奖章一道颁发的还有一张羊皮纸印制的证书。

二、现代护理学的发展

现代护理学是在南丁格尔创建的护理学的基础上发展起来的，现代护理学的发展过程，也就是护理学科的建立和护理专业形成的过程。其护理目的、服务对象、知识结构、护士的角色和作用等方面均发生了极大的变化。但南丁格尔对护理的认识和改进及颇有见地的独到见解，在当时、现在及将来都具有深刻的影响。

目前世界各地受经济发展、文化、教育、宗教、妇女地位等各方面因素的影响，世界各国卫生保健仍处于不同阶段，各国护理专业的发展也很不平衡。护理学科自正式建立以来，在不断发展和变化，从其实践和理论研究来看，可分为三个阶段：

1. **以疾病为中心的护理阶段（1860～1940年）**　生物医学模式。此期护理特点是：护理从属医疗，护士是医生的助手，护理方法是执行医嘱和护理常规，忽视热的整体性。护理教育类同于高等医学教学课程，不突出护理内容。

2. **以患者为中心的护理阶段（1940～1980年）**　40年代初期，社会科学中许多有影响的理论和学说相继被提出和确立，为护理学的进一步发展奠定了理论基础，促使人们重新认识人类健康与心理、精神、社会环境之间的关系。1947年世界卫生组织（World Health Organization，WHO）在其宪章中提到："健康，不仅仅是没有躯体疾病，还要有完整的生理、心理状态和良好的社会适应能力。"这一新的健康观为护理研究提供了广阔的领域。20世纪60年代后，相继出现了一些护理理论专家，对护理专业的实质进行了探讨，形成了相应的护理理论，推动了整体护理的实施。1977年，美国医学家恩格尔（Engel）提出了"生物－心理－社会－医学模式"。护理学通过吸收相关学科的理论，以及自身的实践和研究，逐步形成了自己的理论知识体系，并在不断地成熟和完善。此期护理特点是：强调护理是一门专业，医护双方是合作伙伴。护理程序（nursing process）的提出使护理工作有了科学的方法，按护理程序的工作方法对患者实施整体护理，建立了以患者为中心的护理教育和护理临床实践。

3. 以人的健康为中心的护理阶段（1980～2012 年）　1978 年 WHO 提出的战略目标是"2000 年人人享有卫生保健"。1980 年美国护士学会（ANA）揭示护理的简明定义为"护理是诊断和处理人类对现存的或潜在的健康问题的反应"。此期的护理特点是：强调护理学是现代科学体系中的一门综合性的、独立性的应用科学。护士具有诊断和处理人类对现存的或潜在的健康问题的反应能力，在临床护理和护理管理中，系统化地贯彻"护理程序"。护理教育趋于发展高等护理教育和重视继续教育。

三、我国护理事业的发展

（一）中医学与护理实践

祖国传统医学历史悠久，其特点是医、护、药不分；寓护理于医药之中，强调"三分治、七分养"，养即为护理。我国医学发展史和丰富的医学典籍及历代名医传记中，有护理技术和理论的记载，许多内容对现代护理仍有指导意义。

远古至奴隶社会后期，我们的祖先在与天灾、野兽和疾病作斗争的求生存中发现：用尖利的石块刺破脓疡达到治疗效果，称为"砭石"或"砭针"；烤火时，其热效应可减少疼痛，可视为我国针灸的起源。

春秋时代，齐国名医扁鹊提出"切脉、望色、听声、写形，言病之所在"，这不仅为创立医学做出了贡献，且说明了病情观察的方法和意义。西汉写成的《黄帝内经》是我国现存最早的医学经典巨著，全书强调对人的整体观念、阴阳平衡观、邪正斗争观和预防思想，记载着疾病与饮食调节、精神因素、自然环境和气候变化的关系。如"毒药攻邪，五谷为养，五果为助，五畜为益，五菜为充，气味合而服之，以补益精气"；"肾病勿食盐"、"怒伤肝，喜伤心……"等。并提出"圣人不治已病治未病"的预防观点。东汉末年著名医学家张仲景在总结自己和前人经验所著《伤寒杂病论》中，首创了猪胆汁灌肠术、人工呼吸和舌下给药法。三国时期外科名医华佗在医治疾病的同时，他吸取了前人"导引"的精华，创造了模仿虎、鹿、猿、熊、鸟动作姿态的"五禽戏"，是体育与医疗护理相结合的一种增强体质、防病祛病、延年益寿的保健操。晋朝葛洪所著《肘后方》中有筒吹导尿术的记载："小便不通，土瓜捣汁，人少水解之，筒吹入下部"（筒是导尿工具）。唐代医学进一步发展，名家辈出，如巢元方、孙思邈、陈士良、张文仲等。杰出医药学家孙思邈著有《千金要方》及《千金翼方》，宣传隔离知识，除总结前人和自己的医学经验外，还提倡应有高尚的医德；他还改进了前人的筒吹导尿术，采用细葱管进行导尿。宋、元时期，毕昇发明了活字印刷术，给医学著作的传播、研究、整理创造了有利的条件。明朝医药学家李时珍所著《本草纲目》，后被译成多种文字，对我国及世界药物学的发展均有很大影响。明清时期，瘟疫流行，吴又可著《瘟疫论》，对一些传染病的致病因素和防治方法作了探讨；胡正心提出用蒸汽消毒法处理传染患者的衣物。当时还流行用燃烧艾叶消毒空气和环境，并非常重视和采取隔离消毒的措施。

中国的医药学为人类的医药发展作出了巨大贡献。有许多行之有效的调养和护理方法散在地记录于中医的著作中，但由于其医、护、药不分，护理没有得到独立发展的机会。相信在不久的将来，随着护理专业的成熟、科研的发展，中医护理理论与护理方法将得到进一步地挖掘。

（二）中国近代护理的发展

中国近代护理事业的发展是在鸦片战争前后，随西方列强入侵、宗教和西方医学进入中国而开始的。1820 年，英国医生在澳门开设诊所。1835 年，英国传教士 P. Parker 在广州开设了第一所西医院，两年后，这所医院以短训班的形式开始培训护理人员。1884 年，美国护士兼传教士 E. Mekeehnie 来华，在上海妇孺医院推行现代护理，并于 1887 年开设护士训练班。1888 年，美国护士 E. Johnson 在福州一所医院开办了我国第一所护士学校。1900 年以后，随八国联军的入侵，各国派来的传教士、医生和护士人数越来越多，他们在中国各大城市建立了许多教会医院，一些城市设立了护士学校，为中国培养了最早的护理人员，逐渐形成了我国护理专业队伍。1909 年，中国护理学术团体"中华护士会"在江西牯岭成立（1936 年改为中华护士学会，1964 年改为中华护理学会），学会的主要任务是制定和统一护士学校的课程，编译教材，办理学校注册，组织毕业生参加执业考试，并颁发执照。1920 年，中国第一所具有本科水平的护校在北京协和医学院设立，学制 4～5 年，五年制毕业学生授予理学学士学位，为我国培养了大批的护理骨干。同年，护士会创刊《护士季报》，1922 年中国加入国际护士会。

> **链接**
>
> ### 国际护士会
>
> 1896 年美国与加拿大联合校友会成立，至 1911 年改名为美国护士学会（American Nurses Association ANA）。1899 年，国际护士会（International Council of Nurses 简称 ICN）在英国伦敦成立，1925 年该会迁至日内瓦。以后由于多种原因，将会所又迁至英国、美国等地，1966 年重新迁至日内瓦至今。国际护士会致力于增进各国护理人员之间的国际交流，特别关注护理人员在全球基本保健需要中的作用，各国护理学术团体的作用和它们与其政府有关部门的关系，以及护士的社会、经济福利等问题。国际护士会还与联合国、世界卫生组织、国际红十字会等开展合作，以加入顺序成为第十一个会员国。

1934 年教育部成立医学教育委员会，下设护理教育专门委员会，将护理教育定为高级护士职业教育，招收高中毕业生，护理教育纳入国家正式教育体系。1936 年，卫生部开始管理护士注册事宜。抗战期间，许多医护人员奔赴延安，在解放区设立了医院，当时，工作条件十分艰苦，但护理人员克服重重困难，出色地完成了救治伤员的任务。护理工作受到党中央的重视和关怀，1941 年在延安成立了"中华护士学会延安分会"。毛泽东同志于 1941 年和 1942 年两次为护士题词："尊重护士，爱护护士"；"护理工作有很大的政治重要性"。在国民党统治区，一些护校因被日本人接管或关闭，被迫迁到后方，继续培养人才。如协和医学院护校的老师在聂毓禅校长的带领下，将学校迁至成都，继续培养护理人才，直到抗战胜利后又迁回北京。

（三）中国现代护理的发展

1949 年，中华人民共和国成立后，在国家卫生工作"面向工农兵，以预防为主，团结中西医及卫生工作与群众运动相结合"方针指引下，中国的医疗卫生事业有了很大发展，护理工作进入了一个新时期。特别是党的十一届三中全会后，改革开放政策进一步推动了护理事业的健康发展。

1. 护理教育体制逐步完善 1950 年，第一届全国卫生工作会议将中等专业教育作为培养护士的唯一途径，由卫生部制定全国统一教学计划和编写统一教材，高等护理教育停止招生。1966 ~ 1976 年的十年"文革"期间，护士学校被迫停办，护理教育形成断层局面。1970 年后，为解决护士短缺的问题，许多医院开办了两年制护训班。1976 年后，我国护理进入恢复、整顿、加强与发展的阶段。1979 年，卫生部先后下达《关于加强护理工作的意见》和《关于加强护理教育工作的意见》，加强和发展护理工作和护理教育，使中断的护校才陆续恢复招生。1980 年，南京医学院率先开办高级护理专修班。1983 年，天津医学院首先开设护理本科课程，招收首届学士学位的本科护理学生。1984 年，教育部和卫生部召开全国高等护理专业教育座谈会，明确要建立多层次的护理教育体系，培养高层次护理人才，充实教学和管理岗位，以提高护理工作质量，促进学科发展，尽快缩小与先进国家的差距。本次会议不但是对高等护理教育的促进，也是我国护理学科发展的转折点。1985 年，全国 11 所高等医学院校设立了护理本科教育。1992 年，从北京开始了护理学硕士研究生教育，并逐渐在全国建立了数个硕士学位授权点，1996 年，中国协和医科大学率先成立护理学院。至 2003 年，全国已有 202 所高等院校开办了护理大专教育课程，130 多所高等院校开办了护理本科教育，12 所高等院校开办了护理硕士教育；2004 年，上海第二军医大学、协和医科大学等已经开始与其他院校联合招收护理博士生，形成了中专（逐渐萎缩趋势）、专科、本科、研究生、博士生 5 个层次的护理教育体系。护理教育水平的不断提高为护理专业的可持续发展奠定了基础。

自 20 世纪 80 年代以来，许多地区开展各种形式的护理成人教育。1997 年，中华护理学会在无锡召开继续护理学教育座谈会，制定了相应的法规，从而保证继续护理学教育走向制度化、规范化、标准化，促进了护理人才的培养，体现了终身教育对护理队伍建设的意义。

2. 护理专业水平得到较大发展   自 1950 年以来，临床护理工作一直以疾病为中心，护理技术操作常规多围绕完成医疗任务而制定，医护分工明确，护士为医生的助手，护理工作处于被动状态。1980 年以后，随着我国高等护理教育的恢复和发展，护理人员的科研能力、学术水平不断增强，护理专业水平进一步提高。改革开放以后，逐渐引入国外有关护理的概念和理论，认识到人的健康与疾病受心理、社会、文化、习俗等诸多因素的影响，护理人员开始加强基础护理工作，并分析、判断患者的需求，同时探讨如何以人为中心进行整体护理，应用护理程序为患者提供积极、主动的护理服务，护理工作的内容和范围不断扩大。为满足人们对卫生保健的需求，一些具有硕士及其以上学位的护理人员，具有较高专科水平和不同的专长，且能独立解决专科护理工作中的难题，成为某些专科的护理专家。同时，器官移植、显微外科、大面积烧伤、重症监护、介入治疗、基因治疗等专科护理及中西医结合护理、社区护理等迅速发展，给护理学增添了新的活力。

3. 护理管理体制逐步健全

（1）建立健全护理管理系统：为了加强对护理工作的领导，1982 年卫生部医政司设立了护理处，负责全国的护理管理工作，制定有关政策法规。各省市自治区卫生厅（局）在医政处下设专职护理干部，负责管辖范围内的护理管理工作。各级医院也健全了护理管理体制，设立了护理部，负责医院的护理管理工作。

（2）建立了技术职称序列和晋升考核制度：1979 年，国务院批准卫生部颁发了《卫生技术人员职称及晋升条例（试行)》，其中明确规定了护士的技术职称，初级技术职称为护士、护师；中级技术职称为主管护师；高级技术职称为副主任护师、主任护师。各省、市、自治区根据这一条例制定了护士晋升考核的具体方法和内容，使护理人员具有了完善的护士晋升考核制度。

（3）建立护士执业考试及注册制度：1993 年，卫生部颁发了我国第一个关于护士执业和注册的部长令和《中华人民共和国护士管理办法》。此办法的第六条指出，凡申请护士执业者必须通过卫生部统一执业考试，取得《中华人民共和国护士执业证书》。于是 1995 年 6 月 25 日，首次举行了全国性的护士执业考试。凡在我国从事护士工作的人员，都必须通过国家护士执业考试，取得护士执业证书，申请护士执业注册。这标志着我国的护士执业管理工作从此步入法制化轨道。2008 年 1 月 23 日，国务院第 206 次常务会议通过了《护士条例》。该条例从护士的执业资格、权利义务、医疗机构的相关职责等六个方面对护理工作进行了规定。

4. 护理研究水平等逐步提高   1990 年以后，随着科学技术的发展，高等护理教育培养的毕业生进入临床、教育和管理岗位，我国的护理研究有了较快的发展。一些高等护理教育机构或医院设立了护理研究中心，为开展护理研究提供场所和条件，所进行的研究课题以及研究的成果对指导临床护理工作起到了积极作用。在学术交流会或学术期刊上发表的科研文章日益增多，且质量不断提高。1950 年以后，中华护士学会积极组织国内的学术交流。1977 年以来，中华护理学会和各地分会先后恢复学术活动，多次召开护理学术交流会，举办各种不同类型的专题学习班、研讨会等。中华护理学会及各地护理学会成立了学术委员会和各护理专科委员会，以促进学术交流。1954 年创刊的《护理杂志》复刊（1981 年更名为《中华护理杂志》），其后，《护士进修杂志》、《护理研究》、《实用护理杂志》等 20 多种护理期刊相继创刊。护理教材、护理专著和科普读物越来越多。1993 年，中华护理学会设立护理科技进步奖，每两年评奖一次。

1980 年以后，国际学术交流日益增多，中华护理学会及各地护理学会、各医学院校多次举办国际学术会议、研讨会等，并与美国、英国、加拿大、澳大利亚、日本及东南亚一些国家建立了学术联系，开展互访活动，提供相互学习和了解的机会。同时有的医学院校还选派一批护理骨干和师资出国深造或短期进修，获硕士学位或博士学位后回国工作。1985 年，卫生部护理中心在北京成立，进一步取得了 WHO 对我国护理学科发展的支持。通过不断与国际护理界交流，活跃了学术氛围，开阔了视野，增进和发展了我国护理界与世界各国护理界之间的友谊，促进了我国护理学科的发展。

（四）中国护理工作的发展趋势

随着现代医学模式的转变，护理专业的不断发展与完善，护理学的内涵、服务观念和范围、工作方式等都发生了深刻的变化，护理工作将面临着市场经济、服务观念的转变。社区、家庭将成为护理人员的重要工作场所；老年人、慢性患者、妇女和儿童将是护士服务的重点人群。由于健康保健已成为每一个公民的基本权利，每一个人都有权利得到安全、全面、可负担起的和可接受的服务，因此健康教育、人际沟通、与他人合作及为自己的专业行为负起责任等将是护士的基本要求和技能。21 世纪我国护理工作的发展趋势为：护理工作的理念是以人为本；护理工作的"多元化"；护理管理向现代化企业管理发展；中国护理保持中医药的特色，在继承中发扬，并积极吸收并融汇现代科学技术成果，实现中医护理与西医护理的优势互补及和谐发展，并应对新形势下的竞争与挑战，在变革中求得更大发展。同时向国际护理界广泛宣传中医护理，让世界了解、运用中医护理，让中医护理为世界人民的保健事业服务。

1. 护理工作专科化 随着科学技术迅猛发展，新知识、新技术和新药品不断涌现，医院的规模和数量也在不断扩展。医学分科越来越细，为了提高护理质量，护理人员对不同专科深入学习，积累经验，开展了专科护理。例如有的国家设有麻醉护士、助产护士、ICU 护士、血透室护士、老年护士等。我国现有许多护士参与了医院和病房的管理工作或进入社区，对一些特殊人群，如妇女、儿童、老年人提供护理及预防保健服务。一些具有较高专科水平、不同的专长和具有硕士及其以上学位的护理人员，且能独立解决专科护理工作中的难题，成为某些专科的护理专家，以满足人们对卫生保健的需求。

2. 护理人员高学历化 为适应现代护理发展趋势，护理教育进一步调整层次结构，使之更加趋于合理。20 世纪末是护理学本科教育和发展的加速期，进入 21 世纪，护理学研究生教育快速发展，以第二军医大学申请护理学博士学位授予权成功为开端，协和医科大学等国内大批一流的护理院校陆续开展护理博士教育。护理人员的学历层次从中专为主转向以大专为主，护理学学士、护理学硕士、护理学博士的护理教育将不断完善和提高。

3. 护理工作社会化 随着老年社会的到来，慢性疾病及与不良生活方式和行为习惯有关疾病的增多，人们对健康保健服务的要求日益强烈。由于医院保健面对的群体扩大，作为卫生保健系统的重要力量——护理人员正在被赋予更多的责任。在这种形势下，将有越来越多的护士走出医院，将在初级卫生保健领域里工作，深入家庭和社区，关注老龄人口、慢性病患者、残障人群、妇女和儿童的护理服务需求，大力发展社区护理服务的作用，提高全社会人口的健康水平。

> **链接**
>
> ### 良好的生活习惯
>
> 　　美国科学家提出的良好的生活习惯包括：①不吸烟；②不酗酒；③节制饮食，控制热量、脂肪、盐和糖的摄入；④适当锻炼；⑤定期体检；⑥遵守交通规则，使用安全带。我国科学家研究后也提出了符合我国国情的良好生活习惯包括：①心胸豁达、乐观；②劳逸结合、坚持锻炼；③生活规律、善用闲暇；④营养得当；⑤不吸烟、不酗酒；⑥家庭和睦、环境适宜；⑦与人为善、自尊自重；⑧爱清洁、注意安全。

4. 中医护理特色化 随着护理模式的转变，以及健康需求的扩大和全球卫生保健事业的发展，护理工作逐渐社会化、国际化、市场化、护理教育高学历化、中医护理特色化，使我国护理服务进入市场已成为必然趋势。尤其加入 WTO 后又面临着机遇和挑战，我们不但要有精湛的医疗护理技术和先进的设备与国际接轨，同时应审时度势，把握机遇，以市场需求为导向，以提高护士素质为保证，积极加强与国际间及地区的合作与交流，发挥中医护理的特色优势，促进护理学科的繁荣发展。

中医学是几千年历史文化中的灿烂瑰宝。中医护理是中医学不可分割的组成部分，其基本特点为：整体观；辨证施护。中医护理原则：扶正祛邪；急则护标，缓则护本；同病异护，异病同护；未病先防，既病防变。中医护理理论上的优势是动态平衡的整体健康观、生命观，这将形成生物 - 心理 - 社会 - 环境的中医护理模式，同时注重预防、康复和养生保健。中医护理方法上的优势是丰富的治疗护理技术手段：如针灸、推拿、拔火罐、刮痧、热熨、气功、太极拳，中医的食疗法、煎药法、服药法等。其操作简便易行，效益高，成本低。尤其是当今世界性的"回归大自然"态势、"中医药热"，使中医护理被越来越多的国家和地区关注与重视，许多国家的护理工作者也正在寻求用中医护理解决当代护理问题，这些将为中医护理走出国门提供空间。

我国护理工作者要保持中医药的特色，在继承中发扬，并积极吸收与融汇现代科学技术成果，实现中医护理与西医护理的优势互补及和谐发展，在维护人类健康问题上，迅速建立一支高素质护理人才队伍，不断提高护理人才学历层次，使其完成健康教育的社会系统工程，使患者有健康的生活方式。

第二节 《护理学基础》课程的概述

护理学是一门在自然科学与社会科学理论指导下的综合性应用学科，是研究有关预防保健与疾病防治过程中的护理理论与技术的科学。护理工作者在挽救生命中不仅需要高度的责任心，而且需要精湛的护理技术及与医生的通力协作。因此，我们必须掌握《护理学基础》这门课程的基本理论、基本知识及基本技能。

一、课程的地位

护理学包括理论与实践两个范畴，《护理学基础》是护理学理论与实践范畴中的重要组成部分，对培养具有扎实的护理基本知识和娴熟的护理基本技能的合格护理人才将起着举足轻重的作用。《护理学基础》是护理学专业课程体系中最基本、最重要的课程之一，在护理学专业教学中占有非常重要的地位，教学范畴包括护理基本理论、基本知识和基本技能。它既是医学基础知识和护理知识之间的桥梁，亦是护理学基础课与专业课之间的桥梁，是临床护理和各专科护理的基础。它所包括的护理基础知识和基本技能，是护理学学生学习临床护理课程及日后从事临床护理工作的基础。

二、课程的基本任务

随着科学技术、经济、文化和社会的不断进步，人类对生存和生命的价值越来越重视，对卫生保健、身心素质的要求也越来越高。这就要求护士要满足个体、社区和社会的需求。我国医药卫生护理事业的基本任务是保护人民健康、防治重大疾病、控制人口增长、提高人口健康素质，解决经济、社会发展和人民生活中迫切需要解决的卫生保健问题，以保证经济和社会的顺利发展。为完成这一任务，护士不仅要在医院为患者提供护理服务，还需要将护理服务扩展到社区和社会，为健康人群提供保健。这就要求护士以整体观评估、分析和满足个体和群体生理、心理、社会、精神、文化、发展等方面的需求，帮助服务对象获得最大限度的健康。护理内容包括对患者的生活护理、病情变化观察、与患者的交流、基本护理技术操作和健康教育等。

《护理学基础》的基本任务就是以培养护生良好的职业道德和职业情感为核心，使护生树立整体护理的观念，掌握护理学基础中的基本理论知识和基本操作技能，并将所学的基础知识和基本技能灵活地运用于临床护理实践，以满足当前优质服务的需要。履行护士"促进健康、预防疾病、恢复健康和减轻痛苦"的专业职责。同时，需要护士"关爱家庭"，帮助人群解决与健康相关的几个问题：

1. 促进健康 促进健康是帮助人们维持最佳健康水平或健康状态，同时使其获得健康知识及资源，并不断提供教育与支持，有益于增进健康。其间还要对面临死亡的人给予安慰和支持。护士可以通过卫生宣教活动，使人们理解和懂得参加适当的运动有益于增进健康。

2. 预防疾病 预防疾病的目标是帮助护理对象减少或消除不利于健康的各种因素，

包括生物学因素、环境因素、社会心理因素及生活方式等，以维持护理对象的健康状态。在未染病时期，协助个体避免健康问题的发生，如帮助护理对象戒除吸烟酗酒等不良嗜好。

3. 恢复健康 恢复健康是帮助人们解除疾病所带来的无力感，改善其健康状况及帮助他们恢复人体的功能，如协助残障者参与他们力所能及的活动，使他们从活动中得到锻炼和自信，以利于恢复健康。

4. 减轻痛苦 减轻个体和人群的痛苦是护士所从事护理工作的基本职责和任务。通过学习和实践《护理学基础》，掌握及运用必要的知识和技能用于临床护理实践，帮助个体和人群减轻身心痛苦。

三、教学目的

护理学基础涵盖护理工作中所需的基本理论、基本知识和基本护理技术，它包括对各专科和各系统疾病的患者及健康人群进行的具有共性的生活护理和技术护理服务，其内容涉及患者及健康人群最需要的护理活动。

《护理学基础》教学的目的是让学生通过学习和应用护理学基础的理论知识和操作技术来满足患者的需求，使其处于最佳身心状态。基础护理工作贯穿于患者对健康需求的始终，基础护理是满足人的需求的一系列护理活动，它不仅包括满足患者生理上的需求，如清洁、活动、休息、饮食、排泄等，还包括满足患者心理及社会上的需求，如安全、爱、尊重等。同时，通过教学活动及护理实践中与患者的交往，帮助学生认识作为一名合格护士的自身价值。学生通过学习，达到护理学基础的教学目的包括：

1. 获得护理职业的基本知识和技能 帮助学生在今后的学习和护理实践中，培养和锻炼自己，牢固地树立终生为人类健康事业服务的思想理念，用获得的护理职业基本知识和娴熟的基础护理操作技能，为患者提供优质服务，满足患者的生理需求，提高其生活质量，帮助服务对象向最佳健康状态发展，体现以整体人的健康为中心的现代护理观念和目标。

2. 满足患者的心理社会需求 现代社会的竞争意识强、工作紧张、知识和技术等各种压力大、活动范围缩小、生活节奏加快、居住及交通拥挤等种种客观压力导致身心经常处于应激状态、疲劳状态和精神空虚；各种影响健康的危险因素如酗酒、家庭变故等发生频率增加，使精神疾病、神经疾病、高血压、衰弱症等与心理因素有关的疾病呈上升趋势。因此，社会、心理因素与人类健康的关系越来越受到重视。

护理是为满足人类需要而促使个体达到生理、精神的和谐一致。护士不只是为患者提供单纯技术性的照顾，应该把每一个人都当作完整个体来看待，护士在执行护理工作时，在满足患者生理需求的同时，也应该满足患者的心理社会需求。

3. 认识自身价值 护理工作需要技巧、想象力、奉献和对工作及患者的热爱，所以护理除了是一门科学外，也是一门满足人类需要的艺术。在学习《护理学基础》的过程中，对科学知识系统和深入地探讨，对护理基本知识、基本原理、基本技术的详尽解释，将充分展示护理的科学性和艺术性，将学到的技能加以创造和升华。护士需要热爱生命、热爱人类，对患者充满爱心。在评估和分析患者的需要时，护士可展示与患者良好的人际交往技巧，对每项护理技术操作动作应轻、稳、准、快和连贯，并能通过动作传递情感，表现出关切和高度的责任感。护士个人的价值观影响其护理服务，也反映在实际的行动上。通过学习和实践护理学基础，学生会逐渐认识作为一名合格护士自身的价值，发展正确的价值观，不断为患者提供优质护理服务。

4. 具备良好职业道德，提供健康教育和指导 通过学习《护理学基础》，可以培养学生高尚的职业道德和职业情感，其教学宗旨在于帮助学生掌握并灵活运用护理学基础理论与技术，使其树立严谨求实的工作作风和对患者高度负责的工作态度，使他们在未来的临床护理工作中，能够遵守护理人员的伦理道德行为规范，尊重、关心和体谅患者，维护患者权益，提供健康教育和指导。

四、学习《护理学基础》的意义

《护理学基础》是一门研究和帮助护理对象满足身心健康、预防保健和治疗需求的专业课程。我们护理人员为满足人们的基本需要，通过掌握《护理学基础》中的基本理论、基本知识、基本技能并运用于实践，才能减轻个体和群体由于各种原因、疾病所致的痛苦，帮助护理对象尽早恢复健康，并促进人们的健康水平。基础护理的质量好坏，不仅与护士的护理基础知识、基础护理技能水平有关，还与护士的伦理道德、职业信念、思想境界密切相关。

《护理学基础》是护理人员必须掌握的基础知识，也是发展专科护理的基础和提高护理质量的重要保证。因此，要切实将基础护理融合到临床护理中，在进行《护理学基础》教学时，要结合护士素质教育，培养护士热爱护理专业的思想。

（一）《护理学基础》的新要求

护理是科学和艺术的结晶。护理工作需要奉献对工作及患者的热爱和工作技巧、想象力，所以护理除了是一门科学外，也是一门满足人类需要的艺术。随着社会的发展进步，护理学基础的目标、方法、范畴在不断更新，人类的需求也随之不同，患者对基础护理的要求也随之提高。护士应明确认识到基础护理工作范围极广，有些工作很简单，比较容易做，但也应了解个体的特点，并因人而异、因时而异地做好基础护理工作；有些工作却很复杂，需要高度的判断力、熟练的技巧和丰富的护理知识，才能为护理对象提供最优质的护理服务。因此，要不断地培养自己发现问题、分析问题、解决问题的能力，以及具备独立思考和评判性思维的能力。

（二）《护理学基础》的临床应用

《护理学基础》是临床各专科护理的基础与支柱，其临床应用极为广泛。运用其工作方法可为护理对象解决问题，使其处于康复所需的最佳身心状态。

1. 满足患者的生理需要 呼吸、循环、体温、饮食、排泄、休息、活动、环境、姿势和体位等方面的基本生活需要均由护士运用护理技术来满足。如排尿是人的正常生理活动，也是人的基本要求，当排泄发生了障碍时，护士就应采取相应的护理措施，将尿液从膀胱内引出，以减少患者的痛苦，满足其排尿的基本需要。

2. 满足患者的治疗需要 口服给药、肌内注射、静脉输液、输血及生命体征观察等护理活动以满足患者的治疗需要。例如：一位心源性哮喘的患者，在夜间由于迷走神经兴奋，引起支气管平滑肌痉挛而致哮喘发作，引起缺氧或加重缺氧。护士发现患者有哮喘发作的先兆时，应立即采取端坐位或高坡卧位，这样可以缓解哮喘。因为平卧时回心血量增多，使心脏负担加重，而采取端坐位或高坡卧位时，上身和肺部的血液可以有一部分转移到腹腔脏器和下肢，使回心血量减少，肺部淤血减轻，肺活量比平卧时增加 $10\% \sim 30\%$。这样通过一个卧位的改变就改善了患者接受治疗所需要的生理状态。

3. 满足患者的心理需要 人患病以后，由于疾病的影响，生活环境、生活方式的改变，可产生一系列不良心理反应和心理需要。护士应运用心理护理的知识和技巧，对患者进行心理上的安慰、支持、疏导，尊重患者的人格，解除患者的各种压力，满足患者的心理需要。

五、学习方法与要求

随着护理专业实践范围不断扩大，我们要为个体、群体、家庭和社区提供护理服务，护士首先必须掌握其基础知识和技能。学生通过学习和应用护理学的基础理论知识和操作技术来满足患者的需求，在实践活动中协助人群达到最佳健康状态。其学习方法要求：

1. 在学习过程中，对科学知识系统和深入地探讨，对护理基本知识、基本原理、基本技术进行解释，将护理的科学性和艺术性有机结合起来。

2. 护理的工作性质要求"快速、及时、有效"，因此护理技术的掌握需要"勤学、苦练"，刻苦练习护理技术，切实掌握基本功。达到操作准确、娴熟，在科学理论指导下，正确灵活地应用于实践。

3. 在理论学习的同时，更重视实践锻炼、示教室操作练习。临床的见习、实习，都是十分重要的理论联系实际的学习过程，边学边做，在实践中领会护理理论的真谛，感悟护理技术操作的艺术性，体验护理职业情感。

4. 现代化的设备为护理人员减轻了繁重的体力劳动，但更需要护理人员对有关科学知识有充分的了解，需要具有一双灵巧熟练的手，理性地做好基础护理工作。设备越来越现代化，患者对生活要求不断提高，要求同学在学习过程中要不断地学习和研究护理学基础的理论和实践，才能应对护理的复杂技能。护士只有熟知各种有关护理学基础知识，熟悉各种护理技能，才能达到最佳的工作效果。同时，学生要深知护士在工作中不能惜话如金，必须有吃苦耐劳的精神。

在全社会呼唤社区保健和健康教育的今天，为了人民赋予我们的维护人类健康的重任，让我们牢固树立"服务第一、质量至上"的理念，共同努力，促进护理事业的繁荣发展。

复习思考题

1. 南丁格尔对护理学的贡献有哪些？
2. 学习《护理学基础》课程的目的是什么？
3. 讨论学习《护理学基础》对护理工作的意义。

第二章 医疗环境

【学习目标】

掌握：医院环境调节与控制的有关要素；各种铺床法的目的及操作方法。

熟悉：医院环境中常见不安全因素及防护措施；人体力学原理及在护理实践中的运用。

了解：环境的范围、环境影响健康的因素；医院社会文化环境对患者的身心影响。

人类的一切生命活动都离不开环境，并与环境相互作用、相互依存。如何提高环境质量，使之有利于人类的生存与健康，越来越受到人们的关注。护理人员通过学习，掌握有关环境与健康相关知识，帮助人们利用环境中对人群健康有利的因素，消除和改善环境中的不利因素，努力为患者创造一个适宜身心治疗和休养的医疗环境。

第一节 概 述

环境（environment）指围绕着人群的空间及其中可以直接、间接影响人类生活和发展的各种自然因素、社会因素的总和。环境是人类进行生产和生活活动的场所，是人类生存和发展的物质基础。人与环境之间的辩证统一关系，表现在机体的新陈代谢上，即机体与环境不断进行着物质、能量和信息的交换和转移，使机体与周围环境之间保持着动态平衡。

一、环境的范围

所有生物体都有其自身的内环境和围绕其周围的外环境。外环境是影响生物体生命和生长的全部外界条件的总和，包括所有对生物体有影响的外界事物；内环境可以帮助生物体适应外环境的变化，并能够和外环境交换生命所需要的物质、能量和信息。人类的环境同样也分为外环境和内环境。

（一）外环境

外环境包括自然环境和社会环境。

1. **自然环境**　指存在于人类周围的客观物质世界，包括生活环境和生态环境。生活环境是指与人类社会生活密切相关、距离较近的各种自然条件和人工条件，如大气、水、居室、交通等。生态环境由生物群落及其非生物环境组成的大自然环境，如生物种群、气候条件、土壤特点、地理构造等。生活环境和生态环境的好坏直接影响着人类的生活和健康。

2. **社会环境**　又称非物质环境，是指人类在生产、生活和社会活动中相互形成的复杂的社会与心理需要状态，包括社会交往、风俗习惯、经济、法律、政治、文化、教育、宗教等。人的社会属性决定了对社会环境的依赖性。

（二）内环境

内环境包括生理环境和心理环境。

1. **生理环境**　包括各系统、器官、组织、细胞等，为维持平衡的生理环境，各系统之间持续不断地相互作用，并与外界进行物质、能量、信息的交换。

2. **心理环境**　指一个人的心理状态，由于个体的先天遗传和后天成长环境的不同而形成不同的个性心理。特别对患者而言，其心理因素对疾病的进程、疗效、生活质量等方面都起着不可忽视的作用。良好的心理环境有助于提高护理对象的健康水平。

人的生理环境、心理环境、自然环境、社会环境之间是相互影响、相互制约、相互依存、相互作用的辩证统一关系。护理学家罗伊（Roy）认为：人是生物、心理和社会的结合体。因此，要了解一个人时，应将人看作一个整体，任何一方出现问题，都会影响到人类的生存与健康。

二、环境与健康

人类的健康与环境状况密切相关，一方面人们通过自身的应对机制在适应环境，并不断改善和改变自身的生存与生活环境；另一方面，环境质量的好坏又时刻影响着人类的健康状况。人类是自然环境的产物，在正常情况下，人类与环境保持着和谐的动态平衡，一旦破坏了这种和谐，必然会影响到人类的身心健康，甚至威胁到人类的生存，因此，需要充分认识到环境中影响健康的因素。

（一）自然环境因素对健康的影响

1. **自然地质地貌及气候的影响**　自然环境中某种元素成分缺少或过多，而人体的适应性还来不及调整以适应这种情况时，人体健康就会受到不同程度的影响。如地方性甲状腺肿、氟骨症、地方性砷中毒、克山病等的发生，均与当地某种元素的缺乏或过多有关；火山爆发、地震、台风、干旱、洪水等可影响生态系统，给人体健康带来威胁。另外，风寒、暑湿等气候与某些疾病和流行病的产生有密切关系。

2. **环境污染的影响**　随着科学技术的发展，人类利用和控制环境的能力不断提高，但同时也给环境带来了污染。环境污染会造成原来的生态系统失去平衡，导致多种疾病的发生，对人类的生存和健康构成威胁。

（1）空气污染：指人为因素使空气的构成和性状发生改变，污染物的量超过了空气的自净能力，污染物的浓度超过了大气卫生标准的要求，从而对人类的生活和健康产生直接和间接的危害。空气污染主要来源于生产、生活、交通等，如各种燃料产生的有害气体和烟尘、吸烟造成的空气污染等。空气污染对人体的危害是多方面的，主要是引起呼吸道疾病、生理功能障碍，以及眼、鼻黏膜及组织的刺激和损伤。其中有的是短时间接触高浓度空气污染物而造成急性中毒，如一氧化碳中毒；有的是长时间吸入低浓度的空气污染物，如二氧化硫而受到危害，引起慢性支气管炎、支气管哮喘、肺气肿及肺癌等。

（2）水污染：指未经处理或处理不当的工业废水或生活污水排入水体，数量超过水体的自净能力，从而造成水体的污染，直接或间接危害人体的健康，称为水污染。水的污染物主要有生物性（如病原微生物）、物理性（如热污染、放射性物质）、化学性（如各种有毒的有机物和无机物）。水污染对人体的危害主要有两个方面：一是水中含有某些病原微生物，可引起疾病，使传染病蔓延；二是水中含有的有害、有毒的物质可直接或间接地危害人体，导致急、慢性中毒及诱发癌症等。

（3）土壤污染：指土壤存积的有机废物或含毒废弃物过多，影响或超过了土壤的自净能力，从而在卫生学上和流行病学上产生了有害的影响。有些传染病的病原体随患者和带菌者的分泌物、排泄物，以及衣物、器皿的洗涤污水等污染土壤，可引起传染病的传播，如伤寒、痢疾、病毒性肝炎等。土壤污染还可传播寄生虫病，如蛔虫病和钩虫病等。土壤被有害化学物污染后，对人体的影响大多是间接的。主要是通过农作物或地下水对人体产生影响，人、畜通过饮水和食物可引起中毒。

（4）噪声污染：凡是干扰人们正常休息、睡眠和影响人们正常工作、学习、思考和谈话等不协调的声音，均属噪声，如高音喇叭声、人的吵闹声、车辆的发动声等。各种音响和震动的干扰，可影响睡眠和休息，使人产生不良情绪，导致心烦意乱，降低工作和学习效率。人长时间受噪音的干扰，可引起头痛、头晕、失眠、耳鸣等症状。噪声影响严重时，可造成暂时性的或永久性的听力损伤及神经系统、心血管系统、消化系统和内分泌系统的病变。如噪声会使人的唾液、胃液分泌减少，胃酸降低，从而易患溃疡病。

（5）辐射污染：辐射可来源于日光、诊断用 X 线、治疗辐射以及工业辐射等。暴露在这些辐射下，易造成皮肤的灼伤，产生皮肤癌及一些潜在的伤害，如机体抵抗力下降、睡眠障碍、心血管系统及生殖系统受损等。妊娠期内遭受辐射可致畸胎或死胎。此外，大剂量辐射还可导致人和生物在短时间内死亡。

（二）社会环境对健康的影响

社会环境是指人类在其生活、生产和社会交往活动中所形成的各种关系与条件。社会因素存在于人们生活、生产的各个环节，对人们健康的影响广泛而复杂，在疾病的发生、发展、转归和治疗过程中常起着极其重要的作用。

1. 社会经济　经济是满足人群基本需要及卫生服务和教育的物质基础，健康与经济发展相互依存，相互影响。经济状况对人体健康有直接影响。在发达国家，由于生产发展、科技进步，人们有一定的经济实力来改善生活、居住和卫生条件，使健康的需求得以保证，平均期望寿命得以延长；而在不发达国家，由于物质条件有限，人民生活只能求得温饱，资金投入不足，难以满足健康需求。

2. **社会关系** 人是生活在由一定社会关系结合而成的社会群体之中，包括社会网络、家庭关系、职业关系。人在社会网络中的各种相互关系是否协调，能否相互支持，不仅是影响健康的因素，而且是健康的基本内容。良好的社会关系和社会支持系统，有利于保持健康的心理状态，对人的健康具有积极的影响。

3. **文化因素** 每个社会成员都在一定的社会文化环境中生活，面对众多社会文化因素，要求每个成员作出应对和选择，适应者保持健康，反之有碍健康。与健康有关的文化因素包括：实施营养、安全和生活的行为方式，以及对症状的感知、偏爱的治疗方式等。不同的文化背景、民族风俗形成不同的生活、饮食和卫生习惯，从而也影响人群的健康状况和疾病的模式。

4. **劳动条件** 生产环境与人的健康密切相关。劳动环境的改善、安全生产措施的落实、劳动保护条件的实施、工作程序的安排、工作量的制定等各个环节，对人的身心健康都有直接的影响。为此，应建立和改善合乎人们生理需要的生产、工作环境。

5. **卫生服务** 卫生服务系统的主要工作是向个人和社区提供范围广泛的促进健康、预防疾病、医疗护理和康复服务，保护和改善人群健康。卫生服务水平的好坏是直接影响人群健康水平的重要社会因素之一。

三、环境与护理

保护和改善环境已成为人类为生存和健康而奋斗的一个主要目标。护理是服务于人类健康的工作，担负着增进健康、预防疾病、恢复健康、减轻痛苦的职责。护理人员需要了解环境与健康、疾病的关系，并在各种医疗环境中发挥自己的作用。

（一）南丁格尔环境护理模式

近代护理学创始人弗罗伦斯·南丁格尔理论的核心是环境。她认为环境是影响生命和有机体发展的所有外界因素的总和；环境因素不仅可以引起机体的不适，而且可以影响人的精神状态。她指出，环境因素能够缓解或加重疾病和死亡的过程，因而护理的目标是把患者安置在最佳的环境中，使得健康成为一个自我恢复的过程。护理机构应该为患者提供空气清新、整洁、温暖、安静及光线充足的良好生活环境。南丁格尔关于环境与护理的认识和论述，至今仍具有重要的应用价值。

（二）人类环境保护和健康促进中护士的职责

1975 年国际护士会的政策声明中总结了护理专业与环境的关系，护理人员的职责是：

1. 帮助发现环境对人类的不良影响及积极的影响。

2. 护士在与个体、家庭、社区和社会接触的日常生活中，应告之他们如何防护具有潜在危害的化学制品、有放射线的废物等，并应用环境知识指导、预防和减轻潜在性危害。

3. 采取措施以预防环境因素对健康所造成的威胁。同时加强宣传，教育个体、家庭、社区和社会对环境资源如何进行保护。

4. 与卫生部门共同协作，找出住宅的污染对健康威胁因素。

5. 帮助社区处理卫生环境问题。

6. 提供措施，以早期预防各种对环境有害的因素，研究如何改善生活和工作的条件。

（三）保护人类健康，满足人们需要

在世界范围内，环境污染遍及全球，生态环境严重破坏，已经威胁到人类的健康和生存，有关人类与环境的相互依存关系愈来愈受到世界各国的重视。控制环境污染，保护人类健康已成为护理人员的迫切任务。人们需要清洁、舒适、安静、优美的生活和工作环境，随着经济发展和生活水平的提高，人们对环境质量的要求也越来越高，环境质量必须与人们生活水平的提高相适应。为了满足人们的需要，护理人员有责任和义务去学习和掌握有关环境的知识，并运用自身拥有的知识，积极主动开展健康教育，努力保护和改善环境，为人类的健康做出贡献。

第二节　医院环境

医院是为患者提供医疗卫生保健服务的机构，也是护理人员提供护理服务、履行护理职责的重要场所。医院环境的设置与布局，应有利于满足患者治疗、护理与休养的需要，以促进患者的康复。

一、医院环境的特点

医院是对特定的人群进行防病治病的场所，是专业人员在以治疗为目的前提下创造的一个适合患者恢复身心健康的环境。良好医院环境应具备以下特点：

（一）适宜的物理环境

医院环境中的物理环境，主要指影响患者身心舒适的医院空间、病室温度、湿度、通风、噪音、整洁、光线、装饰等诸多方面。安静整洁的环境、舒适宜人的温度和湿度、简洁优美的布置是患者养病不可或缺的物理条件。安静的医院环境有利于患者更好地休息，以尽快康复。医院内的工作人员应自觉遵守有关的工作制度，尽量减少噪音的产生，给患者提供一个安静的休养环境。

（二）安全的生物环境

在治疗性医疗环境中，致病菌及感染源的密度相对较高，如果没有严格控制感染的

管理制度及措施，极易发生医院感染和传染性疾病的传播。为保护患者和所有工作人员免受感染，医院必须建立医院感染监控系统，健全有关制度并严格执行，采取预防措施，避免发生医院感染和疾病的传播，确保生物环境的安全性。

（三）舒适的心理环境

医院是患者治疗疾病，恢复健康的场所，医护人员在为患者提供医疗卫生保健的同时，应提供心理社会方面的支持和帮助，热情地对待患者，建立和睦的人际关系，以增加其心理安全感，使患者在医院内感受温暖、得到安慰，满足患者受尊重、爱与归属等心理需要。

二、医院环境的调控

良好的医院环境可使患者身心舒适，有利于促进患者尽早康复。护士的职责之一就是为患者创造一个安全、舒适、整洁、安静的医院环境，以满足患者的需要，并努力为患者营造最佳的医院物理环境和社会环境。

（一）医院的物理环境

医院的物理环境包括安静、整洁、温湿度适宜、通风和光线良好、美观等多方面。适宜患者休养的物理环境应符合下列要求：

1. 安静 安静是患者在休养时不可缺少的条件。安静的环境不仅使患者能得到充分的休息和睡眠，而且能增加患者的安全感，利于身体康复。在医院中，特别是在住院患者接受诊疗护理的病区环境中，应注意保持安静，避免噪音干扰。医院噪音主要包括人为噪音及医疗设备使用中发出的声音，如大声喧哗、物品摩擦与撞击、轮轴锈涩发出的声响等。噪声的单位是分贝（dB），WHO 规定的噪声标准，白天病区较理想的强度在 35～40dB。噪声强度在 50～60dB 就能产生相当的干扰。为控制噪声，护理人员要做到：

（1）在病区中做到"四轻"：即说话轻、走路轻、操作轻和关门轻。在病区中禁止大声喧闹、重步走路，应穿软底鞋；使用物品轻拿轻放，避免物品相互碰撞、摩擦；门窗注意轻开轻关，防止人为制造噪音。

（2）病区内门窗和桌椅脚等处需钉橡皮垫，门轴、推车车轴、病床轮轴等定期滴注润滑油，防止在使用中摩擦发出刺耳的噪音。

（3）患者需要音乐、广播等娱乐活动时，应戴耳机收听，避免影响其他病友休息。

（4）做好健康教育，使住院患者、探视人员自觉遵守病区的安静制度，共同为患者维护安静的住院环境。

2. 整洁 整洁是指患者的床单位、病房、病区、患者及医务人员整齐清洁。

医院为住院患者提供设施齐全的床单位，为方便诊疗护理工作及保证患者有适当的空间，病床之间的距离应不少于 1 米。为减少疾病传播的机会，病室定时进行湿式清洁，以免灰尘飞扬，及时清除污物、废弃物。此外，对生活不能自理的患者做好生活护理，以保持患者身体的清洁与舒适。病室的陈设整齐，规格划一，物品摆放以根据需求及使用方便为原则。

3. **温度** 适宜的温度可使患者感到舒适、安宁，利于散热和降低肾脏负担，减少消耗，有利于患者的治疗、护理与休息。一般病区室温保持在18℃～22℃为宜，对新生儿、老年人，以及对患者进行检查、手术、擦浴时，温度应保持在22℃～24℃。

若室内温度过高，会使患者神经系统受到抑制，不利于散热，也会干扰患者消化及呼吸功能，影响体力恢复，通常可采用开窗通风、使用电扇或安装空调等方式来降低室温。如果室温过低则会使患者畏缩，肌肉紧张，在接受诊疗、护理时容易受凉，影响机体康复，通常可采用火炉、暖气或空调来提高室温。为调节适宜的室温，病室内应备有室温计以随时评估室温的变化，不同季节宜采取不同的调节方式，并应注意根据气温来增减患者的衣被。

4. **湿度** 湿度是指空气中含水分的程度。病室湿度一般为相对湿度，即在单位体积的空气中，一定温度的条件下，所含水蒸气的量与其达到饱和时含量的百分比。病室湿度一般以50%～60%为宜。

病室内应备有湿度计，方便护理人员评估湿度的变化并适当调节。若湿度过高，则蒸发作用弱，抑制出汗，常会使患者感到潮湿、气闷，尿液排出增加，加重肾脏负担；而湿度过低，则空气干燥，人体会蒸发大量水分，使得患者呼吸道黏膜干燥，出现口渴、咽痛等，特别对气管切开或呼吸道疾患的患者更为不利。当室内湿度过高时，可打开门窗使空气流通，或使用空气调节器来降低湿度；而湿度过低，则可在地面洒水、使用空气加湿器等，冬天可在暖气或火炉上安放水槽、水壶等蒸发水汽，以达到提高室内湿度的目的。

5. **通风** 通风是清洁室内空气、降低空气中的微生物密度、减少呼吸道疾病传播的有效途径。如果患者长时间生活在空气污浊的病室中，可因氧气不足而产生烦躁、倦怠、头昏、食欲不振等，不利于患者的身心康复。因此，病室需要定时通风换气。

通风效果随通风面积（打开的门窗大小）、室内外温差、通风时间及室外风速而不同，所以通风时间因适当掌握，一般通风30分钟即可达到置换室内空气的目的。在病室通风的过程中，应避免对流风直接吹到患者身上，天冷时注意给患者增加被服，防止受凉。

6. **光线** 病室采光包括自然光源和人工光源，自然光源主要指的是日光。日光给患者带来光明，其中的红外线能使患者温暖舒适，紫外线则有杀菌作用，还可促进体内维生素D的生成。因此，应经常开启病室门窗，让阳光直接射入，或协助患者到户外晒太阳，可以增进患者身心舒适。

为夜间照明及满足一些特殊诊疗、护理工作的需要，病区内应备好各种人工光源，并且依据不同目的而设计安装。楼梯、药柜、抢救室、监护室内的灯光亮度应高一些，普通病室除一般吊灯外，还应设有地灯、床头灯、可移动的鹅颈灯等，既方便护士在夜间巡视患者及特殊诊疗工作，又满足不同患者休息、照明等个体需要。护理人员应熟悉不同患者对光线的要求，尽量保证患者获得最适宜的光线。

7. **美观** 优美的环境可以使患者感到身心愉悦，还能增加患者战胜疾病的信心。美观的医院环境应设置布局合理，整洁明快，有一定的绿化区域，常有树木、草坪、花坛、喷泉等，供患者散步、休息、观赏。现代医院对环境的布置越来越多地考虑到患者的需要，不仅可以按各病区不同患者的情况来设计和配备不同的色彩，而且应用各种装饰、各种颜色的窗帘或被单等来布置患者单位，使患者感到温馨祥和，缓解患病给患者带来的紧张情绪。

（二）医院的社会环境

医院社会环境的构建是医院组织者按医院组织活动目标在社会环境中进行，受社会环境制约，医院社会环境是极端复杂的，也是经常变化的，医护人员要充分认识良好的医院社会环境对构建和谐就医环境的重要意义。医院社会环境包括医疗服务环境和医院管理环境。

1. **医疗服务环境** 医疗服务环境是指以医疗护理技术、人际关系、精神面貌及服务态度为主的人文社会环境，属于软环境。医疗服务环境的好坏可促进或制约医院的发展。

（1）**医护人员的精神面貌**：医护人员良好的精神面貌包括严谨认真、踏实勤恳、端庄整洁、朴素大方、不墨守成规，这些是医护人员努力培养的职业道德素质。医护人员饱满的精神风貌可以给患者以信赖感和安全感。

（2）**护患关系**：护患关系是一种服务者与服务对象之间特殊的人际关系。护患关系的好坏，对患者态度的取向和护理工作的质量有直接影响。因此，要建立和谐的护患关系首先要懂得运用法律，及时与患者及其家属沟通，以维护双方的合法权益。其次要树立"人性化服务"意识。在医疗服务中要从患者的角度考虑设置工作流程，从细微处入手，营造良好的诊疗人文环境，使患者感受到人性化服务的温馨。在医疗服务中处处体现"以人为本"的服务理念，树立良好医德医风，充分展现良好的医务人员的素质和品格。加强护患之间心与心的交流与沟通，关心患者、同情患者、尊重患者、开放自己，善于与患者进行感情沟通，促进护患间的信任，消除不必要的误会和矛盾。

（3）**服务态度**：良好的服务态度是医护人员最重要的基本素质。良好的服务态度可使患者得到友善温馨、热情周到的服务，帮助患者解除思想压力，坚定治愈的信心。服务态度和患者满意度之间有着密切的关系。在医疗护理服务过程中，患者关注的是医护能力、同情心、信赖度、反应敏捷及有效沟通技巧。虽然医疗专业的精通与否并非一般患者所能判断，然而对医护人员视患者如亲人的态度与敬业都是可以感受到的。医疗服务是患者得到的，而态度是患者感觉到的，可以把服务态度概括为八个字：热情、主动、耐心、周到。

2. **医院管理环境** 医院管理环境包括医院规章制度、管理模式、监督机制及管理手段等，也属于软环境。医院管理环境应以人为本，体现医院文化，旨在提高工作效率，满足患者需求。医院实施各项管理制度，如入院须知、探视制度、陪住制度等，一方面是为了保证医院治疗、护理等工作的顺利开展，另一方面也是患者获得良好休养环境的必要条件。但管理制度在某种程度上又是对患者的一种约束，难免对一些患者会产生消极影响，因此，护理人员应以患者为中心，主动向患者解释管理制度的目的和内容，提供有关的诊疗护理知识，主动帮助患者排忧解难，尽量满足患者的各种合理要求，使患者能够逐渐适应医院环境并遵守医院的管理制度。

良好的医院社会环境应该是对医院工作人员实行以人为本的管理，改善医院工作人员的工作和生活条件；对患者实行人文关怀性服务，满足患者的诊疗和康复需求。

三、医院的安全环境

安全的医院环境是患者身心康复的基本保障。在医院环境中，可能存在各种影响安全的因素，如物理性、生物性、化学性、医源性等，护理人员应熟悉医院常见不安全因素，充分评估医院环境中各种威胁患者安全的因素，为患者营造一个安全的医院环境。

第三节　患者床单位

患者床单位（patients unit）是指健康服务机构提供给住院休养患者使用的家具和设备。它是住院患者休息、睡眠、饮食、排泄、活动，以及接受诊疗与护理等服务的最基本的生活单位。由于住院患者大多数时间都在患者单位内活动，所以必须注意患者床单位的整洁与安全，并有足够的日常生活活动空间。

一、患者床单位的设备

患者床单位以舒适、安全、有利康复为目的，进行设备的设计、安装和管理。患者床单位的固定设备包括：病床、床垫、床褥、枕芯、棉胎或毛毯、大单、被套、枕套、橡胶单和中单（需要时备）、床旁桌、床旁椅；墙壁上有照明灯、呼叫器、供氧及负压吸引管道；每个房间还应设有卫生间和储物柜（图2-1）。

（一）患者床单位的设备

1. 床　床是病室中的主要设备，是患者睡眠和休息的用具，须符合实用、耐用、舒适、安全的要求。一般病床规格均为长2m、宽0.9m、高0.6m。目前病床的种类很多，主要有钢丝床、木板床和电动控制多功能床。较好的设计可更好地满足患者生活、治疗、护理的需要，如床头、床尾可摇高，方便患者更换卧位；病床高度可以升降，以利于搬运患者和进行特殊的操作；床腿安装脚轮，便于移动等。

2. 床垫　床垫的长宽与病床的规格相

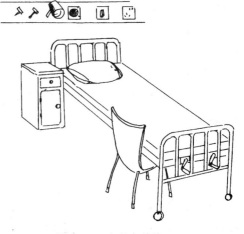

图2-1　患者床单位

同，厚度为10cm。垫芯常用棕丝、棉花、木棉、马鬃或海绵等材料，外以结实的布料做包布。因为患者躺卧床上的时间较多，所以床垫应坚固耐用，避免受压形成局部凹陷，影响患者的舒适感。

3. **床褥** 长宽与床垫相同，铺于床垫上，一般选用棉花做褥芯，吸湿性好，并可防止床单滑动。

4. **枕芯** 长0.6m、宽0.4m，内装木棉、蒲绒、羽绒或人造棉等。

5. **被胎** 长2.3m、宽1.6m，多用棉花胎，也可用人造棉、羽绒等。天热时可用毛毯等替换棉被。

6. **大单** 长2.5m、宽1.8m，用棉布制作。

7. **被套** 长2.5m、宽1.7m，用棉布制作，开口在尾端，有系带或拉链。

8. **枕套** 长0.65m、宽0.45m，用棉布制作。

9. **中单** 长1.7m、宽0.85m，用棉布制作。

10. **橡胶单** 长0.85m、宽0.65m，长的两端各加棉布0.4m。

11. **床旁桌** 置于患者床头旁，放置患者的个人常用物品。长期卧床的患者还应备可移动的跨床桌，方便患者在床上进食、阅读、书写或从事其他活动。

12. **床旁椅** 常置于床尾部，供患者、探视者使用。

（二）被服的折叠方法

为保证铺床过程顺利进行，在铺床前应将被服按正确的方法折叠，并按操作顺序放置，既可节省时间，又可节省体力。

1. **大单** 正面在内，纵向对折2次后，边与中心线对齐，再横向对折2次。

2. **中单** 正面在内，纵向对折2次后，再横向对折。

3. **橡胶中单** 同中单。

4. **被套** 反面在内，折叠法同大单。

5. **棉胎或毛毯** 纵向3折（对侧一折在上），横向S型折叠。

6. **床褥** 横向S型折叠，再纵向对折。

7. **枕套** 纵向对折，再横折。

二、铺床法

常用的铺床法有备用床、暂空床、麻醉床和卧床患者更换床单法。

（一）备用床（closed bed，图2-2）

【目的】保持病室整洁、美观，准备迎接新患者。

【评估】

1. 同室患者有无治疗或进餐。

2. 检查床及床上用物是否完好、用物有无污损、潮湿等，是否符合铺床要求。

3. 床旁设施是否完好，供氧和负压吸引管道是否通畅，有无漏气。

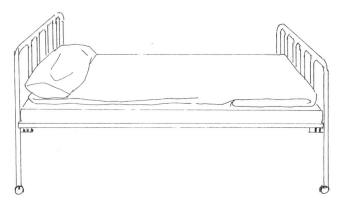

图 2-2　备用床

【计划】

1. **护士准备**　衣帽整齐，洗手，戴好口罩。

2. **用物准备**　备好清洁干燥的床褥、枕芯、棉胎或毛毯及大单、被套、枕套等，病床完好无损坏，床垫无局部凹陷。

3. **环境准备**　病室内无患者进餐或进行治疗。

【实施】操作步骤，见表 2-1。

表 2-1　备用床的操作步骤

操作步骤	注意点与说明
1. **洗手、备物**　洗手、戴口罩，备好用物携至床旁，将床旁椅移至床尾正中，离床约 15cm，并将用物按使用顺序放在椅上，由下而上放置枕芯、枕套、被胎、被套、大单、床褥	◇ 患者进餐或接受治疗时暂停铺床
2. **移床旁桌**　向左侧移开床旁桌，离床约 20cm	◇ 留有空间，方便操作
3. **检查床垫**　必要时可翻转使用	◇ 避免局部受压过久而凹陷
4. **铺床褥**　上端平齐床头并整理平整	
5. **铺大单** （1）将大单横、纵中缝对齐床面横、纵中线放于床褥上，分别向床头、床尾展开 （2）铺近侧床头：一手托起床垫头端一角，一手将大单拉平折入垫下 （3）包折床角：在距床头约 30cm 处向上提起大单边缘，使大单近侧头端呈等边三角形，然后再将两角分别塞入床垫下 （4）同法铺近侧床尾大单，再将大单中部拉紧塞入垫下（图 2-3） （5）转至对侧，同法铺好远侧大单	◇ 正确运用人体力学原理，注意节力，减少来回走动，尽量使用双臂力量，站立时双脚分开，两膝稍弯曲 ◇ 铺大单顺序：先床头，后床尾，先近侧，后远侧 ◇ 保持大单平紧，美观 附注：有的医院目前已使用床罩代替大单，使用时将床罩罩于床垫与床褥上，绷紧床垫四角，床面可长时间保持平、整、紧，不易出现皱褶

操作步骤	注意点与说明
6. 套被套 ▲ "S"形式（图2-4） （1）将被套横、纵中缝对齐床横、纵中线，展开平铺于床上，将被套开口端的上层打开至1/3处 （2）将折好的棉胎放于被套开口处，底边与被套开口边缘平齐 （3）将棉胎上缘中部拉至被套头端中部，充实远侧棉胎角与被套顶角处，展开远侧棉胎，平铺于被套内，充实近侧棉胎角与被套顶角处，展开近侧棉胎，平铺于被套内 （4）至床尾中间处，一手持被套下层底边中点、棉胎底边中点、被套上层底边中点于一点，一手展开一侧棉胎；两手交换，展平另一侧棉胎，逐层将被套、棉胎整理平整后，系好被套系带 （5）折被筒：盖被上端平齐床头，两侧边缘内折与床缘平齐，尾端塞于床垫下或内折与床尾齐 ▲ 卷筒式（图2-5） （1）被套正面向内，平铺于床上，开口端向床尾 （2）将棉胎平铺于被套上，上端平齐被套头端 （3）将棉胎同被套一起从床尾卷至床头，自被套尾端开口处翻转拉出，整理平整后系好系带；余同上	◇ 有利于棉胎放入被套 ◇ 棉胎上端与被套封口紧贴避免头端空虚 ◇ 盖被上端平齐床头，以保证盖至患者肩部 附注：有的医院使用被单法，用两条大单分别作衬单和被单。先将衬单对准床中线反铺在床上，床头端预留25cm返折边；再将棉胎齐床头放于衬单上，衬单返折边反盖被头，衬单、棉胎床尾铺法同铺大单法；铺上罩单，正面向上，对准中线，上端反折15cm与床头齐，床尾部分折成45°斜角垂放床边，同法铺好对侧
7. 套枕套 将枕套套在枕芯上，拍松枕头，开口端背向病室门，横放于床头	◇ 枕套开口端背门，使病室整齐、美观
8. 移回床旁桌、椅	
9. 洗手	

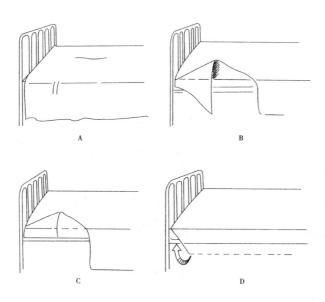

A

B

C

D

图2-3 铺床角法

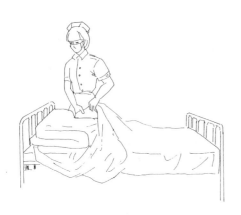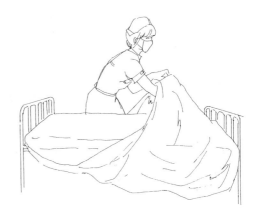

图 2 - 4　"S" 形套被套法

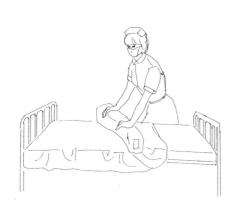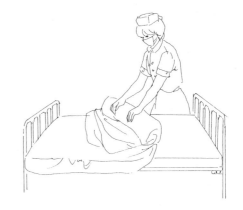

图 2 - 5　卷筒式套被套法

【注意事项】

1. 用物准备要齐全，并按使用顺序放置，减少走动的次数。

2. 操作动作轻稳、流畅，注意省时、节力。

【评价】

1. 病床符合实用、耐用、舒适、安全的原则。

2. 大单中缝与床中线对齐，四角平整、紧扎。

3. 被头充实，盖被平整、两边内折对称。枕头平整充实，开口背门。

4. 病室及患者床单位环境整洁、美观。

（二）暂空床（unoccupied bed，图 2 - 6）

【目的】保持病室整洁；供新入院患者或暂时离床的患者使用。

【评估】新入院患者或暂时离开病床患者的年龄、病情、自理能力等。

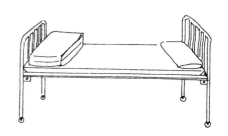

图 2 - 6　暂空床

【计划】

1. **护士准备** 衣帽整齐，洗手，戴好口罩。

2. **用物准备** 同备用床，需要时备橡胶单、中单等。

3. **环境准备** 患者暂时离床，同病室内无患者进餐或进行治疗。

【实施】操作步骤，见表2-2。

表2-2 暂空床的操作步骤

操作步骤	要点说明
1. **折盖被** 按备用床要求整理好床单位后，将盖被三折于床尾部	◇ 盖被两侧与床缘平齐，被尾与床尾平齐
2. **铺橡胶单和中单** 根据患者病情需要，在床头部、床中部（距床头45~55cm）和床尾部铺橡胶单和中单，橡胶单和中单的中线对齐床中线，边缘平整地塞入床垫下	◇ 根据患者的病情需要决定橡胶单和中单铺放位置，避免污染床单和床褥
3. **同法铺对侧** 转至对侧，同法铺好橡胶单和中单	
4. **整理床单位**	

【注意事项】

1. 同备用床。

2. 病床符合实用、耐用、舒适、安全的原则。

【评价】

1. 用物准备符合患者病情需要。

2. 患者上、下床方便，躺卧时感觉舒适。

（三）麻醉床（anesthetic bed，图2-7）

【目的】

1. 便于接受和护理手术后的患者。

2. 使患者舒适、安全，预防并发症。

3. 保护床单位不被污染，便于更换。

【评估】患者的病情、诊断、手术和麻醉的方式、术后可能出现的病情变化等。

【计划】

1. **护士准备** 衣帽整齐，洗手，戴好口罩。

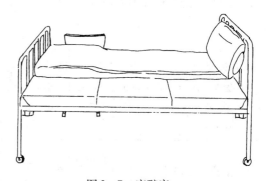

图2-7 麻醉床

2. **用物准备**

（1）床上用物：同备用床，另备橡胶单和中单各两条，必要时备热水袋等保暖用物。

（2）麻醉护理盘：弯盘、治疗碗、开口器、压舌板、舌钳、牙垫、镊子、通气导管、氧气导管或鼻塞管、吸痰管、棉签、纱布等无菌物品用治疗巾盖好放置，治疗巾外放置手电筒、血压计、听诊器、胶布、护理记录单、笔等用物。

（3）其他：输液架、氧气瓶、必要时备吸痰器等。

3. 环境准备　患者已送往手术室，同病室内无其他患者进餐或进行治疗。

【实施】操作步骤，见表2－3。

表2－3　麻醉床的操作步骤

操作步骤	要点说明
1. **撤去用物**　将床上原有各单全部撤下置于污物袋内	◇ 撤除用物时动作轻巧，减轻灰尘飞扬
2. **放置用物**　按备用床方法，将用物按使用顺序置于床旁椅上	◇ 方便操作，避免频繁走动
3. **铺大单**　按备用床方法铺好近侧大单	◇ 根据患者的麻醉方式和手术部位铺橡胶单和中单
4. **铺橡胶单和中单**	
（1）在床中部或尾部铺橡胶单及中单，中单必须完全遮盖橡胶单，边缘整齐地塞入垫下	◇ 防止手术后患者呕吐物、分泌物或伤口渗液污染床褥、床垫等
（2）在床头铺另一橡胶单，将中单铺于橡胶单上，下端压在中部的橡胶单及中单上，边缘再平整塞入垫下	◇ 腹部手术铺在床中部；下肢手术铺在床尾；非全麻手术患者只在床中部铺橡胶单和中单
	◇ 若需铺在床中部，则橡胶单和中单的上缘应距床头45～50cm
	◇ 避免橡胶单与患者皮肤直接接触
5. **同法铺对侧**　转至对侧，以同样的方法铺好大单、橡胶单和中单	
6. **套被套**　按备用床方法套好被套	
7. **折盖被**　盖被上端平齐床头，两侧内折与床缘齐，被尾内折与床尾齐，然后将盖被三折叠于一侧床边，开口处向门	◇ 方便术后患者从平车移至床上
8. **套枕套**　套好枕套后，将枕头横立于床头，开口背门	◇ 麻醉未清醒的患者应去枕平卧；枕头横立床头可保护未清醒患者，防止患者因躁动而撞伤头部
9. **移回床旁桌、椅**　放至接收患者对侧床尾	◇ 方便术后患者从平车移至床上
10. **置麻醉护理盘**　将麻醉护理盘放置床旁桌上，其他物品按需要放置妥当	◇ 便于术后患者的抢救和护理
11. **洗手**	

【注意事项】

1. 同备用床。

2. 中单要遮盖橡胶单，避免橡胶单与患者皮肤接触，而引起患者的不适。

【评价】

1. 铺好的麻醉床符合实用、耐用、舒适及安全的原则。

2. 术后患者物品准备齐全。

3. 中单已遮盖橡胶单，避免橡胶单与患者皮肤接触。

（四）卧床患者更换床单法

【目的】保持床单位清洁、平整，患者睡卧舒适，预防压疮，保持病室整洁美观。

【评估】

1. 患者病情、自理能力、有无躯体活动受限，心理反应及合作程度。

2. 床单位的清洁程度，病室环境的温度及安全性。

【计划】

1. **护士准备** 衣帽整齐，洗手，戴好口罩。

2. **用物准备** 床刷、略潮湿的床刷套，备好清洁的大单、中单、被套、枕套等待用，必要时备床档。

3. **患者准备** 了解整理或更换床单位的目的和配合要点，如有需要应先使用便器。

4. **环境准备** 病室内无患者进餐或进行治疗，酌情调节室温。必要时用屏风遮挡患者。

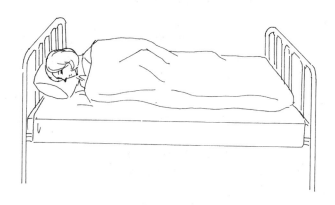

图 2-8 为卧床患者更换床单（患者侧卧）

【实施】操作步骤，见表 2-4。

表 2-4 卧床患者更换床单法

操作步骤	要点说明
1. **备物、解释** 备齐用物推车至患者床旁，再次向患者解释操作的目的和方法	◇ 取得患者的理解和配合
2. **摇平床面** 酌情关闭门窗，摇平床面，按需要安放对侧床档	◇ 避免操作中患者发生受凉、坠床等意外；便于操作
3. **移开床旁桌** 离床约20cm，椅子放于桌旁，护理车放于床尾正中，松开床尾盖被	◇ 留出空间，方便操作
4. **移患者至对侧** 将枕头移向对侧，协助患者身体移向对侧一边，并翻身侧卧，面向对侧（图2-8）	◇ 用床档保护。如有两名护士工作，则由对侧护士保护好患者，防止坠床

续表

操作步骤	要点说明
5. **床单的整理或更换**	◇ 扫床中注意彻底全面，特别应注意患者身下、枕下；操作过程中要确保患者安全
▲整理	
（1）由床头至床尾、由床内至床缘逐层扫净渣屑，然后按铺床法铺好，各层床单	◇ 操作中注意节力，若两名护士配合操作，注意动作协调
（2）协助患者移至近侧，同法整理远侧，各层铺好	◇ 移动患者时，避免拖拉推的动作，应将其先稍抬起，再翻身
▲更换	
（1）向内卷中单塞于患者身下，扫净橡胶单后，将橡胶单搭于患者身上	
（2）再将大单污面向内卷至患者身下，扫净床褥，将清洁大单按铺床法铺好近侧半幅，远侧半幅卷起塞入患者身下	
（3）放下橡胶单，上铺清洁中单，卷起远侧半幅塞入患者身下，将清洁中单、橡胶单近侧一同拉紧、拉平塞入床垫下	
（4）协助患者移向近侧，侧卧于铺好的一侧清洁床单上	
（5）松开远侧各层床单，将污中单内卷取出放于床尾，扫净橡胶单后搭于患者身上	
（6）将污大单内卷取出，污床单放于护理车下层或污衣袋中	
（7）扫净床褥，逐层拉出清洁床单，按铺床法铺好	
（8）协助患者取平卧位，将枕头移向床中间	
6. **被套的整理或更换**	◇ 注意被头不要空虚
（1）整理：将盖被皱褶拉平，整理棉胎与被套边、角充实，齐床缘做好被筒	◇ 避免棉胎接触患者皮肤
（2）更换：将清洁被套铺于盖被上，打开污被套尾端开口，取出被胎，再以套被方法更换被套	
7. **整理或更换枕套** 使枕头平整舒适	
8. **取舒适卧位** 帮助患者取舒适卧位，根据需要摇起床头和膝下床面	◇ 满足患者舒适的需要
9. **移回床旁桌、椅** 开窗通风，推走污衣物	◇ 保持病室空气新鲜、环境整洁
10. **洗手**	

【注意事项】

同备用床。

【评价】

1. 患者感觉舒适、安全。

2. 护患沟通有效，满足患者身心需要。

三、人体力学在护理实践中的应用

人体力学（body mechanics）是运用力学原理研究维持和掌握身体的平衡，以及人体从一种姿势向另一种姿势转变时使身体如何有效协调的一门科学。正确的姿势有助于维持人体正常的生理功能，并且只需消耗较小的能量，就能发挥较好的工作效能。不正确的姿势易使肌肉产生紧张和疲劳，严重时可造成肌肉、肌腱损伤，影响人体健康。

在护理实践中，护理人员正确运用人体力学原理可有效地减轻自身肌肉紧张及疲劳，起到节力省力的作用，以提高工作效率；同时，运用力学原理以保持患者良好姿势和体位，可以增进患者的舒适，促进其康复。

（一）常用的力学原理

1. 杠杆作用 杠杆作用是利用直杆或曲杆在外力作用下能绕杆上一固定点转动的一种简单机械。人体的运动与杠杆作用密切相关。人体运动系统由骨骼、关节、肌肉构成。在运动时，骨骼好比杠杆，关节是运动的支点，骨骼肌舒缩所产生的力为运动的动力。

（1）平衡杠杆：平衡杠杆是支点在力点和阻力点之间的杠杆。例如，人的头部在寰枕关节上进行低头和仰头的动作。寰椎为支点，支点前后各有一组肌群收缩时产生的力为作用力，头部重量为阻力。当前部肌群产生的力与阻力的力矩之和与后部肌群产生的力的力矩相等时，头部趋于平衡（图2-9）。

（2）省力杠杆：省力杠杆是阻力点在力点和支点之间的杠杆。这类杠杆的动力臂总是比阻力臂长，所以省力。例如，人踮脚站立时，脚尖是支点，脚跟后的肌肉收缩产生的力为作用力，体重落在两者之间的距离上。由于动力臂较长，所以用较小的力就可以支持体重（图2-10）。

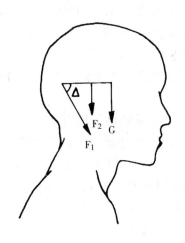

图2-9 平衡杠杆

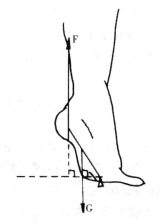

图2-10 省力杠杆

（3）速度杠杆：速度杠杆是力点在阻力点和支点之间的杠杆，是人体最常见的杠杆运动。这类杠杆的动力臂总是比阻力臂短，虽然费力，但运动时动力臂通过的距离就短，从而获得较大的运动速度和范围。例如，用手臂举起重物时的肘关节运动，肘关节是支点，手臂前肌群的力作用于支点和重力作用点之间，由于动力臂较短，若克服较小阻力，就得用较大的力，但却赢得了运动和速度的范围（图2-11）。

2. **摩擦力** 相互接触的两物体在接触面上发生的阻碍相对滑动的力为摩擦力。摩擦力的方向与物体相对运动的方向相反。摩擦力的大小，取决于正压力的大小（即垂直于接触面的压力）和摩擦系数的大小。而摩擦系数的大小与接触面的材料、光洁程度、干湿程度和相对运动的速度等有关。摩擦力有三种：

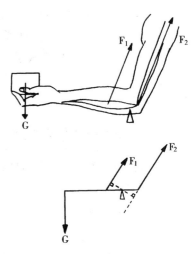

图 2-11　速度杠杆

（1）静摩擦力：相互接触的两物体，在外力作用下，有滑动倾向时，所产生的阻碍物体开始运动的力称静摩擦力。如手杖下端加橡胶垫可增加摩擦系数，使静摩擦力增大，防止手杖滑动。

（2）滑动摩擦力：一个物体在另一物体上滑动时，所产生的阻碍滑动的摩擦力称滑动摩擦力。在护理工作中，有时需要增大摩擦力，以防滑倒，如护士的工作鞋，为了防止滑倒，可在鞋底上多加鞋纹或使用摩擦系数大的材料来制作鞋底；有时需要减小摩擦力，使物体比较容易地沿着一个平面移动，如病床、轮椅、推车等的轮子定时加油，可以减少接触面的摩擦系数，方便推动使用。

（3）滚动摩擦力：滚动物体时受到的摩擦力称滚动摩擦力。滚动摩擦系数最小。如推动有轮子的床比没有轮子的床所需用的力量要小得多。

3. **平衡与稳定**

（1）物体的重心高度与稳定度成反比：当物体的组成成分均匀时，重心位于它的几何中心，如物体的形状发生变化时，重心的位置也会随之变化。人体重心的位置随着躯干和四肢的姿势改变而改变。人或物体的重心越低，稳定性越大。在直立垂臂时，重心位于骨盆的第二骶椎前约7cm处。如把手臂举过头顶，重心随之升高；当身体下蹲时，重心下降，甚至吸气时膈肌下降，重心也会下降。

（2）支撑面的大小与稳定度成正比：支撑面是人或物体与地面接触的各支点的表面构成的，包括各支点之间的表面积。支撑面越大，稳定性就越大。扩大支撑面可以增加人或物体的稳定性，如老年人站立或行走时，使用手杖可扩大支撑面，以增加稳定性；人体仰卧位比侧卧位稳定，因为仰卧位的支撑面积大于侧卧位。而支撑面小，则需付出较大的肌肉拉力，才能保持人体平衡稳定，如用一只脚站立时，肌肉就必须用较大的拉力，才能维持身体的平衡稳定。

（3）物体的重量与稳定性成正比：物体重量越大，稳定性越大，即推倒轻物体所用的力比推倒重物体的力要小。在护理操作中，如要把患者移到椅子上，应注意选择较重的椅子或借助其他力量的支持。

重力线必须通过支撑面才能保持人或物体的稳定。竖直向下的重力与竖直向上的支持力，二者大小相等、方向相反，且作用在一条直线上，即处于平衡状态。人体只有在重力线通过支撑面时，才能保持动态平衡。

（二）人体力学在护理工作中的应用

1. 利用杠杆作用　护理人员双手端物时，应将上臂下垂，两肘紧靠身体两侧，前臂和所持物体靠近身体，因阻力臂缩短，这种姿势较双臂平举或前伸的姿势省力。又如使用扳手装卸氧气表或使用启瓶器启盖时，持工具柄的末端，动力臂较长，所以较省力。

2. 扩大支撑面　护理人员在站立或操作中，根据实际需要两脚前后或左右分开以扩大支撑面。协助患者变换体位时，应尽量扩大支撑面；协助患者侧卧时，两腿前后分开，屈膝曲髋，以扩大支撑面，增加患者稳定性。

3. 降低重心　护理人员在进行低平面的护理操作或取位置低的物体时，双下肢应随着身体移动的方向前后或左右分开，同时屈膝曲髋，形成下蹲姿势，使重心降低，重力线在支撑面内，利用重心的移动去操作，保持身体稳定性。

4. 减少身体重力线的偏移　护理人员在提物品时，应尽量将物体靠近身体；抱起或抬起患者移动时，应将患者靠近自己的身体，使重力线落在支撑面之内。

5. 尽量使用大肌肉或多肌群　护理人员在操作中，应尽量使用大肌肉或多肌群做功，能同时使用躯干部和下肢肌肉的力量时，尽量避免只使用上肢的力量；能使用整只手时避免只用手指进行操作。如托治疗盘时，应将五指分开托住治疗盘，并与手臂一起用力，由于多肌群用力，故不易疲劳。

6. 用最小量的肌力做功　护理人员在移动重物时应注意平衡，有节律并计划好所要移动的位置和方向，以直线方向移动，并尽可能用推或拉代替提举动作，这样只需要克服重物本身的惯性。而提举一个物体时，必须克服地心引力，增加肌力做功。

复习思考题

1. 试述环境污染对人体健康的影响。
2. 护理人员应如何为患者创设良好的医疗物理环境？
3. 护理人员应如何为患者营造一个安全的医院环境？
4. 试述各种铺床法的区别及注意事项。

第三章　患者入院和出院护理

【学习目标】

掌握：分级护理内容及运送患者的方法。

熟悉：患者入、出院护理工作的主要内容。

了解：患者入、出院护理的目的。

凡住院治疗的患者都要经历入院和出院过程。在患者的入院和出院护理中，护理人员应掌握入、出院护理的一般程序，按照优质护理的要求，评估并满足患者的身心需要，使患者尽快适应环境，并能密切配合医疗护理活动，加快康复过程，提高其自护能力，出院后能够继续巩固疗效，保持健康。

第一节　患者入院的护理

入院护理（admission nursing）是指患者经门诊或急诊医生诊查需要住院治疗并签发住院证后，护理人员为患者进行的一系列护理工作。

入院护理的目的是：使患者及其家属感到受欢迎与被关心；促使患者尽快适应医院的环境；评估并满足患者的各种合理需求；做好健康教育；实施个别化、整体化的护理，维护患者身心安全与舒适。

一、入院程序

（一）办理入院手续

患者或家属持医生签发的住院证并携带医保卡先到医保办公室填写登记表格，再到住院处交纳住院保证金，办理入院手续。住院处接收患者后，立即通知相应病区的值班护理人员，根据患者病情做好接纳新患者的准备。对急需手术的患者，可先手术，后补办入院手续。

（二）实施卫生处置

护理人员根据患者的病情及身体状况，在卫生处置室协助患者进行卫生处理，如沐浴、更衣、修剪指甲、理发等。危、急、重患者可酌情免浴。患者如有头虱,先行灭虱,再沐浴更衣。传染病患者或疑有传染病的患者应送隔离室处理。患者换下的衣服或不需要的物品可交家属带回或按相关手续暂时存放在住院处。

(三)护送患者进入病区

住院处护理人员携病历护送患者进入病区。根据患者病情可选用步行、轮椅、平车或担架护送。护送时注意安全和保暖,保持治疗的持续进行,如输液、吸氧等。护送外伤患者应注意其卧位。护送患者入病区后,与病区值班护理人员就患者病情、所采取或需要继续的治疗与护理措施、患者的个人卫生情况及物品等进行交接。

二、患者进入病区后的初步护理

(一)一般患者入院后的初步护理

1. 准备患者床单位 病区护理人员接到住院处通知后,应立即根据病情需要准备患者床单位。将备用床改为暂空床,备齐患者所需用物,如患者服装、脸盆、痰杯、热水瓶等。

2. 迎接新患者 以热情的态度迎接新患者至指定的病室床位,妥善安置。向患者作自我介绍,说明自己将为患者提供的服务及职责,为患者介绍邻床病友,以自己的行动和语言消除患者的不安情绪,使患者有宾至如归的感觉,以增强患者的安全感和对护理人员的信任感。

3. 通知医生 通知负责医生诊查患者,必要时协助体检或治疗。

4. 测量生命体征 测量体温、脉搏、呼吸、血压及体重,需要时测量身高。

5. 填写住院病历和有关护理表格

(1)用蓝黑钢笔逐项填写住院病历眉栏及各种表格项目。

(2)用红色钢笔将入院时间纵行填写在当日体温单相应时间的40℃~42℃横线之间。

(3)记录首次体温、脉搏、呼吸、血压、体重及身高值。

(4)填写入院登记本、诊断卡(一览卡)、床头(尾)卡。

6. 介绍与指导 向患者及家属介绍病区环境、有关规章制度、床单位及其设备的使用方法,指导常规标本的留取方法、时间及注意事项。

7. 执行入院医嘱 必要时给予紧急护理措施。

8. 备膳 通知营养室为患者准备膳食。

9. 入院护理评估 对患者的健康状况进行评估,了解患者的基本情况、健康问题及心理需要,为制定护理计划提供依据。

(二)急诊患者入院后的初步护理

1. 准备患者床单位 病区接到住院处或急诊室的急诊患者入院电话通知后,护理人员应立即准备好病床单位,最好将患者安置在危重病室或抢救室,并在病床上加铺橡胶单和中单;若为急诊手术患者应铺好麻醉床。

2. 通知医生 接到住院处电话通知后,护理人员应立即通知有关医生做好抢救准备。

3. **准备好急救器材及药品**　如氧气、吸引器、输液器具、急救车等。

4. **安置患者**　将患者安置在已经备好床单位的危重病室或抢救室。

5. **配合抢救**　密切观察患者病情变化，积极配合医生进行抢救，并做好护理记录。

6. **询问病史**　不能正确叙述病情的患者（语言障碍、听力障碍、意识不清或婴幼儿等），需暂留陪护人员，以便询问病史，协助诊疗。

三、分级护理

分级护理是指患者在住院期间，医护人员根据患者病情和生活自理能力，确定并实施不同级别的护理。

分级护理分为四个级别：特级护理、一级护理、二级护理和三级护理。各级护理级别的适用对象及相应的护理要点（表 3 - 1）。

医院临床护士应根据患者的护理级别和医师制订的诊疗计划，遵守临床护理技术规范和疾病护理常规，并按照护理程序开展护理工作，为患者提供基础护理服务和护理专业技术服务，保障患者安全，提高护理质量。

护士实施的护理工作包括：

（1）密切观察患者的生命体征和病情变化。

（2）正确实施治疗、给药及护理措施，并观察、了解患者的反应。

（3）根据患者病情和生活自理能力提供照顾和帮助。

（4）提供护理相关的健康指导。

表 3 - 1　各级护理级别适用的对象及护理要点

护理级别	适用对象	护理要点
特级护理	1. 病情危重，随时可能发生病情变化需要进行抢救的患者 2. 重症监护患者 3. 各种复杂或者大手术后的患者 4. 严重外伤或大面积烧伤的患者 5. 使用呼吸机辅助呼吸，并需要严密监护病情的患者 6. 实施连续性肾脏替代治疗（CRRT），并需要严密监护生命体征的患者 7. 其他有生命危险，需要严密监护生命体征的患者	1. 安排专人 24 小时护理，严密观察病情变化，监测生命体征 2. 根据医嘱，正确实施治疗、给药措施 3. 根据医嘱，准确测量出入量 4. 根据患者病情，正确实施基础护理和专科护理，如口腔护理、压疮护理、气道护理及管路护理等，实施安全措施 5. 保持患者的舒适和功能体位 6. 实施床旁交接班
一级护理	1. 病情趋向稳定的重症患者 2. 手术后或者治疗期间需要严格卧床的患者 3. 生活完全不能自理且病情不稳定的患者 4. 生活部分自理，病情随时可能发生变化的患者	1. 每 15～30 分钟巡视患者，观察患者病情变化 2. 根据患者病情，测量生命体征 3. 根据医嘱，正确实施治疗、给药措施 4. 根据患者病情，正确实施基础护理和专科护理，如口腔护理、压疮护理、气道护理及管路护理等，实施安全措施 5. 提供护理相关的健康指导

护理级别	适用对象	护理要点
二级护理	1. 病情稳定，仍需卧床的患者 2. 生活不能自理的患者	1. 每1~2小时巡视患者，观察患者病情变化 2. 根据患者病情，测量生命体征 3. 根据医嘱，正确实施治疗、给药措施 4. 根据患者病情，正确实施护理措施和安全措施 5. 提供护理相关的健康指导
三级护理	1. 生活基本自理且病情稳定的患者 2. 生活完全自理且处于康复期的患者	1. 每日巡视患者2次，观察患者病情变化 2. 根据患者病情，测量生命体征 3. 根据医嘱，正确实施治疗、给药措施 4. 提供护理相关的健康指导

第二节　患者出院的护理

出院护理（discharge patients from hospital）是指患者经过住院期间的治疗与护理，病情好转、稳定、痊愈需要出院或需要转院（科）的患者，或患者不愿接受医生的建议而自动离院时，护理人员对其进行的一系列护理工作。

出院护理的目的是：对患者进行出院指导，协助其尽快适应原来的工作和生活，并能遵照医嘱按时治疗或定期复诊；指导患者办理出院手续；清洁、整理床单位。

一、患者出院前的护理

1. 通知患者及家属　医生根据患者康复情况，决定出院日期，开写出院医嘱，护理人员根据出院医嘱，将出院日期通知患者及家属，协助其做好出院准备。

2. 进行健康教育　护理人员根据患者的康复现状，适时进行恰当的健康教育，告知患者出院后在休息、饮食、用药、功能锻炼和定期复查等方面的注意事项。必要时可为患者或家属提供有关书面资料，便于患者或家属掌握有关的护理知识和自护技能。

3. 注意患者的情绪变化　特别是病情无明显好转、转院、自动离院的患者，护理人员应进行有针对性的安慰与鼓励，增进其康复信心，以减轻其离开医院所产生的恐惧与焦虑。自动出院的患者应在出院医嘱上注明"自动出院"，并要求患者或家属签名认可。

4. 征求患者意见　征求患者对医院医疗、护理等各方面工作的意见，以便不断提高服务质量。

二、患者出院当日的护理

1. 执行出院医嘱

（1）停止一切医嘱，用红笔在各种执行卡片（服药卡、治疗卡、饮食卡、护理卡等）或有关表格单上写"出院"字样，注明日期并签名。

（2）撤去"患者一览表"上的诊断卡及床头（尾）卡。

（3）通知所有相关部门如营养室、煎药室等停止服务。

（4）填写出院患者登记本。

（5）患者出院后需继续服药时，按医嘱处方到药房领取药物，交患者或家属带回，并给予用药知识指导。

（6）在体温单40℃~42℃横线之间，相应出院日期和时间栏内，用红钢笔纵行填写出院时间。

2. 填写患者出院护理记录（出院护理评估单）　将病历按出院顺序排好。

3. 协助患者清理用物　归还寄存的物品，收回患者住院期间所借的物品，并进行消毒处理。

4. 护送患者出院　协助患者或家属办完出院手续，护理人员收到住院收费处签写的出院通知单后，根据患者病情用步行、平车或轮椅护送患者出院。

三、患者出院后的处理

1. 处理出院患者床单位。患者离开病床出院后方可整理床单位。避免在患者未离开病床时撤去被服，给患者带来心理上的不舒适感。

（1）撤去患者床上的污被服，放入污衣袋。根据疾病种类决定清洗消毒方法。

（2）用消毒液擦拭床旁桌、椅及病床。

（3）非一次性使用的痰杯、脸盆，须用消毒液浸泡。

（4）床垫、床褥、棉胎、枕芯等放在日光下曝晒、紫外线灯照射消毒或使用臭氧机消毒。

（5）打开病室门窗通风。

（6）传染性疾病患者离院后，需按传染病终末消毒法进行处理。

2. 铺好备用床，准备迎接新患者。

3. 按要求整理病历，交病案室保存。

第三节　运送患者法

对于不能自行移动的患者在出、入院及离开病房接受检查、治疗或到室外活动时，需要护理人员根据病情选用不同的运送工具，如轮椅、平车、担架等。在运送患者的过程中，护理人员应正确地运用人体力学原理，以提高工作效率，避免发生损伤，减轻双方疲劳，减少患者的痛苦，并保证患者的安全与舒适。

一、轮椅运送法

【目的】

1. 护送不能行走但能坐起的患者入院、出院、检查、治疗或室外活动。

2. 帮助患者下床活动，促进血液循环和体力恢复。

【评估】

1. 患者的体重、意识状态、病情与躯体活动能力及心理状况。

2. 患者损伤的部位和理解合作程度。

3. 轮椅各部件的性能是否完好。

【计划】

1. **护士准备** 着装整齐,洗手、戴口罩。

2. **用物准备** 轮椅,根据季节备毛毯、别针,软枕(根据患者需要)。

3. **患者准备** 了解轮椅运送的目的和配合方法,能够主动配合。

4. **环境准备** 移开障碍物,保证环境宽敞,便于操作。

【实施】操作步骤,见表3-2。

表3-2 轮椅运送的操作步骤

操作步骤	要点说明
1. 查对。检查轮椅的性能,推至患者健侧的床旁,核对患者床号、姓名	◇ 利于患者下床,保证安全
2. 放置轮椅,使椅背与床尾平齐,面向床头,翻起脚踏板,将闸制动	◇ 缩短距离,方便坐轮椅,防止轮椅滑动
3. 把毛毯平铺在轮椅上,毛毯上端的边向外翻折15cm左右	
4. 摇起床头支架,扶患者坐起,双脚越过床边垂下,让患者双手撑床坐一会儿,护士给患者穿衣及鞋袜	◇ 观察患者有无头晕等不适感;下床前先让患者坐一段时间,能保持坐姿平衡后再下床
5. 上轮椅 (1)协助患者下床,患者双手置于护士肩部,护士双手环抱患者腰部 (2)协助患者坐入轮椅,患者近床尾侧的手扶住轮椅靠外侧的把手,转身坐入轮椅,或由护士环抱患者腰部,协助患者坐入轮椅(图3-1),放下脚踏板,以托起患者足部 (3)将毛毯上端围在患者颈部,两侧围裹患者双臂,分别用别针固定;再用毛毯余下部分围裹患者上身、下肢和双脚 (4)整理床单位,观察患者无不适后,推患者至目的地	◇ 注意安全,要确定轮椅固定不动时,患者方可坐下 ◇ 保持患者舒适 ◇ 避免受凉 ◇ 注意观察病情变化
6. 下轮椅 (1)推轮椅至床尾,将闸制动,翻起脚踏板 (2)解除患者身上固定毛毯用的别针,协助患者站起,坐于床沿,脱去鞋子、外套 (3)护士一手托患者肩部,一手扶住患者,协助患者躺下,抬双腿至床上 (4)取舒适卧位,盖好被子,整理床单位	
7. 推轮椅回原处,洗手,做记录	

【注意事项】

1. 注意观察患者有无眩晕、面色苍白等不适。

2. 患者身体处于轮椅中部，头、背向后靠，抓紧扶手，勿前倾，必要时用约束带，以防摔倒，保证患者安全。

3. 下坡时应减慢速度，必要时护士在前面，倒向行驶；过门槛时，翘起前轮。

4. 注意保暖和舒适，必要时在背部垫软枕，腿及腹部盖毛毯。

【评价】

1. 护患沟通有效，患者主动配合。

2. 患者安全、舒适。

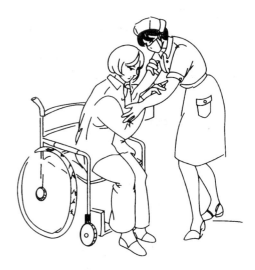

图 3 - 1　协助患者坐入轮椅的方法

3. 随室外气温变化增加衣被（或毛毯），患者未着凉。

二、平车运送法

【目的】运送不能起床的患者入院、检查、治疗、手术或转运。

【评估】

1. 患者的体重、意识状态、病情与躯体活动能力及心理状况。

2. 患者损伤的部位和理解合作程度。

3. 平车各部件的性能是否完好。

【计划】

1. **护士准备**　着装整齐，洗手，戴口罩。

2. **用物准备**　平车（车上铺好床单，根据季节备褥垫），枕头，带罩的毛毯或棉被。

3. **患者准备**　了解平车运送的目的和配合方法，能够主动配合。

4. **环境准备**　环境宽敞，便于操作。

【实施】操作步骤，见表 3 - 3。

表 3 - 3　平车运送的操作步骤

操作步骤	要点说明
1. 查对。检查平车的性能，推至患者的床旁，核对患者床号、姓名，向患者或家属解释运送的目的和配合方法	◇ 保证安全 ◇ 确认患者，以取得合作
2. 安置好患者身上的导管	◇ 避免脱落、受压或液体反流
3. 搬运患者	◇ 根据患者体重、病情，确定搬运方法
（1）挪动	◇ 适用于病情允许，能在床上配合的患者
①移开床旁桌椅，掀开盖被，嘱患者自行移至床边	

操作步骤	要点说明
②使平车紧靠床边，大轮靠近床头，将平车和床的轮子固定 ③协助患者将上半身、臀部和下肢依次挪向平车（图3-2），根据病情给患者安置舒适卧位	◇ 患者头部枕于大轮端，因为大轮端较平稳，颠簸小；防止挪动过程中车或床移动 ◇ 自平车移回床上时，先挪下肢，再挪臀部和上半身（图5-21） ◇ 注意使患者卧于平车中央，防止跌倒
（2）一人搬运法 ①将床旁椅移至对侧床尾，掀开盖被 ②平车与床尾呈钝角放置，大轮靠近床尾，将车与床的轮子固定 ③搬运者身体偏向床尾，两脚前后分开，屈髋屈膝，一手从患者腋下伸至对侧肩部，一手置于患者大腿下，嘱患者双手紧握，固定于搬运者颈后 ④抱起患者，放于平车中央（图3-3），回病房后同法返回病床	◇ 适用于体重较轻、病情允许的患者 ◇ 缩短搬运距离 ◇ 搬运者两脚前后分开，扩大支撑面；屈髋屈膝，降低重心，便于转身
（3）双人搬运法 ①同单人搬运法步骤①～② ②患者仰卧，双手放于胸前，协助患者移至床边 ③搬运者甲、乙二人站于床的同侧，两脚分开，屈髋屈膝，甲一手托住患者头、颈肩部，一手托住腰部；乙一手托住患者臀部，一手托住腘窝处，两人同时抬起患者，前臂内收屈肘，使患者身体尽量靠近护士（图3-4） ④二人同时移步，将患者抬至平车中央	◇ 适用于体重较重、不能配合活动的患者 ◇ 注意二人应同时起身；使重力线尽量在支撑面内 ◇ 注意二人应步伐一致
（4）三人搬运法 ①～②同双人搬运法 ③搬运者甲、乙、丙三人站于床的同侧，甲托住患者头、颈、肩及胸部，乙托住患者背、腰、臀部，丙托住患者下肢，三人同时起身，抬起患者，将患者抬至平车中央（图3-5）	◇ 适用于体重较重、不能配合活动的患者 ◇ 搬运者甲应使患者头部处于较高位置，减轻不适 ◇ 三人同时抬起患者，应有一人叫口令
（5）四人搬运法 ①移开床旁桌椅，铺中单于患者的腰、臀部下方 ②平车与床平行紧靠床边 ③搬运者甲站于床头，托住患者的头、颈、肩；乙站于床尾，托住患者的下肢；丙丁二人分别站于平车和病床的两侧，抓紧中单的四个角（图3-6） ④四名护士同时抬起患者，移向平车中央 4. 协助患者取舒适体位，盖好大单或盖被 5. 整理床单位，铺暂空床 6. 松开车闸，推患者至目的地	◇ 适用于颈椎、腰椎骨折或病情较重的患者 ◇ 中单牢固，能承受患者的体重，便于搬运

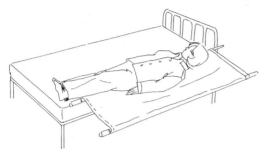

图 3-2 挪动患者的方法

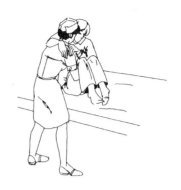

图 3-3 一人搬运法

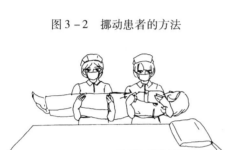

图 3-4 双人搬运法

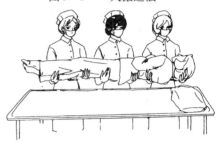

图 3-5 三人搬运法

【注意事项】

1. 推行时，护士站在患者头侧，以便观察病情变化。

2. 推车时小轮在前，因为小轮转弯灵活，便于转换方向。

3. 推车时速度不可过快，避免碰撞。

4. 上下坡时，患者头部应位于高处，减轻不适。

5. 运送骨折患者时，先在车上垫木板，并固定骨折部位。

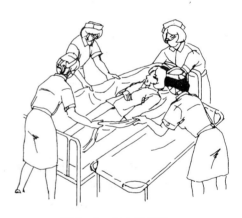

图 3-6 四人搬运法

【评价】

1. 护患沟通有效，患者能够积极配合。

2. 搬运动作轻稳、准确、节力，患者安全、舒适，未发生损伤等并发症。

3. 患者的持续性治疗未受影响。

复习思考题

1. 在使用轮椅及平车运送患者时，如何做到省力、安全、舒适？

2. 如何正确实施分级护理？

3. 赵某，男，55岁，T：39.3℃，持续4天，咳嗽，胸痛，精神不振，诊断尚未明确，急诊入院，作为病区值班护士，你应如何接待这位患者？

第四章　医院感染的预防与控制

【学习目标】

　　掌握：医院感染的概念；常用消毒、灭菌的种类和方法；无菌技术和隔离技术的操作方法。

　　熟悉：医院感染的分类；发生条件和危险因素；隔离的种类。

　　了解：控制医院感染的意义和管理。

　　医院感染是指任何人员在医院活动期间所获得的感染，包括在医院期间发生的感染和在医院内获得而在院外发生的感染；但不包括入院前已经开始或入院时已处于潜伏期的感染。为了有效控制医院感染，世界卫生组织（WHO）提出了有效控制医院感染的关键措施是：清洁、消毒、灭菌、无菌技术、隔离、合理使用抗生素、消毒和灭菌的效果监测。这些措施与护理工作密切相关，并贯穿于护理活动的全过程，因此护理人员必须掌握相关的知识和技术。

第一节　医院感染概述

　　医院是各种患者集中的场所，院内病原微生物种类繁多且不断变化，同时在诊治过程中大量抗生素和免疫抑制剂的应用，以及介入性医疗技术的不断开展，诸多因素使得医院内感染不断增多。

　　医院感染不仅增加患者的痛苦，延缓康复的进程，严重的医院感染甚至影响患者的安危，但如果医务人员能严格执行有关医院感染管理的制度规定，那么对降低医院感染的发生率，有效地预防和控制医院感染都有着重要的意义。因此，医务人员对医院感染必须有充分的认识，并能严格执行相关操作规范和制度。

一、医院感染的概念

　　医院感染（nosocomial infections），又称医院内获得性感染（hospital aquaired infection），是指住院患者在医院内获得的感染，包括在住院期间发生的感染和在医院内获得而在出院后发生的感染，但不包括入院前已经开始或入院时已处于潜伏期的感染。医院工作人员在医院内获得的感染也属于医院感染的范畴。

严格地讲，任何人员在医院活动期间遭受病原体侵袭而引起的感染均应称为医院感染。易感人群包括住院患者、医务人员、门诊和急诊患者、陪护人员、探视人员及其他在医院内的流动人员。除住院患者和医务人员外，其他在医院内活动的人员因其活动范围涉及较多的医院外场所，而且在医院内停留的时间相对较短，通常不成为医院感染的主要影响因素，所以，目前医院感染的研究对象只集中于住院患者和医务人员。

二、医院感染的形成

医院感染的形成必须具备三个基本条件：感染源、感染途径、易感宿主。当三者同时存在并相互联系时就形成了感染链，感染链的存在导致了医院感染的发生。医院收治大量患者，部分为感染性疾病患者，且其病原体种类繁多，这是医院感染中最重要的感染源；同时，因疾病原因，住院患者的免疫防御功能存在不同程度的下降或缺陷，形成主要的易感人群。另外，医院人员密集，加之不断的治疗和护理，使人员与人员、人员与物品、物品与物品间接触频繁，潜藏着众多的感染传播途径。三者共同作用，增加了医院感染的发生几率。

1. **感染源**（source of infection）　是病原微生物的储源，指病原微生物自然存在、繁殖并排出的宿主（人、动物）或场所。在医院感染中，主要的感染源有：

（1）已感染的患者及病原携带者：包括体内有病原微生物生长、繁殖的，有临床症状的患者，以及感染后并无临床症状发生的病原携带者（包括携带病原体的患者、医务人员、探视人员）。其中，已感染的患者是最重要的感染源，因其感染部位或分泌物有大量病原微生物不断排出，处于发病和治疗用药期，排出的病原微生物致病力强，常具有耐药性，所以感染力极强。另外，病原携带者因无临床症状而使其接触范围不受限制，而成为医院感染中另一重要感染源。

（2）动物感染源：各种动物都可能因感染或携带病原微生物而成为感染源，其中以鼠类、蟑螂和蚊蝇最为多见。

（3）医院环境感染源：包括受到各种病原微生物污染的设备、器械、物品、药品、食品、垃圾等都可能成为感染源，如被沙门菌、铜绿假单胞菌等兼有腐生特性的革兰阴性菌污染的液体，此类菌可在潮湿的环境或液体中存活并繁殖。

（4）条件感染源：在某些条件下形成的感染源，如人体正常菌群所寄居的部位（皮肤、胃肠道、泌尿生殖道、呼吸道、口腔黏膜等）或有外部病原微生物进入并定植的人体的感染部位。条件是指在个体抵抗力下降时，因为发生菌群失调或细菌移位，而引起患者自身感染。此时，患者自身既是感染源又是易感宿主。

2. **传播途径**（mode of transmission）　是指病原微生物从感染源排出后侵入易感宿主的途径和方式，包括接触传播、空气传播、消化道传播和注射、输液、输血传播等途径。

（1）接触传播：指病原微生物通过感染源与易感宿主之间通过直接或间接接触进行传播的途径，分为直接接触和间接接触两种传播方式，是医院感染中最常见也是最重要的传播方式之一。

①直接接触传播：是感染源直接将病原微生物传播给易感宿主，如母婴间的乙肝病毒的传播感染。

②间接接触传播：是指感染源排出的病原微生物通过媒介传递给易感宿主，如通过医务人员的手、各种医疗设备及生物媒介进行传播的途径。

在动物或昆虫等通过携带病原微生物传播到人类，引发感染性疾病传播的过程中，动物或昆虫等既是感染源，又是传播途径。

（2）空气传播：是指病原微生物微粒悬浮在空气中，以空气为媒介，随气流流动而进行的感染传播方式。根据病原微生物微粒的类型分为飞沫传播（飞沫核传播）和菌尘传播两种形式。

①飞沫传播：是指感染源将呼吸道黏膜的分泌物及病原体以飞沫的形式释放到空气中，经空气传播给易感宿主的传播方式。飞沫的大量释放常发生于患者咳嗽、打喷嚏、谈笑或医务人员为患者吸痰时。飞沫是从口腔、鼻腔喷出的小液滴，因含有较大液滴，在空气中悬浮时间不长，所以较易传播给近距离的接触密切者，又被称为一种特殊形式的接触传播。当感染源排出的飞沫，在降落前、表层蒸发时，形成含有病原体的飞沫核。飞沫核能在空气中长时间浮游，因此形成远距离的传播。

②菌尘传播：感染源分泌出的感染性物质附着于物体表面，干燥后以带菌尘埃的形式悬浮于空气中，易感宿主通过吸入含菌尘的空气而感染。当空气中的菌尘降落到物体表面时，又可引发接触感染。

（3）消化道传播：各种原因导致感染性物质污染的水源或食物，经易感宿主的消化道侵入，可导致感染发生。被病原微生物，尤其是各种条件致病菌侵入，如大肠杆菌可在肠道定植，将增加感染机会。感染通过饮水源、食物进行传播，常可致医院感染爆发流行。

（4）注射、输液、输血传播：通过污染的药液、血制品、注射或输液器械等途径传播感染，如输液、输血过程中的发热反应，输血导致的艾滋病等。

医院感染的传播途径可以由单一因素组成，也可以由多个因素组成。

此外，医院感染的传播途径，也可根据与医疗行为的关系分为非医源性传播和医源性传播。①非医源性传播，如空气传播、接触传播、消化道传播、昆虫传播等。医护人员可使用清洁、消毒、灭菌、隔离等方法，切断传播途径。②医源性传播：指通过医务人员、医疗器械和物品为媒介的传播。其中最重要的媒介是手，因此手的消毒尤其重要。

3. 易感宿主（susceptible host） 指对感染性疾病缺乏免疫力而易感染的人，又称易感人群。病原体传播到宿主后是否引起感染主要取决于病原体的毒力和宿主的易感性。住院患者由于疾病原因，导致其免疫防御功能存在不同程度的下降或缺陷，使之成为易感人群。同时有些患者既是感染源又是易感人群，而医院集中了大量的易感人群和感染源，已经具有了形成感染的两个重要条件。

医院中的易感人群主要有：①机体免疫功能严重受损或接受各种免疫抑制剂治疗的患者；②长期使用广谱抗生素的患者；③接受各种侵入性诊疗方式的患者；④营养不良

或精神状态差的患者；⑤婴幼儿及老年人患者；⑥长期住院的患者等。

三、医院感染的分类

1. 根据感染发生的部位分类　全身各个系统、各个部位都可能发生医院感染（表4-1）。

表4-1　医院感染的分类（按发生的部位）

发生部位	举例
呼吸系统	上呼吸道感染、下呼吸道感染、胸腔感染
消化系统	胃肠道感染、肝炎、腹腔感染
泌尿系统	肾、输尿管、膀胱、尿道的感染
运动系统	骨髓炎、关节感染、感染性肌炎
神经系统	颅内感染、椎管内脓肿
循环系统	纵隔感染、心内膜炎、心包炎、心肌炎、败血症
生殖系统	盆腔感染、生殖器官感染
皮肤和软组织	压疮、疖、坏死性筋膜炎、乳腺炎、脐炎
手术部位	外科浅表切口感染、深部切口感染、腔隙感染
全身多个部位	多系统感染、多器官感染
其他	中耳炎、口腔脓肿

2. 根据病原体的来源分类　可将医院感染分为内源性感染和外源性感染。

（1）内源性感染（endogenous infections）：又称为自身感染（autogenous infections），是指导致医院感染发生的病原体是来自患者自身固有的病原体的感染。常见的病原体为寄居在患者体内或体表的正常菌群，当个体的免疫功能受损或机体抵抗力下降时则会转化为条件致病菌，导致感染的发生。

（2）外源性感染（exogenous infections）：又称交叉感染（cross infections），是指引起患者发生医院感染的病原体是来自患者身体以外的个体或环境中的病原体的感染。包括：①交叉感染：在医院内或他人处（患者、带菌者、工作人员、探视者、陪护者）获得而引起的直接感染。②环境感染：由污染的环境（空气、水、医疗用具及其他物品）造成的感染。如由于手术室空气污染造成患者术后切口感染，注射器灭菌不严格引起的乙型肝炎流行等。

3. 根据病原体的种类分　医院感染分为细菌感染、病毒感染、真菌感染、支原体感染、衣原体感染及原虫感染等，其中细菌感染最常见。每一类感染又可以根据病原体的具体名称分类，如金黄色葡萄球菌感染等。

四、医院感染发生的危险因素

1. 感染链的存在特别是易感人群的增多　医院感染发生必须具备三个基本条件：感染源，传播途径和易感宿主。这三个条件同时存在并相互联系就构成了感染链，从而导致感染的发生。随着医疗技术和水平的提高，治愈了过去的一些不治之症并延长了患者的生存时间，使得住院患者中慢性疾病和恶性疾病的比例增加；放疗、化疗、免疫抑制剂等特殊药物治疗，降低了患者抵抗其他疾病的能力；老年人、婴幼儿本身机体抵抗力较低，就成为医院感染的主要对象。

2. 医院管理者思想上重视不够　由于医院管理者对医院感染及其危害性认识不足，使无菌技术和消毒隔离制度不能严格地被执行和监督。此外，医院规章制度不健全，如无健全的门急诊预检、分诊制度，住院部没有入院卫生处置制度等，这些管理因素会导致医院感染的发生不能有效地得到控制。

3. 侵入性检查、治疗操作的增加　据统计，我国每年因使用医疗器械而发生的感染占医院感染的 45%。如内窥镜、泌尿系导管、动静脉导管、气管切开、气管插管、吸入装置、脏器移植、牙钻、采血针、吸血管、监控仪器探头等侵入性诊治手段，不仅可把外界的微生物导入体内，而且损伤了机体的防御屏障，使病原体容易侵入机体。

4. 抗生素的不规范使用　大量抗生素的开发和普及使得治疗过程中应用多种抗生素或集中使用大量抗生素，造成患者体内正常菌群失调，耐药菌株增加，致使病程延长，感染机会增多。

5. 环境污染严重　医院中由于传染源多，因此环境的污染更加严重。其中，污染最严重的是感染患者的病房，其次是病区中的公共用品，如水池、浴盆、便器、手推车、拖把、抹布等也常处于被污染状态。医院中的环境传染源的特点是：数量大、媒介公共性、动态性。

6. 入院卫生处置及探视制度执行不力　对入院患者的卫生处置仅停留在理论和口头上，没有实施到工作中；对探视者未进行必要的限制，以致医院感染发生的可能性增大。

五、控制医院感染的意义及管理

1. 控制医院感染的意义

（1）减轻患者痛苦，减少医疗经费开支：一旦发生医院感染，势必延长住院治疗的时间，增加经费开支，同时给患者带来痛苦。

（2）提高护理质量，促进护理专业发展：控制和预防医院感染是护理工作的一个主要环节，同时医院感染的发生率也是衡量护理质量的重要指标。因此，积极有效地预防和控制医院感染，可以减轻护理工作量，进一步促进护理专业的发展。

（3）形成医疗安全的社会环境：减轻社会经济负担，为建立和谐社会提供保障。

2. 控制医院感染的管理　医院感染的预防原则是控制感染源，切断传播途径，保护易感人群。从医院管理角度来看，主要有以下几个方面：

（1）建立三级监控体系：医院必须成立医院感染管理委员会，在医院感染管理委员会的领导下，建立由专职医师、护士为主体的医院内感染监控办公室和三级护理管理体系。三级护理管理体系是指：一级管理——病区护士长和护士；二级管理——专科护士长；三级管理——护理部副主任，同时应是医院感染管理委员会副主任，负责评估感染发生的危险性，做到及时发现，立即处理。

（2）健全落实各项制度

①管理制度：规定患者入院、住院和出院三个阶段的随时、终末和预防性管理制度，以及常规消毒隔离制度，供应室物品消毒隔离制度和感染管理报告制度。

②监测制度：包括对消毒剂的使用效果，灭菌监测的效果；一次性医疗器材及门急诊常用医疗器材质量的监测；对感染高发科室消毒卫生标准的监测，如换药室、手术室、监护室、供应室、血透室、分娩室、母婴室等；严重感染患者的伤口监测等制度。

③消毒指控标准：医院内空气消毒，食品表面消毒，各种管道装置的消毒和医护人员手的消毒等，应符合国家卫生行政部门规定的医院消毒卫生标准。

（3）合理使用抗生素：根据药敏实验选择敏感抗生素，选择合适的剂量，合理的给药途径和疗程。严格掌握使用指征，一般不支持预防性使用抗生素。

（4）规范医院布局设施：医院建筑应布局合理，设施应有利于消毒隔离。凡是与患者直接接触的科室均应设置物品处置室。其目的是将患者接触过的物品先消毒达到无害化后，再进一步处理。处置室的设施包括用于浸泡的容器、熏蒸设备、紫外线消毒设备、消毒后物品的暂时储存柜等。

（5）强化专业培训和教育：加强医护人员和各部门工作人员关于医院感染业务的培训和学习。提高医务人员预防医院感染的认识，严格执行医疗护理操作规程，加强消毒隔离制度及无菌技术操作环节的管理，自觉履行预防医院感染的职责。

第二节　清洁、消毒与灭菌

一、清洁、消毒与灭菌的概念

医院清洁、消毒与灭菌是预防与控制医院感染的重要措施之一。

1. 清洁（cleaning）　是指用清水、清洁剂及机械洗刷等物理方法清除物体表面的污垢、尘埃和有机物。其作用是去除和减少微生物，并非杀灭微生物。适用于医院地面、墙壁、家具、医疗护理用品等物体表面的处理，也是物品消毒、灭菌的前期步骤。

2. 消毒（disinfection）　是指用物理或化学方法清除或杀灭传播媒介上除芽胞以外的所有病原微生物，使其达到无害化的处理。

3. 灭菌（sterilization）　是指用物理或化学方法清除或杀灭传播媒介上全部微生物的处理。包括致病微生物和非致病微生物，也包括细菌芽胞和真菌孢子。

二、消毒、灭菌的种类

常用的消毒灭菌方法有两大类：即物理消毒灭菌法和化学消毒灭菌法。

1. 物理消毒灭菌法　是利用物理因素，如热力、辐射、电离辐射、过滤等将微生物清除或杀灭的方法。

2. 化学消毒灭菌法　是采用各种化学物品来清除或杀灭微生物的方法。用于杀灭传播媒介上的微生物，使其达到消毒或灭菌要求的化学制剂，称为消毒剂（disinfectant）。

三、病区常用的清洁、消毒、灭菌方法

（一）物理消毒灭菌法

利用物理因子杀灭微生物的方法，包括热力消毒灭菌法、辐射消毒法、电离辐射灭菌法、微波消毒法、机械除菌法。

1. 热力消毒灭菌法 主要利用热力破坏微生物的蛋白质、核酸、细胞壁和细胞膜，从而导致死亡，是效果可靠、使用广泛的方法，分干热法和湿热法两大类。

（1）干热法：干热是指相对湿度在 20% 以下的高热，由空气导热，传播较慢。一般繁殖体在干热 80℃ ~100℃ 中经 1 小时可以被杀死，芽胞需 160℃ ~170℃ 经 2 小时方可被杀死。

1）燃烧法：是一种简单、迅速、彻底的灭菌方法，因对物品的破坏性大，故应用范围有限。

一些耐高温的器械（金属、搪瓷类），在急用或无条件用其他方法消毒时可采用此法。将器械放在火焰上烧灼 1~2 分钟。若为搪瓷容器，可倒入少量 95% 乙醇，慢慢转动容器，使乙醇分布均匀，点火燃烧至熄灭需 1~2 分钟。采集作细菌培养的标本时，在留取标本前后（即启盖后、闭盖前）都应将试管（瓶）口和盖子置于火焰上烧灼，来回旋转 2~3 次。

某些特殊感染，如破伤风、气性坏疽、绿脓杆菌感染的敷料，以及其他已污染且无保留价值的物品，如污纸、垃圾等，应放入焚烧炉内焚烧，使之炭化。

注意事项：燃烧时要注意安全，须远离易燃易爆物品，如氧气、汽油、乙醚等。燃烧过程不得添加乙醇，以免引起火焰上窜而致灼伤或火灾。锐利刀剪为保护刀锋，不宜用燃烧灭菌法。

2）干烤法：利用专用密闭烤箱进行灭菌，其热力传播和穿透主要依靠空气对流和介质传导，灭菌效果可靠。适用于在高温下不变质、不损坏、不蒸发的物品，如油剂、粉剂、玻璃器皿和金属制品等的灭菌，不适用于纤维织物、塑料制品等的灭菌。干烤灭菌所需的温度和时间应根据物品种类和烤箱的类型来确定，一般为：160℃，2 小时；170℃，1 小时；180℃，0.5 小时。

注意事项：①干烤灭菌前，先将物品刷洗干净，玻璃器皿需干燥。②物品包装通常不超过 10cm×10cm×20cm，放物量不超过烤箱高度的 2/3，放置时勿与烤箱底部及四壁接触。③有机物灭菌时，温度不超过 170℃，以防炭化。④灭菌后待箱内温度降至 50℃ ~40℃ 以下时，才能开启柜门，以防炸裂。

（2）湿热法：是由空气和水蒸气导热进行灭菌的方法。此种方法传热快，穿透力强，比干热灭菌法所需温度低、时间短。

1）煮沸法：是应用最早的消毒方法之一，适用于耐湿、耐高温的物品，如金属、搪瓷、玻璃和橡胶类等。

方法：将物品刷洗干净，全部浸没在水中，加热煮沸。消毒时间从水沸后算起，如中途加入物品，则在第二次水沸后重新计时。

注意事项：①清洗：煮沸前一定要先将物品刷洗干净。②物品放置方法：器械的轴节或容器的盖应打开后再放入水中；空腔导管应先在腔内灌水；物品不宜放置过多；大小相同的容器不能重叠；要保证物品的每一面都能与水接触。③物品放置时机：根据物品性质决定放入水中的时间及消毒时间，如玻璃器皿、金属及搪瓷类物品通常冷水放入，消毒时间为 10 ~ 15 分钟；锐利、细小、易损物品和橡胶制品用纱布包好，水沸后放入，消毒时间为 5 ~ 10 分钟。④水的沸点影响消毒时间：水的沸点受气压影响，海拔高的地区，气压低，需适当延长消毒时间，一般来讲，海拔每增高 300 米，需延长消毒时间 2 分钟。⑤增强杀菌作用的方法：将碳酸氢钠加入水中，配成 1% ~ 2% 的浓度时，沸点可以达到 105℃，除能增强杀菌作用外，还可去污防锈。⑥消毒后应将物品及时取出，置于无菌容器内。⑦经煮沸灭菌的物品，"无菌"有效期限不超过 6 个小时。

2）压力蒸汽灭菌：是热力消毒灭菌法中效果最好的一种方法，在临床应用广泛。常用于耐高温、耐高压、耐潮湿物品的灭菌，如金属、玻璃、搪瓷、敷料等的灭菌；不能用于凡士林等油类和滑石粉等粉剂的灭菌。根据排放冷空气的方式和程度的不同，将压力蒸汽灭菌器分为下排气式压力蒸汽灭菌、预真空压力蒸汽灭菌和快速压力蒸汽灭菌。

①下排气式压力蒸汽灭菌：是利用重力置换的原理，使热蒸汽在灭菌器中从上而下将冷空气由下排气孔排出，全部由饱和蒸汽取代，利用蒸汽释放的潜热（指 1g100℃ 的水蒸气变成 1g100℃ 的水时所释放的热能，为 2255J）使物品达到灭菌。当压力达到 102.9kPa（1.05kg/cm²）时，温度可达 121℃，维持 20 ~ 30 分钟即可达到灭菌目的。常用方法有手提式压力蒸汽灭菌器灭菌法和卧式压力蒸汽灭菌器灭菌法两种。

②预真空压力蒸汽灭菌：是利用机械抽真空的方法，使灭菌柜室内形成 2.0 ~ 2.7kPa 的负压蒸汽得以迅速穿透到物品内部进行灭菌。当蒸汽压力达 205.8kPa（2.1kg./cm²）时，温度可达 132℃ 或以上，维持 5 ~ 10 分钟即可灭菌。分为预真空法和脉动真空法两种，后者因多次抽真空，灭菌效果更可靠。

③快速压力蒸汽灭菌：适用于对器械进行快速灭菌，其灭菌器可分为下排气、预真空和正压排气三种，灭菌时间和温度与灭菌器种类、物品是否充分裸露、是否带孔有关。

注意事项：a. 清洗干燥：器械或物品灭菌前必须清洗干净并擦干或晾干。b. 物品包装合适，装载重量适当：采用下排气式压力蒸汽灭菌的物品体积不能超过 30cm × 30cm × 25cm，装载重量不得超过柜室容量的 80%；采用预真空压力蒸汽灭菌的物品体积不超过 50cm × 30cm × 30cm，装载重量不小于柜室的 10%，但体积不超过其 90%。c. 灭菌包放置合理：各包裹间要有间隙，不宜过紧。布类物品放在金属、搪瓷类物品之上，否则蒸汽遇冷凝聚成水珠，使包布受潮，阻碍蒸汽进入包裹中央，严重影响灭菌效果；盛装物品的容器如果有孔，应将容器孔打开以利于蒸汽进入，消毒完毕，关闭容器孔，以保持物品的无菌状态。d. 尽量排除灭菌器内的冷空气：每日检测一次空气排除的效果。e. 控制加热速度，随时观察压力及温度。灭菌时间是从柜室内达到要求的温度时算起，灭菌时加热速度不宜过快，温度上升与物品内部温度的上升应趋于一致；

观察灭菌器指示的压力，在灭菌器排气口内安装温度计，当温度达到要求时开始计算灭菌时间。f. 灭菌后处理：灭菌物品待干燥后才能取出，分类放置并做醒目标志；检查灭菌包装，若灭菌不彻底或有可疑污染，如破损、潮湿、有明显水渍等则不能作无菌包使用。g. 注意安全操作：操作人员要经过专门训练，合格后才能上岗；严格遵守操作规程；定期对灭菌设备进行检查、维修。h. 定期检查灭菌效果。

　　检查灭菌效果有三种方法。第一种是工艺监测，又称程序监测。根据安装在灭菌器上的测量仪器，如压力表、温度表、计时表、指示针、报警器等，指示灭菌设备工作状况。此法能迅速指出灭菌器的故障，但不能确定待灭菌物品是否达到灭菌要求。作为常规监测方法，每次灭菌均应进行。第二种是化学指示监测，利用化学指示剂在一定温度条件下可发生变色或变形的特性，以判断是否达到灭菌所需温度。常用的有自制测温管、灭菌指示带或灭菌指示卡等。自制测温管是将某些化学药物的晶体密封于小玻璃管内（长 2cm，内径 1~2mm）制成。常用试剂有苯甲酸（熔点 121℃~123℃）等。灭菌时，当湿度上升至药物的熔点，管内的晶体即熔化，事后，虽冷却再凝固，其外形仍可与未熔化的晶体相区别。此法只能指示温度，不能指示该温度的持续时间是否已达标，因此是最低标准。主要用于各物品包装的中心情况的监测。压力灭菌指示胶带（图 4-1）和指示卡的指示原理是将热敏化学物质与显色剂等印制在指示带或卡上，当达到一定的温度和作用时间时可变色。指示胶带是可贴在待灭菌的无菌包外，在 121℃ 经 20 分钟，130℃ 经 4 分钟后，胶带 100% 变色（条纹图案即显现黑色斜条）。指示卡主要放置于待灭菌包中心，用于监测。第三种是生物指示剂监测，利用耐热的非致病性细菌芽胞作指示菌，以测定热力灭菌的效果。菌种常用嗜热脂肪杆菌芽胞，因其耐热性较强，其热死亡时间与病原微生物中抗力最强的肉毒杆菌芽胞相似。生物指示剂有芽胞悬液、芽胞菌片及菌片与培养基混装的指示管。检测时应使用标准试验包，每个包中心部位放置生物指示剂 2 个，放在灭菌柜室的 5 个点，即上、中层的中央各一个点，下层的前、中、后各一个点。灭菌后，取出生物指示剂，接种于溴甲酚紫葡萄糖蛋白胨水培养基中，置 55℃~60℃ 温箱中培养 48 小时至 7 天，观察最终结果。若培养后颜色未变，澄清透明，说明芽胞已被杀灭，达到了灭菌要求。若变为黄色浑浊，说明芽胞未被杀灭，灭菌失败。

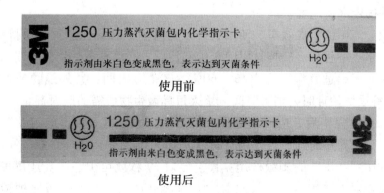

图 4-1　高压蒸汽灭菌指示带

3）低温蒸汽消毒：将蒸汽输入预先抽空的振力蒸汽灭菌锅内，并控制其温度在73℃～80℃，持续10～15分钟进行消毒，可杀灭大多数致病微生物。主要用于不耐高热的物品，如内镜、塑料制品、橡胶制品等。

4）流通蒸汽消毒：在常压下用100℃左右的水蒸气消毒，常用于食具、便器的消毒。消毒时间从产生蒸汽后计算，一般15～30分钟。

2. 辐射消毒法 主要利用紫外线的杀菌作用，使菌体蛋白质光解、变性而致细菌死亡。

（1）日光曝晒：由于日光具有热、干燥和紫外线的作用，有一定的杀菌力。常用于床垫、被服、书籍等物品的消毒。通常将物品放在直射阳光下曝晒6小时，并定时翻动，使物品各面均能受到日光照射。

（2）紫外线消毒：紫外线属于波长在210～328nm的电磁波，根据波长可分为A波、B波、C波和真空紫外线。消毒使用的是C波紫外线，其波长范围为200～275nm，杀菌作用最强的波段为250～275nm。

紫外线可杀灭多种微生物，包括杆菌、病毒、真菌、细菌繁殖体、芽胞等。其主要杀菌机制为：①作用于微生物的DNA，使菌体DNA失去转换能力而死亡。②破坏菌体蛋白质中的氨基酸，使菌体蛋白光解变性。③降低菌体内氧化酶的活性。④使空气中的氧电离产生具有极强杀菌作用的臭氧。由于紫外线辐照能量低，穿透力弱，因此主要适用于空气、物品表面和液体的消毒。

紫外线灯管是人工制造的低压汞石英灯管，通电后，汞气化放电产生波长为253.7nm的紫外线。常用紫外线灯管有15W、20W、30W、40W四种。

紫外线消毒器是采用臭氧紫外线杀菌灯制成的，主要包括紫外线空气消毒器、紫外线表面消毒器、紫外线消毒箱三种。

消毒方法：①用于空气消毒，首选紫外线空气消毒器。不仅消毒效果可靠，而且可在室内有人时使用。也可用紫外线灯管消毒法，每10m²安装30W紫外线灯管一支，有效距离不超过2米，消毒时间为30～60分钟。②用于物品表面的消毒，有效距离是25～60cm，消毒时物品摊开或挂起，使其充分暴露以接受直接照射，消毒时间为20～30分钟。③用于液体消毒，可采用水内照射法或水外照射法，水层厚度应小于2cm，并确定水流速度。

使用注意：为确保消毒效果，使用紫外线灯管消毒时应注意：①保持灯管清洁：每周2次用无水乙醇棉球轻轻擦拭以除灰尘和污垢。②消毒条件：紫外线消毒的适宜温度为20℃～40℃，适宜湿度为40%～60%。③消毒时间：紫外线的消毒时间须从灯亮5～7分钟后开始计时，消毒时间＝杀灭目标微生物所需的照射剂量/紫外线灯管的辐照强度。照射完毕后，应开窗通风。关灯后，如需再开启，应间歇3～4分钟。④做好记录：记录使用时间，若使用时间超过1000小时，需更换灯管。⑤加强防护：紫外线对人的眼睛和皮肤的刺激作用。直接照射30秒就可引起眼炎或皮炎，照射过程中产生的臭氧对人体亦不利，故照射时人应离开房间，必要时戴防护镜、穿防护衣。⑥定期检测灭菌效果：紫外线灯使用过程中，由于其辐照强度逐渐降低，故应定时检测，以保证灯管照射强度不低于 $70\mu m/cm^2$。测定紫外线消毒强度主要应用物理、化学、生物监测法。物理监测法是将紫外线强度计置于所测紫外线灯管的正中垂直 1 米处，开灯照射 5 分钟后判断结果：普通 30W 新灯辐照强度 $>90\mu m/cm^2$ 为合格；使用中，紫外线灯管辐照强度 $>70\mu m/cm^2$ 为合格。化学监测法主要应用紫外线强度与消毒剂量指示卡来测定紫外线灯管是否合格，并可判断对水、空气、物体表面消毒的效果，同时测定消毒所需照射剂量。生物监测法则应用标准菌片，在紫外线消毒后，通过计算杀菌率来评价紫外线消毒效果。

（3）臭氧灭菌消毒：臭氧在常温下为强氧化气体，稳定性极差，易爆炸，主要依靠其强大的氧化作用来广谱杀菌。可杀灭细菌繁殖体、病毒、芽胞、真菌，并可破坏肉毒杆菌毒素。

臭氧灭菌灯内装有臭氧发生管，通电后能将空气中的氧气转换成高纯臭氧，主要用于空气、医院污水、诊疗用水及物品表面的消毒。

使用过程中应注意：①臭氧对人有毒，国家规定大气中臭氧浓度不能超过 $0.2mg/m^3$。②臭氧具有强氧化性，可损坏多种物品，且浓度越高对物品损坏越重。③温湿度、有机物、水的浑浊度、pH 等多种因素可影响臭氧的杀菌作用。④空气消毒时，人员必须离开，待消毒结束后的 20～30 分钟方可进入。

3. 电离辐射灭菌法 利用放射性核素^{60}钴发射高能 γ 射线或电子加速器产生的高能电子束进行辐射灭菌。电离辐射作用可分为直接作用和间接作用。直接作用指射线的能量直接破坏微生物的核酸、蛋白质和酶等；间接作用指射线的能量先作用于水分子，使其电离，电离后产生的自由基再作用于核酸、蛋白质、酶等物质。电离辐射灭菌法适用于不耐热的物品如金属、橡胶、高分子聚合物、精密仪器、生物制品等在常温下的灭菌，故又称"冷灭菌"。使用过程中应注意：①应用机械传送物品以防放射线对人体造成伤害。②灭菌应在有氧环境下进行，以增强 Q 射线的杀菌作用。③湿度越高，杀菌效果越好。

4. 微波消毒法 微波是频率在 30～300000MHz、波长在 0.001～1 米的电磁波。在电磁波的高频交流电场中，物品中的极性分子发生极化进行高速运动，并频繁改变方向，互相摩擦，使温度迅速上升，达到消毒灭菌的作用。微波可以杀灭各种微生物，包括细菌繁殖体、病毒、真菌和细菌芽胞、真菌孢子等，常用于食物及餐具的消毒、医疗药品及耐热非金属材料器械的消毒灭菌。

使用过程中应注意：①微波对人体有一定的伤害，应避免小剂量长期接触或大剂量照射。②微波无法穿透金属面，故不能以金属容器盛放消毒物品。③水是微波的强吸收介质，用湿布包裹物品或在炉内放一杯水会提高消毒效果。④被消毒的物品应为小件或其厚度不大的。

5. 机械除菌法 指用机械的方法，如冲洗、刷、擦、扫、抹、铲除或过滤等除掉物品表面、水中、空气中及人畜体表的有害微生物。这种方法虽不能杀灭病原微生物，但可大大减少其数量和引起感染的机会。如医院内常用的层流通风、过滤除菌均属于机械除菌法。层流通风主要使室外空气通过孔隙小于 $0.2\mu m$ 的高效过滤器以垂直或水平两种气流呈流线状流入室内，再以等速流过房间后流出，使室内产生的尘粒或微生物随气流方向排出房间；过滤除菌可以除掉空气中 $0.5 \sim 5\mu m$ 的尘埃以达到洁净空气的目的。

（二）化学消毒灭菌法

利用化学药物渗透细菌的体内，使菌体蛋白凝固变性，干扰细菌酶的活性，抑制细菌代谢和生长或损害细胞膜的结构，改变其渗透性，破坏其生理功能等，从而起到消毒灭菌作用。所用的药物称化学消毒剂。有的药物杀灭微生物的能力较强，可以达到灭菌，又称为灭菌剂。

凡不适于物理消毒灭菌而耐潮湿的物品，如锐利的金属、刀、剪、缝针和光学仪器（胃镜、膀胱镜等）及皮肤、黏膜，患者的分泌物、排泄物、病室空气等均可采用此法。

1. 化学消毒灭菌剂的使用原则

（1）根据物品的性能及病原体的特性，选择合适的消毒剂。

（2）严格掌握消毒剂的有效浓度、消毒时间和使用方法。

（3）需消毒的物品应洗净擦干，浸泡时打开轴节，将物品浸没于溶液里。

（4）消毒剂应定期更换，挥发剂应加盖并定期测定比重，及时调整浓度。

（5）浸泡过的物品，使用前需用无菌等渗盐水冲洗，以免消毒剂刺激人体组织。

2. 常用化学消毒灭菌方法

（1）浸泡法：选用杀菌谱广、腐蚀性弱、水溶性消毒剂，将物品浸没于消毒剂内，在标准的浓度和时间内达到消毒灭菌目的。

（2）擦拭法：选用易溶于水、穿透性强的消毒剂，擦拭物品表面，在标准的浓度和时间里达到消毒灭菌目的。

（3）熏蒸法：加热或加入氧化剂，使消毒剂呈气体，在标准的浓度和时间里达到消毒灭菌目的。

适用于室内物品、空气、精密贵重仪器和不能蒸、煮、浸泡的物品（血压计、听诊器，以及传染患者用过的票证等），均可用此法消毒。

①纯乳酸：常用于手术室和病室空气消毒。每 $100m^3$ 空间用乳酸 12ml 加等量水，放入治疗碗内，密闭门窗，加热熏蒸，待蒸发完毕，移去热源，继续封闭 2 小时，随后开窗通风换气。

②食醋：$5 \sim 10ml/m^3$ 加热水 $1 \sim 2$ 倍，闭门加热熏蒸到食醋蒸发完为止。因食醋含 5% 醋酸可改变细菌酸碱环境而有抑菌作用，对流感、流脑病室的空气可进行消毒。

（4）喷雾法：借助普通喷雾器或气溶胶喷雾器，使消毒剂产生微粒气雾弥散在空间中，进行空气和物品表面的消毒。如用 1% 漂白粉澄清液或 0.2% 过氧乙酸溶液作空气喷雾。对细菌芽胞污染的表面，每立方米喷雾 2% 过氧乙酸溶液 8ml，经 30 分钟（在 18℃ 以上的室温下）后，可达 99.9% 杀灭率。

3. 化学消毒剂的选择 化学消毒剂的种类繁多，应根据消毒对象、要达到的消毒水平，以及可能影响消毒效果的因素选择最适宜、最有效的消毒剂。各种化学消毒剂按其效力不同可分为四类。

（1）灭菌剂（sterilant）：可杀灭一切微生物包括细菌芽胞，使其达到灭菌要求的制剂。如甲醛、戊二醛、环氧乙烷等。

（2）高效消毒剂（high - efficiency disinfectant）：可杀灭一切细菌繁殖体（包括分枝杆菌）、病毒、真菌及其孢子，并对细菌芽胞有显著杀灭作用的制剂，如过氧乙酸、部分含氧消毒剂等。

（3）中效消毒剂（moderate - efficiency disinfectant）：可杀灭细菌繁殖体、真菌、病毒等除细菌芽胞以外的其他微生物的制剂，如醇类、碘类、部分含氯消毒剂等。

（4）低效消毒剂（low - efficiency disinfectant）：只能杀灭细菌繁殖体、亲脂病毒和某些真菌的制剂，如酚类、胍类、季铵盐类等。

4. 常用的化学消毒剂 见表4-2。

表4-2 常用的化学消毒剂

消毒剂名称	消毒水平	作用原理	作用范围及方法	注意事项
戊二醛（glutar-aldehyde）	高效	与菌体蛋白质反应，使之失活	①适用于不耐热的医疗器械和精密仪器的消毒与灭菌 ②常用灭菌浓度为2% ③常用浸泡法，消毒时间20~45分钟，灭菌时间7~10小时	①盛装消毒器的容器应加盖，定期检测浓度 ②对手术刀片等碳钢类制品有腐蚀性，浸泡前应加入0.5%的亚硝酸钠防腐 ③灭菌效果受pH影响大，应用强化酸性戊二醛时，先用碳酸氢钠调节pH至7.5~8.3 ④灭菌后的物品使用前用无菌蒸馏水冲洗擦干 ⑤对皮肤、黏膜有刺激性，应注意防护
环氧乙烷（ethylene oxide）	高效	与菌体蛋白质结合，使酶代谢受阻而杀灭微生物，低温为无色液态，超过10.8℃变为气态，不损害消毒的物品且穿透力强	①适用于电子仪器、光学仪器、书籍；皮毛棉、化纤、塑料制品；木制品、金属、陶瓷、橡胶制品、透析器一次性诊疗用品等的消毒灭菌 ②根据灭菌物品种类、包装和不同的装载量与方式选择合适的浓度在密闭环境中进行灭菌	①有一定毒性，易燃易爆。灭菌器应密闭；排气管须符合规定；工作环境应保持良好通风；工作人员要经过培训并严格遵守操作程序 ②存放于阴凉通风，远离火源、静电处；储存温度不可超过40℃，相对湿度要求在60%~80% ③物品灭菌前需彻底清洗干净。由于环氧乙烷难以杀灭无机盐中的微生物，所以不可用生理盐水清洗。灭菌后应清除残留的环氧乙烷后方可使用 ④每次消毒时，应进行效果检测及评价 ⑤由于环氧乙烷遇水后可形成有毒的乙二醇，故不可用于食品类、油脂类的灭菌

续表

消毒剂名称	消毒水平	作用原理	作用范围及方法	注意事项
过氧乙酸（peracetic acid）	高效	能产生新生态氧，氧化菌体蛋白质，使细菌灭亡	①适用于耐腐蚀物品、皮肤及环境等的消毒灭菌 ②常用的消毒方法有浸泡、擦拭、喷洒 ③0.05%～1%溶液用于浸泡污染物品灭菌需达30分钟；0.2%～0.4%溶液用于环境喷洒，需30～60分钟；0.2%溶液用于皮肤消毒，作用1～2分钟；0.02%溶液用于黏膜冲洗消毒	①稳定性差。应贮存于通风阴凉避光处，防高温引起爆炸，并定期检测其浓度，如原液低于12%时禁止使用 ②对金属有腐蚀性，对织物有漂白作用。消毒后立即用清水冲洗干净 ③需现配现用，配制时避免与碱或有机物相混合 ④易氧化分解而降低杀菌力，溶液浓度过高时有刺激性和腐蚀性，应加强防护措施
福尔马林（Formalin，37%～40%的甲醛溶液）	高效	使菌体蛋白质变性，酶活性消失	①适用于易腐蚀、对湿热敏感物品的消毒灭菌 ②根据消毒物品的种类选择合适的浓度和消毒时间 ③福尔马林2～10ml/m³加水4～20ml加热，做室内物品消毒；40～60ml/m³加高锰酸钾20～40g柜内熏蒸，密闭6～12小时；甲醛采用浸泡法进行器械消毒；4%～10%甲醛溶液用于解剖材料、病理组织标本的固定	①器械、衣物的消毒必须在消毒灭菌箱中进行 ②因蒸汽穿透力弱，所以被消毒物品应摊开放置，衣物应挂起 ③消毒效果易受温湿度影响，要求室温在18℃以上、相对湿度为70%～90% ④对人体有一定毒性和刺激性，消毒后应去除残留甲醛气体，使用时注意防护 ⑤有致癌作用，不适宜室内空气的消毒
二溴海因（dibromide）	高效	释放有效溴，使菌体蛋白质变性	①适用于诊疗用品、环境、餐具、瓜果蔬菜和水的消毒 ②一般消毒，250～500mg/L，30分钟；消毒致病性芽胞污染物品，1000～2000mg/L；物品表面喷洒消毒，500～1000mg/L，30分钟	①消毒剂应放于干燥、阴凉处密闭保存 ②现用现配，在有效期内使用 ③用于金属制品消毒，应加入0.5%亚硝酸钠防锈 ④餐具、瓜果蔬菜消毒后，应用清水冲净

消毒剂名称	消毒水平	作用原理	作用范围及方法	注意事项
含氯消毒剂（常用的有液氯、漂白粉、漂白粉精、次氯酸钠、二氯异氰脲酸钠、酸性氧化电位水等）	高、中效	在水溶液中释放有效氯，破坏细菌酶的活性，使菌体蛋白质凝固变性	①适用于餐具、环境、水、疫源地等的消毒 ②常用消毒方法有浸泡、擦拭、喷洒及干粉消毒等 ③待消毒的物品：含有效氯500mg/L的消毒液，浸泡10分钟以上；被乙肝病毒、结核杆菌、细菌芽胞污染的物品：有效氯2000~5000mg/L的消毒液浸泡30分钟，如用喷洒法，其有效氯的含量、消毒时间均要加倍 ④干粉加入排泄物中，按有效氯10000mg/L搅拌，放置2~6小时；干粉加入医院污水中，按有效氯50mg/L搅拌，2小时后排放	①消毒剂保存在密闭容器内，置于阴凉、干燥、通风处以减少有效氯的丧失 ②配制的溶液性质不稳定，应现配现用 ③有腐蚀及漂白作用，不适宜金属制品、有色织物及油漆家具的消毒 ④消毒时，如存在大量有机物，应延长作用时间或提高消毒液浓度 ⑤消毒后的物品应及时用清水冲净
乙醇（alcohol）	中效	破坏细菌胞膜的通透性屏障，使蛋白质漏出或与细菌酶蛋白起碘化反应而致失活	①适用于皮肤、物品表面及医疗器械的消毒 ②70%~75%溶液作为消毒剂，多用于皮肤消毒 ③75%溶液对细菌繁殖体污染的物品浸泡消毒，作用10分钟以上	①易挥发、易燃，需加盖保存于避火处。定期测定，保持有效浓度 ②不适宜手术器械灭菌，因不能杀灭芽胞 ③使用浓度勿超过80%，因乙醇杀菌需一定量的水分，浓度过高或过低均影响杀菌效果 ④有刺激性，不适宜黏膜及创面的消毒
含碘消毒剂碘伏（iodophor）	中效	碘可直接与菌体蛋白质结合，使之变性	①适用于皮肤、黏膜等的消毒 ②0.05%有效碘溶液用于黏膜、创面消毒，作用3~5分钟 ③0.05%~0.1%有效碘溶液用于浸泡消毒，作用时间为30分钟	①避光密闭保存在阴凉、干燥处 ②稀释后稳定性差，宜现用现配 ③皮肤消毒后无须乙醇脱碘 ④对二价金属制品有腐蚀性，不做相应金属制品的消毒

续表

消毒剂名称	消毒水平	作用原理	作用范围及方法	注意事项
碘酊（iodine tincture）	中效		①2.5%碘酊主要用于创伤、手术、注射部位的皮肤消毒 ②作用1分钟后，用70%~75%的乙醇脱碘	①消毒液中的碘在常温下可挥发，应保存在密闭容器内 ②对伤口及黏膜有刺激性，故不宜使用 ③消毒部位有脓、血时，会降低消毒效果
季铵盐类 新洁尔灭 新洁灵	低效	能改变细胞的渗透性，使蛋白质变性，破坏细菌酶的活性	①适用于皮肤黏膜、环境、物品的消毒 ②常用消毒方法包括浸泡、擦拭、喷洒等 ③500~1000mg/L的消毒液，用于皮肤消毒，作用3~5分钟；500mg/L的消毒液用于黏膜消毒，作用3~5分钟；1000~2000mg/L的消毒液用于环境表面消毒，作用30分钟	①易被污染，宜现用现配 ②阴离子表面活性剂，如肥皂、洗衣粉等可降低其消毒效果 ③存在有机物时，会降低消毒效果，应加大消毒液的浓度或延长作用时间
胍类消毒剂 氯己定	低效	能破坏菌体细胞膜的酶活性，使胞浆膜破裂	①适用于外科洗手及皮肤、黏膜等的消毒 ②4%的氯己定溶液擦拭皮肤2遍，作用2分钟，用于皮肤消毒 ③0.05%~0.11%的氯己定水溶液冲洗黏膜、创面	①阴离子表面活性剂，如肥皂、洗衣粉等可降低其消毒效果 ②消毒物品应先清洁，带污垢的物品一般不用此法

第三节 手消毒

一、洗手技术

将双手涂满清洁剂并对其所有表面按序进行强有力的短时揉搓，然后用流水冲洗的过程称洗手。有效的洗手可清除手上99%以上的暂住细菌。

【目的】清除手上污垢和大部分暂住菌。

【评估】医务人员在下列情况下必须进行洗手：①进入和离开病房前；②接触清洁物品前；③无菌操作前后；④接触伤口前后；⑤护理任何患者前后；⑥上厕所前后。

【计划】

1. 护士准备 衣帽整洁，修剪指甲。

2. 用物准备 洗手池设备，清洁剂（通常为肥皂或含有杀菌成分的洗手液），擦手纸或毛巾或干手机，盛放擦手纸或毛巾的容器。

3. 环境准备　清洁，宽敞。

【实施】操作步骤，见表4 – 3。

表4 – 3　洗手的操作步骤

操作步骤	要点说明
1. **准备**　取下手表，卷袖过肘，打开水龙头，调节合适的水流	◇ 水龙头开关应是感应式或用肘、脚踏、膝控制的开关
2. **湿手**　湿润双手，关上水龙头	◇ 水流不可过大以防溅湿工作服
3. **洗手**　取肥皂或洗手液涂擦双手，并按七步洗手法的顺序揉搓双手，持续15秒。范围为双手，手腕及腕上10cm	◇ 肥皂要求质量好、刺激性小并保持干燥，注意指尖、指缝、拇指、指关节等处清洗干净
4. **冲手**　打开水龙头，流水冲净肥皂液或洗手液，关闭水龙头	◇ 流水可避免污水沾污双手 ◇ 关闭水龙头时手不可触及水龙头
5. **干手**　以擦手纸或毛巾擦干双手，或在干手机下烘干双手	◇ 擦手巾应保持清洁、干燥，每日消毒

注：七步洗手法：①搓手掌；②搓手背；③搓指缝；④搓指关节；⑤搓大拇指；⑥搓指尖；⑦搓手腕。

二、手的消毒

医务人员接触污染物品或感染的患者后，手被大量细菌污染，仅一般洗手尚不能达到预防交叉感染的要求，必须在洗手后再进行手的消毒。

【目的】预防感染与交叉感染，避免污染清洁物品。

【评估】医务人员在下列情况下必须进行手的消毒：①实施侵入性操作前后；②护理免疫力低下的患者或新生儿前；③接触血液、体液和分泌物前后；④接触被致病微生物污染的物品后；⑤护理传染病患者后。

【计划】

1. 护士准备　衣帽整洁，修剪指甲，洗手。

2. 用物准备　消毒剂或消毒液、盛放消毒剂或消毒液的容器。

3. 环境准备　清洁、宽敞，物品放置合理、取用方便。

【实施】操作步骤，见表4 – 4。

表4 – 4　手消毒的操作步骤

操作步骤	要点说明
1. **准备**　取下手表，卷袖过肘，准备用物	◇ 便于操作
2. 涂擦消毒法	
（1）用消毒剂一次涂擦双手。方法：手掌对手掌，手背对手掌，指尖对手掌，两手指缝相互对擦，每一步骤来回3次	◇ 选择作用速度快，不损伤皮肤，不引起过敏反应的消毒剂 ◇ 注意指尖、拇指、指缝
（2）任其自然晾干	

操作步骤	要点说明
3. 浸泡消毒法	
（1）双手完全浸入消毒液的液面以下，双手在消毒液中互相揉搓 2 分钟	◇ 消毒液要浸没肘部以下 ◇ 揉搓顺序按涂擦方法
（2）任其自然晾干	
4. 刷手法	
（1）用刷子蘸取洗手液，按前臂、腕部、手背、手掌、指缝、指甲顺序彻底清洗，刷洗范围应超过被污染的范围	◇ 使用的肥皂液应每天更换
（2）一只手刷 30 秒，用流水冲净泡沫，换手刷，刷洗另一只手，反复两次，共刷 2 分钟	◇ 应保持腕部低于肘部，以使污水从前臂流向指尖
（3）若需用手开关水龙头，应用避污纸预防手污染	
5. 消毒擦洗浸泡法	
（1）将双手浸泡于盛消毒液的盆中，用小毛巾或手刷反复擦洗 2 分钟	◇ 消毒液要浸没肘部以下
（2）再在清水盆洗净，用小毛巾擦干	

【注意事项】

1. 认真清洗指甲、指尖、指缝和指关节等易污染的部位。

2. 手部不佩戴戒指等饰物。

3. 应当使用一次性纸巾或者干净的小毛巾擦干双手，毛巾应当一用一消毒。

4. 手未受到患者血液、体液等明显污染时，可以使用速干手消毒剂消毒双手代替洗手。

【评价】 洗手、刷手的方法（范围、顺序、时间、擦干）正确。

第四节　无菌技术

无菌技术（asepsis）是指在医疗、护理操作过程中，防止一切微生物侵入人体和防止无菌物品、无菌区域被污染的技术。

无菌技术及操作规程是根据科学原则制定的，每位医护人员必须遵守，以保证患者的安全。

一、有关概念

1. **无菌区（aseptic area）**　指经过灭菌处理且未被污染的区域。

2. **非无菌区（non‑aseptic area）**　指未经过灭菌处理，或虽经过灭菌处理但又被污染的区域。

3. **无菌物品（aseptic supply）**　指经过物理或化学方法灭菌后保持无菌状态的物品。

二、无菌技术操作原则

1. 环境要清洁、宽敞、定期消毒。进行无菌技术操作 30 分钟前，停止清扫工作，减少走动，防止尘埃飞扬。操作台应清洁、干燥，物品布局合理。

2. 工作人员操作前，修剪指甲，洗手，戴口罩、帽子，必要时穿无菌衣、戴无菌手套。

3. 无菌物品和非无菌物品分别放置。无菌物品必须存放在无菌容器内，一经取出，虽未使用，仍不可放回无菌容器中。

4. 无菌包外应注明物品名称、灭菌日期。无菌包应放在清洁、干燥、固定的地方，保存期为 7～14 天。过期或包布受潮，均应重新灭菌处理。

5. 取无菌物品须用无菌持物钳。未经消毒的用物、手、臂不可触及无菌物品，不可跨越无菌区。

6. 一切无菌操作均应使用无菌物品，禁用未经灭菌或疑有污染的物品。

7. 一份无菌物品，仅供一位患者使用一次。

三、无菌持物钳（镊）的使用

临床常用的持物钳（镊）有卵圆钳、三叉钳和长、短镊子（图 4-2）。①卵圆钳：钳的柄部有两环，使用时手指套入环内，钳的下端（持物端）有两个小环，可用以夹取刀、剪、钳、镊、治疗碗及弯盘等。由于两环平行紧贴，故不能持重物。②三叉钳：结构和卵圆钳相似。不同处是钳的下端为三叉类，呈弧形向内弯曲。用以夹取盆、盒、瓶、罐等较重的物品。③镊子：镊的尖端细小，使用时灵巧方便。适用于夹取棉球、棉签、针头、注射器、缝针等小物品。

无菌持物钳采取两种存放方式：①湿式保存法：无菌持物钳经压力蒸汽灭菌后浸泡在内盛消毒液、底部垫有纱布的大口有盖容器内，容器深度与钳的长度比例适合，消毒液面浸没持物钳轴节以上 2～3cm 或镊子长度的 1/2（图 4-3）。每个容器只放一把无菌持物钳。②干燥保存法：将盛有无菌持物钳的无菌干罐保存在无菌包内，在集中治疗前开包，4～8 小时更换 1 次。

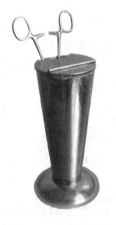

图 4-2　无菌持物钳

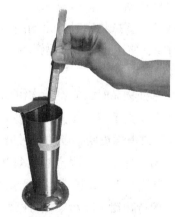

图 4-3　无菌持物钳（镊）浸泡在消毒液中

【目的】用于取放和传递无菌物品。

【评估】

1. 无菌持物钳是否保持无菌状态。

2. 操作环境是否符合无菌操作要求。

【计划】

1. **护士准备**　衣帽整洁，修剪指甲，洗手，戴口罩。

2. **用物准备**　无菌持物钳、需要使用的无菌物品。

3. **环境准备**　清洁、宽敞，物品放置合理、取用方便。

【实施】操作步骤，见表 4 - 5。

表 4 - 5　使用无菌持物钳的操作步骤

操作步骤	要点说明
1. **洗手**　洗手并擦干	◇ 去除手上污垢
2. **开盖**　将浸泡无菌持物钳的容器盖打开	◇ 在盖闭合时，不可从盖孔中取、放无菌持物钳
3. **取钳**　手拿无菌持物钳上 1/3 处，将钳移至容器中央，使钳端闭合，垂直取出；到远端取无菌物品时，连同容器一起搬移，就近使用	◇ 取出时，不可触及容器口缘及液面以上的容器内壁，以免污染 ◇ 防止无菌持物钳在空气中暴露过久而污染
4. **使用**　使用时保持钳端向下，不可倒转向上	◇ 以防消毒液逆流而污染 ◇ 不用无菌持物钳夹取油纱布，防止油粘连于钳端影响消毒效果 ◇ 不用无菌持物钳换药或消毒皮肤，防止钳被污染
5. **放钳**　用后闭合钳端，立即垂直放回容器，浸泡时轴节松开	◇ 避免触及容器口周围 ◇ 松开轴节，使轴节与消毒液充分接触 ◇ 无菌持物钳及浸泡溶液容器每周清洁、消毒 2 次，同时更换消毒液

【注意事项】

1. 严格遵循无菌操作原则。

2. 取放无菌持物钳时，钳端闭合，无菌持物钳下 2/3 部分不可触及液面以上部分或罐口边缘；使用过程中持物钳不能低于腰部，不可触及非无菌物品和非无菌区，且应始终保持钳端向下。

3. 取远处物品时，应将持物钳和容器一起移至操作处，就近使用。

4. 不可用无菌持物钳夹取油纱布，防止油粘于钳端而影响消毒效果；不可用无菌持物钳换药或消毒皮肤，以防被污染。

5. 无菌持物钳及其浸泡容器每周清洁、消毒 2 次，同时更换消毒液；使用频率较高的部门应每天清洁、灭菌。如干燥保存，应 4 小时更换 1 次。

6. 无菌持物钳一经污染或可疑污染应重新灭菌。

【评价】正确使用无菌持物钳，并始终保持无菌状态。

四、无菌容器的使用

经灭菌处理的盛放无菌物品的器具称无菌容器。如无菌盒，贮槽、罐等。

【目的】 存放无菌物品，保持无菌物品的无菌状态。

【评估】

1. 无菌容器及其内的无菌物品是否保持无菌状态。

2. 操作环境是否符合无菌操作要求。

【计划】

1. **护士准备**　衣帽整洁，修剪指甲，洗手，戴口罩。

2. **用物准备**　无菌持物钳、需要使用的无菌容器和无菌物品。

3. **环境准备**　清洁、宽敞，物品放置合理、取用方便。

【实施】 操作步骤，见表4-6。

表4-6　无菌容器使用的操作步骤

操作步骤	要点说明
1. **洗手**　洗手，并擦干双手	
2. **开盖**　拿起容器盖平移离开容器，内面向上置于桌面上，或内面向下拿在手中（图4-4）	◇ 防止盖上的灰尘落入容器内 ◇ 防止盖内面触及桌面或任何非无菌区域 ◇ 拿盖时，手勿触及盖的内面及边缘
3. **取物**　手持无菌持物钳取物（如无菌碗）时应托住容器底部（图4-5）	◇ 手指不可触及容器边缘及内面
4. **关盖**　取物后，立即将容器盖翻转，使内面向下，移至容器口上，小心盖严	◇ 避免容器内无菌物品在空气中暴露过久

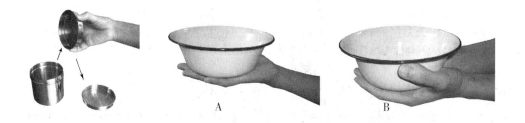

图4-4　打开无菌容器法　　　　图4-5　持无菌容器法

【注意事项】

1. 严格遵循无菌操作原则。

2. 手指不可触及无菌容器和盖的内面及边缘。

3. 无菌持物钳不可触及无菌容器的边缘。

4. 手持无菌容器时，应托住容器底部。

5. 无菌容器应定期消毒灭菌。

【评价】 在取无菌物品的操作中，应保持取出的是无菌物品和剩余无菌物品及其容器的无菌状态。

五、无菌包的使用

无菌包布是用质厚、致密、未脱脂的棉布制成的双层包布。其内可存放器械、敷料，以及各种技术操作用物，经灭菌处理后备用。

无菌包的包扎法　将物品置于包布中间，内角盖过物品，并翻折一小角，而后折盖左右两角（角尖端向外翻折），盖上外角，系好带子，在包外注明物品名称和灭菌日期。

【目的】 存放无菌物品，保持无菌物品的无菌状态。

【评估】 无菌包及其内的无菌物品是否保持无菌状态。

【计划】

1. **护士准备**　衣帽整洁，修剪指甲，洗手，戴口罩。

2. **用物准备**　无菌持物钳、需要使用的无菌容器和无菌物品等。

3. **环境准备**　清洁、宽敞，物品放置合理、取用方便。

【实施】 操作步骤，见表4-7。

表4-7　无菌包使用的操作步骤

操作步骤	要点说明
1. **洗手**　洗手并擦干	
2. **检查**　无菌包的名称及有效期	◇ 如超过有效期，不可使用
3. **打开无菌包**　将无菌包放在清洁、干燥、平坦处，解开系带，卷放在包布下，按原折顺序逐层打开无菌包（图4-6A-F）	◇ 如无菌包放在潮湿处，可能会因毛细现象而污染 ◇ 打开包布时，仅能用手接触包布四角的外面，不可触及包布内面
4. **取物**	
（1）用无菌持物钳取出所需物品，放在事先备好的无菌区域内	
（2）需将无菌包内物品一并取完时，可在手上打开包布，使物品显露在无菌包布上，一手托住包布，另一手抓住包布四角，将物品全部投入无菌区域（图4-6G、H）	◇ 开包时，手不可触及包布内面及无菌物品 ◇ 投放时，手托包布之无菌面朝向无菌区域
5. **整理无菌包并记录**　将包布按原折痕包起，将带以"一"字形包扎	◇ 表示此包已开过，所剩物品可在24小时内使用 ◇ 如不慎污染包内物品或包布被浸湿，应重新消毒 ◇ 打开的无菌包可保持24小时
6. **无菌包的准备**　将物品放在包中央，用包布的一角盖住物品，然后盖住左右两个角，最后一角遮盖后，将带以"十"字形包扎，松紧合适，经灭菌处理	◇ 如包玻璃物品，应先用棉垫包裹，再用包布包扎 ◇ 包布外标明物品名称及灭菌日期，有效期为1~2周

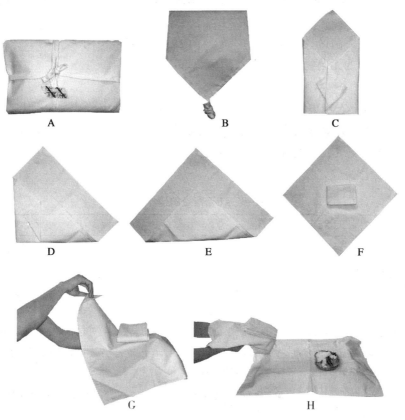

图 4-6 无菌包的打开法及一次性取出无菌包内物品法

【注意事项】

1. 严格遵循无菌操作原则。

2. 未打开过的无菌包有效期为 7～14 天。

3. 打开包布时，手只能接触包布四角的外面，不可触及包布内面，不可跨越无菌区；包内物品未用完时，应按原折痕包好，系带扎好，注明开包日期及时间，限 24 小时内使用。

4. 如包内物品超过有效期、被污染或包布潮湿，需重新灭菌。

5. 向无菌区内投放无菌物品时，包布的无菌面应朝向无菌区。

【评价】 在取无菌包内物品的操作中，保持取出无菌物品和剩余物品及其包的无菌状态。

六、铺无菌盘

无菌盘是将无菌巾铺在清洁干燥的治疗盘内，形成一无菌区，放置无菌物品以供治疗和护理使用。

使用的无菌治疗巾的折叠方法：①纵折法：将治疗巾纵折两次成 4 折，再横折两次，开口边向外；②横折法：将治疗巾横折后再纵折，成为 4 折，再重复一次。

所铺无菌盘分单层底无菌盘和双层底无菌盘。所铺无菌盘的有效时间不超过 4 小时。

【目的】形成无菌区，放置无菌物品，以便治疗和护理使用。

【评估】需要的无菌物品是否保持无菌状态。

【计划】

1. **护士准备** 衣帽整洁，修剪指甲，洗手，戴口罩。

2. **用物准备** 无菌持物钳、需要使用的无菌容器、无菌物品和治疗盘等。

3. **环境准备** 清洁、宽敞，物品放置合理、取用方便。

【实施】操作步骤，见表 4 - 8。

表 4 - 8　铺无菌盘的操作步骤

操作步骤	要点说明
1. 洗手并擦干	
2. 检查所需用物	
3. 铺盘	
▲单层铺盘	
（1）打开无菌包，用无菌持物钳取一块治疗巾，手接治疗巾的闭合边	◇ 打开包后，注意保持包内无菌
（2）双手捏住无菌巾一边外边两角，轻轻抖开，双折铺于治疗盘上，上面一层向远端呈扇形折叠，开口边向外（图 4 - 7）	◇ 手不可触及无菌巾内面
（3）放入无菌物品，拉平扇形折叠层盖于物品上，上下缘对齐，将开口处向上翻折 2 次	◇ 保持盘内无菌，4 小时内有效
▲双层铺盘法	
（1）取出无菌巾，双手捏住无菌巾一边的外面两角，轻轻抖开，从远到近，3 折成双层面，上层呈扇形折叠，开口边向外（图 4 - 8）	◇ 手不可触及无菌巾内面
（2）放入无菌物品，拉平扇形折叠层，盖于物品上，边缘对齐	◇ 保持盘内无菌，4 小时内有效
4. 记录	

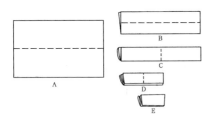

图 4 - 7　治疗巾纵折法

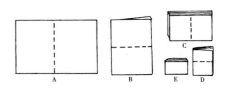

图 4 - 8　治疗巾横折法

【注意事项】

1. 严格遵循无菌技术操作原则。

2. 铺无菌盘区域必须清洁干燥，无菌治疗巾应避免潮湿污染。

3. 不可跨越无菌区。

4. 铺好的无菌盘应尽早使用，有效期不超过 4 小时。

【评价】铺无菌盘的操作中，保持无菌物品和无菌区的无菌状态。

七、取用无菌溶液

【目的】供治疗和护理使用。

【评估】无菌溶液是否保持无菌状态。

【计划】

1. **护士准备** 衣帽整洁，修剪指甲，洗手，戴口罩。
2. **用物准备** 无菌持物钳、需要使用的无菌容器和无菌溶液等。
3. **环境准备** 清洁、宽敞，物品放置合理、取用方便。

【实施】操作步骤，见表 4 – 9。

表 4 – 9 取无菌溶液的操作步骤

操作步骤	要点说明
1. **洗手并擦干**	
2. **查对、清洁** 取盛有无菌溶液的密封瓶，擦净瓶外灰尘	◇ 取无菌容器备用，冲瓶口时使用
3. **开盖** 用启瓶器撬开铝盖，用拇指与食指或双手拇指将橡胶盖边缘向上翻起，一手示指和中指套住橡胶塞并将其拉出瓶口，置于手中	◇ 手不可触及瓶口及瓶塞内面 ◇ 防止瓶塞污染
4. **冲瓶口** 另一只手拿起瓶子，将瓶签面向掌心，倒出少量溶液冲洗瓶口	◇ 倒溶液时，勿将标签沾湿 ◇ 冲净瓶口
5. **倒溶液**（图 4 – 9）	◇ 保持冲瓶口的角度倒液 ◇ 溶液被倒出位置应在冲瓶口的中间位置
6. **盖瓶盖** 消毒后盖回	◇ 手不可触及瓶口及瓶塞内面
7. **记录**	◇ 开启后有效期 24 小时

【注意事项】

1. 严格遵循无菌技术操作原则，不可跨越无菌区。

2. 不可将物品伸入无菌溶液内蘸取溶液；已倒出的溶液不可再倒回瓶内。

3. 手不可触及瓶口、瓶塞和盖布的内面。

4. 倾倒液体时，勿将标签沾湿，瓶口不能接触任何物体。

5. 已开启的溶液瓶内的溶液 24 小时内有效。

6. 倒溶液时，应稳、准，勿引起

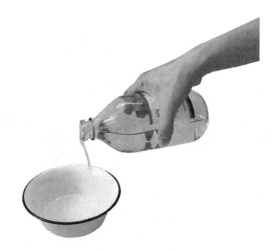

图 4 – 9 倒取无菌溶液

外溅。

【评价】倒取无菌液时，保持倒出无菌液和剩余的无菌液均保持无菌状态。

八、戴、脱无菌手套

【目的】在需要严格无菌的医疗护理操作中，需要戴上无菌橡胶手套，以确保无菌效果。

【评估】无菌手套是否保持无菌状态。

【计划】

1. **护士准备** 衣帽整洁，修剪指甲，洗手，戴口罩。
2. **用物准备** 无菌手套。
3. **环境准备** 清洁、宽敞。

【实施】操作步骤，见表 4 - 10。

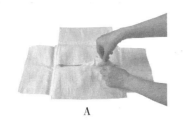 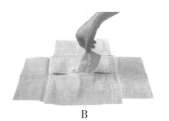

图 4 - 10 无菌手套的放置

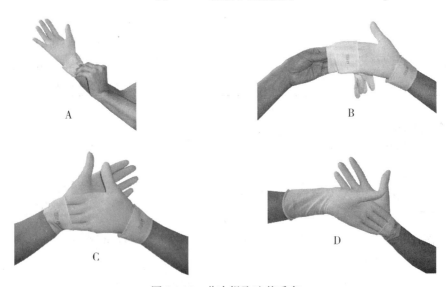

图 4 - 11 分次提取法戴手套

表 4 - 10 戴、脱无菌手套的操作步骤

操作步骤	要点说明
1. **查对** 检查并核对无菌手套外的号码，灭菌日期	◇ 手套放置（图 4 - 10）
2. **打开手套包** 将手套袋平放于清洁、干燥的桌面上打开，取出滑石粉，涂擦双手	◇ 如有系带，应防止系带污染手套袋的内面 ◇ 涂擦时，双手保持在腰部以上视线范围内
3. **戴手套**	◇ 戴手套时，防止手套外面（无菌面）触及任何非无菌物品
▲分次取手套	
（1）一手掀开手套袋开口处，另一手捏住一只手套的反褶部分（手套内面），取出手套，对准五指套上	◇ 已戴手套手不可触及未戴手套的手及另一手套的内面（非无菌面）；未戴手套的手不可触及手套的外面
（2）掀起另一袋口，再用戴好手套的手指插入另一手套的反褶内面（手套外面），取出手套，同法戴好（图 4 - 11）	◇ 戴好手套的手始终保持在腰部以上水平，在视线范围内
▲一次性取手套法	
（1）两手同时掀开手套袋开口处，分别捏住两只手套的反褶部分，取出手套	◇ 要点同分次提取法戴手套
（2）将两手套五指对准，先戴一只手，再以戴好手套的手指插入另一只手的反褶内面，同法戴好	
4. **调整** 双手调整手套位置，将手套的翻边扣套在工作服衣袖外边	
5. **冲洗** 用无菌水冲洗手套上的滑石粉	◇ 滑石粉对人体有害，必须冲净方能进行无菌操作
6. **脱手套** 一手捏住另一手套腕部外面，翻转脱下；再将脱下手套的手插入另一手套内，将其往下翻转脱下	◇ 如手套上有血迹或污染严重时，应先用清水冲洗 ◇ 注意勿使手套外面（污染面）接触到皮肤
7. **处置** 将用过的手套放入医用垃圾袋内按医疗废物处理	◇ 弃置手套后清洁双手

【注意事项】

1. 严格遵循无菌技术操作原则。

2. 修剪指甲以防刺破手套，选择与手大小合适的手套尺码。戴手套后双手应始终保持在腰部或操作台面以上、视线范围内的水平。

3. 如发现手套有破损或有可疑污染时，应立即更换。

4. 脱手套时应翻转脱下，避免强拉扯。

【评价】 戴手套中无污染，保持手套无菌状态；脱手套时不污染手。

第五节　隔离技术

一、隔离的概念

隔离是将传染源传播者（传染者和带菌者）和高度易感人群安置在指定地方，暂时避免和周围人群接触，以达到控制传染源、切断传播途径，同时保护易感人群免受感染。对前者采取传染源隔离，防止传染病病原体向外传播；对后者采取保护性隔离，保护高度易感人群免受感染。任何传染病的流行都具有传染源、传播途径、易感人群三个环节。隔离的目的是切断感染链中的传播途径，防止感染扩散并最终消灭或控制感染源。因此，隔离是防止医院感染的重要措施之一。为达到隔离目的而设置和实行的一系列设施和操作，统称为隔离技术。

二、隔离病区的管理

（一）隔离区域的设置

传染病隔离区域与市区或普通病区有一定的距离（相邻病房大楼相距 30 米，侧面防护距离为 10 米），远离水源、食堂、学校和公共场所。隔离区域入口处应有工作人员更衣、换鞋的过渡区，并备有足够的隔离衣、口罩、帽子、手套、洗手设备等必需品。还应有单独的接诊室、观察室、卫生处置室、化验室、消毒设施、污物处理等设施。隔离单位的设置有两种：一种是以患者为隔离单位，每位患者有独立的环境和用具，与其他患者及不同病种间进行隔离。另一种是以病室为隔离单位，同一疾病患者安置在同一病室内。但病原体不同者，应分室收治。

（二）隔离区域的划分及隔离要求

1. 清洁区（clean area）　未被病原微生物污染的区域，如办公室、治疗室、配膳室、更衣室等。病区以外的地区，如食堂、药房、营养室等。

2. 半污染区（cleaning-contaminated area）　有可能被病原微生物污染的区域，如内走廊、医护办公室、消毒室等。

3. 污染区（contaminated area）　指被病原微生物污染的区域，如病室、患者洗手间、病区外走廊、浴室等。

三、隔离原则与隔离种类

（一）一般隔离原则

1. 病房和病室门前悬挂隔离标志，门口放用消毒液浸湿的脚垫，门外设立隔离衣悬挂架（柜或壁橱），备消毒液、清水各一盆及手刷、毛巾、避污纸。

2. 工作人员进入隔离室，应按规定戴口罩、帽子，穿隔离衣，只能在规定范围内活动。一切操作要严格遵守隔离规程，接触患者或污染物品后，必须消毒双手。

3. 护理人员穿隔离衣进隔离室前，备齐所需的物品，并集中执行各种护理操作计划，以减少穿脱隔离衣的次数和刷手的频率。

4. 凡患者接触过的物品或落地的物品，均应视为污染，消毒后方可给他人使用。死亡者的衣物、信件、钱币等经熏蒸消毒后才能交家人带回；患者的排泄物、分泌物、呕吐物须经消毒处理后，方可排入公共下水道；需送出病区处理的物品置入污物袋内，袋外应有明显标记。

5. 病室可用紫外线照射或消毒液喷雾，每天进行空气消毒，并在晨间护理后，用消毒液擦拭床及床旁桌椅。

6. 严格执行陪伴和探视制度。在执行中，应充分了解患者的心理状态，尽量解除患者因隔离而产生的恐惧、孤独、自卑等心理反应。向患者及其家属解释隔离的重要性和暂时性，以取得信任和合作。

7. 解除隔离需在传染源分泌物三次培养结果均为阴性或已渡过隔离期的基础上，待医生开出医嘱后，方可停止隔离。

8. 终末消毒处理，是指对出院、转科或死亡患者及其所住病室、用物和医疗器械等进行的消毒处理。

（1）患者的终末处理　患者出院或转科前应沐浴、换上清洁衣服，个人用物须消毒后一并带出。若患者死亡，须用消毒液作尸体护理，并用浸透消毒液的棉球填塞口、鼻、耳、阴道、肛门等孔道，然后用一次性尸单包裹尸体。

（2）病室的终末处理　关闭病室门窗、打开床旁桌、摊开棉被、竖起床垫，用消毒液熏蒸或用紫外线照射。若有同病房患者时，可将被褥等送熏蒸室消毒或日光下曝晒6小时；用消毒液熏蒸或用紫外线照射后的房间要打开门窗通风，并用消毒液擦拭家具、地面；体温计用消毒液浸泡，血压计及听诊器送熏蒸箱消毒；被服类消毒处理后再清洗。

（二）隔离的种类及措施

隔离可按隔离的目的分为保护性隔离和切断疾病传播途径的隔离两大类。其中，切断疾病传播途径的隔离按病原体传播的途径不同主要分为严密隔离、呼吸道隔离、接触隔离、肠道隔离、血液体液隔离和昆虫隔离六种。

不同种类的隔离应采用与其相对应的隔离措施。

1. 严密隔离　是为预防高度传染性及致命性强毒力病原体感染而设计的隔离，以防止经空气和接触等途径的传播。适用于霍乱、鼠疫、炭疽等烈性传染病。其隔离的主要措施有：

（1）设专用隔离室，感染同一种病原菌的患者可同居一室。室内用具力求简单、耐消毒，室外挂有明显的标志。随时关闭通向过道的门窗。患者不得离开病室，若需外出检查，应注意严格隔离保护。

（2）当需进入病室内接触患者时，必须戴好口罩和帽子，穿隔离衣和隔离鞋。必要时戴手套，消毒措施必须严格。

（3）患者的分泌物、呕吐物和排泄物，应严格按消毒隔离措施处理。

（4）污染敷料应在隔离室内装袋，再装入隔离室外的另一袋中（双袋法），标记后送焚烧处理。

（5）室内空气及地面用消毒液喷洒或紫外线照射消毒，每天1次。

（6）探视者必须进入隔离室时，应征得医生、护士的同意，并采取相应的隔离措施。

2. 呼吸道隔离　呼吸道隔离是为了防止一些经飞沫短距离空气传播的感染性疾病，如肺结核、流行性脑脊髓膜炎（简称流脑）、百日咳等。其隔离的主要措施有：

（1）患者应住单间，尽量使隔离病室远离其他病室。条件限制时，同一病原菌感染者可同住一室。

（2）通向过道的门窗须关闭，患者离开病室需戴口罩。

（3）工作人员进入病室时，需戴口罩，并保持口罩干燥，必要时穿隔离衣。

（4）为患者准备专用的痰杯，口鼻分泌物需经消毒处理后方可丢弃。

（5）室内空气用紫外线照射或消毒液喷洒，每天1次。

（6）进行健康教育，指导家属和陪护者严格遵守隔离制度。

3. 接触隔离　是为预防高度传染性并经接触途径（直接或间接）传播的感染而设计的隔离类型。接触隔离适用于新生儿脓疱病、破伤风、气性坏疽、狂犬病等。其隔离的主要措施有：

（1）同种病原体感染者可同室隔离，但应教育其患者之间不握手、不交换书刊，避免接触，做好床旁隔离。

（2）接触患者时，需戴口罩、帽子、手套，穿隔离衣；工作人员的手或皮肤有破损时，应避免接触患者，必要时戴双层手套。护理人员每护理一个患者都应洗手消毒后，再护理另一患者。

（3）凡患者接触过的一切物品，如被单、衣物、换药器械均应先消毒，然后再进行清洁消毒、灭菌。

（4）被患者污染的敷料，应装双袋标记后送焚烧处理。

4. 肠道隔离　肠道隔离的目的是切断粪－口传播途径，适用于通过间接或直接接触粪便而传播的疾病，如伤寒、细菌性痢疾、甲型肝炎等。隔离的主要措施有：

（1）同病种患者可同室居住；若不同病种同居一室，须做好床边隔离。每一病床应加隔离标记，患者之间不得互相交换物品。

（2）接触不同病种患者时，需分别穿隔离衣；接触污染物时需戴手套。

（3）病室应有防蝇设备，并做到无蟑螂、老鼠。

（4）患者的食具、便器应各自专用，严格消毒。剩余的食物、呕吐物及排泄物均应消毒后处理。

（5）被粪便污染的物品要随时装袋，做好标记后送消毒或焚烧处理。

5. 血液、体液隔离 是为了防止直接或间接接触传染性血液或体液的传染性疾病而实施的一种隔离，主要适用于乙型肝炎、艾滋病、梅毒等疾病的隔离。其隔离的主要措施有：

（1）同种病原体感染者可同室隔离，必要时单人隔离。

（2）若血液或体液可能污染工作服时，需穿隔离衣。接触血液或体液时，应戴手套。若需防止血溅，可以戴护目镜。

（3）接触患者前后都应洗手，严防被注射针头等利器刺破。若手被血液、体液污染或可能污染时，应立即用消毒液洗手，必要时预防性用药。

（4）被血液或体液污染的物品，应装双袋标记后送消毒或焚烧；为防止被注射针头等利器刺伤，患者用过的针头等应放入防水、防刺破并有标记的容器内，先消毒再送焚烧处理。

（5）被血液或体液污染的室内表面物品，立即用消毒液擦拭或喷洒。

（6）探视及陪护人员应采取相应的隔离措施。

6. 昆虫隔离 凡以昆虫（蚊、虱、蛹等）为媒介而传播的疾病，应实施昆虫隔离。如流行性乙型脑炎（简称乙脑）、流行性出血热、疟疾、斑疹伤寒等。昆虫隔离以昆虫类型来确定隔离措施：

（1）疟疾及乙脑主要由蚊子传播，所以病室应有严密防蚊设施，如蚊帐及其他防蚊设施，并定期实行有效灭蚊措施。

（2）斑疹伤寒及回归热是由虱类传播，患者入院时务必彻底清洗、更衣，灭虱后，才能住进同种病室。其衣物也应经灭虱处理后再穿。

7. 保护性隔离 也称反向隔离，是为防止抵抗力低或极易感染的患者被周围环境中的微生物感染而设计的隔离，适用于严重烧伤、早产儿、白血病、脏器移植及免疫缺陷患者等。其隔离的主要措施有：

（1）设专用隔离室，患者住单间病室隔离。

（2）进入病室内，应穿戴灭菌后的隔离衣、帽子、口罩、手套及拖鞋。

（3）接触患者前、后及护理另一患者前，均应严格洗手。

（4）凡患呼吸道疾病或咽部带菌者，均应避免进入隔离区及接触患者。

（5）未经消毒处理的物品不可带入隔离区。

（6）病室内空气、地面、家具等均应严格消毒．并通风换气。

（7）探视者应采取相应的隔离措施。

四、隔离技术基本操作方法

（一）帽子、口罩的使用

使用帽子、口罩可以保护患者和工作人员，避免交叉感染，防止飞沫污染无菌物品及清洁物品。

1. 帽子的使用   帽子可以防止工作人员的头屑飘落，头发散落或污染。戴帽子应遮住全部头发，并保持清洁。离开污染区前，应将帽子放入特定污染袋内，以便集中处理。

2. 口罩的使用

（1）使用口罩的目的   为了保护患者和工作人员，避免互相传染，防止飞沫污染无菌物品、伤口或清洁食品等。

（2）口罩的种类   大体分为空气过滤式口罩和供气式口罩。临床以空气过滤式口罩为主，又分一次性使用口罩和医用纱布口罩。一次性使用口罩为夹层口罩，夹层用过氧乙烯纤维滤纸制成；常用的医用纱布口罩是用 6 ~ 8 层纱布制成，可阻挡 90% 以上的细菌。此外，根据尺寸分为不同的规格，常用规格为宽 14cm，长 16 ~ 18cm，带长 30cm，两侧打褶 3cm。

（3）口罩的佩戴步骤   佩戴口罩时，要求能罩住口、鼻及眼眶以下的大部分面积。佩戴的步骤：①洗手并擦干；②取出清洁口罩；③拿起口罩上方 2 根带子，罩住口和鼻，在头顶打活结；或下方 2 根带子在颈后或头顶打活结；④调整位置，一次性口罩须轻压鼻端鼻梁。

（4）注意事项：①不可用污染的手触及口罩，口罩溅湿时，立即更换。②不用时，先洗手，再取下口罩；不可将口罩挂在胸前。③一般情况下，口罩使用 4 ~ 8 小时后应更换；应用一次性口罩不得超过 4 小时；每次接触严密隔离的传染患者后，立即摘下，集中处理。

（二）避污纸的使用

避污纸即清洁纸片。用避污纸垫着拿取物品或做简单操作，可保持双手或物品不被污染以省略消毒手续。取避污纸时，应从页面抓取，不可掀开撕取，并注意保持避污纸清洁以防止交叉感染。避污纸用后，弃于污物桶内，集中焚烧处理。

（三）穿、脱隔离衣

【目的】为保护患者和工作人员，避免互相传染，在护理隔离患者时，需按规定穿隔离衣。

【评估】隔离衣是否保持未污染状态。

【计划】

1. 护士准备   衣帽整洁（佩戴圆帽），修剪指甲，摘下手表，卷袖过肘，洗手，戴口罩。

2. 用物准备   隔离衣，刷手和手的消毒用物。

3. 环境准备   清洁、宽敞。

【实施】操作步骤，见表 4 - 11。

表4-11 穿、脱隔离衣的操作步骤

操作步骤	要点与说明
1. 穿隔离衣（图4-12）	
（1）准备 戴圆帽，取下手表，卷袖过肘，洗手，戴口罩，检查隔离衣	◇ 有破洞、潮湿、污染者，不可使用 ◇ 确定清洁和污染面
（2）取衣 手持衣领取下隔离衣，清洁面向着自己；将衣领两端向外折齐，露出肩袖内口	◇ 衣领及隔离衣内面为清洁面 ◇ 隔离衣外面勿接触工作服
（3）穿衣袖 右手持衣领，左手伸入袖内；右手将衣领向上拉，使左手露出，换左手持衣领，右手伸入袖内，依上法使右手露出；举双手将袖抖上，露出手腕	◇ 衣袖勿触及面部
（4）系衣领 两手持衣领，由领子中央顺着边缘向后将领口扣好	◇ 此时手已被污染，勿触清洁区
（5）扎袖口	
（6）封闭后襟边缘 解开腰带活结，将隔离衣一边（约在腰下5cm处）渐向前拉，见到边缘则捏住；同法捏住另一侧边缘，双手在背后将边缘对齐，向一侧折叠；以手按住折叠处，另一手将腰带拉至背后，压住折叠处，将腰带在背后交叉，拉回到前面	◇ 手不可触及内面 ◇ 勿使折叠处松散
（7）系腰带 将腰带在背后交叉，拉到前面打一活结，如需要，扣上隔离衣后缘下部的扣子	◇ 隔离衣长短要合适，须全部遮盖工作服， ◇ 穿隔离衣后不得进入清洁区
2. 脱隔离衣（图4-13）	
（1）解腰带 解开隔离衣后缘下部的扣子，解开腰带，在前面打一活结	
（2）解袖带 解开袖带或扣子，在肘部将部分衣袖塞入袖内，然后消毒双手	
（3）消毒双手 冲手、刷手、冲手、擦干、消毒	◇ 刷手中使用4把手刷，分别刷左右手2遍，每手每遍半分钟，共2分钟 ◇ 勿沾湿隔离衣，勿污染水池 ◇ 消毒后，手为清洁，不可触污染区域
（4）解领口	◇ 保持衣领清洁，系解领口时，污染的袖口不可触及衣领、面部和帽子
（5）脱衣 右手伸入左手腕部衣袖内，拉下衣袖过手，用遮盖着的左手握住右手隔离衣袖的外面，将右侧袖子拉下，双手渐渐从袖管中退出，再以右手握住两肩缝，撒左手，用左手握住衣领外面，退出右手	◇ 手不可触及隔离衣外面 ◇ 勿污染手臂
（6）挂衣 两手持领，将隔离衣两边对齐，挂在衣钩上。挂在半污染区，隔离衣的清洁面向外；挂在污染区则清洁面向内。不再穿的隔离衣，脱下后清洁面向外，卷好投入污物袋中	◇ 隔离衣外面勿接触工作服 ◇ 隔离衣每天更换，如有潮湿或污染，应立即更换

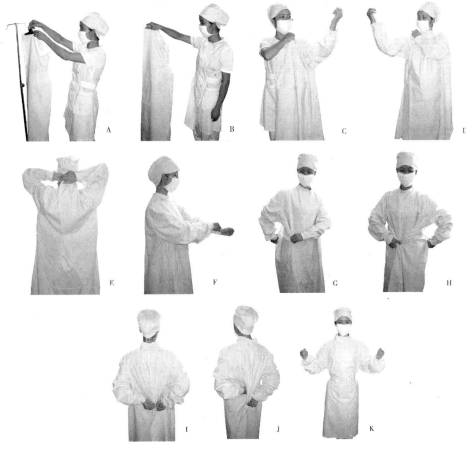

图 4-12　穿隔离衣法

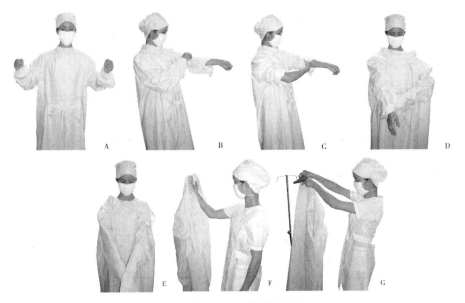

图 4-13　脱隔离衣法

【注意事项】

1. 隔离衣需全部遮盖工作服。

2. 衣袖不可触及面部。

3. 衣领及隔离衣的内面为清洁面，污染的手及隔离衣外面勿触及。

4. 穿好隔离衣后不得进入清洁区，避免接触清洁物品。

5. 刷手后双手不可触及隔离衣外面。

6. 隔离衣挂在半污染区，清洁面向外，挂在污染区则污染面向外。

7. 隔离衣每日更换，如有潮湿或污染应立即更换。

8. 隔离衣送洗时，将清洁面向外卷起，并加注隔离标志。

【评价】

1. 操作方法和步骤正确、熟练。

2. 隔离衣能完整地覆盖工作服，各边缘对齐，清洁面不外露。

3. 操作过程中，清洁面和污染面未直接或间接接触。

复习思考题

1. 医院感染、消毒、无菌、隔离的概念。

2. 简述无菌技术操作原则？

3. 简述高压蒸汽灭菌法的原理、使用注意事项和灭菌效果检测方法。

4. 简述化学消毒剂的使用原则？以下物品适用于哪种消毒灭菌法？消毒过程中应注意什么？持物钳、手术刀或剪、橡胶手套、绿脓杆菌污染的敷料、肛管、注射器、体温计。

5. 李先生，28 岁，因持续高热、相对缓脉、腹胀、便秘等拟诊为"伤寒"，请问：

（1）对此患者应采用何种隔离？

（2）护理操作中应遵守哪些隔离原则？

（3）其隔离措施有哪些？

6. 案例分析：患者，张某，女，26 岁，于医院行智齿拔除术。术后三个月，单位查体血清 HBsAg 呈阳性，于是，张某对医院提起诉讼，最终判决为医院对张女士感染乙肝负全责。请分析事件的原因？该如何预防？

7. 案例分析：患者，王某，女，22 岁，因法鲁四联征行一期根治术。术后预防性给予抗生素，静脉滴注先锋霉素8g，一日2次。第二天患者出现腹泻，医嘱将抗生素剂量减半，一日后腹泻停止。请问：腹泻的原因？如何预防和监护？

第五章 休息与活动

【学习目标】

掌握：休息、睡眠、ROM、ROM 练习、等长练习、等张练习等概念；住院患者的睡眠特点，促进睡眠的护理措施；活动受限对机体的影响，协助患者活动的措施。

熟悉：睡眠的影响因素，睡眠障碍的种类；活动受限的原因，患者活动能力的评估。

了解：休息的意义、条件，协助患者休息的护理措施；睡眠发生的原理、人体对睡眠的需要。

休息与活动是人类生存和发展的基本需要之一，适当的休息与活动能消除疲劳、促进身心健康。护理人员应掌握有关促进休息与活动的知识、技能，及时发现、解决患者存在的问题，满足患者需求，促进患者早日康复。

第一节 休 息

休息是维持人类身心健康的重要措施，可以消除疲劳、恢复精力和体力，减轻心理压力，从而促进身心健康，早日康复。

一、休息

（一）休息的概念

休息（rest）是指一段时间内相对减少活动量，使患者身心放松，没有紧张和焦虑，处于一种平静、安宁的生理、心理状态，包括身体休息和心理休息。

（二）休息的意义

通过休息可以减轻或消除疲劳，缓解压力；维持机体生理调节的规律性；促进机体正常的生长发育；减慢新陈代谢，减少能量消耗；促进蛋白质合成及组织修复，缩短病程。

（三）休息的方式

休息的方式很多，归纳起来为两种类型：

1. 消极性休息 与运动活动相交替的相对安静状态，如体力运动后的静坐或卧床、阅读、听音乐、看电视等。

2. 积极性休息 是通过转变到其他活动来进行的，这一活动与引起疲劳的活动不同，能促进工作能力的恢复。如一段时间的脑力活动后，听听音乐或做几节广播体操、散步等。

（四）促进患者休息的护理措施

1. 增进生理舒适 保持患者身体上的舒适是使患者得到充分休息的重要保证。提供舒适的病室环境（适宜的温度及湿度、安静、安全、光线柔和等）。协助患者做好个人卫生，维持舒适的体位，控制和消除疼痛等，使患者的不适减至最低限度。

2. 促进心理放松 护士热情主动地向患者介绍医院环境，耐心地与患者沟通，关心患者，减轻患者紧张和焦虑，促进患者心理放松。

3. 选择适当的休息方式 根据患者的病情、生活习惯，选择适当的休息方式，如静卧、静坐、散步、听广播、下棋、打太极拳、练气功、放松肌肉等。

4. 保证充足睡眠 在休息的各种形式中，睡眠是最基本、最重要的。睡眠不足，轻则出现精力不集中，重则出现幻觉、眼花，导致疾病发生，如冠心病等。

二、睡眠

睡眠（sleep）是一个复杂的生理和行为过程，根据行为学定义，睡眠是指机体失去对周围环境知觉和反应的一种可逆行为。通常伴有静止、闭眼、躺卧等与睡眠相关的表现。

睡眠是休息的一种重要形式，在睡眠过程中，大脑和神经系统等各系统功能可得到修复，营养得到补充，体力得到恢复，有利于维持人体内环境的平衡。

（一）睡眠的生理

1. 睡眠的原理 睡眠的发生是一个复杂的生理过程，涉及感觉、运动、自主神经系统及内分泌系统的多种变化。

睡眠由睡眠中枢控制，目前认为大脑和脑干与睡眠有直接关系，脑内存在两个系统即催眠系统和觉醒系统，两者相互拮抗，从而调节睡眠与觉醒的相互转化。睡眠还与激素如褪黑激素、生长激素、性激素等有关；同时还受免疫调节机制的影响，如机体在受到细菌或病毒感染后往往会出现睡眠障碍如失眠、嗜睡、睡眠节律紊乱等。

2. 睡眠的分期 睡眠是一种周期性的、可逆的静息现象，由不同时相组成。目前国际上通常依据睡眠时的脑电图（EEG）特征、眼球运动和肌力变化等生理参数变化来进行睡眠分期。根据睡眠中脑电图的不同特征，以及是否出现眼球阵发性快速运动等现象（表5-1），将睡眠分为两种状态：

（1）非快速动眼阶段睡眠（nonrapid eye movement，NREM）：又称为慢波睡眠或正相睡眠。一般分为四期：NREM睡眠Ⅰ期或A期（入睡期）、NREM睡眠Ⅱ期或B期（浅睡期）、NREM睡眠Ⅲ期或C期（中等深度睡眠期）和NREM睡眠Ⅳ期或D期（深睡期）。

（2）快速动眼阶段睡眠（rapid eye movement，REM）：又称快波睡眠或异相睡眠，为E期。

表5-1　睡眠分期

睡眠分期	生理变化	脑电图（EEG）	眼电图（EOG）	肌电图（EMG）
清醒		闭眼时：α节律睁眼时：相对低电压、混合频率	随意运动；困倦时慢速眼动	紧张性活动，相对高幅值，随意运动
NREM睡眠Ⅰ期	入睡的过渡期，有点发困，但对外周的注意力还存在	相对低电压、混合频率，可有幅值较大的θ	慢速眼动	紧张性活动，可略小于清醒期
NREM睡眠Ⅱ期	对外周的注意力已经丧失，似睡非睡	δ、K复合波	偶尔出现慢速眼动	紧张性活动，低水平
NREM睡眠Ⅲ期	深睡眠状态，不易觉醒，需要巨大的声响才能使之觉醒	δ波占20%~50%	无，检出EEG	紧张性活动，低水平
NREM睡眠Ⅳ期	为沉睡期，觉醒非常困难，可出现梦游和遗尿，体内分泌大量生长激素	δ波>50%	无，检出EEG	紧张性活动，低水平
REM期	很难唤醒，梦境往往在此阶段出现、生理变化复杂、肾上腺素大量分泌	相对低电压、混合频率，锯齿波，θ活动，慢速α活动	时相性REM	肌紧张受抑制；时相性抽搐

NREM睡眠与REM睡眠共有的生理变化：肌张力减低，刺激与反射如视、听、嗅、触等反应减弱，心排出量减少，周围血压下降；吞咽动作减少、食管蠕动减弱，内分泌功能发生变化，如生长激素在δ睡眠期分泌最多。REM期生理变化比较复杂，存在两种状态：一为没有特殊活动时出现的基础性状态，二为有肌肉阵发运动和内脏活动明显变化的发作性状态。

睡眠各个阶段对人体具有特殊的意义。如在NREM睡眠Ⅳ期（有时也包括第Ⅲ期）的睡眠中，体内可分泌大量生长激素，可促进蛋白质合成，减少蛋白质分解，加速受损组织愈合。REM睡眠与幼儿神经系统的成熟有关；同时对恢复精力、保持情绪平衡十分重要，特别是生动的、充满感情色彩的梦境可缓解精神压力，有利于个体精力的恢复。

3. 睡眠的周期　正常情况下，睡眠是个连续过程，NREM睡眠与REM睡眠有规律交替出现形成睡眠周期（sleep cycle）。入睡后一般首先进入 NREM 睡眠，按 I→II→III→IV→III→II→I的顺序进行，在两个 NREM 睡眠周期间插入一个 REM 睡眠（图 5-1）。

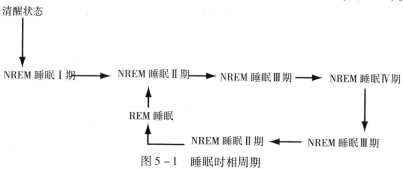

图 5-1 睡眠时相周期

成人一夜睡眠中，平均每晚出现 4~6 个 NREM-REM-NREM 睡眠周期，每一睡眠周期为 60~120 分钟（平均为 90 分钟）；一般每个睡眠周期都从 I 期开始，但各期不一定齐全。

在睡眠周期中，每个时相所占的时间比例，随睡眠的进行而有所改变。刚入睡时，NREM III 期、NREM IV 期约占 90 分钟。REM 时相持续不超过 30 分钟。进入深夜，REM 期会延长到 60 分钟，而 NREM III 期、NREM IV 期则会相应缩短。凌晨每个周期中的睡眠深度变浅，不再达到 NREM IV 期。因此，大部分 NREM 睡眠发生在上半夜，REM 睡眠则多发生在下半夜。

NREM 睡眠阶段的各期与 REM 睡眠均可直接转变为觉醒状态，但由 REM 睡眠期自动醒来的几率要显著大于 NREM 睡眠期的任何其他阶段。在任一阶段醒而复睡时，都需从清醒状态开始依次经过各期。但在许多病理状态下如发作性睡病、乙醇中毒、脑外伤及睡眠剥夺，以及儿童睡眠周期等可以从 REM 期睡眠开始。

睡眠时相周期在白天小睡时也会出现，上午小睡，是后半夜睡眠的延续，REM 睡眠所占比例较大，NREM 的睡眠时间减少。下午小睡，NREM 比例增多，会减少晚上睡眠时 NREM 睡眠的时间。

4. 睡眠质量标准 睡眠的质量标准包括睡眠的深度、睡眠时间和饱满的精神状态。睡眠质量好坏的判断可根据：

（1）主观判断：入睡快，睡眠深，不易惊醒，睡眠时无惊梦现象，起床后精神好，无疲劳感，白天工作效率高，无睡意。

（2）客观判断：睡眠潜伏期长短，NREM、REM 睡眠期占全夜睡眠的百分比，睡眠中觉醒次数，觉醒时间所占总睡眠时间等。

5. 影响睡眠的因素

（1）生理因素

①年龄：年龄是影响睡眠结构的重要因素，随年龄的增长，睡眠时间减少，睡眠的深度逐渐减低。婴儿期约 16 小时；1~4 岁约 12 小时；5~12 岁为 10~12 小时；13~20 岁为 8~10 小时；20 岁以后成人 7~9 小时；65 岁以上老年人为 5~7 小时。REM 睡眠在婴儿期约占总睡眠 50%，65 岁以上老年人 REM 睡眠降至 14% 左右。

②昼夜节律：人类的睡眠－觉醒活动周期与地球自转周期近似，与 24 小时自然昼夜交替大致同步，称为昼夜节律（circadian rhythm）。如果人体昼夜节律性被破坏，如夜晚工作、白天睡眠会导致倒班工作睡眠障碍，这种生理变化需要 3～5 天才能恢复正常。

③内分泌变化：妊娠早期孕激素升高，可有催眠作用；甲状腺功能过低，甲状腺激素分泌不足，可使患者感到疲乏和嗜睡。

（2）病理因素：由于疾病引起疼痛、不适导致睡眠障碍。如慢性阻塞性肺气肿患者因呼吸短促妨碍睡眠；精神分裂症、强迫症等患者，常常处于过度的觉醒状态。

（3）环境因素：环境是影响个体睡眠质量的重要因素。如室温、声响、光线、空气、卧具等是否舒适，以及睡眠地点改变等都可影响睡眠。

（4）心理因素：情绪是各种睡眠障碍发生的重要原因。情绪平稳、神志安定、宁静较易入睡；而强烈的情绪变化，如兴奋、悲哀、焦虑、恐惧等会影响睡眠。

（5）其他

①药物：某些药物在治疗疾病时影响睡眠，如抗心律失常药物地高辛可引起失眠、嗜睡、认知异常和疲劳等；利尿药可引起夜尿增多，扰乱睡眠。精神活性物质会影响睡眠觉醒周期，如安眠药能使人熟睡，但可干扰深睡眠期，长期服用容易产生药物依赖或药物戒断反应。

②饮食：过饱、空腹使人不易入睡。某些食物的摄入会改变睡眠状况，如含有 L－色氨酸的食物如肉类、乳制品和豆类能缩短入睡时间，因为 L－色氨酸能抑制脑的兴奋，使人进入睡眠状态；少量饮酒能促进放松和睡眠，但大量饮酒却会抑制 REM 睡眠；咖啡、浓茶使人兴奋，干扰睡眠。

③活动：晚上进行轻、中度运动，有助于肌肉放松和增加睡眠。体力劳动者比脑力劳动者需要的睡眠时间长，劳动强度大、工作时间长的人需要的睡眠时间也长。

④生活习惯：有的人习惯于睡前洗热水澡、饮用牛奶、阅读报纸、听音乐、看电视等，如果习惯改变则可能出现睡眠障碍。

（二）睡眠障碍

睡眠障碍（sleep disorder）是指睡眠量及质的异常，或在睡眠过程中有异常行为出现。睡眠障碍种类很多，常见的有失眠、睡眠性呼吸暂停（SAS）等。

1. 失眠（insomnia）　是一种最常见的睡眠障碍，指患者对睡眠时间和（或）质量不满足并影响白天社会功能的一种主观体验。常见的失眠形式：①睡眠潜伏期延长：入睡时间超过 30 分钟；②睡眠维持障碍：夜间觉醒次数≥2 次或凌晨早醒；③睡眠质量下降：睡眠浅、多梦；④总睡眠时间缩短：通常少于 6 小时；⑤日间残留效应：次晨感到头昏、精神不振、嗜睡、乏力等。

失眠的原因多种多样，包括生理因素、心理因素、疾病因素、滥用药物、认知和行为改变等，也常常继发于其他疾病过程。

失眠分类方法多种，根据病程可分为急性失眠、亚急性失眠和慢性失眠；根据失眠原因可分原发性失眠（特发性失眠）和继发性失眠。

2. 睡眠性呼吸暂停（sleep apneas）　指在睡眠过程中口鼻呼吸气流停止≥10 秒。合并动脉血氧饱和度降低、低氧血症、高血压及肺动脉高压。可分为中枢型呼吸暂停、阻塞型呼吸暂停和混合型呼吸暂停。

（1）中枢型呼吸暂停（CSA）：鼻和口腔气流与胸腹式呼吸运动同时暂停。常见于中枢神经系统功能不良，如颅脑损伤、药物中毒、脑肿瘤等。

（2）阻塞型呼吸暂停（OSA）：因上气道阻塞，鼻和口腔无气流，但胸腹式呼吸依然存在。常见于上呼吸道阻塞病变，肥胖者脂肪堆积在咽部、舌根部阻塞气道等。通常出现在严重的、频繁的、用力的打鼾或喘息之后。

（3）混合型呼吸暂停（MSA）：指一次呼吸暂停过程中，出现中枢性呼吸暂停，同时出现阻塞型呼吸暂停。

3. 发作性睡眠障碍（narcolepsy）　最常见的表现是在不合适的时间和地点发生难以抑制的嗜睡，并很快进入睡眠状态，常伴有夜间睡眠紊乱。如在进餐时发生不可抗拒的入睡或睡眠发作，发作时局部肌张力突然丧失，麻痹，四肢无法动弹，发不出声音，数分钟后恢复。发作性睡眠障碍可分为猝倒型发作睡病、非猝倒型发作睡病、继发性发作睡病和特发性睡眠增多。

4. 睡眠过度（hypersomnia）　指睡眠时间过长或长期处于想睡的状态，觉醒困难，或醒后精力不能恢复。可能是针对睡眠剥夺的正常反应，也可能是继发于药物或严重的潜在性脑病，如头部受伤、脑血管病变和脑瘤。也可见于心理失调如忧郁的患者，此时睡眠可以逃避日常生活的紧张。脑电图（EEG）研究表明，睡眠过度尽管延长了总的睡眠时间，但睡眠时相的周期进展和每一时相所占的百分比均在正常范围内。

5. 异常睡眠伴随事件　指伴随入睡、睡眠和觉醒期机体出现一些非正常事件，包括异常的睡眠运动、行为、情感、感知、梦境和自主神经系统功能变化。

（1）梦游：是指在睡眠中离床活动，意识恍惚，难以唤醒，完成行为后上床继续入睡，醒后对梦游完全或部分无记忆。多见于男孩，与遗传、性格、神经功能失调有关。

（2）夜惊症：睡眠中突然出现惊恐，常由哭泣和大声尖叫开始，伴有自主神经系统和行为上的强烈恐惧表现。

（3）遗尿：多见于儿童，与大脑未发育完全有关，睡眠前饮水过多或过度兴奋也可诱发。

（三）住院患者的睡眠特点

患者住院期间由于环境陌生，生活习惯改变，疾病影响，各种特殊的声响，治疗护理项目繁多等诸多因素共同影响住院患者睡眠质量。

1. 睡眠去同步化（sleep to synchronization）　由于各种原因导致睡眠节律紊乱，睡眠与昼夜节律不协调而出现不同的综合征，如睡眠延迟综合征和睡眠提前综合征。

2. 睡眠中断（sleep fragmentation）　患者的睡眠被中断，无法完成较完整的睡眠周期。当睡眠被打断时，睡眠的周期又从清醒状态开始，导致 NREM 时相第 I、II 期时间占总睡眠时间比例增加，第 III、IV 期睡眠丧失，进一步也丧失了 REM 阶段的睡眠。此外，由于睡眠－觉醒轮换次数增加，造成交感神经和副交感神经的刺激快速改变，可能发生致命的心律不齐。尤其是从 REM 阶段突然醒来，可能会造成心室纤颤，同时也会影响正常的呼吸功能。

3. 睡眠剥夺（sleep deprivation）　由于多种因素的影响使患者处于长期缺乏持续的、自然的、周期性睡眠的状态。

4. 诱发补偿现象（vulnerability to rebounds）　指患者睡眠被打断后，NREM 时相的 IV 期和 REM 时相睡眠减少，会在下一个睡眠周期中得到补偿。一般 NREM 的 IV 期睡眠优先得到补偿，同时分泌大量的生长激素，以弥补因觉醒时间增加所致的大量能量消耗。患者常感到身体疲劳，机体活动不协调，心理状况不佳。REM 睡眠减少现象则更加严重，严重者会导致神经官能症及精神障碍。

（四）促进睡眠的护理

1. 评估睡眠状态　收集与睡眠有关的资料，了解影响睡眠因素，如患者睡眠习惯、身体状况，了解体格检查和实验室检查结果，评估是否存在睡眠异常或睡眠障碍。具体内容如下：

（1）每晚需睡多长时间，就寝和起床时间。

（2）是否有午睡的习惯，午睡时间长短。

（3）睡前是否服用安眠药及睡前习惯喝热饮料、阅报、看电视等。

（4）是否很快入睡，睡后是否打鼾，有无异常行为如说梦话、梦游或易被惊醒等。

（5）夜间醒来次数及原因。

（6）晨起是否感到精力充沛。

2. 促进睡眠的护理措施

（1）创造安静、舒适、安全的睡眠环境：①睡前通风，调整病室的温湿度，光线适宜，保持病区安静，减少不良刺激。②提供个体化的类家庭式的环境，提供舒适的卧具，如病床牢固、干燥，床垫硬软合适，棉褥、枕芯厚薄及软硬适宜。③合理安排治疗、护理活动。夜间需进行的操作应相对集中，与患者商定晨间操作的时间，为其保持充足睡眠创造条件。

（2）做好就寝前的晚间护理：①尊重患者的睡眠习惯，在不影响疾病的护理、治疗前提下尽量满足患者需求，如洗热水澡、泡脚、更衣等。②做好就寝前的晚间护理，协助患者洗漱、排便，检查身体各部位引流管、牵引、敷料的情况，必要时更换敷料，整理床单位，促进患者舒适。

（3）解决睡眠中的特殊问题：①失眠患者：提供促进睡眠的措施，如睡前喝热牛奶、热水洗脚、沐浴、颈背部或全身按摩、四肢全身放松、自我催眠等；必要时给予镇静催眠药物，但须注意防止药物依赖性和耐药性，避免长期连续用药。②睡眠过多患者：指导其控制饮食，减轻体重，增加有趣而有益的活动，并限制睡眠的时间。③发作性睡眠障碍患者：按医嘱进行药物治疗，并指导其学会自我保护，减少意外发生。④睡眠性呼吸暂停患者：指导其采取正确的睡眠姿势，以保持呼吸道通畅；肥胖者要注意减肥。⑤梦游患者：应注意防护，移开卧室中的危险物品，关窗、锁门，防止意外事故发生。⑥遗尿患者：晚间注意限制饮水，睡前督促排尿。⑦疼痛或不适患者：积极采取止痛措施，促进患者舒适。如采取背部按摩，促进肌肉放松，缓解疼痛；根据医嘱酌情给予镇痛、镇静药物。

（4）心理疏导：护士要经常观察、询问患者，了解其身心需求，并设法予以满足。如患者紧张、恐惧时，应多与患者交流，指导其倾听舒缓的音乐，或进行渐进性放松训练，使情绪稳定，心态平和。对没有安全感的患者，家人或护士陪伴床旁。

（5）健康教育：指导患者制订合理的作息计划，建立有规律的生活方式，养成良好的睡眠习惯。白天在休养、治疗的同时应进行一定的娱乐活动，避免整日昏昏欲睡而引起睡眠节律紊乱；睡前不宜过饱，饮水不宜过多，不喝浓茶和咖啡，避免剧烈运动，不宜用脑过度。

第二节　活　动

活动是人的基本需要之一，它同阳光、空气和水一样是生命和健康的源泉。患者因疾病或其他原因导致活动障碍，将影响患者的生活质量和疾病康复。

活动种类繁多，分类也不尽相同。根据运动方式可将运动分为主动运动和被动运动；根据运动的耗氧情况可将运动分为有氧运动和无氧运动；根据肌肉收缩的方式可将运动分为等张运动、等长运动和等速运动。因此，护士首先应掌握活动的基本方法，从满足患者身心发展需要和疾病康复的角度协助患者选择并进行适当的活动，促进患者早日康复。

一、活动的作用和意义

适当的活动，有利于机体各系统功能的协调和统一。主要因为通过活动可以促进血液循环，增加心排出量，稳定及改善血压，改善血液成分；增强肺功能，减少上呼吸道疾病发生；促进新陈代谢，增加能量消耗，预防肥胖，促进消化，防止便秘；维持骨骼、软骨、肌肉、关节的发育和正常钙磷代谢，防止骨骼中钙的流失，让骨骼更健壮；提高神经细胞反应的灵活性、平衡性，使工作持久，不易疲劳；减轻人们的精神压力，舒缓情绪。

二、活动受限的原因和对机体的影响

（一）活动受限的原因

引起活动受限的原因很多，主要有：

1. 健康状况　由于疾病（如运动、神经功能受损）、肢体残疾、损伤、疼痛、严重的营养不良等可影响患者正常的活动能力。

2. 治疗、护理措施的执行　某些治疗、护理措施执行使机体的活动能力和活动范围受到限制，如肢体骨折患者固定、牵引。

3. 精神、心理状况　情绪会影响患者活动，如沮丧、悲哀引起活动能力下降；心理障碍如极度抑郁患者可出现自主活动停止。

4. 其他　生活方式、价值观与信念都可能影响人的活动与行为。

（二）活动受限对机体的影响

活动受限尤其是长期卧床患者，由于机体活动减少，会对机体各系统造成不利影响。

1. 呼吸系统　主要表现为限制有效通气和影响呼吸道分泌物的排出。活动减少，机体代谢需求降低，尤其平卧时腹腔脏器增加横膈的压力，使胸腔变小，呼吸表浅，影响有效通气；机体虚弱和平卧降低了咳嗽功能，同时由于重力作用使呼吸道分泌物沉积于深部支气管，使细菌繁殖，导致坠积性肺炎。肺部分泌物蓄积及有效通气减少，影响肺内氧气与二氧化碳的正常交换，导致二氧化碳潴留。如果以上症状不能及时纠正，可能出现呼吸性酸中毒，最后导致心、肺功能衰竭。

2. 心血管系统　主要表现为体位性低血压和下肢深静脉血栓。体位性低血压（postural hypotension）是指患者从卧位到坐位或直立位时、或长时间站立出现突然血压下降超过20mmHg，并伴有头昏、头晕、视力模糊、乏力、恶心等表现。主要是由于卧床使外周动脉血管收缩反射迟钝，当站立时血管仍处于扩张状态，血液积聚在下肢，中心血压下降，脑的血供减少而出现相应症状。

下肢静脉血栓形成的三个主要因素是血液的凝结性增加、静脉血流滞缓和静脉血管壁损伤。长期卧床可引起血容量的进行性减少，血液黏稠度增加；卧床时腓肠肌泵的作用下降，静脉回流受阻；体位不当如压迫也可造成静脉回流受阻，同时也可刺激或损伤血管壁；病变主要累及四肢浅静脉或下肢深静脉。血栓形成的危险在于发生肺栓塞。

3. 肌肉骨骼系统　主要表现为骨质疏松、肌肉萎缩、关节僵硬或挛缩、手足废用等。长期卧床或活动减少，骨再生长停止，但骨破坏继续，钙磷被释放到血液中去，由于这种去矿物质作用，导致骨质疏松，造成畸形或病理性骨折。活动减少，使肌肉供血减少，肌蛋白丢失，导致肌纤维变短及弹性、耐力和强度下降，肌肉松弛。卧床时，为了舒适往往采取屈曲位，屈曲使关节变短，出现膝、髋、足底关节屈曲挛缩，关节的活动度变小。

4. 消化系统　便秘是卧床患者最常见的问题。长期卧床或活动减少使肠蠕动减少，加之体位变化，增加了便秘的危险。活动减少会引起消化腺的分泌减少，食欲下降，胃肠消化吸收功能减退，导致营养不良。

5. 排泄系统　可出现排尿障碍、尿潴留或尿失禁、泌尿道结石、泌尿道感染等。长期卧床，肾的生理功能并没有受到很大的影响，然而卧床却引起肾负荷的改变。由于排尿姿势不佳，膀胱壁的感受力下降，容易引起尿潴留。制动时由于骨骼中游离出的钙增加，血钙浓度增高，尿液中的钙浓度升高，容易形成泌尿道结石。

6. 皮肤 压疮是长期卧床者在皮肤方面出现的最严重的问题。身体某部位受压过重或过久时，能降低皮肤的抵抗力，容易使皮肤受损或形成压疮。

7. 心理社会因素 持续的活动受限容易发生信息交流障碍，使患者产生失落、焦虑、抑郁、退缩等不良情绪；活动受限使患者不能参加工作，参与社会、家庭活动，不能承担相应的责任，人与人之间的交往受到限制，造成自尊改变和自我认同障碍。

三、促进患者活动的措施

（一）活动前的评估

适当的活动有益于身心健康；过度的活动可能造成机体损伤，不利于疾病康复。因此，在制定护理计划前，应进行全面、系统的评估是非常必要的。主要内容包括：

1. 一般资料 包括患者的年龄、性别、身高、体重等。在活动选择上，首先考虑年龄，其次考虑性别。不同年龄段的活动能力发展有不同的特点：婴儿期活动四肢为主，进行爬、坐、走及双手抓握等练习；儿童期则可以参与一些跑、跳等较剧烈的活动；成年期生理及心理已经发育成熟，社会活动增加，身体运动常选择户外散步、慢跑等运动；老年人因身体逐渐老化，应选择节奏缓慢的活动如太极拳、散步等。

2. 身体评估

（1）疾病状况：评估疾病的性质和严重程度，以及患者的治疗需要，有助于合理安排患者的活动量及活动方式的选择。如脑卒中患者如出现深度昏迷、颅压过高等症状时，应禁忌活动。

（2）心肺功能：通过测量生命体征，实验室检查如心电图、通气功能测定、心电运动试验等多方面检查，评估患者的心肺功能，确定患者目前所能耐受的活动强度，以免发生意外。一般在运动前后测量呼吸、脉搏、血压，如发现异常，应立即停止活动或调整活动计划。

（3）关节活动范围（range of motion，ROM）：又称关节活动度，是指关节运动时所通过的运动弧，常以度数表示。人体各关节常用的活动度（表5-2）：

表5-2　人体各关节常用活动度

关节名称	活动方式	正常值	关节名称	活动方式	正常值
腰椎	前屈	90°	腕关节	掌屈	50°~60°
	后伸	30°		背伸	30°~60°
	左右侧屈	30°		尺偏	30°~40°
	左右旋转	30°		桡偏	25°~30°
髋关节	仰卧屈曲	130°~140°	肩关节*	前屈	70°~90°
	俯卧后伸	10°~15°		后伸	40°
	仰卧内旋	20°~30°		内旋	70°~90°
	仰卧外展	30°~45°		外旋	40°~50°

续表

关节名称	活动方式	正常值	关节名称	活动方式	正常值
踝关节	背伸	20°~30°	肘关节	屈曲	135°~150°
	跖屈	40°~50°		过伸	10°
	内翻	30°		内旋	90°
	外翻	30°~35°		外旋	90°
膝关节	仰卧屈曲	120°~150°			
	仰卧过伸	5°~10°			

* 体位要求：上臂下垂，屈肘90°，前臂指向前方

（4）肌张力和肌力评估：肌张力可以通过触摸肌肉软硬程度，观察肢体或躯体异常的姿势及运动情况来判断。肌力检查可以通过徒手检查或借助机械检查来判定。Lovett 徒手肌力检查法将肌力分为6个等级（表5-3）：正常、良好、尚可、差、微缩、无收缩。

表5-3   Lovett 肌力分级标准

级别	名称	标准
5	正常	正常肌力，能抗重力、抗充分阻力作关节全范围移动
4	良好	肌肉有收缩能力，能抗重力、抗部分阻力作关节全范围移动
3	尚可	肌肉有收缩能力，能抗重力作关节全范围运动，但不能抗阻力
2	差	肌肉有收缩能力，能稍微移动关节，但不能抗重力
1	微缩	肌肉有轻微收缩能力，但不能引起关节运动
0	无收缩	无可测知的肌肉收缩

（5）日常生活的活动能力（activities of daily living，ADL）：是指人们为独立生活而每天必须反复进行的、最基本的、具有共同性的身体动作群，即进行衣、食、住、行、个人卫生等的基本动作和技巧。通过对患者进行日常生活的活动能力评估，了解患者能否独立及独立程度。常用的方法有功能独立性评定（FIM）、Barthel 指数、PULSES 评定、功能问卷（FAQ）等。五级20项日常生活活动能力分级法（表5-4）从穿上衣、扣衣扣、穿裤子、刷牙、洗脸、洗澡、如厕等20项内容进行评分，将得分分为五级。

表5-4   五级20项日常生活活动能力分级法

级别	标准
Ⅰ级	不能完成，全靠别人代劳
Ⅱ级	自己能做一部分，但要在别人具体帮助下才能完成
Ⅲ级	在别人从旁指导下可以完成
Ⅳ级	能独立完成，但较慢，或需要使用辅助器具和支具
Ⅴ级	正常，能独立完成

3. 心理社会状况 患者的心理状况会影响其对活动的积极性，如患者对治疗没有信心，其焦虑、抑郁的情绪会导致自主活动减少，不愿配合活动。社会支持情况，如家属态度、行为也会影响患者的心理状态及参与活动的积极性。

（二）指导和协助患者活动

护士在全面评估患者的基础上，选择合适的运动，有利于患者疾病的恢复，预防因缺少活动而引起的并发症。

1. 指导患者采取正确的体位 护士应协助患者采取舒适的体位，使全身尽可能放松，保持脊柱生理弯曲，并将各关节置于功能位，预防关节痉挛等并发症发生。

2. 指导和协助患者选择适宜的活动方式 对于活动受限的患者，护理人员应指导患者在疾病和治疗允许的范围内进行适当的活动，并在必要时提供协助。

（1）关节活动范围练习（range of motion exercise，简称 ROM 练习）：是指反复进行某个或某些关节的各方向运动，用以维持和恢复关节活动范围的练习。

ROM 练习目的：维持关节的可活动性；防止关节僵硬、粘连和挛缩形成；促进血液循环，增加滑膜关节面软骨的营养；促进关节积液的吸收；维持肌张力等。

ROM 练习方法：①让患者采取自然放松的姿势，帮助患者更换宽松、舒适的衣服，便于活动。②面向操作者的方向，尽量靠近操作者。③根据各关节的活动形式和范围，从颈部、肩、肘、腕、手指、髋、膝、踝、趾关节依次作外展、内收、伸展、屈曲、内旋、外旋等练习，每个关节每次可做节律的、完整的练习 5～10 次，每天训练 1～2 次，每次 20～30 分钟。④运动结束后，测量生命体征，做记录。⑤协助患者取舒适卧位。

ROM 练习注意事项：①运动前全面评估患者，确定其功能水平和训练目标，依据功能水平选择被动、主动或主动 - 助力锻炼。如关节僵硬或疼痛，或肌腱与肌肉很紧张，在开始练习前，可对关节进行热疗，以减轻疼痛或肌肉紧张。②运动中要根据每个患者关节运动范围及其反应来完成运动。避免过度、过快活动关节，以免造成损伤，如出现异常情况及时报告医生，给予处理。③运动后应及时、准确地记录运动时间、内容、次数，观察患者治疗前后关节的活动范围是否改善，是否产生疼痛等，并做详细记录。④急性损伤、骨折、手术后患者，为避免出现再次损伤，不能立即行关节活动范围练习。对有心脏病的患者，在练习时应特别注意观察患者有无胸痛，心率、心律、血压等方面的变化，避免因剧烈活动诱发心脏病发作。

（2）指导患者进行增强肌肉力量的练习

1）肌力训练的目的：增强肌力及肌肉耐力，防止废用性肌萎缩，加强关节的动态稳定性，以防止关节损伤及退行性改变。

2）肌力训练的方法：根据患者的病情、现有的肌力等级选择肌力训练方法，常用的有：

①等张运动（isotonic exercise）：又称动力练习，是指肌肉收缩，肌肉张力不变，肌肉长度改变的运动，可带动关节和肢体的移动。等张运动有利于锻炼肌肉力量，维持关节活动度。常用于可活动肢体的锻炼，防止关节僵硬和肌肉挛缩。

等张运动的缺点：主要是阻力恒定，如果采用的阻力较小，练习的效果受到影响。Delorme 设计了渐进性抗阻等张练习（Progressive resistance exercise，简称 PRE）。先测出待训练肌肉连续 10 次等张收缩所能承受的最大负荷，称为 10RM，分三组，循序渐进地进行，第 1 组 1/2 个 10RM、第 2 组 3/4 个 10RM、第 3 组 1/4 个 10RM。每次每组重复 10 次，各组间休息 1 分钟。每周复测 10RM 值，并相应调整负荷量，使其随肌力的增加而增加。

②等长运动（isometric exercise）：又称静力练习，是指肌肉张力增加而肌肉长度基本不变，也不发生关节移动的练习。等长运动有利于增加或维持固有的肌肉张力，防止肌肉挛缩，促进静脉回流，有利于手术创伤的及早修复。常用于关节有创伤、炎症和肿胀等早期。

等长运动的缺点：主要是以增加静态肌力为主，存在关节角度的特异性，即在某一关节角度下练习时，只对增加关节处于接近这一角度的肌力有效。因此提出多点（角度）的等长练习，即在整个运动弧度中，每隔 20°作一组等长练习（避开引起疼痛的角度），以全面增强肌肉力量。

③等速练习（isokinetic exercise）：又称等动练习，克服等张和等长练习的主要缺点，又兼具两种练习的主要优点。等速练习肌肉可大幅度收缩，产生大幅度肢体运动；肌肉在整个运动弧度中都遇到相应的阻力，得到较充分的锻炼；当肌肉停止运动时，阻力即消失，不易引起损伤。这是一种较理想的肌肉力量的练习方法。

等速练习的缺点：是用特制的练习器械，费用较高，练习比较费时间。

3）肌力训练的注意事项：①根据肌力练习的基本原则，掌握运动量及频率，使每次练习达到肌肉适度疲劳。②正确掌握间隔时间，每次练习后有适当间歇让肌肉充分复原，一般每日或隔日练习 1 次，一周不能少于 2 次。③肌力练习前后应做适当地准备及放松。肌力练习不应引起明显的疼痛，疼痛为损伤加重的信号，反射性地抑制脊髓前角细胞，妨碍肌肉收缩，无法达到运动效果。④肌力练习效果依赖于患者的主观努力，因此要鼓励患者自主训练。必须使患者充分理解训练的目的和意义，加强合作。运动不宜太复杂，以患者能胜任为原则，提高患者训练的积极性。⑤注意心血管的异常反应。用力收缩特别是肌肉等长收缩引起的升压反应及增加心血管的负荷；运动中屏气可引起 Valsava 反应，也可对心血管活动造成额外负荷，因此有心血管疾病患者须特别注意。

复习思考题

1. 住院患者常见的睡眠障碍有哪些？如何改善患者的睡眠？
2. 活动受限对机体有什么影响？如何指导患者进行活动练习？

第六章 舒适与安全

【学习目标】

掌握：卧位的分类；常用卧位的适应证和安置方法，变换卧位法操作；疼痛的概念、疼痛患者的护理；医院环境中常见的损伤和防范措施，各种保护具、辅助器使用的目的及操作中的注意事项。

熟悉：引起患者不舒适的因素，不舒适患者的护理原则；舒适卧位的基本要求；疼痛的原因和影响疼痛的因素；影响患者安全的因素。

了解：舒适与不舒适的概念；疼痛发生的机制。

舒适与安全是人类的基本需要，当个体处于最佳健康状态时，会通过自身不断的调节来满足其需要。一旦患病，由于受生理、心理、社会、环境等多种因素的影响，安全感会消失，常处于不舒适的状态。因此，护理人员护理患者时，应通过密切观察，分析影响患者舒适与安全的各种因素，并提供适当的护理措施，满足患者舒适与安全的需要。

第一节 舒 适

一、舒适与不舒适的概念

舒适（comfort）是指个体身心处于轻松自在、无焦虑、无疼痛的健康、安宁状态时的一种自我感觉。

不舒适（discomfort）是指个体身心不健全或有缺陷，外环境有不良刺激，致身心负荷过重的一种自我感觉。

舒适与不舒适之间没有截然的分界线，个体每时每刻都处于两者之间连线的某一点上，且呈动态变化。当个体心情舒畅、体力充沛、感到安全和完全放松，身心需要均能得到满足时，处于最高水平的舒适。而当身心需要得不到满足时，机体的舒适程度会逐渐下降，最终被不舒适所替代，疼痛是不舒适的最严重表现形式。护理人员在日常护理中，要用动态的观点来评估患者舒适与不舒适的程度，并注意个体差异。

二、引起患者不舒适的因素

引起患者不舒适的因素很多，主要包括生理、心理、社会和环境因素，这些因素互为因果、互相影响。

（一）身体因素

1. 疾病影响 疾病所致恶心、呕吐、发热、咳嗽、腹胀、腹泻以及疼痛等症状均会造成机体不舒适。

2. 姿势或体位不当 当肢体缺乏适当支托，关节过度屈曲或伸张，肌肉过度紧张或牵拉，局部组织长期受压时均可引起麻木、疼痛等不适感。

3. 活动受限 疾病所致不能随意翻身或使用过紧的约束带、石膏、绷带、夹板等限制患者的活动而造成不适。

4. 个人卫生不佳 当患者自理能力降低，又缺乏护理时，常因口臭、汗臭、皮肤污垢、瘙痒等引起不适。

（二）心理因素

1. 焦虑或恐惧 对疾病与死亡的恐惧，担心治疗及手术效果，担忧疾病对家庭、经济、工作和学习带来的不良影响等可引起患者心理上的不适感。

2. 自尊受损 如被医护人员疏忽、冷落，照顾与关心不够，或治疗、护理中隐私权得不到保护，可使患者自尊心受挫，产生不适感。

（三）社会因素

1. 角色适应不良 患者因担心家庭、孩子或工作等，出现角色行为冲突或紊乱，而不能安心养病，影响康复。

2. 生活习惯改变 住院后，起居、饮食习惯的改变会使患者一时不适应。

3. 支持系统缺乏 如住院后与家人隔离或被亲朋好友忽视，缺乏经济支持等。

4. 环境陌生 新入院患者对医院和病室环境以及医护人员、患友感到陌生而产生不适应。

（四）环境因素

指不适宜的物理环境，如病室内温湿度过高或过低、空气污浊有异味、噪音过强或干扰过多、被褥不整洁、床垫软硬不当等都会使患者感到不适。

三、不舒适患者的护理原则

（一）预防为主

护士应熟悉引起患者不舒适的原因，对患者的身心及所处的环境进行全面评估，根据评估结果，为患者提供必要的护理和健康教育，预防为主。如指导或协助患者正确活动、保持良好的个人卫生、采取舒适卧位；创造适宜的病室环境；建立融洽的护患、病友关系等。

（二）祛除诱因

舒适与不舒适都属于自我感觉，客观评估比较困难。这就需要护理人员细心的观察，通过患者的面部表情、手势、语言、声音、姿势及活动能力、饮食、睡眠、皮肤颜色、有无出汗等，判断患者的舒适程度，找出并积极祛除引起患者不舒适的因素。如患者由于便秘导致不适，可采取适当的方法进行通便，必要时行大量不保留灌肠，以解除因便秘腹胀而导致的不适。

（三）心理支持

对因心理社会因素引起不适的患者，护理人员应在充分尊重患者的基础上，通过有效的沟通，正确指导患者调节情绪，并及时与家属及单位取得联系，使其配合医护人员，共同做好患者的心理护理。

第二节 患者的卧位与舒适

卧位（patient position）即患者卧床的姿势。正确的卧位对增加患者的舒适感，减轻症状，预防并发症和保证安全均有积极的作用。因此，护士在临床护理工作中应熟悉各种卧位的基本要求，协助或指导患者采取正确的卧位。

一、舒适卧位的基本要求

舒适卧位是指患者卧床时，身体各部位处于合适或放松的位置，感觉舒适。维持患者舒适卧位的基本要求：

1. 卧床姿势应符合人体力学的要求，保持关节处于功能位置。
2. 经常变换体位，至少每 2 小时变换一次，并加强受压部位的皮肤护理。
3. 在无禁忌证的情况下，患者每天改变卧位时都要活动身体各部位关节。
4. 适当遮盖患者，保护患者隐私。

二、卧位的分类

（一）按卧位的自主性分为：主动卧位、被动卧位和被迫卧位。

1. 主动卧位 患者自己采取的最舒适卧位。常见于轻症患者、恢复期患者。

2. 被动卧位 患者自身无力变换卧位，而只能处于被他人安置的卧位。常见于昏迷、极度衰弱的患者。

3. 被迫卧位 患者有变换卧位的能力，但由于疾病的影响或治疗、检查的需要而被迫采取的卧位。如肺心病患者由于呼吸困难而被迫采取端坐位。

（二）按卧位的平衡性分为：稳定性卧位和不稳定性卧位。

1. 稳定性卧位：支撑面大、重心低，平衡稳定，是患者感觉舒适、轻松的卧位。

2. 不稳定性卧位：支撑面小、重心较高，难以稳定，是患者局部肌肉紧张，易疲劳、不舒适的卧位。

（三）按卧位时身体的姿势分为：仰卧位、侧卧位、半坐卧位、端坐位、头低足高位、头高足低位、俯卧位、膝胸卧位和截石位。临床常用卧位主要依据此种分类法。

三、常用卧位

（一）仰卧位（supine position）

1. 去枕仰卧位

（1）安置方法：协助患者去枕仰卧，头偏向一侧，两臂放于身体两侧，两腿自然放平，将枕横立于床头（图6-1）。

（2）适用范围：①昏迷或全身麻醉未清醒的患者，防止呕吐物误入气管而引起窒息或肺部并发症。②椎管内麻醉或脊髓腔穿刺后的患者，预防因颅内压减低而引起的头痛。

> **链接**
>
> **患者椎管内麻醉或脊髓腔穿刺后宜取去枕仰卧位**
>
> 患者椎管内麻醉或腰椎穿刺后，由于蛛网膜和硬脊膜被穿破，脑脊液从穿刺孔漏入硬脊膜外腔，受重力作用而出现外漏。脑脊液的漏失超过它的生成速度，导致脑脊液减少，颅内压下降，脑组织失去支撑而下沉，造成脑膜、脑神经和血管的牵拉而产生头痛。患者取去枕仰卧位可减少脑脊液的外流，维持正常颅内压，一般去枕仰卧位约6小时可有效地减少头痛的发生。

2. 仰卧中凹位（休克卧位）

（1）安置方法：抬高患者头胸部约10°~20°，抬高下肢约20°~30°（图6-2）。

（2）适用范围：休克患者。抬高头胸部有利于保持气道通畅，增加肺活量，改善缺氧症状；抬高下肢，有利于静脉血回流，增加心排出量而缓解休克症状。

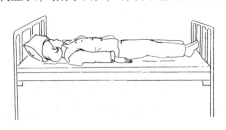
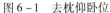
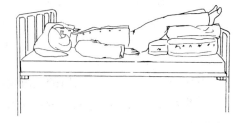

图6-1　去枕仰卧位　　　　　　　　图6-2　仰卧中凹位

3. 屈膝仰卧位

（1）安置方法：患者仰卧，头下垫枕，两臂放于身体两侧，两膝屈曲，并稍向外展（图6-3）。检查或操作时注意保暖及保护患者隐私。

（2）适用范围：用于腹部检查或接受导尿、会阴冲洗的患者。

（二）侧卧位（side‑lying position）

1. 安置方法　患者侧卧，两臂屈肘，一手放在枕旁，一手放在胸前，下腿伸直，上腿弯曲。必要时两膝之间、胸腹部、后背部放置软枕，以扩大支撑面，使患者感到舒适与安全（图6‑4）。

2. 适用范围

（1）灌肠、臀部肌内注射（上腿伸直，下腿弯曲）。

（2）肛门检查及配合胃镜、肠镜检查等。

（3）预防压疮。侧卧位与仰卧位交替，可避免局部组织长期受压，防止压疮发生；同时便于擦洗和按摩局部皮肤，使患者舒适。

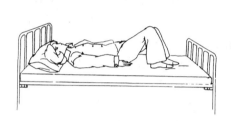 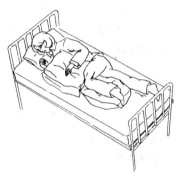

图6‑3　仰卧屈膝位　　　　　　　　　　　图6‑4　侧卧位

（三）半坐卧位（semireclining position）

1. 安置方法　患者仰卧，摇高床头支架或用靠背架将床头抬高30°～50°，再摇高床尾支架或用大单裹住枕芯放于两膝下，大单两端固定于床缘，使下肢屈膝，以防患者下滑。床尾可置一软枕垫于患者足底。放平时，先放平膝下支架，后放平床头支架（图6‑5）。

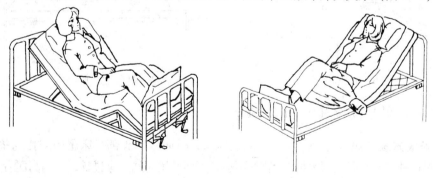

图6‑5　半坐卧位

2. 适用范围

（1）某些面部及颈部手术后患者，可减少局部出血。

（2）心肺疾病引起呼吸困难的患者。此卧位借助重力作用，使部分血液滞留于下肢和盆腔脏器内，回心血量减少，从而减轻肺淤血和心脏负担；同时使膈肌位置下降，胸腔容量扩大，有利于气体交换，改善呼吸困难的症状。

（3）腹腔、盆腔手术后或有炎症的患者。因盆腔腹膜抗感染性较强，而吸收较弱，采取半坐卧位，可使腹腔渗出液流入盆腔，减少炎症扩散和毒素吸收，使感染局限，减轻中毒反应；同时还可防止感染向上蔓延引起膈下脓肿。此卧位还能减轻腹部切口缝合处的张力，缓解疼痛，有利于切口愈合。

（4）疾病恢复期体质虚弱的患者。使患者逐渐适应体位改变，有利于向站立位过渡。

（四）端坐位（sitting position）

1. 安置方法　扶患者坐起，摇高床头支架或用靠背架将床头抬高70°～80°，使患者身体稍向前倾，床上放一跨床小桌，桌上放软枕，患者可伏桌休息；同时患者背部放置软枕，使其能向后倚靠；膝下支架抬高15°～20°，必要时加床档，以保证患者安全（图6-6）。急性肺水肿患者，若病情允许，可使患者两腿向一侧床缘下垂。

2. 适用范围　急性肺水肿、心力衰竭、心包积液及支气管哮喘发作的患者。

（五）俯卧位（prone position）

1. 安置方法　患者俯卧，两臂屈曲放于头的两侧，两腿伸直，胸下、髋部及踝部各放一软枕，头偏向一侧（图6-7）。

2. 适用范围

（1）腰背部检查或胰、胆管造影检查的患者。

（2）脊椎手术后或腰、背、臀部有伤口，不能平卧或侧卧的患者。

（3）胃肠胀气导致腹痛的患者。可使腹腔容积增大，缓解胃肠胀气所致的腹痛。

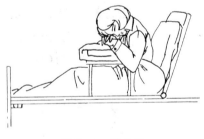

图6-6　端坐位

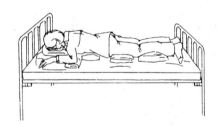

图6-7　俯卧位

（六）头低足高位（trendelenburg position）

1. 安置方法　患者仰卧，将枕横立于床头，以防碰伤头部，床尾用支托物垫高15～30cm（图6-8）。这种卧位易使患者感到不适，因而使用时间不宜过长，颅内高压者禁用。

2. 适用范围

（1）肺部分泌物引流，使痰易于咳出。

（2）十二指肠引流术，有利于胆汁引流。

（3）妊娠时胎膜早破，防止脐带脱垂。

（4）下肢或骨盆骨折牵引时，利用人体重力进行反牵引。

（七）头高足低位（dorsal elevated position）

1. 安置方法（图6-9） 患者仰卧，将床头处的床脚用支托物垫高15~30cm 或根据病情而定。如为电动床可使整个床面向床尾倾斜。

2. 适用范围

（1）颈椎骨折患者作颅骨牵引时，利用人体重力作为反牵引力。

（2）降低颅内压，预防脑水肿。

（3）颅脑手术后的患者。

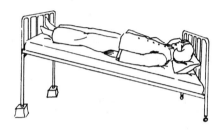 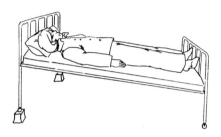

图6-8 头低足高位 　　　　　　　　　　图6-9 头高足低位

（八）膝胸卧位（knee-chest position）

1. 安置方法 患者跪卧，两小腿平放于床上，稍分开，大腿和床面垂直，胸贴床面，腹部悬空，臀部抬起，头转向一侧，两臂屈肘，放于头的两侧（图6-10）。

2. 适用范围

（1）肛门、直肠、乙状结肠镜检查及治疗。

（2）矫正胎位不正或子宫后倾。

（3）促进产后子宫复原。

链 接

膝胸卧位矫正胎位不正及子宫后倾机制

正常的胎位是枕前位，在分娩过程中胎头变形，周径变小，有利于胎头娩出。如果为臀位时，胎臀先娩出，阴道不能充分扩张，加之胎头无变形机会，易造成难产。孕妇妊娠30周前胎位多能自行转为头位，若未转，则采取膝胸卧位矫正。嘱孕妇排空膀胱，松解裤带取膝胸卧位，每日2次，每次15分钟，连续1周后复查。这种卧位使胎儿臀退出盆腔，借助胎儿重力的作用，使胎儿头与背所形成的弧形顺着宫底弧面滑动完成，转为头位。

对子宫后倾的患者，因抬高臀部，腹部悬空，因重力作用使腹腔脏器前倾，起到矫正作用。

（九）截石位（lithotomy position）

1. 安置方法 患者仰卧于检查床上，臀部齐床沿，两腿分开，放于支腿架上（支腿架上放软垫），两手放在身体两侧或胸前（图6-11）。注意遮挡患者及保暖。

2. 适用范围

（1）会阴、肛门部位的检查、治疗或手术，如膀胱镜、妇产科检查、阴道灌洗等。

（2）产妇正常分娩。

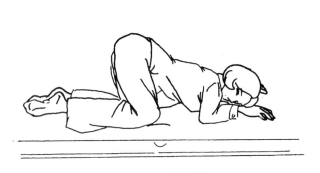

图6-10 膝胸卧位

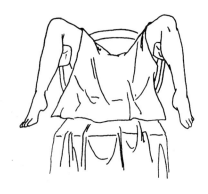

图6-11 截石位

四、协助患者更换卧位

（一）协助患者移向床头法

【目的】 协助已滑向床尾而不能自行移动的患者移向床头，使患者感到舒适。

【评估】

1. 环境 地面是否易于滑倒，操作空间是否足够大等。

2. 患者 年龄、体重、病情、肢体活动情况，有无身体创伤、骨折固定、牵引、输液及留置导管等情况，向床头移动的距离。

3. 护士 自身能够负荷的重量及可利用的资源等。

【计划】

1. 护士准备 衣帽整齐，洗手，戴口罩；视患者情况决定护士人数。

2. 用物准备 根据病情备好软枕、床档等物品。

3. 患者准备 告知患者及家属操作的目的、方法，指导患者与护士配合。

4. 环境准备 移开障碍物，提供宽敞的操作环境。

【实施】 操作步骤，见表6-1。

表6-1 协助患者移向床头法

操作步骤	要点说明
1. 核对解释 备齐用物携至床旁，核对解释	◇ 使患者建立安全感，取得合作

续表

操作步骤	要点说明
2. **固定装置** 固定床轮，将各种导管及输液装置安置妥当，必要时将盖被折叠至床尾或一侧。根据病情放平床头支架，枕头横立于床头	◇ 以免移动时引起导管连接处脱落或扭曲受压 ◇ 避免撞伤患者头部
3. **移动患者**	
▲ 一人协助患者移向床头法（图6-12）	◇ 适用于可部分自理患者
（1）患者卧位 仰卧屈膝，双手握住床头栏杆，双脚蹬床面	
（2）护士姿势 靠近床侧，两腿适当分开，一手托在患者肩背部，另一手托住膝部	
（3）移向床头 护士在托起患者的同时，嘱患者两臂用力，脚蹬床面，与护士同时用力向床头方向移动	
▲ 二人协助患者移向床头法	◇ 适用于不能自理患者、体重较重患者
（1）患者卧位 仰卧屈膝	
（2）护士姿势 两人分别站在病床两侧，手与手交叉托住患者颈肩部和臀部，或两人站于同侧，一人托住颈肩及腰部，另一人托住臀部及腘窝	
（3）合力上移 两位护士同时用力，抬起患者移向床头	◇ 不可拖、拉，以免擦伤皮肤
4. **整理归位** 放回软枕，协助患者取舒适卧位，整理床单位	

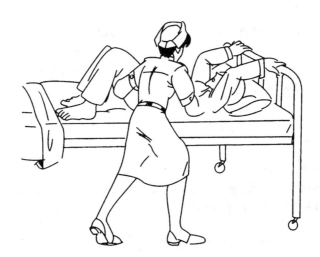

图6-12 一人协助患者移向床头法

【评价】

1. 患者上移达到预定的位置。

2. 患者感觉舒适、安全。

3. 护士动作轻稳、协调，未造成患者损伤。

4. 护患沟通有效，患者愿意接受、配合操作。

（二）协助患者翻身侧卧法

【目的】

1. 协助不能起床的患者更换卧位，增进舒适度。

2. 预防并发症，如压疮、坠积性肺炎等。

3. 满足治疗与护理的需要，如背部皮肤护理、更换床单或整理床单位等。

【评估】

1. **环境**　地面是否易于滑倒，操作空间是否足够大等。

2. **患者**　年龄、体重、病情、肢体活动情况，有无身体创伤、骨折固定、牵引、输液及留置导管等情况，需要变换卧位的原因。

3. **护士**　自身能够负荷的重量及可利用的资源等。

【计划】同协助患者移向床头法。

【实施】操作步骤，见表 6－2。

表 6－2　协助患者翻身侧卧法

操作步骤	要点说明
1. **核对解释**　备齐用物携至床旁，核对解释	◇ 使患者建立安全感，取得合作
2. **固定装置**　固定床轮，将各种导管及输液装置安置妥当，必要时将盖被折叠至床尾或一侧	◇ 防止翻身引起导管连接处脱落或扭曲受压
3. **患者卧位**　取仰卧位，两手放于腹部	◇ 轴线翻身时患者去枕仰卧
4. **翻身**	◇ 适用于可部分自理患者
▲ 一人协助患者翻身侧卧法（图 6－13）	◇ 不可拖、拉，以免擦伤患者皮肤
（1）先将患者肩部、臀部移近护士侧床缘，再移近患者双下肢，嘱患者屈膝	
（2）护士一手托肩，一手扶膝，轻轻将患者转向对侧，背向护士	
▲ 二人协助患者翻身侧卧法（图 6－14）	◇ 适用于不能自理患者
（1）护士二人站在病床的同侧，一人托住患者颈肩部和腰部，另一人托住患者臀部和腘窝，两人同时抬起患者移向近侧	◇ 不可拖、拉，以免擦伤患者皮肤
（2）分别扶患者的肩、腰、臀和膝部，轻轻将患者翻向对侧	
▲ 轴线翻身法（图 6－15）	◇ 适用于脊椎受损或脊椎手术后患者改变卧位时，以避免翻身时脊柱错位而损伤脊髓
（1）两名护士站在病床的同侧，将大单铺于患者身体下，分别抓紧靠近患者肩背、腰、髋部、大腿等处的大单，将患者拉至近侧，拉起床档	
（2）护士至病床另一侧，将患者近侧手臂移到头侧，另一手放于胸前，两膝间放一软枕	

续表

操作步骤	要点说明
（3）护士二人双手抓紧患者肩背、腰、髋部、大腿等处的远侧大单，喊口令，二人动作一致，将患者整个身体以圆滚轴式翻转至侧卧，使患者面向护士	◇ 翻转时，勿让患者身体屈曲，以免脊柱错位
5. **垫枕** 按侧卧位要求，在患者背部、胸前及两膝间垫上软枕	
6. **记录** 记录翻身时间和皮肤情况	

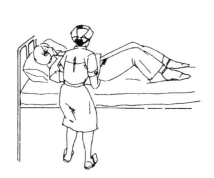
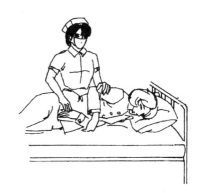

图 6-13 一人协助患者翻身侧卧法

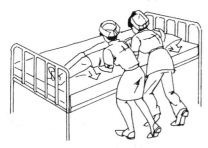

图 6-14 二人协助患者翻身侧卧

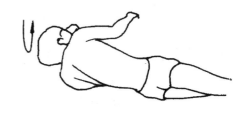

图 6-15 轴线翻身法

【注意事项】

1. 协助患者更换卧位时，应注意节力原则，如翻身时，尽量让患者靠近护士，使护士自身的重力线通过支撑面以保持平衡，并缩短重力臂而省力。

2. 协助患者翻身时，应将患者身体稍抬起再行翻身，切忌拖、拉、推等动作，以免擦伤皮肤，两人协助翻身时，须注意动作要协调、轻稳。

3. 协助患者更换卧位时，应注意观察病情与受压部位情况，并酌情确定翻身间隔时间，同时做好交接班。

4. 为有特殊情况的患者更换卧位时，须注意：

（1）对有各种导管或输液装置者，应先将导管安置妥当，翻身后仔细检查，保持导管通畅。

（2）颈椎或颅骨牵引者，翻身时不可放松牵引，并使头、颈、躯干保持在同一水平位翻动；翻身后注意牵引方向、位置以及牵引力是否正确。

（3）颅脑手术者，应取健侧卧位或平卧位；翻身时要注意头部不可剧烈翻动，以免引起脑疝，导致患者突然死亡。

（4）石膏固定者，应注意翻身后患处位置及局部肢体的血运情况，防止受压。

（5）一般手术者，翻身时应先检查敷料是否干燥、有无脱落，如分泌物浸湿敷料，应先更换敷料并固定妥当后再行翻身，翻身后注意伤口不可受压。

【评价】

1. 患者或家属明确翻身目的并配合操作。

2. 护士动作轻稳、节力、协调，患者安全、舒适，无并发症发生。

3. 患者皮肤受压情况得到改善。

4. 护患沟通有效。

第三节　疼痛患者的护理

疼痛是临床上最常见的症状，与疾病的发生、发展与转归有着密切的联系，是临床上诊断疾病、鉴别疾病的重要指征之一，同时也是评价治疗与护理效果的标准之一。护士应正确认识疼痛，掌握疼痛的相关知识，做好疼痛患者的护理。

一、概述

（一）疼痛的概念

疼痛（pain）是伴随着现存的或潜在的组织损伤而产生的一种令人痛苦和苦恼的主观感受，是机体对有害刺激的一种保护性防御反应。

疼痛是痛感觉和痛反应两个成分的结合。痛感觉属于个人的主观知觉体验；而痛反应是个体对伤害刺激机体所产生的一系列生理、病理的变化。患者可表现出不同的疼痛反应，包括生理、病理反应，如面色苍白、呼吸急促、血压升高、瞳孔扩大、出汗、骨骼肌收缩、恶心呕吐、休克等；情绪反应，如紧张、焦虑、恐惧等；行为反应，如身体蜷曲或烦躁不安、呻吟、哭闹、皱眉、咬唇等。这些反应均表明疼痛的存在。疼痛具有以下特征：

1. 疼痛是一种主观感受，很难评估。同时，要区分生理或心理因素引起的疼痛也很困难。

2. 疼痛是一种身心不舒适的感觉，常表示个体身心受到侵害，提示有治疗护理的必要。

3. 相同程度的疼痛，因个人对疼痛的耐受力不同，表现出的反应也不同。

4. 疼痛是一种机体保护机制。当机体遇到有害刺激如锐器引起疼痛，会以极快的速度避开刺激，免于再次受到伤害。

（二）疼痛的发生机制

疼痛发生的机制非常复杂，迄今为止，尚无一种学说能全面合理地解释疼痛发生机制。致痛释放学说认为痛觉感受器是游离的神经末梢，当各种伤害性刺激作用于机体达到一定程度时，机体组织受损，释放致痛物质，如组胺、缓激肽、5-羟色胺、乙酰胆碱、H^+、K^+、前列腺素等，作用于痛觉感受器，产生痛觉冲动，沿传入神经传导至脊髓，再通过脊髓丘脑束和脊髓网状束上传，至大脑皮质的某一区域，引起疼痛。

牵涉痛是疼痛的一种类型，表现为患者感到身体体表某处有明显痛感，而该处并无实际损伤。这是由于有病变的内脏神经纤维与体表某处的神经纤维会合于同一脊髓段，来自内脏的传入神经纤维除经脊髓上达大脑皮质，反应内脏疼痛外，还会影响同一脊髓段的体表神经纤维，传导和扩散到相应的体表部位而引起疼痛，这些疼痛多发生于内脏缺血、机械牵拉、痉挛和炎症。如心肌梗死的疼痛发生在心前区，但可放射至左肩及左上臂；阑尾炎可先出现脐周及上腹疼痛，再转移至右下腹等。

二、疼痛的原因及影响因素

（一）疼痛的原因

1. **温度刺激**　过高或过低的温度作用于体表，均会引起组织损伤。如高温可引起灼伤，低温会致冻伤。受伤的组织释放组胺等化学物质，刺激神经末梢导致疼痛。

2. **化学刺激**　化学物质如强酸、强碱，不仅可直接刺激神经末梢，导致疼痛，还可因灼伤使组织细胞受损释放化学物质，再次作用于痛觉感受器，使疼痛加剧。

3. **物理损伤**　如刀切割、针刺、碰撞、身体组织受牵拉、肌肉受压、挛缩等，均可使局部组织受损，刺激神经末梢而引起疼痛。

4. **病理改变**　疾病造成的体内某些管腔堵塞，组织缺血、缺氧，空腔脏器过度扩张，平滑肌痉挛或过度收缩，局部炎性浸润等均可引起疼痛。

5. **心理因素**　心理状态不佳，如情绪紧张或低落、愤怒、悲痛、恐惧等都能引起局部血管收缩或扩张而导致疼痛。如神经性疼痛常因心理因素引起。此外，疲劳、睡眠不足、用脑过度等可导致功能性头痛。

（二）影响疼痛的因素

对疼痛的感受和耐受力个体差异很大，相同程度的痛觉刺激对不同个体会产生不同的疼痛反应。将个体所能感觉到的最小疼痛称为疼痛阈（pain threshold）。个体所能忍受的疼痛强度和持续时间称为疼痛耐受力（pain tolerance）。疼痛阈和疼痛耐受力受年龄、疾病、个人经验、文化教养等多方面因素的影响，主要包括以下几点：

1. **生理因素**

（1）年龄　个体对疼痛的敏感程度因年龄不同而不同。婴幼儿对疼痛不敏感；随着年龄增长，对疼痛的敏感性也随之增加；老年人对疼痛的敏感性又随之下降。故对于不同年龄组的疼痛患者应采取不同的护理措施，尤其是儿童和老年人，更应注意其特殊性和个体差异。

（2）个性特征　疼痛的程度和表达方式还会因性格不同而有所差异。自控力及自尊心较强的人疼痛耐受力就强；善于表达的人对疼痛的叙述会较多。

（3）疲劳　疲劳可提高对疼痛的感知，降低对疼痛的耐受力。这种情况在长期慢性疾病患者中尤为明显。当得到充足的睡眠与休息后，疼痛会减轻，反之则加剧。

2. 心理因素

（1）过去经历　如曾反复经受疼痛折磨的人会对疼痛产生恐惧心理，对疼痛的敏感性会增强。他人的疼痛经历也有一定影响，如手术患者的疼痛会对同病室将要做相同手术的患者带来恐惧心理，增强敏感性。而儿童对疼痛的体验往往取决于父母的态度。

（2）注意力　当注意力高度集中于其他事物时，痛觉可以减轻甚至消失。某些精神镇痛治疗，如松弛疗法、手术后听音乐、看电视、愉快交谈等均可分散患者的注意力而减轻疼痛。

（3）情绪　积极的情绪可减轻疼痛；消极的情绪可加重疼痛。愉快的情绪有减轻疼痛知觉的作用，而焦虑可使疼痛加剧。而疼痛又会反过来增加焦虑情绪。

3. 社会环境因素

（1）文化背景　患者所生活的社会环境和文化背景可影响其对疼痛认知的评价，进而影响其对疼痛的反应。持有不同人生观、价值观的患者对疼痛也有不同的反应。若患者生活在鼓励忍耐和推崇勇敢的文化背景中，往往更能够耐受疼痛。患者的文化教养也会影响其对疼痛的反应和表达方式。

（2）患者的支持系统　有亲朋好友陪伴可以减少患者的孤独和恐惧感，从而减轻疼痛。父母的陪伴对患儿尤为重要。

（3）治疗及护理因素　①许多治疗和护理操作也会使患者产生疼痛感，如注射、局部伤口缝合等；②护士掌握的疼痛理论知识与实践经验，可影响其对疼痛的正确判断与处理，如评估疼痛方法不当，仅依据患者的主诉判断是否存在疼痛，而使部分患者得不到及时处理；③护士缺少必要的药理知识，过分担心止痛药的副作用或成瘾性，会使患者得不到必要的镇痛处理。

三、疼痛患者的评估

（一）评估内容

除患者的一般资料外，应重点评估疼痛发生的部位、时间、性质、程度、伴随症状；疼痛发生时的表达方式；自身控制疼痛的方式、对疼痛的耐受性；引起或加重疼痛的各种因素；患者过去疼痛的经历及家庭支持系统情况；疼痛对患者功能活动、心理情绪的影响等。

（二）评估方法

1. 询问法　疼痛本身是一种主观感觉，患者是唯一有权利描述其疼痛是否存在以及疼痛性质的人，护士应通过与患者的有效沟通（可咨询表6-3中的问题），听取患者的主诉，来判断患者的疼痛程度。

表 6-3 疼痛咨询表

咨询问题
1. 您觉得什么地方痛？
2. 什么时间开始痛的？
3. 持续多长时间？有什么规律吗？
4. 怎么痛？刺痛？还是胀痛？……
5. 您的痛有多严重？（可以采用疼痛评估工具）
6. 什么情况下可以缓解您的疼痛？什么情况下会加重您的疼痛？
7. 除了疼痛，您还有哪些不舒服的感觉或症状？
8. 您有过类似的疼痛经历吗？
9. 您试用过什么方法来缓解疼痛？哪些有效？哪些不起作用？
10. 疼痛对您的哪些方面造成了影响？食欲？睡眠？活动？

2. 观察与体格检查 检查患者疼痛部位，注意观察患者的面部表情、发出的各种声音、身体动作，来判断其疼痛的情况。如观察患者的身体活动：①静止不动：即患者维持某一种最舒适的体位或姿势，常见于四肢或外伤疼痛者。②无目的乱动：在严重疼痛时，有些患者常通过无目的地乱动来分散其对疼痛的注意力。③保护动作：是患者对疼痛的一种逃避性反射。④规律性动作或按摩动作：为了减轻疼痛的程度常使用的动作。如头痛时用手指按压头部，内脏性腹痛时按揉腹部等。

此外，疼痛发生时，患者常发出各种声音，如呻吟、喘息、尖叫、呜咽、哭泣等。应注意观察其音调的大小、快慢、节律、持续时间等。音调的变化可反映出疼痛患者的痛觉行为，尤其是无语言交流能力的患儿，更应注意收集这方面的资料。

3. 采用疼痛评估工具 评估疼痛程度时，护士可视患者的病情、年龄和认知水平选择下列相应的疼痛评估工具加以评估。

（1）**文字描述评定法**（verbal descriptors scale，VDS）：把一条直线等分成 5 份，每个点表示不同的疼痛程度，其中一端表示无痛，另一端表示剧痛，中间依次为微痛、中度疼痛、重度疼痛，请患者按照自身疼痛的程度选择合适的描述文字（图 6-16）。

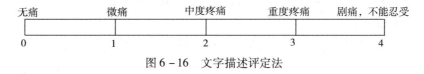

图 6-16 文字描述评定法

（2）**数字评分法**（numerical rating scale，NRS）：用数字代替文字来表示疼痛的程度。

将一条直线等分成 10 段，标有从 0 到 10 的数字，数字越大表示疼痛越强，让患者自己评分。此评分法适用于疼痛治疗前后效果测定对比（图 6-17）。

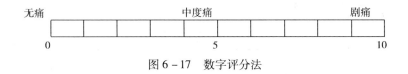

图 6 - 17　数字评分法

（3）视觉模拟评分法（visual analogue scale，VAS）：划一条长 10cm 直线，不作任何划分，仅在直线的两端分别注明"无痛"和"剧痛"，请患者根据自己对疼痛的实际感觉在直线上标记疼痛的程度。护士根据画线位置判定（图 6 - 18）。0 表示无痛，轻度疼痛平均值 2.57 ± 1.04，中度疼痛平均值 5.18 ± 1.41，重度疼痛平均值 8.41 ± 1.35。视觉模拟评分法比前两个评估方法更敏感，患者能完全自由地表达疼痛的程度。

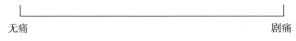

图 6 - 18　视觉模拟评分法

（4）面部表情图（face expressional，FES）：采用从微笑、悲伤至哭泣的 6 种面部表情来表达疼痛程度。适用于 3 岁以上的儿童。如图所示（图 6 - 19），六个面孔分别代表不同的疼痛程度，儿童可从中选择一个面孔来代表自己的疼痛感受。

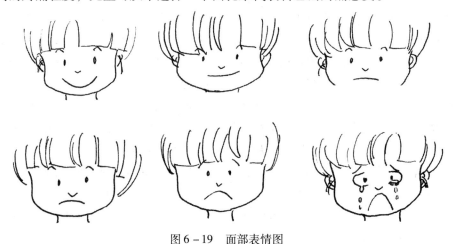

图 6 - 19　面部表情图

（5）按 WHO 的疼痛分级标准进行评估，疼痛分为 4 级：

0 级：指无痛。

1 级（轻度疼痛）：平卧时无疼痛，翻身咳嗽时有轻度疼痛，但可以忍受，睡眠不受影响。

2 级（中度疼痛）：静卧时痛，翻身咳嗽时加剧，不能忍受，睡眠受干扰，要求用镇痛药。

3 级（重度疼痛）：静卧时疼痛剧烈，不能忍受，睡眠严重受干扰，需要用镇痛药。

（6）Prince - Henry 评分法：主要适用于胸腹部大手术后或气管切开插管而不能说

话的患者，需要在术前训练患者用手势来表达疼痛程度。此评分法分为 5 个等级，分别赋予 0~4 分的分值以评估疼痛的程度。

0 分：咳嗽时无疼痛。

1 分：咳嗽时有疼痛发生。

2 分：安静时无疼痛，但深呼吸时有疼痛发生。

3 分：静息状态时即有疼痛，但较轻微，可忍受。

4 分：静息状态时即有剧烈疼痛，并难以忍受。

四、疼痛患者的护理

（一）给予止痛措施

1. 对症处理 减少或消除引起疼痛的原因，如外伤所致的疼痛，应酌情给予止血、包扎、固定、处理伤口等措施；胸腹部手术后，患者会因咳嗽或呼吸引起伤口疼痛，术前应对其进行健康教育，指导术后深呼吸和有效咳嗽的方法，术后可协助患者在按压伤口后，进行深呼吸和咳痰。

2. 药物止痛 护士应正确使用镇痛药物，须注意以下几点：①在诊断未明确前不能随意使用镇痛药，以免掩盖症状，延误病情。②在用药过程中，密切观察病情，把握好用药时机，如对慢性疼痛的患者应掌握疼痛发作的规律，最好在疼痛发作前 20~30 分钟给药。对于手术后患者，适当应用止痛药物，可促使患者早期下床活动，以减少并发症的发生。③患者所需的护理活动应安排在药物显效时限内，使其易于接受。④当疼痛缓解应及时停药，防止药物的副作用、耐药性及成瘾性。

药物止痛是控制癌痛的主要手段，目前临床上普遍采用 WHO 所推荐的三阶梯疗法，即：①一阶梯：选用非阿片类药物、解热镇痛药和抗炎类药，如阿司匹林、布洛芬、对乙酸氨基酚等，主要适用于轻度疼痛的患者。②二阶梯：选用弱阿片类药，如氨酚待因、可待因、曲马朵、布桂嗪等，主要适用于中度疼痛的患者。③三阶梯：选用强阿片类药，如吗啡、哌替啶、美沙酮、二氢埃托啡等，主要用于重度和剧烈癌痛的患者。在癌痛治疗中，常加用弱安定药（如艾司唑仑和地西泮）、强安定药（氯丙嗪和氟哌啶醇）、抗抑郁药（如阿米替林）等辅助药物以减少主药的用量和副作用。

> **链 接**
>
> ### 镇痛给药法的新观点
>
> 为了取得最佳镇痛效果，改变传统的按需给药为根据药物的半衰期按时给药；提倡口服给药；药物剂量个体化；应用患者自控镇痛泵（PCA），由患者自行控制，通过缩短给药间隔和小剂量主动给药来减少药物的副作用；硬膜外注射法是将吗啡或芬太尼等药物注入椎管内，通过提高脑脊液中止痛剂浓度起作用，是剧烈疼痛的有效治疗方法，目前已广泛应用于临床。

3. 物理止痛　应用冷、热疗法可有效减轻局部疼痛。此外，理疗、按摩及推拿也是临床上常用的物理止痛方法。

4. 针灸止痛　是根据疼痛部位，运用针刺或灸法刺激相应腧穴，使人体经脉疏通、气血调和以达到止痛的目的。

5. 经皮神经电刺激疗法（TENS）　采用脉冲刺激仪，在疼痛部位或附近放置 2 ～ 4 个电极，用微量电流对皮肤进行温和的刺激，提高患者痛阈来缓解疼痛。主要用于慢性疼痛的患者。

（二）采取移情易性法

移情易性法指通过一定的方法和措施转移或改变患者的情绪和注意力，以解脱不良情绪的方法。患者出现机体疼痛后，往往将注意力集中在疼痛局部，易产生紧张、焦虑、恐惧等不良情绪，而不良情绪又会加重疼痛的程度。在这种情况下，护士应根据患者的心理特点、局部环境和条件等，采取不同措施，与患者建立相互信赖的友好关系，鼓励患者表达疼痛时的感受，分散患者对疼痛的注意力，从而缓解疼痛。

1. 参与活动　组织患者参加自己喜欢的活动，如书法、绘画、下棋、听音乐、玩游戏、看电视、愉快交谈等。对患儿来说，护士的爱抚和微笑、有趣的故事、玩具、糖果、游戏等都能有效地转移注意力，缓解疼痛。

2. 节律按摩　指导患者在疼痛部位作环形按摩。

3. 深呼吸　指导患者进行有节律的深呼吸，用鼻深吸气，然后慢慢从口中呼气，反复进行。

4. 松弛法　通过自我调节，集中注意力，使全身各部分肌肉放松，以减轻疼痛强度，增强对疼痛的耐受力。同时，松弛可以消除身心紧张，促进睡眠，也有助于缓解焦虑，减轻疼痛。

5. 引导想象　是利用对某一令人愉快的情景或经历的想象来降低患者对疼痛的意识。在作诱导性想象之前，先作规律性的深呼吸运动和渐进性的松弛运动则效果更好。

（三）促进舒适

通过帮助患者取合适体位、提供舒适整洁的病床单位、创造温湿度适宜、通风良好的病室环境、建立融洽的护患关系、操作前耐心正确地告知等各种护理活动来促进患者身心舒适，从而减轻或解除疼痛。

（四）健康教育

根据患者的具体情况选择健康教育内容，如疼痛的原因、如何客观地向医护人员讲述疼痛的感受、缓解疼痛常采取的方法、止痛剂的用法、作用及注意事项等。

五、疼痛护理效果评价

表明疼痛减轻的指标：①一些疼痛的征象减轻或消失，如面色苍白、出冷汗等；

②对疼痛的适应能力有所增强；③身体状态和功能改善，自我感觉舒适，食欲增加；④休息和睡眠的质量较好；⑤能重新建立一种行为方式，轻松地参与日常活动，与他人正常交往。

第四节 患者的安全

安全对所有人都是重要的，对患者尤为重要。在 Maslow 的人类基本需要层次理论中，其重要性仅次于生理需要。护理人员应努力为患者提供一个安全的环境，以满足患者安全的需要。同时，还应对患者进行安全健康教育，提高患者自我保护的意识和能力，保证自身安全。

一、影响患者安全的因素

（一）自身因素

1. 年龄 如婴幼儿需依赖他人的保护；儿童正处于生长期，好奇心强，喜欢探索新事物，容易发生意外事件；老年人各种器官功能逐渐衰退，也容易受到伤害。

2. 感觉功能 人们依赖感觉功能来了解周围环境，识别和判断自身行动的安全性。任何一种感觉障碍，均会妨碍个体辨别周围环境中存在的或潜在的危险因素而易受到伤害。如白内障患者因视物不清，易发生撞伤、跌倒等意外。

3. 健康状况 健康状况不佳，容易使人发生意外和受到伤害。如免疫功能低下者易发生感染；焦虑时，因注意力不集中而无法警觉环境中的危险而易受到伤害。

4. 对环境的熟悉程度 通常人们对熟悉的环境、习惯的常规、熟知的人和事物会产生安全感，增加安全性；反之，陌生的环境会使人产生焦虑、害怕、恐惧等心理反应，从而出现安全危机。

（二）外在因素

1. 医院环境 在医院环境中，可能存在各种影响安全的物质，如各种医用气体、电器设备、放射线、致病微生物、化学药品等，应采取措施加以防护。

2. 诊疗手段 一些特殊的诊疗手段，在发挥协助诊断、治疗疾病与促进康复作用的同时，也可能会给患者带来一些不安全的因素，如各种侵入性的诊断检查与治疗、外科手术等造成的皮肤损伤及潜在的感染等。

二、医院常见的不安全因素及防范

（一）物理性损伤及防范

1. 机械性损伤 常见有跌倒、撞伤等。其防范措施如下：

（1）躁动不安、意识不清及婴幼儿患者易发生坠床等意外，应根据患者情况使用床档或其他保护具加以保护。

（2）年老体弱、行动不便的患者离床活动时应给予协助，可用辅助器具或扶助行走。

（3）地面应保持干燥，物品放置合理，减少障碍物，防止发生撞伤、跌倒。

（4）病室的走廊、浴室、厕所应设置扶手；患者常用物品应放于容易获取处，以防患者失去平衡而跌倒。

（5）对精神障碍者，应注意将剪刀等器械妥善放置，避免患者接触，发生危险。

> **链接**
>
> ### 医护人员易出现的机械性损伤
>
> 　　主要是废弃碎玻璃和锐利器具（如针头、刀片等）的刺伤。因此，应有特殊的容器盛放碎玻璃及锐利器具，并将这些危险物品与其他物品分开放置，以减少对医院内工作人员的伤害。

2. **温度性损伤**　常见有热水袋、热水瓶等所致的烫伤；冰袋、制冷袋等所致的冻伤；各种电器如烤灯、高频电刀等所致的灼伤；易燃易爆品，如氧气、乙醚及其他液化气体所致的各种烧伤等。其防范措施如下：

（1）护士在应用冷、热疗法时，应严格执行操作规程，注意听取患者的主诉及观察局部皮肤的变化。

（2）对于易燃易爆品应妥善保管，并设有防火措施。

（3）医院内的电路及各种电器设备应定期检查维修。使用前，应进行安全检查，并对患者进行安全用电的知识教育。

3. **压力性损伤**　常见有因长期受压所致的压疮、因高压氧舱治疗不当所致的气压伤等。其防范措施见相关章节。

4. **放射性损伤**　主要是在放射性诊断和治疗过程中的处理不当所致，常见有放射性皮炎、皮肤溃疡坏死，严重者可致死亡。其防范措施如下：

（1）在使用X线或其他放射性物质进行诊断或治疗时，正确使用防护设备。

（2）尽量减少患者不必要的身体暴露，保持照射野的标记。正确掌握照射剂量和时间。

（3）指导患者保持接受放射部位皮肤的清洁、干燥，避免用力擦拭、肥皂擦洗及搔抓局部皮肤。

（二）化学性损伤及防范

化学性损伤通常是由于药物使用不当或错用引起。其防范措施如下：

1. 护士应具备一定的药理知识，严格执行药物管理制度。

2. 进行药疗时，严格执行"三查七对"，注意药物的配伍禁忌，观察患者用药后的反应。

3. 进行用药指导，向患者及家属讲解安全用药的有关知识。

（三）生物性损伤及防范

生物性损伤包括微生物及昆虫对人体的伤害。病原微生物侵入人体后会诱发各种疾病，将直接威胁患者的安全。其防范措施如下：

1. 护士应严格执行消毒隔离制度，严格遵守无菌技术操作原则，加强和完善各项护理措施。

2. 采取措施消灭有害的蚊虫。

（四）心理性损伤及防范

患者对疾病的认识和态度，以及医护人员对患者的行为和态度等均可影响患者的心理状态，甚至会引起患者心理性损伤。其防范措施如下：

1. 进行有效沟通，努力构建良好的护患、病友关系。

2. 对患者进行有关疾病知识的健康教育，并引导患者采取积极乐观的态度对待疾病。

（五）医源性损伤及防范

医源性损伤是指由于医务人员言谈或行为的不慎而造成患者心理或生理损伤。其防范措施如下：

1. 加强医护人员的职业道德教育，提高素质修养，树立以患者为中心的服务理念。

2. 监督医护人员严格执行各项规章制度和操作规程，做到有效防范，保障患者的安全。

三、保护具的应用

保护具（protective device）是用来约束患者身体全部或身体某部位的活动或为保护受压部位，以达到维护患者安全与治疗效果的各种器具。

【目的】

1. 防止小儿高热、谵妄、昏迷、躁动及危重患者因虚弱、意识不清或其他原因而发生坠床、撞伤、抓伤等意外，确保患者安全。

2. 确保治疗、护理的顺利进行。

【评估】

1. 患者的年龄、病情、肢体活动度，有无皮肤摩擦破损及血液循环障碍等情况。

2. 患者及家属对保护具使用目的及方法的了解、接受和合作程度。

【计划】

1. **护士准备** 衣帽整齐，修剪指甲，洗手，戴口罩。

2. **用物准备** 根据需要准备床档、约束带及棉垫、支被架。

3. **患者准备** 告知患者及家属操作的目的、方法，指导患者与护士合作。

4. **环境准备** 必要时移开床旁桌椅。

【实施】

1. **床档**（bedside rail restraint）　主要用于预防患者坠床。

（1）多功能床档（图6-20）：平时插于床尾，使用时插入两侧床缘。

（2）半自动床档（图6-21）：平时插于两侧床缘，可按需升降。

（3）木杆床档（图6-22）：使用时将床档稳妥固定于两侧床边。床档中间为活动门，操作时将门打开，平时关闭。

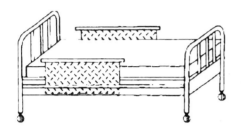 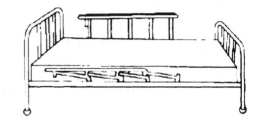

图6-20　多功能床档　　　　　　　　图6-21　半自动床档

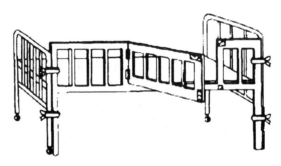

图6-22　木杆床档

2. **约束带**（restraint）　用于保护躁动患者，限制身体或肢体活动，防止患者自伤或坠床。

（1）宽绷带：常用于固定手腕及踝部。使用时，先用棉垫包裹手腕或踝部，再用宽绷带打成双套结（图6-23），套在棉垫外，稍拉紧，确保肢体不脱出（图6-24），松紧以不影响血液循环为宜，然后将绷带系于床缘。

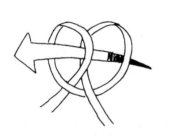 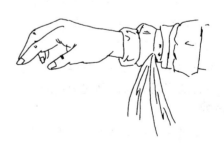

图6-23　宽绷带　　　　　　　　图6-24　宽绷带腕部约束法

（2）肩部约束带：用于固定肩部，限制患者坐起。肩部约束带用宽布制成，宽

8cm，长120cm，一端做成袖筒（图6-25）使用时，将袖筒套于患者两侧肩部，腋窝垫棉垫，两袖筒上的细带在胸前打结固定，将两条较宽的长带系于床头（图6-26），必要时将枕横立于床头。亦可将大单斜折成长条，作肩部约束。

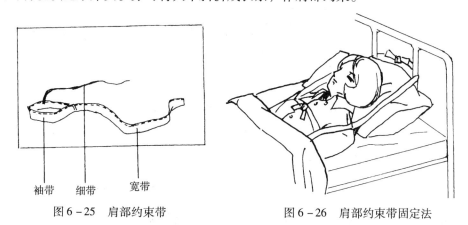

图6-25　肩部约束带　　　　　　图6-26　肩部约束带固定法

（3）膝部约束带：用于固定膝部，限制患者下肢活动。膝部约束带用宽布制成，宽10cm，长250cm，宽带中部相距15cm分别钉两条双头带（图6-27）。使用时，两膝之间垫棉垫，将约束带横放于两膝上，两头带各缚住一侧膝关节，然后将宽带两端系于床缘（图6-28），亦可用大单进行固定（图6-29）。

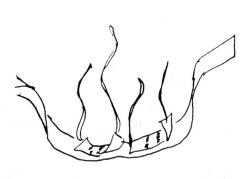

图6-27　膝部约束带

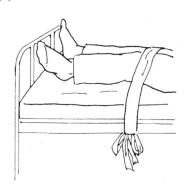

图6-28　膝部约束带固定法

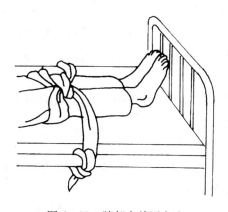

图6-29　膝部大单固定法

（4）尼龙搭扣约束带：用于固定手腕、上臂、踝部、膝部，操作简便、安全，便于洗涤和消毒。约束带由宽布和尼龙搭扣制成（图 6 – 30）。使用时，将约束带置于关节处，被约束部位垫棉垫。松紧适宜，对合约束带上的尼龙搭扣后将带子系于床缘。

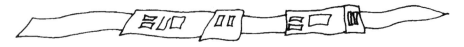

图 6 – 30　尼龙搭扣约束带

3. **支被架**（hoverbed cradle）　主要用于肢体瘫痪者，防止盖被压迫肢体而造成不适或足下垂等，也可用于灼伤患者采用暴露疗法时的保暖。使用时，将支被架罩于防止受压的部位，盖好盖被（图 6 – 31）。

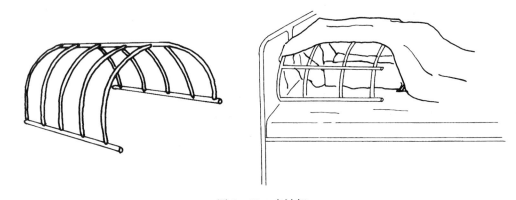

图 6 – 31　支被架

【注意事项】

1. 严格掌握保护具应用的适应证和使用时间。除非必要，否则尽可能不用。保护具只宜短期使用。使用前，应向患者及家属说明保护具使用的目的、操作要点及注意事项。

2. 使用时，须注意患者的卧位舒适，保持肢体及关节处于功能位置，并协助患者经常更换体位。

3. 约束带下应垫棉垫，固定松紧要适宜，一般每 2 小时松解约束带，活动被约束肢体。每 15 ~ 30 分钟观察受约束部位的末梢循环和皮肤情况。必要时按摩局部以促进血液循环。当发现脉搏异常、肢端变冷、苍白、麻木、皮肤肿胀、破损时，应立即松解约束带，报告医师。

4. 记录使用保护具的原因、时间、观察结果、相应的护理措施及解除约束的时间。

5. 将呼叫器置于患者手边。

【评价】

1. 能满足患者身体的基本需要，使患者安全、舒适。无血液循环障碍、皮肤破损、坠床、撞伤等并发症或意外发生。

2. 患者及家属了解保护具使用的目的，能够接受并积极配合。

3. 各项检查、治疗和护理措施能够顺利进行。

四、辅助器的使用

辅助器是为患者提供保持身体平衡与身体支持物的器具，是维护患者安全的护理措施之一。

【目的】辅助身体残障或因疾病、高龄而行动不便者进行活动，以保障患者的安全。

【评估】

1. 患者的病情、年龄及身体残障的程度。

2. 患者及家属对辅助器材使用方法的了解程度。

【计划】

1. **用物准备** 根据需要准备拐杖或手杖。

2. **患者准备** 患者及家属了解辅助器材使用方法，并能熟练应用。

3. **环境准备** 周围环境宽敞，无障碍物。

【实施】

1. **拐杖（crutch）（图 6-32）** 是提供给短期或长期残障者离床时使用的一种支持性辅助用具。

使用拐杖合适长度的简易计算方法为：使用者身高减去 40cm。使用时，使用者双肩放松，身体挺直站立，腋窝与拐杖顶垫间相距 2~3cm，拐杖底端应侧离足跟 15~20cm。握紧把手时，手肘可以弯曲。拐杖底面应较宽并有较深的凹槽，且具有弹性。

患者使用拐杖走路的方法：①两点式：走路顺序为同时出右拐和左脚，然后出左拐和右脚。②三点式：两拐杖和患肢同时伸出，再迈出健肢。③四点式：为最安全的步法。先出右拐杖，而后左脚跟上，接着出左拐杖，右脚再跟上，始终为

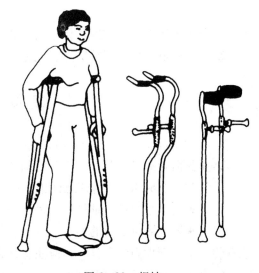

图 6-32 拐杖

三点着地。④跳跃法：先将两侧拐杖向前，再将身体跳跃至两拐杖中间。常为永久性残疾者使用。

2. **手杖（cane）** 是一种手握式的辅助用具，常用于不能完全负重的残障者或老年人。手杖应由健侧手臂用力握住。

手杖长度的选择需符合以下原则：①肘部在负重时能稍微弯曲。②手柄适于抓握。弯曲部与髋部同高，手握手柄时感觉舒适。

手杖可为木制或金属制，木制手杖长短是固定的，不能调整。金属制手杖可依身高

来调整。手杖的底端可为单脚或四脚型的（图6－33）。四脚形的拐杖比单脚型的支持力和支撑面大，因而也较稳定，常用于步态极为不稳或地面较不平时。

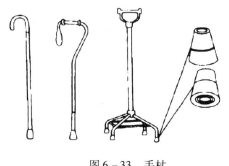

图6－33　手杖

【注意事项】

1. 使用者意识清楚，身体状态良好、稳定。

2. 选择适合自身的辅助器。不合适的辅助器与错误地使用姿势可导致腋下神经损伤、腋下和手掌挫伤、跌倒，还会引起背部肌肉劳损、酸痛。

3. 使用者的手臂、肩部或背部无伤痛，活动不受限制，以免影响手臂的支撑力。

4. 使用辅助器时，患者的鞋要合脚、防滑，衣服要宽松、合身。

5. 调整拐杖和手杖后，将全部的螺钉拧紧、橡胶底垫紧靠拐杖与手杖底端，并应经常检查以确定橡皮底垫的凹槽能否产生足够的吸力和摩擦力，且紧拴于拐杖与手杖的底端。

6. 选择较大的练习场地，避免拥挤和注意力分散，同时地面应保持干燥，无可移动的障碍物。必要时备有椅子，供患者疲劳时休息。

【评价】

1. 患者及家属了解辅助器使用的目的。

2. 患者能够正确使用辅助器，无并发症或意外发生。

复习思考题

1. 简述引起患者不舒适的因素？

2. 常见卧位有哪几种？其适应范围？

3. 王先生，64岁，因急性肠梗阻手术，术后置引流管。问：

（1）患者应采取什么卧位？

（2）采取此卧位的目的？

（3）护士帮助患者翻身时，应注意什么？

4. 药物止痛应注意哪些问题？

5. 简述疼痛患者的健康教育内容？

6. 医院常见的不安全因素？

7. 使用保护用具的注意事项？

第七章　患者的清洁护理

【学习目标】

　　掌握：特殊口腔护理；头发护理操作技巧；皮肤清洁护理的方法；压疮的预防与护理。

　　熟悉：口腔状况的评估；特殊口腔护理的目的与适应证；常用口腔护理溶液及用途；头发、皮肤情况、压疮的评估；会阴部护理方法；晨晚间护理内容。

　　了解：口腔生理解剖特点；头发的生理解剖特点。

　　清洁护理是指能促进个体生理和心理健康的清洁措施。维持个人卫生对确保个体的舒适、安全和健康十分必要。清洁可清除微生物及污垢，防止细菌繁殖，促进血液循环，有利于体内废物排泄，同时使人感到愉快、舒适。由于疾病的原因，患者的自我照顾能力降低，自身清洁的需要往往无法得到满足。为了满足患者清洁卫生的需要，护理人员应正确评估患者的健康状况，并同患者一起探讨，采用合适的清洁方式；协助或给予患者指导和帮助，做好生活护理，预防感染与并发症的发生。

　　护理人员在满足患者清洁卫生需要时，还应关注身心健康，尊重患者人格。患者的清洁卫生主要包括口腔护理、头发护理、皮肤护理、压疮护理、会阴部护理及晨晚间护理。

第一节　口腔护理

　　口腔中存有大量的致病菌和非致病菌，口腔的温度、湿度和食物残渣非常适宜微生物的生长繁殖。当身体健康时，正常人通过饮水、进食、刷牙和漱口等活动，可对细菌起到一定的清除作用，并且唾液中的溶菌酶有杀菌作用，因此健康人一般很少发生口腔感染。当患病时，机体抵抗力降低，饮水、进食减少，唾液分泌减少，有时长期使用抗生素和激素等，为细菌在口腔内迅速繁殖创造了条件，从而引起口腔的局部炎症、出血、溃疡等。感染还可导致口臭，影响正常人际交往，影响食欲及消化功能，导致其他并发症的发生。因此，保持患者的口腔清洁卫生十分重要。

一、口腔的生理解剖特点

口腔是由颊、硬腭、软腭及舌组成，口腔内覆盖由鳞状上皮细胞构成的黏膜，并且有牙齿和唾液腺等组织。

二、口腔的评估

世界卫生组织对口腔健康标准的定义是："牙齿清洁，无龋洞，无疼痛感，牙龈颜色正常，无出血现象。"护理人员应认真评估和判断患者的口腔卫生状况，做好口腔卫生保健的指导及护理工作。

（一）口腔状况的评估

正常人口唇红润，口腔黏膜光洁呈粉红色，舌苔薄白，牙齿、牙龈无疼痛，口腔无异味。评估时，需观察：

1. 口腔气味，有无难闻、刺鼻异味等。
2. 牙齿有无脱落、义齿、龋齿、牙结石、牙垢等。
3. 口唇的颜色、湿润度，有无干裂、出血及疱疹等。
4. 口腔黏膜的颜色，有无感染、溃疡、出血、脓液、赘生物等。
5. 牙龈颜色、有无萎缩、出血及牙周病等。
6. 舌的颜色、湿润度，有无溃疡、肿胀，两侧有无血管滋生或破裂。舌苔颜色、苔质是否厚腻等。
7. 腭部、悬雍垂、扁桃体的颜色，有无肿大、分泌物等。

（二）自理能力

了解患者每日清洁口腔的情况，如刷牙、漱口或清洁义齿等，了解患者在口腔清洁过程中的自理程度。记忆力减退或丧失的患者，可能需要别人的提醒或指导才能完成口腔的清洁活动。对于自我照顾能力差的患者，应鼓励其发挥自己的潜能，减少对他人的依赖，以达到不断增强自我照顾能力的目的。

（三）影响口腔卫生的因素

1. 缺乏口腔保健的知识及方法　对口腔卫生重要性的理解程度及能否掌握正确的清洁方法等，对一般患者的口腔卫生影响很大。

2. 疾病的影响　禁食、高热、昏迷、鼻饲、术后、口腔疾患及其他生活不能自理的患者，常常由于疾病的原因而不能很好地保持口腔卫生。

（四）评估方法

评估患者时，操作者一手拿压舌板，光源置于适当位置，指导患者尽量将头向后仰，张嘴，检查上腭部。然后嘱患者将舌头向上抵住口腔顶部，便于检查口腔底部。

三、口腔的清洁护理

（一）口腔的卫生指导

给患者讲述口腔卫生的重要性，定时检查患者口腔卫生情况。指导患者为减少龋齿的发生，应养成早、晚及餐后刷牙的习惯。

1. 清洁用具的选用　选择牙刷时应尽量选用外形较小、表面平滑、质地柔软的尼龙牙刷。柔软的牙刷可刺激牙龈组织，且不会损伤牙龈。不可使用已磨损或硬毛的牙刷，因其不仅清洁效果欠佳，而且容易导致牙齿磨损及牙龈损伤。牙刷在使用间隔时应保持清洁、干燥。牙刷至少每三个月更换一次。选用的牙膏不应具有腐蚀性，以防损伤牙齿。含氟牙膏具有抗菌和保护牙齿的作用，可向患者推荐使用。药物牙膏可以抑制细菌的生长，起到预防龋齿和治疗牙齿过敏的作用，可根据需要选择使用。

2. 刷牙方法　刷牙可清除牙齿表面及牙龈边缘下面的牙菌斑。为了全面清洁牙齿的外面和内面，刷牙时应将牙刷的毛面与牙齿呈45°角，将牙刷顶端轻轻放于牙沟部位，以快速的环形来回刷动（图7-1）。每次只刷2~3颗牙齿，刷完一个部位后再刷相邻部位，每次3分钟。

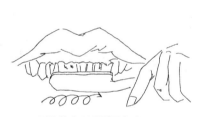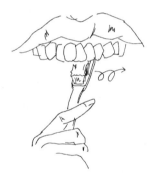

A　牙齿外表面的刷牙方法　　　　　B　牙齿内表面的刷牙方法

图7-1　正确刷牙法

3. 牙线使用法　刷牙不能彻底清除牙齿周围的牙菌斑和碎屑。使用牙线可清除牙齿间的牙菌斑，预防牙周病，并协助清除口腔内的碎屑。尼龙线、丝线、涤纶线均可作牙线材料，每日剔牙两次，餐后立即进行更好。

牙线剔牙方法：取牙线40cm，两端绕于两手中指，指间留14~17cm牙线，两手拇指、食指配合动作控制牙线。用拉锯式轻轻将牙线越过相邻牙接触点，压入牙缝，然后用力弹出，每个牙缝重复数次即可（图7-2）。

（二）义齿的护理

与真牙一样，义齿也会积聚一些食物碎屑、牙菌斑和牙石等，同样需要清洁护理，其刷牙方法与真牙的刷法相同。鼓励患者日间戴好义齿，以促进食物咀嚼，便于交谈，保持良好的口腔外形和个人外观。晚上睡前将义齿摘下，可减少对软组织的压力。一般先取上面的义齿，再取下面的义齿，用冷开水冲洗刷净，检查有无破损、裂痕，浸于清水中备用，每日更换清水。注意义齿不可浸于乙醇或热水中，以防变色、变形和老化。

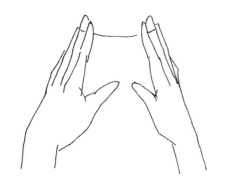

A.牙线两端绕于两手中指

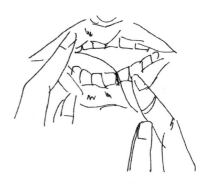

B.两手拇指、食指配合动作控制牙线，用拉锯式将牙线越过相邻牙接触点

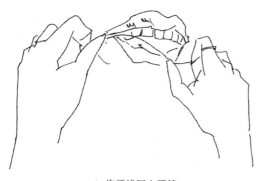

C.将牙线压入牙缝

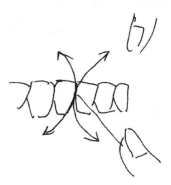

D.用力弹出，每个牙缝重复数次

图7-2　牙线剔牙法

（三）特殊口腔护理（special oral care）

对于高热、昏迷、危重、禁食、鼻饲、口腔术后、生活不能自理的患者，护理人员应给予特殊口腔护理。一般每日2~3次，根据病情需要，酌情增减。

【目的】

1. 保持口腔的清洁、湿润，防止黏膜干燥皲裂。

2. 防止口臭、牙垢，使患者舒适，促进食欲。

3. 预防口腔感染及并发症，保持口腔正常功能。

4. 观察舌苔及口腔黏膜的变化，提供病情变化的信息。

【评估】

1. 患者的病情、自理能力、心理反应及合作程度。

2. 患者口腔状况，如 pH 值及有无口臭、溃疡、出血、义齿等；长期应用激素或抗生素者有无真菌感染等。

【计划】

1. **护士准备**　衣帽整齐，洗手，戴口罩。

2. **用物准备**

（1）治疗盘：治疗碗（内有含漱口液的棉球数个、弯血管钳、镊子、压舌板）、弯盘、治疗巾、水杯、吸管、手电筒、棉签。必要时备开口器。

（2）外用药：酌情准备液状石蜡、锡类散、冰硼散、西瓜霜、金霉素甘油、制霉菌素甘油等。

（3）常用漱口溶液：根据患者口腔状况和漱口液药理作用选用（表7-1）。

表7-1　常用漱口溶液

名称	作用
生理盐水	清洁口腔，预防感染
复方硼酸溶液（朵贝尔溶液）	轻微抑菌，除臭
1%~3%过氧化氢溶液	遇有机物时，放出新生氧，抗菌、除臭
1%~4%碳酸氢钠溶液	为碱性溶液，抑制真菌生长
2%~3%硼酸溶液	为酸性防腐剂，改变细菌的酸碱度，抑菌
0.02%呋喃西林溶液	清洁口腔，广谱抗菌
0.02%洗必泰溶液	清洁口腔，广谱抗菌
0.1%醋酸溶液	抑制绿脓杆菌生长
0.08%甲硝唑溶液	适用于厌氧菌感染
中药藿香煎剂	用于口气秽臭的患者
银花甘草漱口液	清热解毒、除臭

3. **患者准备**　患者了解口腔护理的目的和方法；协助患者取舒适的体位。

4. **环境准备**　环境清洁安静，患者床旁桌上无多余物品，便于操作。

【实施】操作步骤，见表7-2。

表7-2　口腔护理操作步骤

操作步骤	要点说明
1. **核对**　将备齐的用物携至患者床旁桌上，核对床号、姓名并解释	◇ 尊重患者，以取得合作
2. **体位**　协助患者侧卧或仰卧，头偏向护士一侧，铺治疗巾于患者颌下，弯盘置于口角旁（图7-3）	◇ 防止患者误吸；保护床单、枕头不被弄湿或污染
3. **口腔评估**　湿润口唇、口角，嘱患者张口，护士一手打开手电筒，一手持压舌板，观察口腔	◇ 防止患者张口时口唇干裂、出血

操作步骤	要点说明
4. **漱口** 协助患者用温水漱口	◇ 昏迷患者不可漱口，以免引起误吸
5. **按顺序擦拭** （1）嘱患者咬合上、下齿，用压舌板轻轻撑开左侧颊部，以弯血管钳夹紧浸有漱口液的棉球由内向门齿纵向擦洗。同法擦洗右侧面 （2）嘱患者张口，依次擦洗左侧牙齿的左上内侧面、左上咬合面、左下内侧面、左下咬合面，再弧形擦洗同侧颊部。同法擦洗右侧面	◇ 正确使用压舌板，动作要轻，避免损伤患者口腔黏膜及牙龈，特别对凝血功能差的患者更应注意 ◇ 注意夹紧棉球；每次擦洗时，只能夹取一个棉球，勿将棉球遗留在口腔内；根据患者口腔的清洁程度及时更换棉球
（3）擦洗硬腭部、舌面及舌下	◇ 勿触及咽部，以免引起恶心
6. **再次漱口** 擦洗完毕，帮助患者再次漱口，擦去口角的水渍	◇ 使口腔清爽
7. **再次观察口腔状况** 口腔黏膜有无溃疡，酌情涂药于患处，口唇干裂可涂液状石蜡	◇ 促进溃疡愈合，防止口唇干裂
8. **操作后处理** （1）撤去弯盘和治疗巾，整理用物 （2）整理床单位，帮助患者取舒适体位 （3）用物清洁消毒后备用，记录	◇ 告知患者操作完毕，询问患者的感受 ◇ 记录有关评价（患者情况、护理效果等）

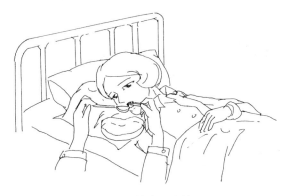

图 7-3 特殊口腔护理

【注意事项】

1. 擦洗时动作宜轻，特别是对凝血功能差的患者，应防止碰伤黏膜和牙龈。

2. 昏迷患者禁忌漱口，需用开口器时，应从臼齿处放入（牙关紧闭者不可用暴力助其张口）。擦洗时每次仅夹取一个棉球，必要时清点棉球，防止棉球遗留在口腔内。此外，棉球不可过湿，以防患者将溶液吸入呼吸道。

3. 对于长期用药患者，应注意观察口腔有无真菌感染。

4. 传染病患者的用物按隔离消毒原则处理。

【评价】

1. 护患沟通有效，患者清楚口腔护理的目的，愿意配合，支持工作。

2. 未造成患者口腔黏膜及牙龈损伤。

3. 昏迷患者未出现误吸。

4. 操作结束后，患者感觉舒适。

第二节　头发护理

头面部是人体皮脂腺分布最多的部位。皮脂、汗液伴灰尘常粘附于毛发、头皮中，形成污垢。经常梳理和清洗头发，可清除头皮屑及灰尘，使头发清洁，有光泽，易梳理，增加了舒适和美感，同时可促进头部血液循环，对患者的身心健康起到积极的促进作用。良好的头发外观对维护个人形象、保持良好的心态及自信十分重要。因此，对于病情较重、自理能力受限的患者，护士应予适当的协助。

一、头发的生理解剖特点

头发由毛干和毛根两部分组成，毛根的末端膨大，形成毛球，是毛发的生长点。毛球底部凹陷称为毛乳头，供给毛发营养。毛发呈周期性生长，全部毛发并非处于同一生长周期，因此，人的头发是随时脱落和生长的，但若因毛球或毛乳头的损坏而导致毛发的脱落，则毛发不能再生。

二、头发的评估

正常人的头发分布均匀、浓密适度、有光泽和弹性。头发的生长和脱落与遗传、营养状况、精神因素、内分泌、药物等因素有关，评估时要观察头发与头皮状况：毛发的分布、浓密程度、发质是否有光泽、有无分叉，头皮有无瘙痒、有无头屑等。

三、头发的清洁护理

多数患者可自行梳理头发，但对于长期卧床、关节活动受限、肌肉张力降低或共济失调的患者，护士应协助完成头发的清洁和梳理。每日晨晚间护理时，应协助患者梳头；住院时间长的患者，须定时理发；长期卧床的患者每 1～2 周洗头一次；有头虱的患者还需进行灭虱处理。

（一）床上梳头（combing hair in bed）

【目的】

1. 使头发整齐、美观，减少感染的机会。

2. 按摩头皮，促进头部的血液循环。

3. 维护患者的自信和自尊，满足其心理需要。

【评估】

1. 患者的病情、合作程度和心理反应。

2. 患者头发的整洁状况。

【计划】

1. **护士准备** 衣帽整齐，洗手，戴口罩。

2. **用物准备** 梳子（患者自备）、治疗巾、纸1张（包脱落的头发用）、必要时备30%乙醇、发夹、发圈等。

3. **患者准备** 了解床上梳头的目的、方法、注意事项及配合要点。取舒适的体位。

4. **环境准备** 整洁、明亮。

【实施】 操作步骤，见表7-3。

表7-3 床上梳头操作步骤

操作步骤	要点说明
1. **核对** 将备齐的用物携至患者床旁，核对床号、姓名并解释	◇ 尊重患者，以取得合作
2. **体位** 协助患者抬头，将治疗巾铺于枕上，将头转向一侧	◇ 防止脱落的头发和头屑落于枕上；便于操作
3. **梳头** 将头发从中间分向两股，左手握住一股头发，右手由发梢梳至发根，遇有头发打结时，可用30%乙醇湿润后再慢慢梳顺。长发可编成发辫，用发圈扎住。同法梳理对侧	◇ 发质较粗或卷发患者，选用圆钝、齿疏的梳子，避免损伤头皮和头发；避免拉得太紧，使患者感到疼痛
4. **按摩** 梳理头发过程中，可适当进行头部按摩	◇ 促进头部血液循环
5. **操作后处理**	◇ 保持病室整洁
（1）撤去治疗巾，将脱落的头发放于纸中包好	
（2）整理床单位，帮助患者取舒适体位	
（3）整理用物，记录	

【注意事项】

1. 注意患者的个人喜好，尊重患者的习惯。

2. 对于头发编成辫子的患者，每天至少将发辫松开一次，经梳理后再编。发辫不可扎得太紧。

3. 头发梳理过程中，可用指腹按摩头皮，促进头部血液循环。

【评价】

1. 护患沟通有效，患者积极配合。

2. 患者自我形象得到有效维护。

（二）床上洗头 （shampooing hair in bed）

目前临床上采用的床上洗头法有多种，如马蹄形垫法、扣杯法、洗头车法（图7-4）。护理人员可利用医院现有的条件选择合适的床上洗头法。本节主要介绍马蹄形垫床上洗头法。

【目的】

1. 使患者头发保持清洁，减少感染机会。

2. 按摩头皮，促进头部血液循环。

3. 增强患者的舒适感，促进身心健康。

【评估】

1. 患者的病情、自理能力与合作程度。

2. 头发的卫生状况。

【计划】

1. **护士准备** 衣帽整齐，洗手。

2. **用物准备** 橡胶马蹄形垫（或自制马蹄形垫，图7-5），治疗盘内备有大、小橡胶单各一张，别针、纱布、棉球（以不吸水棉花为宜）、量杯、水壶（内盛40℃~45℃的温水）、水桶、患者自备浴巾、毛巾、洗发液、梳子，吹风机。

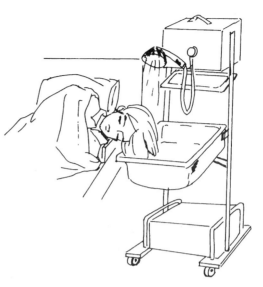

图7-4　洗头车床上洗头法

3. **患者准备** 了解洗头的目的、方法、注意事项及配合要点。根据病情，取合适的体位。

4. **环境准备** 关闭门窗，调节室温至22℃以上，移开床旁桌。

【实施】操作步骤，见表7-4。

表7-4　床上洗头操作步骤

操作步骤	要点说明
1. **核对** 将备齐的用物携至患者床旁，核对床号、姓名并解释	◇ 尊重患者，以取得合作
2. **体位** 患者取仰卧位，头靠向床边，解开领扣，毛巾围于颈部，用别针别好。将小橡胶单、浴巾铺于枕上，移枕头置于肩下	◇ 保持节力，便于操作；避免枕头、衣服被沾湿
3. **铺橡胶单** 用大橡胶单包裹马蹄形垫置于患者头下，开口朝外，将大橡胶单的下端放于水桶内（图7-6）	◇ 便于污水流入桶中
4. **保护眼耳** 纱布遮盖双眼，用棉球塞住双耳	◇ 以防污水流入眼及耳内
5. **洗发** 温水浸湿头发，用洗发液揉搓头发，按摩头皮，直至用温水冲净为止	◇ 注意观察患者的一般情况
6. **擦干** 取下眼部的纱布和耳内的棉球，解下颈部的毛巾，擦干面部、耳部，用毛巾包好头发	◇ 避免着凉
7. **操作后处理**	◇ 使患者舒适
（1）撤去大橡胶单和马蹄形垫，将枕头从患者肩下拉出，置于头下，撤去毛巾，用浴巾擦干头发，梳理成型，吹干头发	
（2）协助患者取舒适体位，整理用物及床单位	

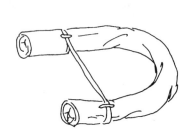

图 7-5　自制马蹄形垫

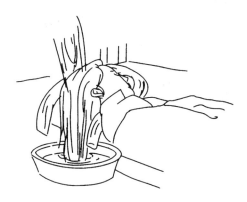

图 7-6　马蹄形垫床上洗头法

【注意事项】

1. 洗发过程中注意调节水温与室温，洗净头发后及时擦干，以免着凉。

2. 注意观察病情，如发现面色、脉搏、呼吸异常时应停止操作。

3. 防止污水溅入眼、耳内。

【评价】

1. 护患沟通有效，患者能积极配合。

2. 头发得到有效清洁，促进头部血液循环。

（三）灭头虱

虱子是很小的昆虫，生长在头部的叫头虱，生长在身体上的叫体虱，生长在阴部的叫阴虱。虱虮的产生与卫生不良、环境拥挤或与有虱的人接触有关。虱子可传播疾病，并能导致皮肤瘙痒，抓伤后可导致感染。虱子是由接触传染，它们可以通过衣服、床单、毛巾、梳子、刷子等进行传播，因此，一旦发现患者有虱子，应立即进行灭虱处理。

【目的】

1. 消灭头虱，使患者舒适。

2. 防止人群中的交叉感染和疾病的传播。

【评估】

1. 患者的病情、对清洁卫生知识的理解和合作程度。

2. 头发的卫生状况、头虱的分布及严重程度。

【计划】

1. 护士准备　穿好隔离衣，戴好口罩、帽子、手套，避免交叉感染。

2. 用物准备　篦子（齿内嵌少许棉花）、治疗巾 2~3 条、治疗碗内盛灭头虱的药液（30% 含酸百部酊剂：取百部 30g，加入 50% 乙醇 100ml 或 65°白酒 100ml、纯乙酸 1ml 或食醋 30ml 装入瓶中盖严，48 小时之后即可）、纱布、浴帽（或泳帽）、布口袋、清洁衣裤、被服、纸。

3. 患者准备　了解灭虱的目的、方法、注意事项及配合要点。

4. 环境准备　同床上洗头。

【**实施**】操作步骤，见表7-5。

表7-5　灭头虱操作步骤

操作步骤	要点说明
1. **核对**　将备齐的用物携至患者床旁，核对床号、姓名并解释	◇ 尊重患者，以取得合作
2. **围治疗巾**　在患者发际处围一治疗巾	◇ 以防药液流入眼内或皮肤上
3. **擦拭药液**　按洗头法做好准备，将头发分成若干小股，用纱布沾百部酊剂按顺序擦遍头发，反复揉搓10分钟后，用浴帽包紧头发	◇ 药液要涂抹均匀至头发全部湿润 ◇ 注意患者用药后的局部和全身反应
4. **篦虱和虮**　24小时后，取下浴帽，用篦子篦去死虱和虱卵，清洗头发	◇ 如有活虱，需重新用百部酊剂杀灭
5. **操作后处理**　为患者更换干净衣裤和被服，整理床单位，洗手，记录	
6. **消毒及清理用物**　将更换下的衣裤、被服、接触过患者的隔离衣、治疗巾等放入布口袋扎紧，高温消毒；篦子上的棉花用火焚烧，篦子消毒后备用	◇ 避免接触传染

【**注意事项**】

1. 操作中，应注意防止虱的传播。
2. 涂抹灭头虱药液时，应注意观察患者局部和全身的反应。
3. 护士在操作过程中，应注意保护自己免受传染。

【**评价**】

1. 护患沟通有效，患者清楚目的，积极配合。
2. 患者头虱得到有效杀灭。
3. 患者、护患之间未发生交叉感染。

第三节　皮肤护理

皮肤及其附属物构成皮肤系统。完整的皮肤具有天然的屏障作用，可避免微生物入侵，具有保护机体、调节体温、吸收、分泌、排泄及感觉等功能。由于皮肤新陈代谢迅速，排泄的废物易粘附于皮肤表面，对皮肤形成刺激，使其抵抗力下降，以致破坏其屏障作用，造成各种感染。而皮肤的清洁护理可预防皮肤感染等并发症的发生，增进患者的舒适感，促进康复。同时还可维护患者的自尊和自我形象，满足患者的生理和心理需要。

一、皮肤的结构与功能

皮肤被覆于身体表面，是人体最大的器官。皮肤由真皮和表皮组成，真皮又借皮下组织与深部组织相连。

1. 表皮 是皮肤最外面的一层组织，人体各部位的表皮厚薄不一，由表及里可分为五层结构，依次为角质层、透明层、颗粒层、棘细胞层和基底层。表皮具有良好的屏障作用，可以阻挡细菌等异物的侵入，防止水分和电解质等物质的丢失。

2. 真皮 位于表皮和皮下组织之间，由致密结缔组织构成，真皮层含有毛细血管、淋巴管、神经末梢和皮肤附属器，具有冷、热、触、痛等感觉。

3. 皮肤附属器 皮肤附属器包括毛发、指（趾）甲、皮脂腺和汗腺。皮肤通过调节汗腺的分泌，达到控制体温的目的。

4. 皮下组织 皮下组织由疏松结缔组织和大量脂肪细胞组成，脂肪层的厚薄因营养、性别、年龄和部位的不同有较大的差异。皮下组织具有缓冲、保温和储存能量的功能。

二、皮肤的观察与评估

一个人的皮肤状况可表明其健康状态，还可提供需要卫生护理的线索。正常的皮肤应是温暖、光滑、柔嫩、不干燥、不油腻，没有发红和破损，无肿块与其他疾病的征象。自我感觉清爽、舒适，皮肤无任何刺激感，对冷、热和触摸等感觉良好。皮肤色泽、厚度、质地、饱满性、温度和湿润度的改变可以反映机体的变化。

1. 颜色 肤色不但因人而异，而且在身体的各个部位或在身体的同一部位因姿势和环境因素的影响也会存在差别。例如，手掌的颜色和前臂外侧的颜色不同；将手举高和放低可看到手的肤色因血流的改变而变化。不同种族的皮肤，其黑色素量也不同。

（1）苍白：常见于休克或贫血的患者，由于血红蛋白减少所致。

（2）发绀：皮肤黏膜呈青紫色，主要为单位容积血液内还原血红蛋白增高所致。常见于口唇、耳郭、面颊、肢端。多见于缺氧和亚硝酸盐中毒的患者。

（3）发红：多见于高热患者，如肺炎、肺结核、猩红热等；生理情况可见于运动、饮酒后。

（4）黄疸：指皮肤、黏膜、巩膜发黄，由于血中胆红素增多所致。多见于胆道疾病、肝功能障碍和急性大量溶血。

（5）色素沉着：由于皮肤基底层的黑色素增多而致部分或全身皮肤色泽加深。可见于肝脏灭活功能障碍或其他内分泌疾病。

2. 温度 皮肤温度与真皮层血液循环量有关。护士用手背触摸患者皮肤，评估患者的皮肤温度，温度高低可提示患者有无感染和循环障碍。炎症时局部充血，则皮肤温度升高；休克时微循环障碍，皮肤温度下降。另外，环境温度和运动也会影响皮肤温度。

3. 水肿 水肿指细胞间液体积聚而发生的局部或全身性肿胀现象。表现为手指按压皮下组织少的部位（如小腿前侧），有明显的凹陷。注意观察患者水肿的分布、指压特点、部位特点、水肿部位的表现，以及患者的体重变化等。

4. 弹性 检查皮肤弹性可从前臂内侧提起一点皮肤，再放松时，如果复原很快，表明皮肤弹性好；反之则弹性差。皮肤弹性下降，主要见于老年人和脱水患者。

5. **完整性**　检查皮肤有无破损，有无皮疹、水疱、硬结等。特别注意患者皮肤有无损伤及损伤的程度，尤其注意受压的局部皮肤。

6. **感觉功能**　通过触摸评估患者皮肤的感觉功能。用手触压患者皮肤，检查皮肤的触压觉、疼痛觉和温度觉是否正常，尤其注意检查老年人，意识障碍和糖尿病等患者的感觉功能。皮肤有瘙痒感表明皮肤干燥或有过敏情况。

7. **清洁度**　通过嗅患者皮肤的气味，观察患者出汗、皮屑和污垢等情况，评估皮肤的清洁度。在对皮肤进行评估时，除了对以上皮肤本身的状况进行评估外，还应注意对患者的自理能力和患者对皮肤护理知识的需求进行评估，以便全面地制定护理计划，采取护理措施。

三、皮肤的清洁护理

（一）淋浴或盆浴

适用于能够自行完成沐浴过程的患者，护士协助患者的程度取决于患者的自理能力。

【目的】

1. 清洁皮肤，放松肌肉，增进患者的舒适感，促进健康。

2. 促进机体的血液循环，增强皮肤的排泄功能，预防皮肤感染和压疮等并发症的发生。

3. 为护理人员提供观察患者并与其建立良好护患关系的机会。

【评估】

1. 患者的病情、自理能力、清洁习惯，以及对皮肤清洁知识的了解程度。

2. 皮肤的清洁状况及有无异常改变。

【计划】

1. **护士准备**　衣帽整齐，洗手。

2. **用物准备**　浴皂（浴液）、洗发液、毛巾2条、浴巾、清洁衣裤、拖鞋。

3. **患者准备**　患者了解沐浴的目的、方法、注意事项及配合要点。

4. **环境准备**　调节室温至22℃以上，水温调至40℃～45℃，可按患者习惯调节。室内应设有防滑装置。

【实施】操作步骤，见表7-6。

表7-6　淋浴或盆浴操作步骤

操作步骤	要点说明
1. **核对**　协助患者备齐用物，向患者解释相关事项，如水温调节的方法、呼叫器的使用等。嘱咐患者沐浴中如有不适，随时按铃呼叫	◇ 不用湿手触及电源开关，贵重物品应妥善保管；室温、水温过高，可使血管扩张而致头晕等不适

操作步骤	要点说明
2. **解释** 携带用物，送患者入浴室。嘱患者小心防止滑倒，浴室不应插门。可在门外挂牌示意	◇ 以防患者出现意外时，可及时入内予以抢救
3. **观察** 患者沐浴时，护理人员应严密观察患者的反应、入浴时间，并守护在可呼唤到的地方	◇ 患者沐浴时间过久，应及时询问；一旦发生晕厥，应立即将患者抬出浴室，平卧、保暖并通知医生，及时救治
4. **安全** 盆浴时，需扶持患者腋下进出浴盆，以防滑倒	◇ 患者浸浴时间不宜超过 20 分钟
5. **操作后处理** 沐浴完毕，观察患者一般情况，协助患者清理用物，洗手，记录	

【注意事项】

1. 进食后 1 小时方可进行沐浴，以免影响消化。

2. 年老体弱者，应有护理人员协助洗浴。

3. 防止患者受凉、烫伤、滑倒、晕厥等意外发生。

4. 妊娠 7 个月以上的孕妇禁用盆浴，衰弱、创伤、患心脏病需卧床的患者，不宜淋浴和盆浴。

5. 传染病患者进行淋浴时，应根据病种、病情按隔离原则进行。

【评价】

1. 护患沟通有效，患者清楚目的，能够有效配合。

2. 患者皮肤得到有效清洁。

3. 淋浴或盆浴过程中患者未发生意外。

（二）床上擦浴

床上擦浴适用于制动、活动受限及身体过于衰弱的患者。如使用石膏、牵引或必须卧床等无法自行沐浴的患者。

【目的】

1. 去除皮肤污垢，使卧床或不能自理的患者保持皮肤清洁、舒适。

2. 促进机体的血液循环，增强皮肤排泄功能，预防皮肤感染和压疮等并发症的发生。

3. 评估患者的皮肤状况，保持患者关节、肌肉活动。

4. 增进与患者之间的沟通。

【评估】

1. 患者的病情、合作能力、清洁习惯及对相关知识的了解程度。

2. 皮肤的清洁状况及有无异常改变。

【计划】

1. **护士准备** 衣帽整齐，洗手，戴口罩。

2. **用物准备** 脸盆2个，水桶2个（一桶内盛50℃～52℃热水，并按年龄、季节和生活习惯调节水温；另一桶用于接盛污水）、毛巾2条、浴巾、浴皂、剪刀、梳子、50%乙醇、护肤用品（爽身粉、润肤露）、清洁衣裤和被服。必要时，另备便盆、便盆布和屏风。

3. **患者准备** 了解床上擦浴的目的、方法、注意事项及配合要点。病情稳定，全身状况较好。

4. **环境准备** 调节室温至24℃以上，关闭门窗，屏风遮挡。

【实施】操作步骤，见表7-7。

表7-7 床上擦浴操作步骤

操作步骤	要点说明
1. **核对** 备齐用物，携至床旁，将用物置于稳妥之处，核对患者并做好解释	◇ 讲明操作步骤，以取得合作
2. **准备** 关闭门窗，屏风遮挡患者，酌情给予便盆	◇ 防止患者受凉，保护患者的隐私
3. **体位** 移开床旁桌，松开床尾盖被，将患者移至床旁，尽量靠近护士，取舒适卧位	◇ 便于操作 ◇ 注意节力原则
4. **备水** 脸盆置于床旁桌上，倒入热水约2/3满，毛巾浸于盆中，测试水温	◇ 防止烫伤
5. **包手** 将微湿的毛巾叠成手套状，包于手上，（图7-7）	◇ 防止毛巾滴水至患者身上
6. **擦洗脸部与颈部** 浴巾围于颈下，依次擦洗眼（由内眦到外眦）、额部、鼻翼、面部、耳后至颏下、颈部	◇ 注意洗净耳后及颈部，勿用浴皂洗眼部周围
7. **擦洗上肢、手与胸腹部** 脱去患者上衣，在擦洗部位下面垫上浴巾，半铺半盖。依次擦洗对侧上肢、近侧上肢、胸腹部，温水泡双手	◇ 先脱近侧，再脱对侧，先脱健侧，再脱患侧；避免弄湿大单和盖被；腋窝、肘窝、女患者乳房下部要擦洗干净；根据情况更换热水
8. **擦洗背部** 协助患者侧卧，背向护士，依次擦洗后颈、背部和臀部，为患者更换清洁上衣	◇ 观察患者皮肤变化，在骨隆突处用50%乙醇按摩皮肤
9. **擦洗下肢** 协助患者平卧，脱去裤子，垫上浴巾，依次擦洗对侧下肢、近侧下肢，温水泡脚	◇ 更换脸盆和热水；注意遮挡患者的会阴部，保护患者的隐私；注意擦洗腹股沟、腘窝等皮肤皱褶处
10. **擦洗会阴部** 擦洗会阴部，将一次性中单和便盆置于臀下。给女患者擦洗时，用镊子夹取棉球，边冲边擦洗，顺序为尿道口、阴道口、大小阴唇、会阴、肛门。给男患者擦洗时，戴上清洁手套，一手提起阴茎，一手用镊子夹取棉球依次擦洗，顺序为尿道口、龟头、冠状沟、阴茎下部、阴囊、肛门。为患者更换清洁裤子	◇ 防止床铺弄湿；每擦洗一处，应更换棉球；为男患者擦洗时戴手套，防止病菌的交叉感染；先穿患侧，再穿健侧；先穿对侧，再穿近侧
11. **操作后处理** 梳头，修剪指（趾）甲，必要时更换大单，整理床单位，洗手、记录	◇ 安置患者于舒适体位，擦浴时间应控制在15～20分钟

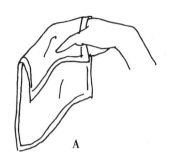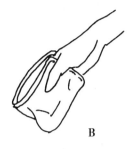

A   B

图 7 - 7   小毛巾包法

【注意事项】

1. 休克、心力衰竭、心肌梗死、重症脑外伤、大出血等危重患者禁忌擦浴。

2. 操作时，动作要轻柔，敏捷，注意保护患者的自尊。

3. 擦浴过程中，注意观察病情变化，患者如出现面色苍白、肢冷、脉速等异常情况，应立即停止擦浴，给予积极处理。

4. 一般擦浴应在 15 ~ 20 分钟内完成。

【评价】

1. 患者积极配合操作，护患沟通有效。

2. 患者感到舒适，操作过程中未出现异常情况。

第四节   压疮的预防和护理

压疮（pressure ulcer）是身体局部组织持续受压，血液循环障碍，局部组织缺血、缺氧，组织营养缺乏，使局部组织失去正常机能而致变性、溃烂和坏死。压疮最早称为"褥疮"，但近年来这一名词渐被废弃，因为它不仅发生于卧床患者，而且也发生于长期坐位的患者，所以现多采用"压力性溃疡"或"压疮"一词，从其发生的病理、生理学角度准确地概括了压疮的实质。

压疮是临床常见并发症之一，压疮很容易引起感染，一旦恶化，会给患者带来极大的痛苦，甚至可威胁到患者的生命。因此，必须加强对患者的皮肤护理，预防压疮的发生。

一、压疮发生的原因

1. 局部组织长期受压   引起压疮的压力因素通常有垂直压力、剪切力和摩擦力。

（1）**垂直压力**：是指受力面积上所承受的垂直作用力，是引起压疮的重要致病因素。压疮的形成与压力的大小和持续的时间有密切关系，压力越大、持续时间越长，发生压疮的概率就越高。皮肤和皮下组织可在短时间内耐受一定的压力而不发生组织坏死。但如果压力高于 32mmHg，并持续作用不缓解，组织就会发生缺氧，血管塌陷，形成血栓，出现压疮。

（2）摩擦力：是由两层相互接触的表面发生相对移动而产生。摩擦力作用于上皮组织，能去除外层的保护性角化皮肤，增加对压疮的易感性。如为患者更换体位时拖拽患者，均可产生较大的摩擦力。

（3）剪切力：骨骼及深层组织由于重力作用会向下滑行，而皮肤及表层组织由于摩擦力的缘故仍停留在原位，使两层组织产生相对性移位而引起剪切力的产生，它是由摩擦力和压力相加而成。两层组织间发生剪切力时，血管被拉长、扭曲、撕裂而发生深层组织坏死。如处于仰卧位的患者抬高床头时，有身体下滑的倾向，可使骶骨与坐骨结节部产生较大的剪切力（图7-8），引起局部大片组织缺血缺氧。所以剪切力比垂直方向的压力更具有危害性。

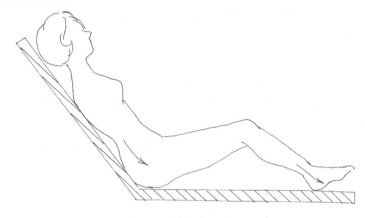

图7-8 剪切力形成图

2. 潮湿的刺激 汗液、尿液、粪便、各种渗出液的刺激，可致皮肤浸渍、变软，皮肤弹性下降，易发生破溃及继发感染。

3. 全身营养状况 全身营养障碍是发生压疮的重要原因之一。营养摄入不足，蛋白质合成减少，出现负氮平衡，使肌肉萎缩、皮下脂肪减少，降低了组织对压力的承受能力。局部组织一旦受压，因缺乏肌肉和脂肪组织的保护，易出现压疮。过度肥胖者，卧床时因体重对皮肤的压力较大，也容易发生压疮；机体脱水时皮肤弹性变差，在压力或摩擦力的作用下容易变形；而水肿的皮肤由于弹性、顺应性下降，更容易受损伤，同时组织水肿使毛细血管与细胞间距离增加，氧和代谢产物在组织细胞的溶解和运送速度减慢，皮肤出现营养不良，容易导致压疮发生。

4. 其他

（1）年龄：老年人皮肤松弛、干燥，缺乏弹性，皮下脂肪萎缩、变薄，容易发生皮损。

（2）体温升高：体温升高时，机体的新陈代谢率增高，组织细胞对氧的需求相应增加；加之身体局部组织受压，使已有的组织缺氧更加严重。因此，伴有高热的严重感染患者有组织受压情况时，发生压疮的概率会升高。

（3）矫形器械使用不当：应用石膏固定和牵引时，限制了患者身体的活动。特别是夹板内衬垫放置不当、石膏内不平整或有渣屑、矫形器械固定过紧或肢体有水肿时，容易使肢体血液循环受阻，导致压疮发生。

二、压疮的评估

1. 发生压疮的高危人群

（1）神经系统疾病患者：如脊髓损伤、昏迷、骨折、老年性痴呆、长期服用镇静剂的患者，由于活动和知觉感受力下降，使得患者不能自动随意地变换体位，造成局部组织长期受压。

（2）年老体弱患者：皮肤血液循环不良，组织修复能力较差，皮肤弹性降低，局部组织抵御外力的能力相应减弱。

（3）肥胖患者：肥胖患者活动能力相对下降，局部压力增加。

（4）水肿患者：皮肤弹性差，对损伤因素的抵抗力下降。

（5）采用强迫被动体位患者：被动体位容易造成局部组织长期受压。

（6）大小便失禁患者：皮肤常常受到潮湿的刺激。

（7）全身营养障碍患者：营养不良、长期发热、恶病质等患者，由于能量摄入不足，蛋白质合成减少，呈负氮平衡。

2. 危险因素的评估

护士可通过评分方式对患者发生压疮的危险性进行评估，较准确地预测压疮的发生，并及时采取针对性的护理措施，极大地减少护理工作中的盲目性和被动性，对于预防压疮的发生有着积极的意义。目前常用的评估方法有 Braden 评分法和 Norton 评分法等。

（1）Braden 评分法：是目前世界上最广泛用于预测压疮发生的一种方法（表7-8）。其分值越少，发生压疮的危险性越高。分值≤12分，属于高危患者，应采取相应的护理措施，对患者实施重点预防。

表7-8   Braden 评分法

评分内容	评分依据			
	1分	2分	3分	4分
活动：身体活动程度	卧床不起	局限于床上	偶尔步行	经常步行
活动能力：改变和控制体位能力	完全不能	严重限制	轻度限制	不受限
摩擦力和剪切力	有	有潜在危险	无	
感觉：对压迫有关的不适感受能力	完全丧失	严重丧失	轻度丧失	未受损害
潮湿：皮肤暴露于潮湿的程度	持久潮湿	偶尔潮湿	很少发生	
营养：通常摄食状况	恶劣	不足	适当	

（2）Norton 评分法：是公认的一种对预测压疮有价值的评分方法（表7-9）。Norton 评分法特别适用于评估老年患者。当分值≤14分时，提示易患压疮；分值越低，发生压疮的危险性越高。

表 7-9 Norton 评分法

评分/项目	身体状况	精神状态	活动情况	运动性	大小便失禁
4 分	好	清醒	活动自如	运动自如	未发生
3 分	一般	淡漠	扶助行走	轻度受限	偶发生
2 分	差	模糊	能坐轮椅	严重受限	小便失禁
1 分	极差	昏迷	卧床不起	运动障碍	二便失禁

3. 压疮的好发部位 压疮多发生于缺乏脂肪组织保护，无肌肉包裹或肌层较薄，而又主要支撑身体重量的骨隆突处。卧位不同，受压点不同，好发部位亦不同（图7-9）。

（1）仰卧位：枕骨粗隆、肩胛骨、肘部、脊椎体隆突处、骶尾部、足跟。

（2）侧卧位：耳郭、肩峰、肘部、髋部、膝关节内外侧、内外踝处。

（3）俯卧位：面颊部、耳郭、下颌、肩峰、女性乳房、男性生殖器、髂嵴、膝部、脚趾。

（4）坐位：坐骨结节处。

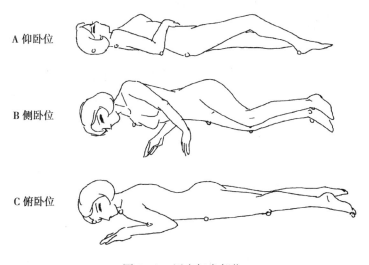

图 7-9 压疮好发部位

4. 临床分期的评估 根据压疮的发展过程和严重程度可分为：

（1）瘀血红润期：为压疮发生的初期，局部软组织受压后，出现红、肿、热、麻木或触痛。此期为可逆性改变，只要及时去除诱因，就可恢复。

（2）炎性浸润期：红肿部位如果继续受压，局部的血液循环得不到改善，局部红肿向外浸润、变硬，受压皮肤的表面呈紫红色，有小水疱形成，极易破溃，患者有疼痛感。

（3）浅度溃疡期：患者全层皮肤破坏，可深及皮下组织和深层组织。此期水疱继续扩大，表皮破溃，露出创面，有黄色渗出液，感染后创面有脓性分泌物覆盖，致使浅层组织坏死，形成溃疡，患者疼痛加剧。

（4）坏死溃疡期：坏死组织侵入真皮下层和肌肉层，感染严重者，可向深部和周围组织扩展，可深达骨面，脓性分泌物增多，有臭味，坏死组织呈黑色。如不及时控制感染，可引起脓毒败血症，危及患者生命。

一般情况下，压疮的发展是由浅到深，由轻到重。但在一些特殊的病例中，也会出现例外。如个别急性或危重的患者，可在 6～12 小时内迅速出现Ⅲ期压疮；而有些肥胖的患者，还可出现闭合性压疮，即内部组织已经坏死，而皮肤看上去似乎完好。因此，应严密观察皮肤情况，以免贻误病情，造成严重后果。

三、压疮的预防措施

压疮的预防在于对具有多项危险因素的患者进行重点护理和治疗干预。

（一）避免局部组织长期受压

1. 经常更换体位　翻身间隔的时间应根据患者的具体病情而定，一般每 2 小时翻身 1 次，必要时 30 分钟翻身 1 次，可有效地、间断性地解除局部组织的压迫，恢复受压部位的血液供应。为了加强责任，可建立翻身卡（表 7 - 10），责任到人，及时记录，以便督促、检查。同时应指导卧床患者主动进行肢体活动，不能活动者应帮助其进行被动活动。

表 7 - 10　翻身记录卡

床号		姓名	
时间	卧位	皮肤情况	操作者

2. 保护骨隆突处和支持身体空隙处　在骨隆突受压部位可使用气垫、软枕等，以减轻局部组织受压。有条件时，可使用充水床垫、交替充气式床垫等器具，能增加人体与床的接触面积，从而减轻局部所受的压力。

3. 正确使用夹板、石膏绷带、牵引或其他矫形器械　应加强观察局部皮肤的变化，注意骨隆突部位的衬垫，及时听取患者的主诉，适当调整夹板或器械的松紧。

（二）避免摩擦力和剪切力

1. 采用坐位、半卧位时，应及时纠正和防止身体下滑。如半卧位时，可在骶尾部垫柔软透气的气圈，架空骶尾部，以臀部丰富的皮下脂肪代替骶尾部所承受的身体重量。

2. 为患者翻身或更换床单时，动作轻柔，幅度不宜过大，避免拖、拉、拽、推等动作，以免形成较大摩擦力，擦伤患者皮肤。

3. 使用便盆时，一般不使用掉瓷的或有破损的便盆。为患者放取便盆时，应先抬高患者臀部，在便盆上垫以软纸，不可直接硬拉或硬推，以免损伤皮肤。

（三）保持局部皮肤的清洁干燥

1. 保持床单、被服的清洁、干燥、平整、无皱折、无渣屑，减少对局部的摩擦。

2. 保持皮肤清洁、干燥，定时用温水擦洗皮肤。对于大小便失禁、出汗及分泌物较多的患者，应及时擦洗并涂以护肤乳剂，以滋润、保护皮肤，避免皮肤长时间暴露于潮湿处。

3. 不可让患者直接卧于橡胶单或塑料布上。因其透气性差，易对皮肤形成不良刺激，故使用时可在其上加铺布单。

（四）按摩背部及受压局部

对于易发生压疮的患者，护理人员应经常用温水擦浴、擦背、局部按摩，有利于改善局部血液循环，但并非每一位患者都适合按摩疗法。有关研究表明，软组织受压变红是正常的保护性反应，是氧供应不足的表现，无需按摩。更换体位后，一般在 30～40 分钟内褪色。如果持续发红，则表明软组织已受损，此时按摩将导致更重的损伤，甚至可使皮肤破溃。因此，按摩疗法适合于除皮肤受压发红部位以外的区域。

【目的】

1. 促进局部血液循环。

2. 观察患者病情变化，满足患者身心需要。

【评估】

1. 观察患者的皮肤有无局部受压处发红、破溃等异常情况。

2. 患者皮肤的清洁状况。

3. 患者病情变化，自理能力及理解合作能力。

【计划】

1. **护士准备**　衣帽整齐，洗手。

2. **用物准备**　水壶（内盛 50℃～52℃ 的温水）、50% 乙醇、患者自备浴巾、毛巾、脸盆。按摩也可用 50% 的红花酒精（红花 15g，当归 12g，赤芍 12g，紫草 9g，浸泡于 50% 的乙醇中，4～5 日后即可使用，具有活血化瘀之功效）。

3. **患者准备**　病情稳定，全身状况较好。

4. **环境准备**　关闭门窗，调节室温 22℃ 以上，屏风遮挡。

【实施】操作步骤，见表 7－11。

表 7-11　背部按摩法

操作步骤	要点说明
1. **核对**　备齐用物，携至床旁，将盛有温水的脸盆置于稳妥之处，核对患者并做好解释	◇ 说明操作步骤，以取得合作
2. **体位**　协助患者更换体位，呈侧卧或俯卧位，露出背部，将大浴巾半铺半盖于患者身上	◇ 防止患者受凉，避免沾湿床单
3. **擦拭**　用热毛巾依次擦拭患者的后颈、背部、臀部	◇ 观察患者皮肤的变化并注意保暖
4. **按摩**	◇ 按摩力量应足以刺激局部肌肉组织
（1）两手掌沾少许50%乙醇进行背部按摩，用手掌的大小鱼际紧贴皮肤，从骶尾部开始，沿脊柱两侧逐渐向上按摩，到达肩部时，手掌分别滑向外侧，逐渐向下作环形按摩，到达臀部后，再由骶尾部开始向上，如此有规律地反复多次（图7-10）	◇ 若局部的皮肤已有受压发红，按摩时应避开此区域
（2）按摩局部时，用手掌的大小鱼际紧贴皮肤，作环形按摩，手法由轻至重，再由重至轻，每次5分钟	
5. **操作后处理**	◇ 保持病室的整洁
（1）按摩完毕，用毛巾擦去乙醇，撤去浴巾，协助患者穿好衣服	
（2）整理床单位，帮助患者取舒适卧位	
（3）洗手，记录	

【注意事项】

1. 注意观察患者皮肤变化。

2. 应避免在局部皮肤已受压发红的区域进行按摩，以免加重损伤。

【评价】

1. 护患沟通有效，患者积极配合工作。

2. 患者未出现压疮，皮肤未出现破损。

（五）改善全身营养状况

营养不良是发生压疮的最重要的危险因素之一。护理人员应全面了解患者的营养状况，制定合理的营养计划。首先应保证充足的进食，给予高热量、高蛋白、高维生素、易消化的饮食，维持正氮平衡；不能进食者，可通过静脉供给人体必需的热量、电解质和水分，以改善全身营养状况，增强机体抵抗力。另外，对于水肿患者应限制水和盐的摄入，脱水患者应及时补充水和电解质。

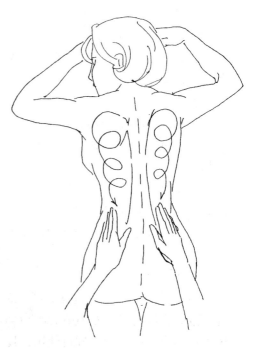

图 7-10　背部按摩手法

（六）健康教育

为使患者及家属有效地参与或独立地采取预防压疮的措施，就必须使其了解压疮发生、发展及预防和护理知识。如要经常改变体位、定时翻身、经常自行检查皮肤、保持身体及床褥的清洁卫生等，促使患者及其家属掌握预防压疮的知识和技能，积极参与预防压疮的护理活动。

四、压疮的治疗与护理

压疮发生后，应积极治疗原发病，增加全身营养，加强局部治疗和护理。

1. 瘀血红润期　此期护理应采取积极措施，去除致病因素，加强预防措施。防止局部继续受压，增加翻身次数；保持床铺平整、清洁、干燥、无碎屑；避免摩擦、潮湿和排泄物对皮肤的刺激；改善局部血液循环，可采用红外线、紫外线照射等方法；加强营养的摄取以增强机体的抵抗力。

2. 炎性浸润期　此期护理是保护皮肤，避免感染。除继续加强上述措施外，对未破的小水疱应减少摩擦，防感染，让其自行吸收；大水疱可在无菌操作下，用无菌注射器抽出疱内液体（不剪表皮），然后表面涂以消毒液，用无菌敷料包扎。可用红外线或紫外线照射治疗。

紫外线照射有消炎和干燥作用，对1、2期压疮疗效明显。遵医嘱每日或隔日照射1次，每次15~20分钟。红外线照射有消炎、促进血液循环、增强细胞功能等作用，同时可使疮面干燥，减少渗出，有利于组织的再生和修复。

3. 浅度溃疡期　此期护理是清洁疮面，促进愈合。避免局部继续受压，保持局部清洁干燥。可用物理疗法，如用鹅颈灯照射疮面，距离25cm，每日1~2次，每次10~15分钟，照射后以外科无菌换药法处理疮面。对无感染的疮面也可采用新鲜鸡蛋内膜、纤维蛋白膜、骨胶原膜等贴于疮面治疗。以新鲜鸡蛋内膜为例，将其剪成邮票大小，平整紧贴于创面上，如内膜下有气泡，应以无菌棉球轻轻挤压使之排除，再用无菌敷料覆盖，每日更换1次，直到疮面愈合为止。感染的疮面应进行药物治疗，局部可涂擦3%~5%碘酊。碘酊有杀菌、使组织脱水、促进疮面干燥的作用。

4. 坏死溃疡期　此期护理应清洁创面，除腐生新，引流通畅，促其愈合，根据伤口情况给予相应处理。

（1）疮面处理：疮面感染较轻者，可用无菌生理盐水或1:5000呋喃西林溶液清洗疮面，再用无菌凡士林纱布及敷料包扎，1~2天更换敷料1次。对于溃疡较深、引流不畅者，可用3%过氧化氢溶液冲洗，以抑制厌氧菌生长。感染的创面应每周采集分泌物做细菌培养及药物敏感试验，按检查结果选用药物。

（2）药物治疗：可采用敏感抗生素或具有清热解毒、活血化瘀、去腐生肌作用的中医膏剂、散剂治疗压疮。

（3）氧疗：目前许多医院采用空气隔绝后局部持续吹氧法。其原理是利用纯氧抑制疮面厌氧菌的生长，提高疮面组织供氧，改善局部组织代谢并利用氧气流干燥疮面，形成薄痂，利于愈合。方法是：用塑料袋罩住疮面并固定四周，通过一小孔向袋内吹氧，氧流量 5～6L/min，每日 2 次，每次 15 分钟。治疗完毕，疮面用无菌纱布覆盖或暴露均可。

（4）外科手术：对大面积、深达骨骼的压疮，上述治疗不理想时，可采用外科手术治疗加速愈合，如清除坏死组织，植皮修补缺损等。

第五节　会阴部清洁护理

会阴部温暖、潮湿，会阴部皮肤表面阴毛生长致密，致病菌易于滋生、繁殖，并且会阴部各个孔道彼此接近，容易发生交叉感染，故经常清洁是十分必要的。会阴部护理（perineal care）包括清洁会阴部及其周围的皮肤部分。会阴部护理往往与常规的沐浴操作结合进行。有自理能力的患者可自行完成会阴部护理。

【目的】

1. 增进舒适。

2. 去除异味，预防和减少感染。

3. 防止皮肤破损、促进伤口愈合。

【评估】

1. 会阴有无异味、瘙痒，有无分泌物过多。

2. 会阴部皮肤有无破损、炎症、肿胀、触痛等。

3. 尿液的情况，有无膀胱刺激征。

4. 有无大小便失禁、留置导尿管、泌尿生殖系统或直肠手术等情况。

【计划】

1. **护士准备**　衣帽整齐，洗手，戴口罩。

2. **用物准备**　治疗盘内备橡胶单、中单、浴巾、毛巾、手套、清洁棉球、纱布、大量杯、镊子、水壶（内盛 50℃～52℃的温水）、清洁剂或呋喃西林棉球；另备便盆、屏风。

3. **患者准备**　协助患者了解会阴部护理的目的。

4. **环境准备**　关好门窗，调好室温，屏风遮挡。

【实施】操作步骤，见表 7-12。

表 7-12　会阴部护理法的操作步骤

操作步骤	要点说明
1. **核对**　携用物至患者床旁，核对，解释	◇ 讲明操作步骤，以取得合作
2. **遮挡患者**　拉床帘或使用屏风，关门窗	◇ 避免过多暴露患者，保护患者自尊
3. **体位**　患者取仰卧位，协助患者脱去对侧裤腿盖在近侧腿部，对侧用浴巾遮盖	◇ 便于操作，注意节力原则

续表

操作步骤	要点说明
4. 戴手套	
5. 协助患者暴露会阴部	
6. 备水	◇ 水温合适
▲男患者会阴部护理	
（1）清洗并擦干大腿的上部	
（2）一手用纱布包住阴茎并提起。一手用湿毛巾或呋喃西林棉球依次擦洗阴茎和阴囊。擦洗肛门时，患者取侧卧位，护士一手将臀部分开，一手用毛巾将肛门擦洗干净	◇ 每擦洗一处均需更换毛巾的部位；如用棉球擦洗，每擦一处均应更换棉球
（3）协助患者穿好衣裤，取舒适卧位，整理床单位	◇ 根据情况更换衣、裤、床单
（4）整理用物，清洁、消毒，记录	
▲女患者会阴部护理	
（1）先将橡胶单、治疗巾置于患者臀下，再置便盆于患者臀下	
（2）护士一手持装有温水的大量杯，一手持夹有棉球的大镊子，边冲水边用棉球擦洗	◇ 顺序为尿道口、阴道口、大阴唇、小阴唇、会阴、肛门。每冲洗一处，均应更换棉球
（3）冲洗后，擦干各部位。撤去便盆、橡胶单及治疗巾	
（4）同男患者会阴部护理（3）、（4）	

【注意事项】

1. 操作中应注意遮挡，减少暴露，以保护患者的隐私。
2. 擦洗外阴部时，每擦洗一处均应更换棉球，防止逆行感染。

【评价】

1. 护患沟通有效，患者积极配合。
2. 患者会阴部得到有效的清洁。

第六节　晨晚间护理

晨、晚间护理是基础护理的一项重要内容，晨间护理一般于清晨诊疗工作前完成，晚间护理一般应在患者晚餐后开始进行。

一、晨间护理（morning care）

【目的】

1. 使患者清洁舒适，预防并发症的发生。
2. 保持病室整洁、美观、舒适。
3. 观察和了解病情，为诊断、治疗和护理提供依据。

【评估】

1. **患者状况**　病情、自理能力、精神状态、睡眠情况、皮肤情况、心理需要等。

2. **床单位和病室**　床单位的整洁程度、床上用物是否需要更换、病室的温度、湿度和通风情况等。

【实施】

1. 开窗通风换气，保持室内空气新鲜。

2. 对于病情较轻、能自理的患者，应鼓励其自行洗漱。护士可根据需要进行扫床、更换床单、整理好床单位。

3. 对于病情较重、不能自理或部分自理的患者，如危重、高热、昏迷、瘫痪、大手术后或年老体弱者，护士应协助其完成晨间护理，内容包括：

（1）协助患者排便、洗漱，必要时进行口腔护理，协助患者翻身并检查皮肤受压情况，用温水擦洗背部并用50%乙醇按摩骨隆突处。

（2）整理床单位，按需要更换衣服和床单。

（3）注意观察病情变化及睡眠情况，给予必要的心理护理和健康教育。

二、晚间护理（night care）

【目的】

1. 保持病室安静、整洁、空气流通，使患者清洁、舒适，易于入睡。

2. 观察和了解病情，预防并发症的发生。

【评估】

1. **患者的状况**　病情、自理能力、身体是否有不适、睡眠的习惯和需要等。

2. **病室和床单位**　病室的温度、湿度、光线等是否适合患者的睡眠，床铺是否整洁、舒适。

【实施】

1. 协助患者排便、洗漱，必要时给予口腔护理，用热水泡脚。女患者协助其冲洗会阴。检查全身皮肤受压情况，按摩背部及骨隆突处，根据情况更换衣服和床单，整理好床铺。

2. 保持病室安静，空气流通，减少噪音，调节光线和室温，创造良好的睡眠环境。根据需要增减盖被。

3. 经常巡视病房，了解患者的睡眠情况，观察病情，并酌情处理。

复习思考题

1. 患者女性，40岁，颅脑外伤，昏迷。你将如何为该患者进行口腔护理，护理时注意事项有哪些？

2. 患者男性，75岁，2011年发生脑梗死，留有不能言语及左侧肢体瘫痪等后遗症，长期卧床。入院时：左小腿足踝上方Ⅳ期压疮，4cm×3cm×1cm大小，基底部全部呈黑色，渗液少，伤口清创后见肌腱外露达2cm，未进行系统诊治，请根据该患者压疮的情况制定相应的护理措施。

第八章　生命体征的评估与护理

【学习目标】

掌握：发热的护理措施；体温、脉搏、呼吸、血压正常范围值及其测量方法；体温单的绘制。

熟悉：发热、稽留热、弛张热、间歇热、不规则热、体温过低、呼吸困难、脉搏短绌、间歇脉的概念；异常呼吸、脉搏、血压评估及相应护理。

了解：体温、脉搏、呼吸和血压的生理变化；血压计的种类和构造。

生命体征是体温、脉搏、呼吸和血压的总称。生命体征是机体内在活动的客观反映，是生命维持的基本征候，是衡量机体生存质量的可靠指标。

正常情况下，人的生命体征在一定范围内相对稳定，相互之间保持内在联系。生命体征能反映身心的微小变异。护理人员通过观察生命体征，采集有关的资料，不仅可协助临床做出诊断和治疗，还可从中发现患者现存或潜在的护理问题，为制定护理措施提供依据。因此，生命体征的评估与护理是临床护理工作的重要内容之一，也是护士应掌握的基本技能。

第一节　体温的评估与护理

广义的体温分体核温度和体表温度两种。体核温度（core temperature）是指身体内部胸腔、腹腔和中枢神经的温度，也就是狭义上的体温，特点是比皮肤温度高而且相对稳定。体表温度（shell temperature），即皮肤温度，也称体壳温度，其低于体核温度，可随环境温度和衣着薄厚而变化。体温是由糖、脂肪、蛋白质三大营养物质氧化分解产生。正常人体温受大脑和下丘脑体温调节中枢和神经体液的作用来调节，使产热和散热保持动态平衡，所以机体体温保持相对恒定。相对恒定的体温是机体进行新陈代谢和生命活动的重要条件。当体温调节中枢受到致热原（如细菌、病毒等）的侵害、内分泌功能紊乱等因素影响时，体温可发生异常变化。

一、正常体温及其生理变化

(一) 正常体温

温度以摄氏温度 (℃) 和华氏温度 (℉) 来表示。我国常用摄氏温度 (℃) 表示体温的数值。摄氏与华氏温度的换算公式为:

$$℃ = (℉ - 32) × 5/9$$
$$℉ = ℃ × 9/5 + 32$$

体核温度不易测试,临床上常以口腔、直肠、腋下等部位的温度来代表体温。三种测量方法中,直肠温度最接近于人体深部温度,受外界环境影响小,日常工作中采用口腔、腋下测量体温更为常用。正常体温并不是一个固定的数值,而是在正常范围内有一定的波动。正常成人安静状态下三个部位测出的体温值 (表 8 - 1)。

表 8 - 1　成人正常体温平均值及波动范围

部位	正常范围	
	摄氏温度 (℃)	平均温度 (℃)
腋温	36.0 ~ 37.0	36.5
口温	36.3 ~ 37.2	37.0
肛温	36.5 ~ 37.7	37.5

(二) 生理性变化

人体体温可受多种因素影响而发生变化,但波动范围很小,且基本在正常范围内。常见因素有以下几种:

1. 昼夜　正常人体温在 24 小时内呈节律性波动,清晨 2 ~ 6 时最低,午后 2 ~ 8 时最高。这种周期性的变化与机体昼夜活动的生物节律有关,但波动范围不超过平均数上下 0.5℃。

2. 年龄　儿童由于新陈代谢率高,体温略高于成人,随着年龄的增长,体温有下降的趋势,到 14 ~ 16 岁的青春期,体温与成人接近。老人由于新陈代谢率低,体温在正常范围内的低值。新生儿尤其是早产儿,由于体温调节功能尚未发育完善,调节功能差,因而易受环境温度的影响而变化,所以对新生儿或早产儿应加强护理,做好防寒保暖。

3. 性别　女性平均体温比男性略高。成年女性的基础体温随月经周期出现规律性的变化,即排卵后体温上升。这与体内孕激素水平周期性变化有关,孕激素具有升高体温的作用。

4. 环境　受外界环境温度的影响,体温可略高或略低。另外,个体暴露的范围大小亦影响个体的体温。

5. 活动　任何需要耗力的活动,都使肌肉代谢增强,产热增加,可使体温暂时性升高1℃~2℃。安静、睡眠时，机体代谢率低，体温可略降低。

6. 饮食 饥饿、禁食时，体温会下降；进食的冷热可以暂时性地影响口腔温度。进食后，由于食物的特殊动力作用，可以使体温暂时性升高。

此外，日常生活中情绪激动、精神紧张、冷热的应用等因素均可使体温一过性的发生变化。

二、异常体温的评估与护理

（一）体温过高

1. 定义 体温过高（hyperthermia）又称发热（pyrexia），由于致热原作用于体温调节中枢或体温调节功能障碍等原因导致体温超出正常范围，称为发热。

2. 发热程度 见表8-2。

表8-2 发热程度

分度	温度（口腔温度,℃）
低热	37.5~37.9
中等热	38.0~38.9
高热	39.0~40.9
超高热	>41.0

3. 发热过程 见表8-3。

表8-3 发热过程

分期	热代谢特点	临床症状
体温上升期	产热大于散热，体温升高	皮肤苍白、无汗，有时伴有寒战。体温上升的方式为： ①骤升：指体温在数小时内升至高峰 ②渐升：体温在数小时内逐渐上升，数日内达高峰
高热持续期	产热和散热在较高水平上保持平衡，持续高热	颜面潮红、皮肤灼热、口唇干燥、呼吸加深加快、脉搏加快、头痛、头晕甚至惊厥、谵妄、昏迷、食欲不振、恶心、呕吐腹胀、便秘、尿量减少
体温下降期	散热大于产热，体温降低	大量出汗、皮肤潮湿、皮肤温度降低，有时可出现脱水甚至休克现象。体温下降的方式为： ①骤退：体温急剧下降，在数小时内降至正常 ②渐退：体温逐渐下降，在数天内降至正常

4. 热型（fever type） 将所测体温数值绘制在体温单上，各点相互连接，构成了体温曲线的形态，称为热型。某些疾病的热型具有独特性，对协助疾病诊断和了解疾病转归有重要意义，但由于目前抗生素的滥用或由于不适当使用解热药等原因，使热型变得不典型。常见的热型有稽留热、弛张热、间歇热和不规则热（图8-1）。

（1）稽留热（continuous fever）：体温持续在39.0℃～40.0℃之间，达数日或数周，24 小时波动范围不超过 1.0℃。常见于伤寒、肺炎等。

（2）弛张热（remittent fever）：体温在 39.0℃以上，但波动幅度大，24 小时体温相差在 1.0℃以上，且最低体温仍高于正常水平。常见于败血症、风湿热等。

（3）间歇热（intermittent fever）：高热与正常体温交替有规律地反复出现，间歇数小时或数天。常见于疟疾、成人肺结核等。

（4）不规则热（irregular fever）：体温在 24 小时中变化不规则，持续时间不定。常见于流行性感冒、肿瘤性发热等。

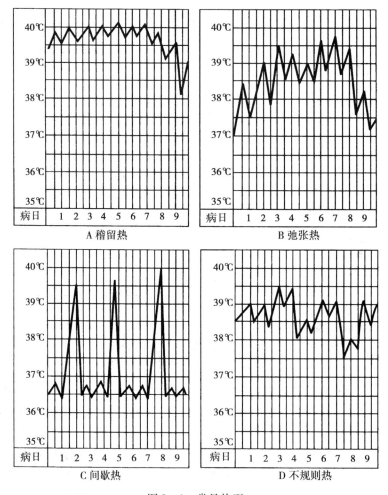

图 8-1　常见热型

5. 体温过高的护理措施

（1）降低体温：可根据患者情况采用物理降温法。如体温超过 39.0℃时，可用冰袋冷敷头部；体温超过 39.5℃时，给予温水拭浴、乙醇拭浴或大动脉处冷敷。也可按医嘱及时给予退热药物。药物或物理降温 30 分钟后应复测体温一次，并做好记录和交班。

（2）加强病情观察：①观察生命体征：每日测量体温4次，高热时每4小时测量一次，体温恢复正常3天后改为每日1~2次，注意发热的热型、程度及过程，同时应注意呼吸、脉搏和血压的变化。②观察伴随症状是否出现及程度：如寒战、淋巴结肿大、出血现象、肝脾肿大、结膜充血、单纯疱疹、关节肿痛、意识障碍等。③观察发热原因及诱因有无解除：如发热的诱因有受寒、饮食不清洁、过度疲劳、服用某些抗肿瘤药物、免疫抑制剂、抗生素等。

（3）补充营养和水分：给予高热量、高蛋白、高维生素、易消化的流质或半流质食物。注意食物的色、香、味，应少量多餐，提高机体的抵抗力。鼓励患者多饮水，每日3000ml为宜，以补充高热消耗的大量水分，加速毒素和代谢产物排出体外。

（4）促进患者舒适：①休息：提供适宜的休息环境，促进机体康复。②口腔护理：发热时由于唾液的分泌减少，口腔黏膜干燥，且抵抗力下降，有利于病原体生长、繁殖，易出现口腔感染。应在晨起、餐后、睡前协助患者漱口，保持口腔清洁。③皮肤护理：对大量出汗者，应随时擦干汗液，更换衣服和床单，防止受凉。对长期持续高热者，应协助其改变体位，防止压疮、肺炎等并发症发生。

（5）心理护理：体温上升期，患者易发生紧张、不安、害怕等心理反应，此时应注意经常探视患者，对体温变化及伴随症状给予合理的解释，以缓解其紧张情绪。高热持续期，应尽量解除高热带给患者的身心不适，合理处理患者的需求。退热期应使患者舒适，注意清洁卫生，及时补充营养，加强心理护理。

（二）体温过低

1. 定义 体温在35.0℃以下时，称为体温过低（hypothermia）。常见于早产儿及全身衰竭的危重患者、长时间暴露在低温环境中的新生儿，尤其是早产儿、某些休克、极度衰弱、下丘脑受伤、重度营养不良、全身衰竭等。患者表现为皮肤苍白、口唇及耳垂呈紫色、四肢冰冷、呼吸减慢、血压降低、脉搏细弱、心律不齐、感觉和反应迟钝，甚至昏迷。

2. 临床分度 见表8-4。

表8-4 体温过低临床分度

分度	温度（℃）
轻度	32.0~35.0
中度	30.0~32.0
重度	<30.0

3. 体温过低的护理措施

（1）提高环境温度：维持室温在22℃~24℃之间。

（2）注意保暖：给予毛毯、棉被、电热毯、热水袋，或热饮，提高机体温度。

（3）密切观察病情：监测生命体征的变化，至少每小时测量一次，直至体温恢复至正常且稳定。

（4）加强病因治疗：去除引起体温过低的原因，使体温恢复正常。

（5）做好心理护理：应经常巡视患者，尽量满足患者的需要，并给予精神安慰。

三、体温的测量

（一）体温计的种类、消毒和检查法

1. 体温计的种类

（1）玻璃汞柱式体温计　玻璃汞柱式体温计（glass thermome-ters）为国内目前最常用的体温计。玻璃汞柱式体温计是一种外标刻度的真空毛细玻璃管。玻璃管末端为贮汞槽。当贮汞槽受热后，汞膨胀沿毛细管上行，其上行高度与受热程度成正比，毛细管和贮汞槽之间的凹陷处可使汞柱遇冷时不致下降，以便检视温度。体温计按其刻度和测量部位的不同有以下分类：

①根据体温计刻度的不同分为摄氏表和华氏表。摄氏表刻度35.0℃～42.0℃，每一度之间分成10小格，每小格0.1℃，在0.5℃～1.0℃处用较粗长的线标记；37.0℃处以红线标记。华氏表刻度为94℉～108℉，每小格0.2℉（图8-2）。

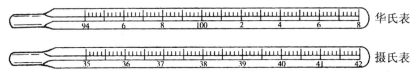

图8-2　华氏表、摄氏表的构造

②根据测量部位的不同，可将体温表分为口表（oral thermometers）、肛表（rectal thermometers）和腋表（axillary thermometers）三种。口表的水银端呈圆柱形，较细长；肛表的水银端呈梨形，较粗短，适合插入肛门；腋表的水银端呈扁平鸭嘴形（图8-3）。临床上口表可代替腋表使用。

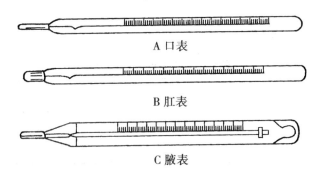

A 口表

B 肛表

C 腋表

图8-3　玻璃汞柱式体温计的种类

（2）电子体温计　电子体温计（electronic thermometers）采用电子感温探头来测量体温，温度值由数字显示器显示，直观读数，准确且灵敏度高，方便使用，适合家庭或个人卫生保健备用。常见有集体用电子体温计和个人用电子体温计两种（图8-4）。

（3）可弃式体温计　可弃式体温计（disposable thermometer）为一次性使用的体温计，用后弃去。体温计内有若干化学指示点薄片，该薄片可随体热改变而由颜色显示出体温，在45秒钟内能按特定的温度改变体温计上点状颜色。当颜色从白色变成墨绿色或蓝色时，即为所测得的体温。

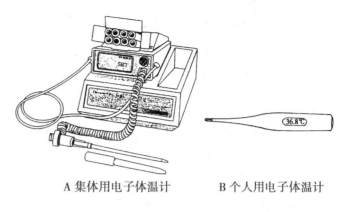

A 集体用电子体温计　　　　B 个人用电子体温计

图 8 - 4　电子体温计的种类

（4）感温胶片　感温胶片（temperature sensitive tape）为对温度敏感的胶片，可贴在前额或腹部，并根据胶片颜色改变而显示体温的变化，但不能显示具体的温度数值，只能用于判断体温是否在正常范围。

2. 体温计的消毒和检查

（1）体温计的消毒：为了防止交叉感染，对测量体温后的体温计，应采用化学消毒灭菌法中的浸泡消毒法。具体方法：①水银体温计消毒法：体温计使用后即浸泡于消毒液中，5分钟后取出，放入另一消毒容器中浸泡30分钟后取出，用冷开水冲洗干净，再用消毒纱布擦干，存放于清洁盒内备用。②电子体温计消毒法：仅消毒电子感温探头部分，消毒方法应根据制作材料的性质选用不同的消毒方法，如浸泡、熏蒸等。

（2）体温计的检查：在使用新体温计前或定期消毒体温计后，应对体温计进行检查，保证其准确性。方法是：将全部体温计的水银柱甩至35℃以下，于同一时间放入已测好的40℃以下的水中，3分钟后取出检查，凡误差在0.2℃以上、玻璃管有裂痕或水银柱自行下降者不能使用。合格体温计用纱布擦干，放入清洁容器内备用。

（二）测量体温的方法

【目的】

1. 判断体温是否正常。

2. 动态监测体温变化，分析热型及伴随症状。

3. 协助诊断，为预防、治疗、康复和护理提供依据。

【评估】

1. 患者的病情、意识状态及合作程度。

2. 测温部位皮肤黏膜状况（如口腔、腋下或肛门处）。

3. 30分钟内患者有无进食、活动、坐浴、冷热敷、情绪波动等影响体温的因素存在。

【计划】

1. 护士准备　护士着装整洁，洗手，戴口罩。

2. 用物准备

体温测量盘内备清洁干容器（放置清洁体温计）、盛有消毒液的容器（用于回收使用后的体温计）、含消毒液纱布、记录本、笔及有秒针的表；若测肛温，另备润滑油、棉签、卫生纸等；以及体温表（检查体温计的数目及有无破损，体温计汞柱是否在35.0℃以下）。

3. 患者准备

（1）了解测量体温的目的、方法、配合要点及注意事项。

（2）情绪稳定，体位舒适。测温前 20～30 分钟若有运动、进食、冷热饮、冷热敷、洗澡、坐浴、灌肠等，应休息 30 分钟后再测量。

4. 环境准备　光线充足、环境整洁，必要时拉床帘或用屏风遮挡。

【实施】操作步骤，见表 8 - 5。

表 8 - 5　测量体温的操作步骤

操作步骤	要点说明
1. **核对解释体温升高**　携用物至床旁，核对并解释，视病情选择合适的测量部位	◇ 确定患者，解释测温目的及配合方法
2. **测量体温**	
（1）口腔测温法　将体温计汞端斜放入舌下，指导患者闭唇含住口表（图 8 - 5），用鼻呼吸，测量 3 分钟	◇ 放于舌系带两侧的舌下热窝处，嘱患者勿用牙咬体温计
（2）腋下测温法　擦干腋下汗液，将体温计汞端放于腋窝深处并贴紧皮肤，指导患者屈臂过胸，夹紧体温计（图 8 - 6），测量 10 分钟	◇ 小儿及不合作者，应由护士协助夹紧上臂
（3）直肠测温法　助患者取侧卧、俯卧或屈膝仰卧位，露出臀部，用润滑剂润滑肛表汞端，将体温计汞端轻轻插入肛门 3～4cm（图 8 - 7），测量 3 分钟	◇ 20% 肥皂水或油剂润滑，婴幼儿、重患者测温时，护士应协助扶持体温计
3. **取出肛表**　用消毒液纱布擦拭，检视度数	◇ 合理解释测温结果
4. **整理**　整理衣被，协助患者取舒适卧位	

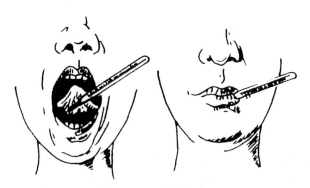

图 8 - 5　口腔测温法

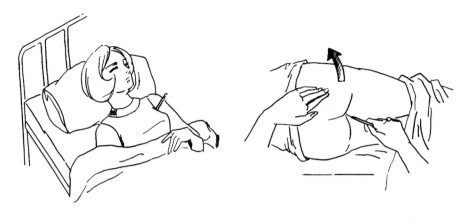

图 8-6 腋下测温法　　图 8-7 直肠测温法

【注意事项】

1. 精神异常、昏迷、婴幼儿、口鼻腔手术或呼吸困难不能合作者，不宜采用口腔测温。刚进食或面颌部热敷后，应间隔 30 分钟后方可测量。

2. 腹泻、直肠或肛门手术、心肌梗死患者不宜直肠测温；坐浴或灌肠者须待 30 分钟后才可进行直肠测温。

3. 发现体温和病情不相符合时，应在患者床旁监测，必要时重新测量。

4. 如患者不慎咬碎体温计时，应立即清除玻璃碎屑以免损伤唇、舌、口腔、食管和胃肠道的黏膜，然后口服蛋清液或牛奶以延缓汞的吸收。病情允许者，可服用膳食纤维丰富的食物促进汞的排泄。

5. 甩体温计时，用腕部力量，不能触及他物，以防撞碎；切忌把体温计放入热水中，以防爆裂。

【评价】

1. 患者配合，理解测量体温的意义。

2. 患者了解体温正常值及测量过程中的注意事项。

3. 护士测量方法正确，结果准确，注重观察测量过程中患者的感觉。

第二节　脉搏的评估与护理

在每个心动周期中，由于心脏的收缩和舒张，动脉内的压力也发生周期性的变化，导致动脉管壁产生有节律的波动，称为动脉脉搏（arterial pulse），简称为脉搏（pulse）。

一、正常脉搏的产生及其生理变化

（一）脉搏的产生

脉搏的产生主要与心脏的舒缩功能及动脉管壁的弹性作用有关。当心脏收缩时，左心室将血泵入主动脉，主动脉内压力骤然升高，动脉管壁随之扩张；当心脏舒张时，无血液泵出，动脉管壁弹性回缩。这种动脉管壁随着心脏的舒缩而出现周期性的起伏搏动，形成动脉搏动。

（二）正常脉搏及其生理变化

1. 脉率（pulse rate）　指每分钟脉搏的次数。正常情况下脉率和心率一致，健康成人在安静状态下为 60～100 次/分。脉率受许多因素的影响而发生一定范围的波动。它可随年龄、性别、活动和情绪等因素影响而变动。

（1）年龄：一般新生儿、婴幼儿的脉率比成人快，到成人逐渐减慢。

（2）性别：同龄女性较男性稍快，每分钟约快 5 次。

（3）体型：体表面积越大，脉搏越慢，所以身材高大的人常比矮胖的人脉率慢。

（4）情绪：情绪变动可影响脉率。兴奋、恐惧、发怒可使脉率增快；忧郁、镇静可使脉率减慢。

（5）活动：一般运动、进食后，脉率会增快；休息、禁食则减慢。

（6）药物：许多药物会导致脉率发生变化。兴奋剂可使脉率增快；镇静剂、洋地黄类药物可使脉率减慢。

（7）其他：气温极冷或极热均可使脉率加快。某些特殊的生理状况如怀孕期，也可使脉率加快。

2. 脉律（pulse rhythm）　指脉搏的节律性。正常的脉搏是规则均匀的，间隔的时间相等。

3. 脉搏强弱　取决于动脉的充盈程度和脉压的大小。正常时每搏的强弱相等。

4. 脉搏紧张度　正常的动脉壁光滑、柔软，有一定弹性。

二、脉搏异常患者的评估与护理

（一）异常脉搏的评估

1. 频率异常

（1）心动过速（tachycardia）：又称速脉，指成人在安静状态下脉率超过 100 次/分。多见于发热和大出血期的患者。

（2）心动过缓（bradycardia）：又称缓脉，指成人在安静状态下脉率低于 60 次/分。多见于颅内压增高、房室传导阻滞的患者。

2. 节律异常　表现为脉搏的搏动不规则、间隔时间不等。脉律异常时，可出现不整脉。

（1）间歇脉（intermittent pulse）：在一系列均匀的脉搏中出现一次提前而较弱的脉搏，其后有一较延长的间歇（即代偿性间歇），亦称过早搏动。如每隔一个或两个正常搏动后出现一次过早搏动，前者称二联律，后者称三联律。可见于各种心脏病或洋地黄中毒等患者；正常人在过度疲劳、精神兴奋、体位改变时也偶尔出现间歇脉。

（2）脉搏短绌（绌脉 pulse deficit）：指同一单位时间内脉率少于心率。听诊时心律完全不规则，心率快慢不一，心音强弱不等。常见于心房纤维颤动患者。

3. 脉搏强弱异常

（1）洪脉（bounding pulse）：脉搏强大有力称洪脉，极易触诊。多见于高热或甲状腺功能亢进等患者。运动后、情绪激动时，也常出现洪脉。

（2）丝脉（thready pulse）：脉搏搏动细弱无力，扪之如细丝称为丝脉，极难触诊。多见于大出血、休克、主动脉瓣狭窄等患者。

（3）交替脉（alternans pulse）：当心室的收缩强弱交替时，出现强弱交替的脉搏，称为交替脉。这是心肌损害的一种表现，可见于高血压性心脏病、心肌梗死等患者。

（4）水冲脉（water hammer pulse）：当心输出量大、脉压增大时，出现脉搏骤起骤降，急促有力，触诊时感到有力的冲激，称为水冲脉。多见于甲状腺功能亢进、主动脉瓣关闭不全等患者。

（5）奇脉（paradoxical pulse）：吸气时脉搏明显减弱或消失，称为奇脉。常见于心包积液、缩窄性心包炎等患者，是心包堵塞的重要体征之一。

4. 动脉壁的异常 动脉硬化时，管壁可变硬而失去弹性，呈迂曲状，诊脉时有紧张条索感，如按在琴弦上。多见于动脉硬化的患者。

（二）异常脉搏的护理

1. 心理护理 进行有针对性的心理护理，以缓解患者的紧张、恐惧情绪。

2. 病情观察 指导患者按时服药，观察药物疗效和不良反应，如有起搏器则应做好相应护理。

3. 休息与活动 嘱患者卧床休息，减少心肌耗氧，并根据病情给氧。

4. 协助检查 协助进行有关诊疗检查，如心电图等，必要时备好急救物品。

5. 健康教育 指导患者控制情绪，戒烟限酒，饮食清淡易消化，勿用力排便，自我观察药物的不良反应，简单的急救技巧等。

二、测量脉搏的方法

凡是表浅、靠近骨骼的大动脉均可作为测量脉搏的部位，如颞浅动脉、颈动脉、肱动脉、桡动脉、股动脉、腘动脉、足背动脉、胫骨后动脉（图8-8）。临床上最常选择的诊脉部位是桡动脉。

【目的】

1. 判断脉搏是否正常。

2. 动态监测脉搏变化，间接了解心脏状况。

3. 协助诊断，为预防、治疗、康复和护理提供依据。

【评估】

1. 患者的病情、诊断及合作程度。

2. 测脉搏部位的肢体活动度及皮肤完整性。

3. 患者30分钟内有无剧烈活动、情绪波动等影响脉搏的因素存在。

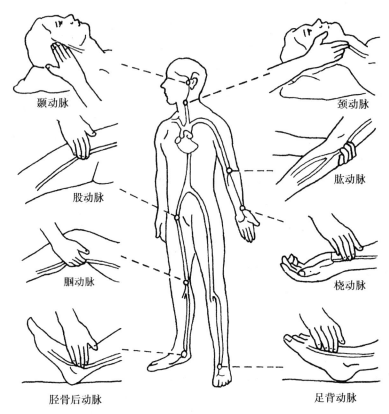

颞动脉　颈动脉　肱动脉　股动脉　桡动脉　腘动脉　胫骨后动脉　足背动脉

图 8 - 8　测量脉搏的常用部位

【计划】

1. **护士准备**　护士应着装整洁，洗手，戴口罩。

2. **用物准备**　有秒针的表、记录本、笔，必要时备听诊器。

3. **患者准备**　嘱患者安静休息 15 ～ 30 分钟，视病情取合适体位。

4. **环境准备**　安静、整洁、光线充足。

【实施】操作步骤，见表 8 - 6。

表 8 - 6　测量脉搏的操作步骤

操作步骤	要点说明
1. **核对解释**　携用物到床旁，核对并解释，选择合适的测量部位	◇ 确认患者，解释测量脉搏目的及方法，询问是否存在影响脉搏的因素
2. **体位**　以测桡动脉为例，患者取坐位或卧位，手臂自然置于躯体两侧舒适位置	◇ 嘱患者放松，姿势不适可影响脉率及护士操作
3. **测脉**　护士的示指、中指、无名指的指端放在桡动脉搏动处。一般情况测 30 秒，将所测得的数值乘 2 即为脉率	◇ 按压轻重以能清楚地触及脉搏搏动为宜，按压过重会阻断脉搏，过轻无法感觉脉搏，同时应注意脉搏的节律、强弱及动脉管壁的弹性

操作步骤	要点说明
4. **绌脉的测量** 如发现患者有绌脉，应由两名护士同时测量，一人听心率另一人测脉率。由听心率者发出"始"与"停"的口令，计数1分钟（图8-9）	◇ 二人同时在单位时间测心率与脉率
5. **记录** 记录脉搏测量值形式为：次/分。绌脉记录方法：心率/脉率次/分	◇ 合理解释测量结果
6. **洗手，记录**	

【注意事项】

1. 不可用拇指诊脉，因拇指小动脉搏动较强，易与患者的脉搏相混淆。

2. 为偏瘫患者测脉，应选择健侧肢体。

3. 向患者及家属解释脉搏监测的重要性及正确的测量方法，并指导其对脉搏进行动态观察。

4. 教会患者自我护理技巧，提高患者对异常脉搏的判断能力。

【评价】

1. 患者配合，理解测量脉搏的意义。

2. 患者了解脉搏测量过程中的注意事项。

3. 护士测量方法正确，测量结果准确。

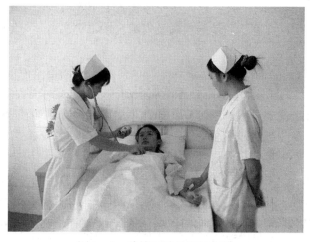

图8-9 脉搏短绌的测量方法

第三节 呼吸的评估及护理

机体不断地从外界环境中摄取氧气，并把自身产生的二氧化碳排出体外，这种机体与环境之间进行气体交换的过程，称为呼吸（respiration）。呼吸是维持机体新陈代谢和其他功能活动所必需的基本生理过程之一，呼吸一旦停止，生命活动也将终结。

一、正常呼吸及其生理变化

1. 正常呼吸　正常成人在安静状态下呼吸为 16 ~ 20 次/分。通常女性多用胸式呼吸，男性和儿童多用腹式呼吸。

2. 生理性变化　呼吸受很多生理因素的影响而在一定范围内波动。

（1）年龄与性别：年龄越小，呼吸频率越快。一般幼儿比成人快，老人稍慢。同龄女性呼吸较男性稍快。

（2）体温与血压：发热时，呼吸频率加快；退热时，呼吸变深变慢。血压升高，呼吸减慢变弱；血压降低，呼吸加快加深。

（3）运动与情绪：运动可使呼吸加快，当休息和睡眠时呼吸较慢。强烈的情绪变化，如害怕、恐惧、愤怒、紧张等会刺激呼吸中枢，导致屏气或呼吸加快。

（4）其他：环境温度升高或海拔增加，均会使呼吸加深加快。

二、异常呼吸的评估与护理

（一）异常呼吸的评估

1. 频率异常

（1）呼吸过速（tachypnea）：成人在安静状态下，呼吸超过 24 次/分时，称为呼吸过速，又称呼吸增快。多见于高热或缺氧等患者。一般体温每升高 1℃，呼吸频率增加 3 ~ 4 次/分。

（2）呼吸缓慢（bradypnea）：成人在安静状态下，呼吸少于 12 次/分时，称为呼吸过慢。多见于呼吸中枢抑制，如颅脑疾病及安眠药中毒等患者。

2. 节律异常

（1）潮式呼吸：又称陈 - 施（Cheyne - stokes）呼吸，是一种周期性呼吸异常，周期为 0.5 ~ 2 分钟。特点是呼吸由浅慢逐渐加快加深，达一定水平后，又逐渐变浅变慢，暂停数秒之后，又出现上述状态的呼吸，如此周而复始，呼吸运动呈潮水涨落样。此为呼吸中枢兴奋性减弱或高度缺氧的表现，多见于中枢神经系统疾病，如脑炎、脑膜炎、颅内压增高、巴比妥中毒等患者。

（2）间断呼吸：又称毕奥（Biot's）呼吸，表现为呼吸与呼吸暂停现象交替出现。其特点是有规律地呼吸几次后，突然停止呼吸，间隔一段时间后又开始呼吸，如此周而复始。此为呼吸中枢兴奋性显著降低的表现，多在呼吸停止前出现，常见于颅内病变或呼吸中枢衰竭患者。

（3）点头呼吸：又称胸锁乳突性呼吸。在呼吸时，头随呼吸上下移动，患者已处于昏迷状态，是呼吸中枢衰竭的表现。

（4）叹气式呼吸：间断一段时间后作一次大呼吸，伴叹气声，偶然的一次叹气是正常的，可以扩张小肺泡，多见于精神紧张、神经官能症患者。如出现反复发作的叹气式呼吸是临终前的表现。

3. 深度异常

（1）深度呼吸：又称库斯莫（Kussmaul's）呼吸，是一种深长而规则的呼吸。多见于尿毒症、糖尿病等引起的代谢性酸中毒的患者。

（2）浮浅呼吸：是一种浅表而不规则的呼吸。有时呈叹息样，见于濒死的患者。

4. 音响异常

（1）蝉鸣样呼吸（strident respiration）：即吸气时有一种高音调的音响，多因声带附近有异物，使空气进入发生困难所致。见于喉头水肿、痉挛、喉头异物等患者。

（2）鼾声呼吸（stertorous respiration）：由于气管或支气管内有较多的分泌物蓄积，使呼气时发生粗糙的鼾声。见于深昏迷或一些神经系统疾病的患者。

5. 呼吸困难 由于各种原因导致通气需要量增加而引起的呼吸费力，称为呼吸困难（dyspnea），是临床上常见的症状和体征。患者由于气体交换不足，机体缺氧，使其呼吸频率、节律和深浅度均发生异常。患者自感空气不足、胸闷，呼吸费力，不能平卧；可表现烦躁、张口耸肩、口唇、指（趾）甲发绀、鼻翼扇动等。根据临床表现又可分为吸气性、呼气性和混合性呼吸困难（表 8-7）。

表 8-7　呼吸困难的类型及症状

类型	原因	特点	常见疾病
吸气性呼吸困难	上呼吸道部分梗阻	吸气费力，吸气时间显著长于呼气，可出现三凹征（胸骨上窝、锁骨上窝和肋间隙及腹上角凹陷）	多见于喉头水肿或气管、喉头异物等患者
呼气性呼吸困难	下呼吸道部分梗阻	呼气费力，呼气时间显著长于吸气	多见于哮喘、慢性阻塞性肺气肿患者
混合性呼吸困难	肺部病变使呼吸面积减少	吸气和呼气均感费力，呼吸频率快而表浅	多见于肺部感染患者，如重症肺炎等

（二）异常呼吸的护理措施

1. 心理护理　进行针对性的心理护理，以消除患者紧张、恐惧的心理，主动配合治疗和护理。

2. 温度与湿度　调节室内温度和湿度，保持空气清新，禁止吸烟。

3. 休息与活动　根据病情安置合适体位，以保证患者休息，减少耗氧量。如病情好转则允许增加活动量，应注意患者的耐受度，以能耐受而不感疲劳为度。

4. 保持呼吸道通畅　及时消除呼吸道分泌物，必要时给予吸痰。按医嘱给药，并根据患者病情给予氧气吸入或使用人工呼吸机。

5. 改善呼吸功能

（1）有效咳嗽：咳嗽是一种防御性呼吸反射，可排出呼吸道内的异物、分泌物，具有清洁、保持和维护呼吸道通畅的作用。指导患者取坐位或半卧位，屈膝，上身前倾，双手抱膝或在胸部和膝关节上置一枕头用两肋夹紧，深吸气后屏气 3 秒（有伤口者，护理人员应将双手压在切口的两侧），然后协助患者腹肌用力及两手抓紧支持物（脚和枕），用力做爆破性咳嗽，将痰咳出。痰液黏稠不易咳出时，可给予雾化吸入、祛痰药等。

（2）叩击：用手叩击胸背部，借助振动，使分泌物松脱而排出体外。叩击的手法是：患者取坐位或侧卧位，操作者将手固定成背隆掌空状态，即手背隆起，手掌中空，手指弯曲，拇指紧靠示指，有节奏地自下而上，由背外侧向脊柱侧轻轻叩打。边叩边鼓励患者咳嗽。注意不可在裸露的皮肤、肋骨上下、脊柱、乳房等部位叩打。

（3）体位引流：置患者于特殊体位，将肺与支气管所存积的分泌物借助重力作用，使其流入大气管并咳出体外，称体位引流。主要适用于支气管扩张、肺脓肿等有大量脓痰者，可起到重要的治疗作用。对高血压、心力衰竭、高龄、极度衰弱等患者应禁忌。

6. 病情观察 注意观察患者呼吸的频率、节律、深浅度的变化，发现异常及时报告医生处理。

7. 健康教育 戒烟限酒，养成规律的生活习惯；教会患者有效咳嗽及排痰的方法。

三、测量呼吸的方法

【目的】

1. 判断呼吸是否正常。

2. 动态监测呼吸变化，了解患者呼吸功能状况。

3. 协助诊断，为预防、治疗、康复和护理提供依据。

【评估】

1. 患者的病情、诊断、治疗及合作程度。

2. 患者的呼吸状况，如频率、节律、呼吸困难症状等。

3. 患者30分钟内有无剧烈活动、情绪波动等影响呼吸的生理因素存在。

【计划】

1. 护士准备 服装整洁，洗手，戴口罩。

2. 用物准备

（1）治疗车上备记录本、笔、表（有秒针）。

（2）必要时备棉花。

3. 患者准备

（1）了解测量呼吸的目的、方法、配合要点及注意事项。

（2）情绪稳定，体位舒适。

（3）测脉搏前，若有剧烈运动、紧张、恐惧时，应休息20~30分钟后再测量。

4. 环境准备 环境整洁、安静，室温适宜。

【实施】操作步骤，见表8-8。

表8-8　测量呼吸的操作步骤

操作步骤	要点说明
1. **核对** 备齐用物携至床旁，核对但不解释	◇ 因呼吸受意识控制，所以，数呼吸时不宜使患者察觉

操作步骤	要点说明
2. 测量呼吸	
（1）测量脉搏后，护士仍保持诊脉手势，观察患者胸部或腹部的起伏（一起一伏为一次呼吸），一般情况测 30 秒，将所测数值乘以 2 为呼吸频率。如患者呼吸不规则或婴儿应测 1 分钟	◇ 分散患者的注意力，使患者处于自然呼吸状态，以维持测量的准确性；男性多为腹式呼吸，女性多为胸式呼吸。同时应观察呼吸的节律、深浅度、音响及呼吸性质等
（2）如患者呼吸微弱不易观察时，可用少许棉花置于患者鼻孔前，观察棉花纤维被吹动的次数，计数 1 分钟	
3. 记录　记录呼吸值形式为：次/分	◇ 合理解释测量结果
4. 洗手	

【注意事项】

1. 测呼吸时，使患者处于自然呼吸的状态，以保证测量的准确性。

2. 观察呼吸时，要注意女性患者观察胸部的起伏，男性和儿童患者观察腹部的起伏。

【评价】

1. 患者配合，掌握有效咳嗽的技巧。

2. 患者了解呼吸测量过程中的注意事项。

3. 护士测量方法正确，动作熟练轻柔。

第四节　血压的观察及护理

血压（blood pressure BP）是指血管内流动的血液对血管壁的侧压力。一般所说的血压是指体循环的动脉血压。在一个心动周期中，动脉血压随着心室的收缩和舒张而发生规律性的波动。在心室收缩时，动脉血压上升达到最高值时，称为收缩压（systolic pressure）；在心室舒张末期，动脉血压下降达到最低值时，称舒张压（diastolic pressure）。收缩压与舒张压之差称为脉压（mean arterial pressure）。

一、正常血压及其生理性变化

（一）正常血压

在安静状态下，正常成人的血压比较稳定，其正常范围：收缩压 90～140mmHg，舒张压 60～90mmHg，脉压 30～40mmHg。

（二）生理性变化

1. 年龄和性别　血压随年龄的增长而增高，以收缩压增高显著；小儿血压比成人低，新生儿的血压最低。中年以上女性血压略低于男性（约 5mmHg），中年以后差别较小。

2. 昼夜和睡眠　血压在清晨最低，白天逐渐升高，到午后或黄昏最高。这种周期性的变化每天发生，与体温一样，都有一定生理节律。

3. 环境　在寒冷环境中，由于血管收缩，血压可上升；高温环境中血管扩张，血压可略下降。

4. 体位　不同的体位，人体的血压可有一定范围的变化。对于长期卧床或应用某些降压药物后，由卧位改变为立位时，可能会出现体位性低血压，表现为血压下降、头晕等。

5. 部位　约有 1/4 健康人的两上肢血压不相等，右上肢高于左上肢 5～10mmHg。因右侧肱动脉来自主动脉弓的第一大分支无名动脉，而左侧肱动脉来自主动脉弓的第三大分支左锁骨下动脉，右侧比左侧做功少，消耗能量少的缘故。左右下肢的血压基本相等，下肢血压要比上肢高 20～40mmHg，其原因是股动脉的管径大于肱动脉，血流量也较多。

6. 其他　紧张、恐惧、兴奋及疼痛均可导致收缩压升高，舒张压一般无变化。劳动、饮食、吸烟和饮酒也可影响血压值。体型高大、肥胖者的血压较矮小、消瘦者高。

二、异常血压的评估与护理

（一）异常血压的评估

异常血压是指所有正常范围以外的血压，可分为高血压、低血压和脉压异常（包括脉压增大和脉压减小）三种类型（表 8-9）。

表 8-9　异常血压及其常见原因

异常血压	定义	常见原因
高血压 hypertension	指未服抗高血压药的情况下，成人收缩压 ≥140mmHg 和（或）舒张压 ≥90mmHg	见于心血管疾病患者，如动脉硬化、颅内压增高等
低血压 hypotension	指血压低于正常范围且有明显血容量不足的表现，收缩压常低于 90mmHg，舒张压低于 60mmHg	见于休克、大出血、心肌梗死等
脉压增大	脉压 >60mmHg	见于主动脉瓣关闭不全、主动脉硬化等
脉压减小	脉压 <20mmHg	见于心包积液、主动脉瓣狭窄、缩窄性心包炎等

（二）异常血压的护理措施

1. 心理护理　进行针对性地心理护理，以消除患者的紧张、恐惧心理，主动配合治疗与护理。

2. 密切监测血压　测得血压异常时，护士应保持镇静，与患者的基础血压值对照后，给予合理的解释和劝慰。测量血压时做到"四定"，即定时间、定部位、定体位、定血压计。

3. **观察病情** 密切观察药物的不良反应，注意有无潜在并发症。如患者血压过低，应迅速安置患者平卧位，及时与医生联系并协助处理。

4. **休息与活动** 注意休息，保证充足的睡眠时间。指导患者参加力所能及的体力劳动和适当的体育运动，以改善血液循环，增强心血管功能。

5. **饮食与环境** 给予易消化、低脂、低胆固醇、高维生素、富含纤维素食物，根据血压的高低限制盐的摄入，避免刺激辛辣食物。病室整洁、通风良好、温湿度适宜、照明合理、安静舒适。

6. **健康教育** 帮助患者消除影响血压变化的不良生活行为，如戒烟、酒，保持大便通畅，养成良好的生活方式等。教会患者和家属测量和判断异常血压的方法。

三、血压的测量

（一）血压计的种类和构造

1. **血压计的种类** 常用的血压计有汞柱式血压计（包括台式和立式血压计）、表式血压计和电子血压计三种。

2. **血压计的构造** 血压计主要由三个部分组成。

（1）输气球及调节空气压力的阀门。

（2）袖带为长方形扁平的橡胶袋，长24cm，宽12cm，外层布套长50cm（下肢袖带长约135cm，比上肢袖带宽2cm；小儿袖带宽度是上臂长度的1/2～2/3），袋上有两根橡胶管，其中一根连输气球，另一根与压力表相接。

（3）测压表（图8－10）

①汞柱式：又称水银血压计，由玻璃管、标尺、水银槽三部分组成。在血压计盒盖内面固定一根玻璃管，管面上标有双刻度0～40kPa（0～300mmHg），最小分度值为0.5kPa或2mmHg。玻璃管上端盖以金属帽和大气相通，其下端和汞槽相通，汞槽内装有汞60g。其优点是测得数值准确可靠；缺点是笨重且玻璃管部分易破裂。

②弹簧表式：外形似表，呈圆盘状，正面盘上标有刻度及读数，盘中央有一指针，以指示血压数值。此种血压计携带方便，但欠准确。

③电子血压计：袖带内有一换能器，具有自动采样、微电脑控制数字运算、自动放气程序，在显示屏上直接显示收缩压、舒张压、脉搏的数值。此种血压计操作方便，清晰直观，不需听诊器，但欠准确。

④自动血压计监测器：采用振动法原理，由计算机控制，自动测量收缩压、舒张压、平均动脉压及心率。平均动脉压测量范围30～230mmHg，测量结果由四组三位高亮度数码管显示，并在下次测量结果来到之前一直保持，适用于各种场合的血压测量，尤其适合手术、危重患者的血压监测。

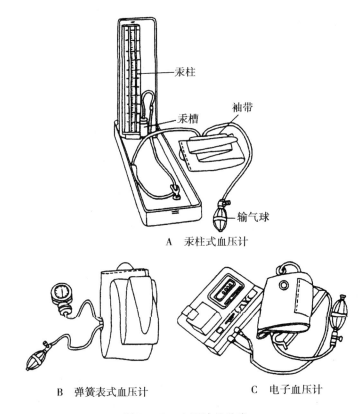

图 8 - 10 血压计的种类

（二）血压的测量

【目的】

1. 判断血压是否正常。

2. 动态监测血压变化，间接了解循环系统的功能状况。

3. 协助诊断，为预防、治疗、康复和护理提供依据。

【评估】

1. 患者的病情、诊断、治疗及基础血压值。

2. 被测肢体功能及测量部位皮肤状况。

3. 患者的心理反应及合作程度。

4. 30 分钟内患者有无吸烟、活动、情绪波动等影响血压的因素存在。

【计划】

1. **护士准备**　护士着装整洁，洗手，掌握沟通交流技巧。

2. **用物准备**　血压计、听诊器。检查血压计（检查方法：关闭气门充气，如汞柱不升或有裂隙，表示血压计漏气或汞量不足）。

3. **环境准备**　安静、整洁、光线充足。

4. 患者准备

（1）了解测量血压的目的、方法、配合要点及注意事项。

（2）情绪稳定，体位舒适。

（3）测血压前不饮酒、咖啡和浓茶，若有吸烟、运动、情绪变化等，应休息15～30分钟后再测量。

【实施】操作步骤，见表8－10、8－11。

表8－10 上肢（肱动脉）血压测量法操作步骤

操作步骤	要点说明
1. **核对解释** 携带用物至床旁，核对并解释	◇ 解释测血压的目的及方法，询问有无影响血压的因素
2. **取体位** 患者取坐位或仰卧位，被测肢体应和心脏处于同一水平，坐位时平第四肋软骨，卧位时平腋中线	◇ 如肱动脉位置高于心脏水平，则测得血压值偏低；反之，测得血压值偏高
3. **缠袖带** 卷袖、露臂、手掌向上，肘部伸直，放妥血压计。开启汞槽开关，驱尽袖带内空气，平整地缠于上臂中部，袖带下缘距肘窝2～3cm，松紧以能放入一指为宜（图8－11）	◇ 袖口不宜过紧，以免阻断血流，影响血压的准确性。袖带过松，橡胶袋呈球状，有效测量面积变窄，致血压测量值偏高；袖带过紧，使血管在未注气时已受压，血压测量值偏低
4. **测量** ①戴听诊器，将胸件贴于肱动脉搏动处；②关闭气门，充气至肱动脉搏动音消失后再升高20～30mmHg；③以每秒4mmHg速度放气，使汞柱缓慢下降，同时注意动脉搏动变化时汞柱所指刻度；④闻及第一声搏动音时汞柱所指刻度为收缩压；随后搏动逐渐增强，直至声音突然减弱或消失，此时水银所指刻度为舒张压（WHO规定以动脉消失音作为舒张压）	◇ 搏动音消失，即袖带内压力大于心脏收缩压，使血流阻断。视线应与汞柱所指刻度保持平齐，第一声搏动音出现表示袖带内压力降至与心脏收缩压相等，血液能通过被压迫的肱动脉；搏动音有改变时，袖带内压力降至与心脏舒张压相等
5. **整理** 测量后，排尽袖带内余气，整理袖带放入盒内，将血压计盒盖右倾45°，使汞液回流槽内，关闭汞槽开关，必要时协助患者穿衣	◇ 妥善整理，防止盒盖上玻璃管碎裂，以防汞槽内汞液溢出，协助患者恢复体位
6. **洗手、记录** 口述血压值并记录：收缩压/舒张压 mmHg	◇ 合理解释测量结果

表8－11 下肢（腘动脉）血压测量法操作步骤

操作步骤	要点说明
1. **核对解释** 携带用物至床旁，核对并解释	◇ 解释测血压的目的及方法，询问有否影响血压的因素
2. **取合适体位** 患者取仰卧位、俯卧位或侧卧位，协助患者卷裤或脱去一侧裤子，露出大腿部	◇ 使腘动脉与心脏、血压计保持在同一水平
3. **缠袖带** 将袖带缠于大腿下部，其下缘距腘窝3～5cm，将听诊器胸件贴于腘动脉搏动处	
4. **测量** 同上肢血压测量法测量	

续表

操作步骤	要点说明
5. **整理**　同上肢血压测量法	
6. **洗手、记录**　同上肢血压测量法	◇ 应注明下肢血压（因上下肢血压值有差异。袖带相对过窄，可导致收缩压偏高，而舒张压无多大差异）；合理解释测量结果

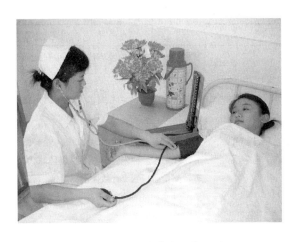

图 8 - 11　袖带放置位置图

【注意事项】

1. 定期检查及校对血压计，确保测得血压值准确可靠。

2. 需长期监测血压的患者应做到四定：定时间、定部位、定体位、定血压计。

3. 为偏瘫、肢体外伤或手术患者测血压时，应选择健侧肢体。

4. 排除影响血压的外界因素。

（1）血压值偏低因素：①袖带过宽（因袖带过宽而使大段血管受压，以至搏动音在到达袖带下缘之前已消失）；②袖带缠得过紧（因袖带过紧而使血管在未充气前已受压）；③水银不足。

（2）血压值偏高因素：①袖带过窄（因袖带太窄而使有效测量面积变窄）；②袖带缠得过松（使橡胶袋呈球状，使有效的测量面积变窄）。

5. 当发现血压听不清或异常时，应重复测量。测量时先将袖带内气体驱尽，使汞柱降至"0"点，稍等片刻后再行第二次测量，一般连续 2 ~ 3 次，取其最低值。

6. 舒张压的变音和消失音之间有差异时，可记录两个读数，即变音/消失音数值。

【评价】

1. 测量血压的体位、部位、时间、血压计准确，记录正确。

2. 操作有序，动作熟练。

3. 关爱患者，沟通有效。

链　接

红外线耳温枪

红外线耳温枪采用了最新红外线技术，无需等待，可连续测量，没有使用次数的限制，能对体弱多病卧床老人、哭闹或睡着的孩子随时进行体温测量。如果耳道内耳垢较多则会影响测量数据的准确性。中耳炎、耳道手术、出血及瘢痕者不能使用耳温测量法。

复习思考题

1. 患者，宋某，男，48岁，持续高热1周，体温持续在39.0℃~40.0℃，以发热待查于当日上午9时收入院。入院时测体温40℃，脉搏110次/分，呼吸28次/分，血压120/80mmHg，神志清楚，面色潮红，口唇干裂，食欲不振。上午9:40给予退热剂后，体温降至38.8℃，下午2:00体温升至39.8℃。请问：①该患者发热为何热型？②入院时的发热程度？③请根据患者情况提出护理措施？

2. 患者，李某，62岁，因房颤急诊入院。主诉心悸、头晕、胸闷、四肢乏力，护士为其诊脉时发现脉搏细速，不规则，测心率140次/分，脉率90次/分，听诊心率快慢不一，心律完全不规则，心音强弱不等。请问：①患者出现了什么情况？②此时应如何为患者测脉搏？③如何进行记录？

3. 请与同学互相测量生命体征，每日1次，连续测量7天，准确记录数值并将所得数值绘制在体温单上。

第九章 饮食与营养

【学习目标】

掌握：医院饮食的类别及每类饮食的饮食原则和用法；鼻饲法的适应证、禁忌证、操作方法及注意事项。

熟悉：各种主要营养素的来源、生理功能及正常供给量；营养状况的评估内容、患者的一般饮食护理措施。

了解：肠内营养泵的特点、适应证；要素饮食和胃肠外营养的目的、用法、并发症及护理要点。

饮食与营养（diet and nutrition）和健康与疾病的关系非常密切。合理的饮食及均衡的营养可以维持机体各种生理功能，促进生长发育，提高机体免疫力，有利于某些疾病的预防。当机体患病时，通过适当的途径给予患者均衡的饮食和充足的营养也是辅助治疗、促进康复的有效手段。特别是在现代临床治疗方法中，营养治疗作为一种特殊的治疗形式，已成为控制和治疗某些疾病的重要手段。因此，护理人员应掌握饮食和营养的相关知识，正确评估患者的饮食与营养状况，制定科学合理的饮食治疗计划，并能采取有效的措施实施饮食治疗计划，以促进患者尽快康复。

第一节 人体对营养的需要

一、饮食与营养对人体健康的意义

食物是人类赖以生存的物质基础。人每天必须通过饮食摄取热量和各种营养物质，以保证机体正常生长发育，维持机体各种生理功能，促进组织修复，提高机体免疫力。因此，合理的饮食与充足的营养是维持生命与健康的重要条件。而不合理的饮食则可能损害健康，甚至导致某些疾病的发生和发展。如饮食单调或食物短缺可造成缺铁性贫血、佝偻病等营养缺乏性疾病，营养过剩则可导致肥胖、心脑血管疾病等营养失调性疾病，饮食不当还可引发一些食源性疾病，如胃肠炎、食物中毒等。

饮食与营养在疾病痊愈过程中也发挥着非常重要的作用。人体患病时常伴有不同程度的代谢变化和营养不良，及时、合理地调整营养素的摄入，可增强机体的抗病能力，促进疾病痊愈和创伤组织修复，达到治疗或辅助治疗的目的。如大面积烧伤患者能量消耗增加，水分、蛋白质大量丢失，给予高热量、高蛋白饮食并保证足够水分的摄入，可有效改善机体的营养状态，促进伤口愈合。此外，一些特定的饮食还可起到辅助临床诊断的作用，如隐血试验饮食可辅助诊断消化道出血疾病，胆囊造影饮食可协助诊断患者有无胆囊、胆管等部位的病变。

二、营养素

能够在体内被利用，具有供给能量、构成机体及调节和维持生理功能作用的物质称为营养素（nutrient）。人体需要的营养素有六大类：碳水化合物、蛋白质、脂肪、水、维生素和矿物质。各种营养素的生理功能、来源及每日供给量（表9-1）。

表9-1 各种营养素的功能、来源及供给量

营养素	生理功能	主要来源	每日供给量
蛋白质	构成及修复人体细胞、组织；构成人体内的酶、激素、抗体等；维持血浆渗透压；提供热能	肉、蛋、乳及豆类	男性：80g 女性：70g 占总热能的10%～14%
脂肪	提供及储存热能；构成身体组织；促进脂溶性维生素的吸收；维持体温，保护脏器；增加饱腹感	动物性食品、食用油、坚果类等	占总热能的20%～30%
碳水化合物	提供热能；参与构成机体组织；保肝解毒；抗生酮作用	谷类和根茎类食品，各种食糖（蔗糖、麦芽糖等）	占总热能的60%～70%
矿物质			
钙	构成骨骼与牙齿的主要成分；调节心脏和神经的正常活动；维持肌肉紧张度；参与凝血过程；激活多种酶；降低毛细血管和细胞膜的通透性	奶及奶制品、海带、小虾米皮、芝麻酱、豆类、绿色蔬菜、骨粉、蛋壳粉	800mg
磷	构成骨骼、牙齿、软组织的重要成分；参与多种酶、辅酶的合成；调节酸碱平衡	广泛存在于动、植物食品中	700mg
铁	构成血红蛋白与肌红蛋白，参与氧的运输；构成某些呼吸酶；促进生物氧化还原反应	动物肝脏、动物全血、肉蛋类、豆类、绿色蔬菜	男性：15mg 女性：20mg
锌	促进机体发育和组织再生；参与构成多种酶；促进食欲；促进维生素A的代谢；参与免疫过程	动物食品、海产品、奶、蛋、坚果类等	15mg

营养素	生理功能	主要来源	每日供给量
碘	参与甲状腺素的合成	海产品、海盐	150μg
维生素			
脂溶性维生素			
VitA	维持正常夜视功能；保持皮肤与黏膜的健康；增强机体免疫力；促进生长发育	动物肝脏、鱼肝油、奶制品、禽蛋类、有色蔬菜及水果等	男性：800μgRE 女性：700μgRE （视黄醇当量）
VitD	调节钙磷代谢，促进钙磷吸收	海鱼及动物肝脏、蛋黄、奶油；体内转化	5μg
VitE	抗氧化作用，保持红细胞完整性；参与DNA、辅酶Q的合成	植物油、谷类、坚果类、绿叶蔬菜等	14mg－TE （－生育酚当量）
VitK	合成凝血因子，促进血液凝固	肠内细菌合成；绿色蔬菜、肝脏	20~100μg
水溶性维生素			
VitB$_1$	构成辅酶TPP；参与糖代谢过程；影响某些氨基酸与脂肪的代谢；调节神经系统功能	动物内脏、肉类、豆类、花生、未过分精细加工的谷类	男性：1.4mg 女性：1.3mg
VitB$_2$	构成体内多种辅酶，参加人体内多种生物氧化过程；保持皮肤和黏膜完整性	动物内脏、禽蛋类、奶类、豆类、花生、新鲜绿叶蔬菜等	男性：1.4mg 女性：1.2mg
VitB$_6$	构成多种辅酶，参加物质代谢	畜禽肉及其内脏、鱼类等	1.2mg
VitB$_{12}$及叶酸	为细胞的核酸和核蛋白合成代谢过程中所必需的物质；促进红细胞发育与成熟	动物内脏、发酵豆制品、新鲜绿叶蔬菜	VitB$_{12}$：2.4μg 叶酸：400μgDEF （膳食叶酸当量）
VitC	保护细胞膜，防治坏血病；促进铁吸收和利用；促进胶原、抗体合成；参与胆固醇代谢	新鲜蔬菜和水果	100mg
水	构成人体组织；调节体温；运送营养素和代谢产物；维持消化、吸收功能	饮用水、食物中水、体内代谢水	2~3L

注：表中营养素供给量采用2001年中国营养学会正式发布的"中国居民膳食营养素参考摄入量（DRIS）"中成人中等劳动强度的标准。

链 接

膳食纤维

膳食纤维被营养学界称为"第七营养素"。1999 年，美国谷物化学家协会（AACC）和国际生命科学会（ILSI）共同成立了关于膳食纤维定义的工作委员会，将膳食纤维（dietary fiber）定义为：能抗人体小肠消化吸收而在人体大肠能部分或全部发酵的可食用的植物性成分、碳水化合物及其相类似物质的总和，主要包括纤维素、半纤维素、果胶、树胶、多糖、寡糖、木质素等成分。

膳食纤维具有很强的吸水溶胀性能，可增加饱腹感，增进肠蠕动，促进排便，减少有害物质与肠壁接触的机会，减少糖类、脂类物质在肠道的吸收，具有控制血糖浓度、调节脂质代谢、调节肠内细菌代谢，维持肠道菌群平衡等作用。

膳食纤维主要分布于全谷类食物、植物的根、茎、叶、花、果、种子中。个体每天膳食纤维摄入量应达到 25～30g。

第二节 医院饮食

医院饮食（hospital diets）可分为基本饮食、治疗饮食及试验饮食，分别适应不同病情患者的需要。

一、基本饮食

基本饮食（basic diets）是其他饮食的基础，适用于一般患者的需要。基本饮食包括普通饮食、软质饮食、半流质饮食及流质饮食四种（表 9 - 2）。

表 9 - 2　基本饮食

类别	适用范围	饮食原则及用法
普通饮食 general diet	病情较轻或疾病恢复期、无饮食限制、消化功能正常、体温正常者	营养平衡；易消化、无刺激性的一般食物；限油煎、坚硬、胀气等食物。每日总热能为 9.20～10.88MJ（2200～2600kcal），蛋白质 70～90g。每日 3 餐，各餐按比例分配
软质饮食 soft diet	消化吸收功能差、咀嚼不便、低热、老人及幼儿、术后恢复期的患者	营养均衡，以软烂、易消化、无刺激性为主，如面条、切碎煮熟的菜和肉等。每日总热能为 9.20～10.04MJ（2200～2400kcal），蛋白质 60～80g，每日 3～4 餐
半流质饮食 semi - liquid diet	口腔及消化道疾患、中等发热、体弱及术后患者	无刺激性，易咀嚼、吞咽和消化；营养丰富，膳食纤维含量少。食物呈半流体状，如米粥、面条、馄饨、肉沫、菜沫、豆腐等。每日总热能为 6.28～8.37MJ（1500～2000kcal），蛋白质 50～70g，每日 5～6 餐

续表

类别	适用范围	饮食原则及用法
流质饮食 liquid diet	口腔疾患、急性消化道疾患、高热、大手术后、病情危重、全身衰竭患者	易吞咽、易消化、无刺激性；所含热量与营养素不足，只能短期使用。食物呈液体状，如牛奶、豆浆、米汤、菜汁、果汁等。每日总热量为 3.5 ~ 5.0MJ（836 ~ 1195kcal），蛋白质40 ~ 50g。每日6 ~ 7餐，每2 ~ 3小时一次，每次200 ~ 300ml

二、治疗饮食

治疗饮食（therapeutic diets）是指在基本饮食基础上，适当调整热能和营养素，从而达到治疗或辅助治疗目的的一类饮食。治疗饮食（表9 - 3）。

表9 - 3 治疗饮食

类别	适用范围	饮食原则及用法
高热量饮食 high energy diet	热能消耗较高的患者，如甲状腺功能亢进、大面积烧伤、结核、肝炎、胆道疾患、体重不足的患者及产妇等	在基本饮食基础上加餐2次，如进食牛奶、鸡蛋、豆浆、藕粉、蛋糕等。每日总热能约为12.55MJ（3000kcal）
高蛋白饮食 High protein diet	长期消耗性疾病（如结核病）、大面积烧伤、恶性肿瘤、贫血、甲状腺功能亢进、大手术后、低蛋白血症患者；孕妇、哺乳期妇女等	在基本饮食基础上，增加富含蛋白质的食物，如肉类、鱼类、蛋类、乳类、豆类等，供给量为每日1.5 ~ 2g/kg，成人总量每日不超过120g。每日总热能10.46 ~ 12.55MJ（2500 ~ 3000kcal）
低蛋白饮食 low protein diet	限制蛋白质摄入的患者，如急性肾炎、尿毒症、肝昏迷等	限制蛋白质摄入，可多补充蔬菜和含糖高的食物，以维持正常热量。成人蛋白质总量每日不超过40g，视病情可减至每日20 ~ 30g。肾功能不全者应摄入动物性蛋白，忌用豆制品；肝昏迷者应以植物性蛋白为主
低脂肪饮食 low fat diet	肝胆胰疾患、高脂血症、动脉硬化、冠心病、肥胖症及腹泻等患者	饮食清淡、少油，禁用肥肉、蛋黄、动物脑等；高脂血症及动脉硬化患者不必限制植物油（椰子油除外）；脂肪含量每日不超过50g，肝胆胰病患者每日不超过40g，尤其应限制动物脂肪的摄入
低胆固醇饮食 low cholesterol diet	高胆固醇血症、高脂血症、动脉硬化、高血压、冠心病等患者	胆固醇摄入量应在每日300mg以下，禁用或少用含胆固醇高的食物，如动物内脏和脑、蛋黄、鱼子、动物油等
低盐饮食 low salt diet	急慢性肾炎、心脏病、肝硬化腹水、重度高血压但水肿较轻的患者	每日摄入食盐量不超过2g，不包括食物内自然存在的氯化钠。禁食腌制食物，如咸菜、咸肉、香肠、火腿、皮蛋等
无盐低钠饮食 salt free and low sodium diet	同低盐饮食，但水肿较重患者	无盐饮食除食物内自然含钠量外，烹调时不放食盐，食盐中含钠量每日少于0.7g；低钠饮食，除无盐外还要控制食物中自然存在的含钠量，一般应每日少于0.5g；二者均禁用腌制食品、含钠食品和药物，如油条、挂面、汽水和碳酸氢钠等

类别	适用范围	饮食原则及用法
少渣饮食 low residue diet	伤寒、痢疾、腹泻、肠炎、食管胃底静脉曲张、咽喉部及消化道手术的患者	选择膳食纤维含量少的食物，如蛋类、嫩豆腐等。并注意少油，不用刺激性强的调味品
高纤维素饮食 high cellulose diet	便秘、肥胖症、高脂血症、糖尿病等患者	选择膳食纤维含量多的食物，如韭菜、芹菜、豆类及粗粮等

三、试验饮食

试验饮食（test diets）是指在特定时间内，通过对饮食内容的调整来协助诊断疾病和确保实验室检查结果正确性的一种饮食。试验饮食（表9-4）。

表9-4　试验饮食

类别	适用范围	饮食原则及用法
隐血试验饮食	用于大便隐血试验的准备，以协助诊断有无消化道出血	试验前3天起，禁止食用易造成隐血试验假阳性结果的食物，如肉类、肝类、动物血及含铁丰富的药物或食物、绿色蔬菜等。可进食牛奶、豆制品、白菜、土豆、冬瓜、粉丝、萝卜、米、馒头等食品 第4天留取患者粪便作隐血试验
胆囊造影饮食	用于需行造影检查以诊断有无胆囊、胆管、肝胆疾病的患者	检查前1天中午进食高脂肪餐，以刺激胆囊收缩和排空，有助于显影剂进入胆囊；晚餐进食无脂肪、低蛋白、高碳水化合物饮食；晚餐后口服造影剂，服药后禁食、禁水、禁烟至检查日上午 检查当日早晨禁食，第一次摄X线片后，如胆囊显影良好，可进高脂肪餐（如油煎荷包蛋2只或含40%脂肪的奶油巧克力40g，脂肪含量为25~50g）；30分钟后第二次摄X线片观察
肌酐试验饮食	用于协助检查、测定肾小球的滤过功能	试验期为3天，试验期间患者禁食肉类、禽类、鱼类，且禁止喝茶与咖啡。全日主食在300g以内，限制蛋白质的摄入（蛋白质摄入量每日少于40g），以排除外源性肌酐的影响；蔬菜、水果、植物油不限，热量不足可添加藕粉和含糖的点心等 第3天测尿肌酐清除率及血肌酐含量
尿浓缩功能试验饮食（干饮食）	用于检查肾小管的浓缩功能	试验期1天，控制全天饮食中的水分，总量在500~600ml。可进食含水分少的食物，如米饭、馒头、面包、炒鸡蛋、土豆、豆腐干等，烹调时尽量不加水或少加水；避免食用过甜、过咸或含水量高的食物。蛋白质供给量为每日1g/kg
甲状腺[131]I试验饮食	用于协助测定甲状腺功能	试验期为2周。试验期间禁食含碘食物，如海带、海蜇、海参、虾、紫菜、含碘食盐等，禁止用碘消毒皮肤 2周后作[131]I功能测定

第三节　患者的一般饮食护理

护士在对患者进行饮食护理时，应能正确评估患者的营养状况，及时发现患者现存或潜在的营养问题，为患者制定有针对性的营养计划，并根据计划实施相应的饮食护理，促进患者早日康复。

一、营养状况的评估

（一）影响因素的评估

影响饮食与营养的因素有生理因素、病理因素、心理因素及社会因素等。

1. 生理因素

（1）年龄：在生长发育的不同阶段，人体对热能和营养素的需要量会有所不同。如处在生长发育期的婴幼儿、青少年对热能和蛋白质、各种维生素、矿物质等营养素需要量较多，而老年人因新陈代谢减慢，对热能的需要量也逐渐减少，但对钙的需要量较一般成年人有所增加。另外，年龄也可影响个人对食物的喜好。

（2）活动量：各种活动是能量代谢的主要因素。平时活动量大的人所需的热能及营养素一般高于活动量小的人。

（3）特殊生理状况：处于妊娠期与哺乳期的妇女对营养需求量明显增加，并常伴有饮食习惯的改变。妊娠期女性摄入营养素的比例应均衡，同时需要增加蛋白质、铁、碘、叶酸的摄入量，在怀孕期后三个月尤其要增加钙的摄入量。哺乳期女性每日消耗的热能和营养素较多，因此，应增加各种营养素，尤其是蛋白质、钙、铁、锌、B 族维生素的摄入，在每日饮食的基础上需要再增加 500kcal 热量。

2. 病理因素

（1）疾病及药物影响：许多疾病可影响机体对饮食和营养的摄取、消化、吸收及代谢。如口腔、胃肠道疾患可直接影响食物的摄取、消化和吸收；当患有高代谢性疾患如发热、甲状腺功能亢进或慢性消耗性疾病时，机体对热量的需求量较正常人增加；伤口愈合与感染期间，患者对蛋白质的需求量大；如果尿液或引流液中流失大量的蛋白质、体液和电解质时，患者则需要增加相应营养素的摄入；若因疾病影响患者食欲，也可导致营养摄入不足。此外，患病后治疗用药也会影响患者的饮食与营养。有些药物如盐酸赛庚啶、类固醇类药物可增进食欲；有些药物如非肠溶性红霉素、氯贝丁酯则降低食欲；有些药物可影响营养素的吸收，如苯妥英钠长期服用可干扰叶酸和 VitC 的吸收；有些药物可影响营养素的排泄，如异烟肼可使 $VitB_6$ 排泄增加。

（2）食物过敏：有些人对特定的食物如牛奶、海产品等过敏，出现腹泻、哮喘、荨麻疹等过敏反应，影响了营养素的摄入和吸收。

3. 心理因素　一般情况下，不良的情绪如焦虑、恐惧、忧郁、悲哀等可引起交感神经兴奋，抑制胃肠道蠕动及消化液的分泌，使人的食欲降低，引起进食过少、偏食，甚至厌食。而愉快、轻松的心理状态则会促进食欲。但也有些患者在不正常的心理状态下有进食的欲望，如在焦虑、孤独时就想吃食物。

4. 社会因素

（1）经济状况：经济状况的好坏直接影响人们对食物的选择，从而影响人们的营养状况。经济状况良好，能够满足人对营养的需求，但有发生营养过剩的可能；经济状况差，轻者影响饮食与营养的质量，重者会出现营养不良等问题。

（2）饮食习惯：饮食习惯是指个体或群体在一定生活环境中形成的、自己特定的选择食物和餐具、进餐时间和方式等的习惯。饮食习惯受民族、文化习俗、宗教信仰、社会背景、地域环境等因素影响。不同民族及宗教信仰的人可能有不同的饮食禁忌，如佛教徒很少摄入动物性食物，可能会引起特定营养素的缺乏；我国东北地区居民冬天喜食酸菜，其中含有较多的亚硝胺类物质，易发生消化系统肿瘤。饮食习惯不佳，可影响饮食的摄入和营养的吸收，甚至导致疾病的发生。

（3）生活方式：生活方式会影响人们的饮食、营养需求及习惯。如现代高效率、快节奏的生活方式使食用快餐、速食食品的人越来越多，可能导致某些营养素摄入过多或过少，导致营养不均衡。

（4）饮食环境：进食时的周围环境、餐具的洁净程度，以及食物的色、香、味等都可影响人们对食物的选择和摄入。

（二）饮食状况的评估

包括每日进餐次数、用餐时间、摄入食物的种类及量、饮食是否规律、食欲有无改变、是否服用药物、补品等。通过以上资料以评估热能和各种营养素能否满足机体需要。

（三）身体状况的评估

1. 体格检查 通过对患者的外貌、皮肤、毛发、指甲、骨骼和肌肉等方面的评估，可初步确定患者的营养状况（表9-5）。

表9-5 不同营养状况的身体征象

项目	营养良好	营养不良
外貌	发育良好、精神状态佳、有活力	消瘦、缺乏兴趣、倦怠、易疲劳
皮肤	皮肤有光泽、弹性良好	干燥、无光泽、弹性差、肤色过淡或过深
指甲	粉色、坚实	粗糙、无光泽、易断裂
毛发	浓密、有光泽	缺乏自然光泽、干燥稀疏
口唇	柔润、无裂口	肿胀、口角裂隙、口角炎症
肌肉和骨骼	肌肉结实、皮下脂肪丰满、有弹性、骨骼无畸形	肌肉松弛无力、皮下脂肪薄、肋间隙及锁骨上窝凹陷、肩胛骨和髂骨突出

2. 身高和体重 身高和体重是综合反映生长发育及营养状况的基本指标之一。测

量出患者的身高、体重，然后按公式计算出标准体重，用实测体重占标准体重的百分数来评估营养状况。百分数在 ±10% 以内为正常范围，增加 10%～20% 为过重，超过 20% 为肥胖；减少 10%～20% 为消瘦，低于 20% 为明显消瘦。

我国常用的标准体重的计算公式为 Broca 公式的改良公式：

男性标准体重（kg）= 身高（cm）－105

女性标准体重（kg）= 身高（cm）－105－2.5

实测体重占标准体重的百分数计算公式：

$$\frac{实测体重 - 标准体重}{标准体重} \times 100\%$$

近年来，还采用体重指数（body mass index，BMI）作为评估营养状况的指标。

$$BMI = 体重（kg） / [身高（m）]^2$$

按照 WHO 的标准，体重指数 ≥25 为超重，≥30 为肥胖，<18.5 为消瘦。亚洲标准为：≥23 为超重，≥25 为肥胖。中国标准为：≥24 为超重，≥28 为肥胖。

3. 皮褶厚度　又称皮下脂肪厚度，反映身体的脂肪含量，对于判断消瘦或肥胖有重要意义。WHO 推荐的常用测量部位有：肱三头肌部，即左上臂背侧中点上 2cm 处；肩胛下部，即左肩胛下角下方 2cm 处；腹部，即距脐左侧 1cm 处。最常测量部位为肱三头肌部，其正常参考值为：男性 12.5mm，女性 16.5mm。所测实际值较同年龄的正常值少 35%～40% 者为重度消耗，少 25%～34% 者为中度消耗，少 24% 以下者为轻度消耗。

4. 上臂围　上臂围是测量上臂中点位置的周长，可反映肌蛋白贮存和消耗程度，是快速而简便的营养状况评价指标之一，也可反映热能代谢的情况。上臂围理想值一般男性为 22.8～27.8cm，女性为 20.9～25.5cm。实际值占正常值的 90% 以上者为营养正常，占 90%～80% 者为轻度营养不良，占 80%～60% 者为中度营养不良，小于 60% 者为重度营养不良。

（四）实验室检查的评估

实验室生化检验可以测定人体内各种营养素的水平，是评价人体营养状况较客观的指标。常用于评估营养状况的检查，包括血清蛋白质水平、氮平衡试验、免疫功能测定等。

1. 血清蛋白质水平　可反映身体脏器内蛋白质的存贮量。血清蛋白质种类很多，包括清蛋白、转铁蛋白等。清蛋白是临床上评价蛋白质营养状况的常用指标之一，正常值为 35～55g/L。测定血清转铁蛋白是反映内脏蛋白情况的一种检查方法，是评价蛋白质营养状况较敏感的一项指标，可用放射免疫法直接测定，也可通过测量总铁结合力推算，转铁蛋白 = 总铁结合力 ×0.8－43。

2. 氮平衡试验　用于初步判断体内蛋白质合成与分解代谢状况。试验方法为：测定患者 24 小时摄入氮量与总氮丧失量的差值，负数表示负氮平衡。

3. 免疫功能测定　免疫功能是反映脏器蛋白质存储量的另一指标，主要包括淋巴细胞总数及细胞免疫状态测定。淋巴细胞总数即周围血液中淋巴细胞总数（白细胞总数×淋巴细胞百分率）。细胞免疫状态测定主要通过迟发型超敏皮肤试验来了解机体的细胞免疫能力，常用抗原有结核菌素、白色念珠菌抗原、腮腺炎病毒、链激酶－链球菌脱氧核糖核酸等。通常选用 3 种抗原分别作皮内注射，24～48 小时后观察反应。皮丘直径小于 5mm 者，提示免疫能力减弱或无免疫反应能力，存在营养不良。

二、患者的一般饮食护理

根据对患者营养状况的评估，结合患者的疾病特点及需要，护理人员可以为患者制定有针对性的营养计划，并根据计划对患者进行相应的饮食护理。

（一）患者进食前的护理

1. 饮食教育　护士应根据患者所需的饮食种类对其进行讲解和指导，说明进食此类饮食的意义，明确可选用和不宜选用的食物及进餐次数等，取得患者的理解和配合。

2. 环境的准备　舒适整洁的环境可使患者心情愉快，增进食欲。患者进食的环境应以清洁、整齐、空气新鲜、气氛轻松为原则。

（1）去除一切不良气味及不良视觉印象的事物。如饭前半小时开窗通风、移去便器等。

（2）进食前暂停非紧急的治疗及护理工作。

（3）如有病情危重或呻吟的患者，可用屏风遮挡。

（4）如有条件，可取患者在病区餐厅共同进餐，以增加轻松、愉快的气氛。

3. 患者的准备

（1）减少或去除各种引起不舒适的因素，如疼痛患者给予适当的镇痛措施，高热者给予降温等。

（2）改善患者的不良心理状态，对于抑郁和焦虑的患者给予心理指导。条件许可时，可允许家属陪伴患者进餐。

（3）协助患者洗手和清洁口腔，对病情严重的患者给予口腔护理，以促进食欲。

（4）协助患者采取舒适的进餐姿势，如病情允许，可协助患者下床用餐；不便下床者，可取坐位或半坐卧位，放置床上桌及餐具。卧床患者，应安排侧卧位或仰卧位（头转向一侧），并给予适当支托。

（5）取得患者同意后，将治疗巾或餐巾围于患者胸前，以保持衣服和被单的清洁，并嘱患者做好进食的准备。

（二）患者进食时的护理

1. 及时分发食物。护士洗净双手，衣帽整洁。核对患者及饮食单，根据饮食要求协助配餐员及时将热饭、热菜准确无误地分发给每位患者。

2. 观察患者的进食情况。患者进食期间，护士应巡视患者，检查治疗饮食、试验饮食的实施情况，并适时给予督促。有针对性地解答患者在饮食方面的问题，纠正其不良饮食习惯。征求患者对饮食制作的意见，并及时向营养室反映。

3. 鼓励患者自行进食，并协助将餐具、食物放到易取处。不能自行进食者，应予喂食。喂食应耐心，喂食的量、速度适中，温度适宜，饭和菜、固体和液体食物应轮流喂食。进流质者，可用吸管吸吮。

4. 对失明患者或双眼被遮盖的患者，除遵循上述喂食要求外，还应告知喂食内容以增加进食的兴趣。如果患者要求自己进食，可按时钟平面图放置食物，并告知方向、食品名称，利于患者取用食物。例如，饭放在 6 点的位置，汤放在 12 点的位置，菜放在 9 点、3 点的位置等（图 9 - 1）。

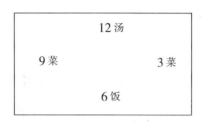

图 9 - 1　失明患者食物放置平面图

5. 对禁食或限量饮食者，应告知患者原因，取得配合后，同时在床尾挂上标记，做好交接班；对于需要增加饮水量的患者，应向患者解释大量饮水的目的和重要性，督促患者白天完成 24 小时总饮水量的 3/4，以免夜间饮水多，增加排尿而影响睡眠；对于需限制饮水的患者，应讲清限水的目的，取得患者合作，并制定饮水计划。若发现患者口干，可用湿棉球湿润口唇。如患者口渴严重且病情允许，可采用口含冰块、酸梅等方法以刺激唾液分泌而止渴。

6. 及时处理特殊问题　患者进食过程中如出现恶心、呕吐、呛咳等问题时，护士应及时给予处理，并做好进食指导。

（三）患者进食后的护理

1. 及时收回餐具，整理床单位，督促和协助患者洗手、漱口或做口腔护理。

2. 根据需要做好记录，如进食的种类、进食量、进食过程中及进食后的反应等，评价患者进食是否达到营养需求。

3. 对暂需禁食或延迟进食的患者，需做好交接班。

第四节　特殊饮食护理

对于病情危重、消化道功能障碍、不能经口或不愿经口进食的患者，为保证其营养素的摄取、消化和吸收，维持并改善患者的营养状态，促进康复。临床上常根据患者的不同情况采用不同的特殊饮食护理，包括胃肠内营养和胃肠外营养。胃肠内营养（enteral nutrition，EN），简称肠内营养，是采用口服或管饲等方式经胃肠道提供能量及营养素的支持方法。肠内营养种类较多，可分为要素饮食、非要素饮食等。

一、管饲饮食

管饲饮食（tube feeding）是指通过导管，为不能自行进食的患者提供食物、营养液、水分及药物的方法，是临床上提供或补充营养的极为重要的方法之一。根据导管插入的途径，可分为：①口胃管，导管经口插入胃内；②鼻胃管，导管经鼻腔插入胃内；③鼻肠管，导管经鼻腔插入小肠；④胃造瘘管，导管经胃造瘘口插入胃内；⑤空肠造瘘管，导管经空肠造瘘口插至空肠内。其中，鼻胃管为管饲饮食中最常用的一种方法，本节主要以鼻胃管为例讲解管饲饮食的操作方法。

（一）鼻饲法

鼻饲法（nasogastric gavage）是将导管经鼻腔插入胃内，从管内灌注流质食物、水分和药物的方法。

【目的】

对不能自行经口进食的患者，从鼻胃管供给食物和药物，以维持其营养和治疗的需要。适用于下列患者：

1. 不能经口进食者，如昏迷、口腔疾患、口腔手术后的患者。

2. 不能张口的患者，如破伤风患者。

3. 拒绝进食者。

4. 其他患者，如早产儿、病情危重者等。

【评估】

1. 患者的病情、意识状态及治疗情况，是否能承受插入鼻饲管的刺激。

2. 患者的心理状况与理解配合能力。

3. 患者的鼻腔状况，有无肿胀、炎症，有无鼻中隔偏曲、鼻息肉等。

【计划】

1. **护士准备** 衣帽整洁，修剪指甲，洗手，戴口罩。

2. **用物准备**

（1）无菌鼻饲包内备：治疗碗、镊子、止血钳、压舌板、纱布、普通胃管或硅胶胃管、50ml 注射器、治疗巾。

（2）治疗盘内备：弯盘、液状石蜡油、棉签、夹子、别针、胶布、听诊器、手电筒、鼻饲液（温度 38℃~40℃）、温开水适量、水温计。按需准备漱口或口腔护理用物及松节油。

3. **患者准备** 了解管饲饮食的目的、操作过程和注意事项，愿意配合，鼻孔通畅。有义齿者取下义齿，防止脱落、误吞。

4. **环境准备** 环境清洁、无异味。

【实施】操作步骤，见表9-6。

9-6 鼻饲法操作步骤

操作步骤	要点说明
▲插管	
1. **核对解释** 携用物至患者床旁，核对患者床号、姓名，向患者解释操作目的、过程及配合方法	◇ 确认患者，减轻患者的焦虑，取得配合

操作步骤	要点说明
2. **安置卧位** 能配合者取半卧位或坐位，无法坐起者取右侧卧位，头颈部自然伸直。昏迷患者取去枕平卧位，头向后仰	◇ 半卧位或坐位可减少胃管通过鼻咽部时的呕吐反射，使胃管易于插入，如果患者呕吐，也可防止窒息；右侧卧位可借体位使胃管易于进入胃内；昏迷患者头向后仰，便于胃管沿咽后壁下行，以免误入气管
3. **铺治疗巾** 将治疗巾围于患者颌下，弯盘放于便于取用处	◇ 防止污染患者的衣服
4. **清洁鼻腔** 观察鼻腔是否通畅，选择通畅一侧，用湿棉签清洁鼻腔	◇ 如有鼻腔疾患，应选择健侧
5. **备胶布** 备胶布2~3条	
6. **检查胃管** 用纱布和镊子夹持胃管，用空注射器注入少量空气	◇ 检查胃管是否通畅
7. **测长标记** 测量胃管插入的长度，并作标记	◇ 插入长度一般为前额发际至胸骨剑突处或自鼻尖经耳垂至剑突的距离 ◇ 一般成人插入长度为45~55cm
8. **润滑胃管** 将少许液状石蜡油倒于纱布上，润滑胃管前端	◇ 减少插入时的摩擦阻力
9. **插入胃管**	
（1）左手持纱布托住胃管，右手持镊子夹住胃管前端，沿选定侧鼻孔轻轻插入	◇ 插管时动作轻柔，尤其应注意避开鼻中隔前下部的"易出血区"；镊子尖端勿触及患者鼻黏膜，以免造成损伤
（2）插入至10~15cm（咽喉部）时，根据患者具体情况进行插管	
①清醒患者：嘱其做吞咽动作，顺势将胃管向前推进，直至预定长度	◇ 吞咽动作可帮助胃管顺利进入食管且减轻患者的不适。必要时，可让患者饮少量温开水
②昏迷患者：用左手将其头部托起，使下颌靠近胸骨柄，缓缓插入胃管至预定长度	◇ 下颌靠近胸骨柄可增大咽喉部通道的弧度，便于胃管顺利通过会厌部（图9-2） ◇ 颈椎骨折患者禁用此法 ◇ 插管过程若出现恶心、呕吐，可暂停插入，嘱患者做深呼吸，以分散患者注意力，缓解紧张 ◇ 如患者出现咳嗽、呼吸困难、发绀等现象，表明胃管误入气管，<u>应立即拔出，休息片刻后再重新插入</u> ◇ 插入不畅时，应检查患者口腔，了解胃管是否盘在口咽部，或将胃管抽出少许，再小心插入
10. **确认** 确认胃管是否在胃内	◇ 确认胃管插入胃内的方法有：①用注射器抽吸，有胃液抽出；②听诊器置于剑突下，用注射器经胃管向胃内快速注入10~20ml空气，听到气过水声；③将胃管末端置于盛水的治疗碗内，呼气时无气泡逸出

操作步骤	要点说明
11. **固定胃管** 确认胃管在胃内后,用胶布将胃管固定于鼻翼及面颊部	◇ 防止胃管移动或滑出
12. **灌注食物**	
(1)连接注射器于胃管末端,抽吸见有胃液抽出,先注入少量温开水	◇ 每次灌注食物前,应抽吸胃液以确定胃管在胃内及胃管是否通畅 ◇ 温开水可湿润管腔,防止鼻饲液粘附于管壁
(2)缓慢灌注鼻饲液或药液	◇ 每次抽吸鼻饲液时,应反折胃管末端,避免灌入空气,引起腹胀
(3)鼻饲完毕后,再次注入少量温开水	◇ 冲净胃管,避免鼻饲液积存于管腔中干结变质,造成胃肠炎或堵塞管腔
13. **反折固定** 将胃管末端反折,用纱布包好,用夹子夹紧(或用橡皮筋系紧),用别针固定于大单、枕旁或患者衣领处	◇ 防止灌入食物反流 ◇ 防止胃管脱出
14. **整理**	
(1)协助患者清洁口腔、鼻孔,整理床单位,嘱患者维持原卧位 20~30 分钟	◇ 维持原卧位以防呕吐
(2)洗净鼻饲用的注射器,放入治疗盘内,用纱布盖好备用	◇ 鼻饲用物应每日更换消毒
15. **洗手记录** 洗手,记录鼻饲时间、鼻饲液种类及量、患者反应等	
▲拔管	◇ 用于停止鼻饲或长期鼻饲需要更换胃管时 ◇ 长期鼻饲者应定期更换胃管,晚间拔管,次晨再从另一侧鼻孔插入
1. **核对解释** 携带用物至患者床前,核对床号、姓名,说明拔管原因	
2. **铺治疗巾** 颌下铺治疗巾,弯盘置于患者颌下,夹紧胃管末端,轻轻揭去固定的胶布	◇ 夹紧胃管,防止拔管时管内液体反流
3. **拔出胃管** 用纱布包裹近鼻孔处的胃管,嘱患者深呼吸,在患者呼气时拔管,边拔管边用纱布擦拭胃管,到咽喉处快速拔出	◇ 至咽喉处时,快速拔出胃管,以免管内残留液体滴入气管
4. **整理**	
(1)将胃管放入弯盘,移至患者视线以外	◇ 避免污染床单位,减少患者的视觉刺激
(2)清洁患者口鼻及面部,擦去胶布痕迹,协助患者漱口,采取舒适卧位	◇ 可用松节油擦去胶布痕迹
(3)整理床单位,清理用物	
5. **洗手记录** 洗手,记录拔管时间和患者反应	

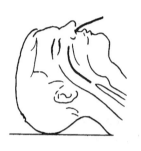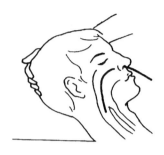

图 9 - 2   为昏迷患者插管示意图

【注意事项】

1. 插管时动作应轻柔，以免损伤食道黏膜，特别是通过食道的三个狭窄处（环状软骨水平处、平气管分叉处、食管通过膈肌处）时。

2. 每次鼻饲前，应验证胃管在胃内且通畅，先用少量温开水冲洗后再灌注饮食，鼻饲完毕后再次注入少量温开水，防止鼻饲液凝结。

3. 一次鼻饲量不超过 200ml，间隔时间不少于 2 小时。鼻饲液的温度应保持在 38℃ ~40℃，避免过冷或过热。

4. 药物应研碎溶解后注入，注意药物性质及配伍禁忌；新鲜果汁与奶液应分别注入，防止产生凝块。

5. 长期鼻饲者，应每日进行口腔护理 2 次，并定期更换胃管。普通胃管每周更换一次，硅胶胃管可每月更换一次。

6. 食管静脉曲张、食管癌、食管梗阻的患者禁忌使用鼻饲法。

【评价】

1. 操作方法正确，动作轻柔，无黏膜损伤出血及其他并发症。

2. 患者理解鼻饲的意义并能主动配合。

3. 正确处理插管中出现的问题。

4. 与患者沟通语言恰当，关心、保护患者。

链接

管饲饮食常见并发症的预防与护理

1. 误吸   管饲饮食前应检查管道的位置，确保在胃内；卧床患者如病情许可在管饲前及管饲后 2 小时抬高床头 30° ~45°；滴注营养液宜持续、缓慢。

2. 腹泻   营养液保持温度适宜，一般在 38℃ ~42℃，采用滴注法者，营养液悬挂时间不超过 4 ~8 小时；胰腺功能不良者，用低脂肪、不含乳糖的营养液喂养。

3. 便秘   选择含有纤维素的营养液；监测患者的活动能力，与医生合作为患者制定活动计划，督促患者适当运动。

4. 管道堵塞   管饲前后用少量温开水冲洗管道；熟悉有关营养液的药理学知识，管饲前摇匀营养液，避免产生凝块；药物需研碎溶解后再灌入。

（二）肠内营养泵

肠内营养泵是一种肠内营养输注系统，通过鼻胃管或鼻肠管连接泵管及其附件，以微电脑精确控制输注速度、剂量、温度、输注总量等的一套完整、封闭、安全、方便的系统。肠内营养泵应用于处于昏迷状态或需要准确控制营养输入的管饲饮食患者。该系统根据需要，定时、定量地对患者进行肠道营养液输入，以达到维持患者生命、促进疾病及术后康复的目的。

肠内营养泵的规格型号很多，但功能大致相同：①自动输液功能：可以根据要求设定输入营养液的总量、流速、温度等参数，并且在运行过程中可以任意修改；②自动检测功能：根据指令，可自动检测和控制营养液的流量、流速及温度；③自动报警功能：当营养液的温度、流量和流速出现异常时，发出报警信号；④动态显示功能：可动态显示已经输入营养液的数量、温度、流量和流速，便于随时查看。

在肠内营养泵使用过程中，护士应加强巡视。如营养泵出现报警时，应及时排除报警原因以保证输注通畅。肠内营养泵报警的常见原因有管道堵塞、液体滴空、滴管内液面过高或过低、导管在泵中放置不正确、电源不足等。

二、要素饮食

要素饮食（elemental diets）是一种化学组成明确的精制食物，含有人体所需的易于消化吸收的营养成分，与水混合后可形成溶液或较为稳定的悬浮液。其主要特点是不需经过消化过程即可直接被肠道吸收和利用，为人体提供热能及营养。干粉制剂还具有携带方便、易于保存等优点。要素饮食在临床营养治疗中，可保证危重患者的能量及氨基酸等营养素的摄入，促进伤口愈合，改善患者的营养状况，达到辅助治疗的目的。

1. 适应证

（1）超高代谢状态患者，如严重烧伤、严重创伤、严重化脓性感染、多发性骨折等。

（2）某些手术前准备或术后营养不良患者。

（3）肠炎及其他腹泻患者、消化道瘘患者、慢性胰腺功能不全及短肠综合征等消化和吸收不良的患者。

（4）肿瘤或其他消耗性疾病引起的慢性营养不良患者。

（5）其他如脑外伤、免疫功能低下患者。

2. 禁忌证

（1）消化道出血患者。

（2）3个月以内婴儿。

（3）糖尿病患者慎用。

3. 用法 根据患者的病情需要，将粉状要素饮食按比例添加水，配制成适宜浓度和剂量的要素饮食。可通过口服、鼻饲、经胃或空肠造瘘口滴注（图 9-3）的方式供给患者。

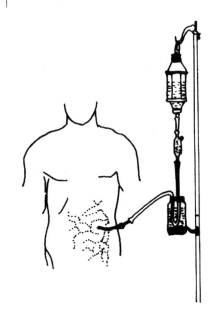

图 9 – 3　空肠造瘘滴入饮食图

（1）口服：口服剂量每次为 50ml，渐增至 100ml，每日 6～10 次，适用于病情较轻且能经口进食的患者。因要素饮食口味欠佳，口服患者不易耐受，故临床较少应用。若应用可在其中添加橘子汁、菜汤等调味。

（2）鼻饲、经胃或空肠造瘘口滴入法

①分次注入：将配制好的要素饮食或现成制品用注射器通过鼻胃管注入胃内，每日 4～6 次，每次 250～400ml。主要用于非危重、经鼻胃管或造瘘管行胃内喂养的患者。优点是操作方便，费用低廉。不足之处是易引起恶心、呕吐、腹胀、腹泻等胃肠道反应。

②间歇滴注：将配制好的要素饮食或现成制品放入有盖吊瓶内，经输注管缓慢注入，每日 4～6 次，每次 400～500ml，每次输注持续时间 30～60 分钟，多数患者可耐受。

③连续滴注：装置与间歇滴注相同，在 12～24 小时内持续滴注，或用肠内营养泵保持恒定滴速。多用于经空肠喂养的危重患者。

4. **并发症**　要素饮食在应用过程中，可因营养制剂选择不当、配制不合理、营养液污染或护理不当等因素引起各种并发症。

（1）机械性并发症：主要有鼻咽部和食管黏膜损伤、管道阻塞等，与营养管的硬度、插入位置等有关。

（2）感染性并发症：营养液误吸可导致吸入性肺炎；肠道造瘘患者的营养管滑入腹腔可导致急性腹膜炎。

（3）胃肠道并发症：患者可出现恶心、呕吐、腹痛、腹胀、便秘、腹泻等。

（4）代谢性并发症：有些患者可出现高血糖或水电解质代谢紊乱、微量元素异常等。

5. **护理要点**

（1）每一种要素饮食的具体营养成分、浓度、用量、滴入速度，应根据患者的具体病情，由临床医师、责任护士和营养师共同商议决定。应用原则一般是由低、少、慢开始，逐步增加，待患者耐受后，再稳定配餐标准、用量和速度。

（2）配制过程中，应严格无菌操作，所用器具、导管等均需灭菌后使用。

（3）要素饮食的口服温度为 38℃ 左右，鼻饲及经造瘘口注入时的温度宜为 41℃～42℃，滴注时可置一热水袋于输液管远端，保持温度，防止发生腹泻、腹痛、腹胀。

（4）已配制好的溶液应存放于 4℃ 以下的冰箱内，24 小时内用完，防止放置时间过长而变质。

（5）要素饮食滴注前后，需用温开水或生理盐水冲净管腔，以防食物积滞管腔而腐败变质。

（6）滴注过程中应经常巡视患者，如发现恶心、呕吐、腹胀、腹泻等症状，应及时查明原因，按需要调整速度、温度。反应严重者可暂停滴入。

（7）定期测量体重，观察尿量、大便次数及性状，检查血糖、尿糖、血尿素氮、电解质、肝功能等指标，做好营养评估。

（8）长期使用者应补充维生素和矿物质。

（9）要素饮食停用时需逐渐减量，骤停易引起低血糖反应。

三、胃肠外营养

胃肠外营养（parenteral nutrition，PN）指通过胃肠道外途径供给患者所需的能量及各种营养素，包括氨基酸、脂肪、各种维生素、电解质和微量元素的一种营养支持方法。胃肠外营养可分为完全胃肠外营养（total parenteral nutrition，TPN）和部分胃肠外营养（partial parenteral nutrition，PPN），前者指患者需要的全部营养素均通过胃肠道外途径输入，后者则是部分输入，其余部分营养素可经胃肠途径（口服或管饲）补充。

1. 适应证

（1）不能或不宜经消化道进食的患者，如消化道瘘、肠梗阻、坏死性胰腺炎、食管和胃肠道先天畸形、短肠综合征等。

（2）消化道需要休息或消化、吸收不良的患者，如长期腹泻、消化道大出血、严重胃水肿、Crohn 病、溃疡性结肠炎等。

（3）超高代谢的患者，如大面积烧伤、严重创伤、吸收不良综合征等。

（4）补充治疗，如营养不良患者的术前准备、慢性感染、吸收不良综合征等。

（5）恶性肿瘤患者接受化疗、放疗期间和接受骨髓移植的患者。

（6）其他，如急性肝、肾功能衰竭、急性心力衰竭等患者。

2. 禁忌证

（1）胃肠道功能正常，能获得足量营养者。

（2）估计应用时间不超过 5 天。

（3）患者伴有严重水电解质紊乱、酸碱失衡、出凝血功能紊乱或休克时暂缓使用，待内环境稳定后再考虑胃肠外营养。

（4）已进入临终期、不可逆昏迷等患者不宜应用胃肠外营养。

3. 用法

（1）输入途径：可经周围静脉或中心静脉置管方式输入营养液。短期、部分营养支持或中心静脉置管困难时，可采用周围静脉营养；长期、全量补充营养时，宜采用中心静脉营养。经外周静脉穿刺中心静脉置管（peripherally inserted central catheter，PICC）是近年来临床常采用的一种新的输液技术，该法操作简单，感染性并发症少，是胃肠外营养的一种安全途径。

（2）输入方法：胃肠外营养的输注方法主要有全营养混合液输注及单瓶输注两种。全营养混合液输注法是将每天所需的营养物质在无菌条件下按次序混合输入由聚合材料制成的输液袋或玻璃容器后再输注的方法。这种方法热氮比例平衡、多种营养素同时进入人体内而增加节氮效果，同时可简化输液过程，节省时间，减少污染，并降低代谢性并发症的发生。在无条件进行全营养混合液输注时，可单瓶输注。此方法由于各营养素非同步进入机体而造成营养素的浪费，并易发生代谢性并发症。

4. 并发症

（1）与中心静脉穿刺置管有关的并发症：在中心静脉置管时，可因患者体位不当、穿刺方向不正确等引起气胸、皮下气肿、血肿、臂丛神经损伤、血胸等。输注过程中，若大量空气进入输注管道可发生空气栓塞，甚至死亡。

（2）感染：是全胃肠外营养最为严重的并发症之一，严重时可导致败血症的发生。常见原因有插管时无菌操作不严格、局部伤口护理不当、营养液或导管污染等。患者表现为高热、寒战及局部感染的症状。

（3）与代谢有关的并发症：营养液输注速度、浓度不当或突然停用可引起糖代谢紊乱、脂肪代谢异常、氨基酸代谢异常、水和电解质失衡、微量元素缺乏等与代谢有关的并发症，其中以高血糖症和低血糖症最为严重。

5. 护理要点

（1）严格无菌操作：配制营养液和静脉穿刺、置管过程中均应严格无菌操作，所有用具均应灭菌后才能使用。配制好的营养液储存于4℃冰箱内备用，若超过24小时则不宜使用。输液袋及输液导管每12~24小时更换一次。

（2）导管的护理：置管后应固定好导管，防止牵拉脱出；导管进入静脉处的敷料每日更换1次，更换时应严格无菌操作，并注意观察局部皮肤有无异常征象；导管与输液导管接头处应连接牢固，并用无菌敷料包裹，以防导管脱落与污染；静脉营养导管严禁输入其他液体、药物及血液，也不可在此处采集血标本或监测中心静脉压等。

（3）营养液输入过程中的观察与护理

①观察液体输入的速度及浓度：输液开始时的滴注速度应缓慢，逐渐增加滴速，保持输入速度均匀。输液浓度也应由较低浓度开始，逐渐增加。输液速度及浓度可根据患者年龄及耐受情况加以调节。

②观察液体输入是否通畅：注意液体滴入情况，防止液体中断或导管脱出而发生空气栓塞。

③观察患者的临床表现：如患者出现恶心、心慌、出汗、胸闷及寒颤、高热等症状时，应及时查明原因，报告医生，给予相应处理。

④准确记录每日出入液量。

（4）做好营养监测：定期做好营养状况的评估；定期检查血糖、尿糖、电解质、肝肾功能等项目。根据体内代谢变化，及时调整营养液配方。

（5）停用前准备：停用胃肠外营养时，应提前在2~3天内逐渐减量。

复习思考题

1. 医院饮食分为哪几类？其适用范围及饮食原则是什么？

2. 如何通过调整饮食帮助拟行大便隐血试验、胆囊造影和甲状腺[131]I 试验的患者完成检查？

3. 患者王某，男性，60 岁，因突然昏迷 2 小时入院，根据医嘱需行鼻饲饮食。请问在对该患者鼻饲操作中，怎样才能顺利插入胃管？如何确认胃管在胃内？长期鼻饲过程中会出现哪些并发症？如何预防和护理？

4. 李某，男，18 岁，因"咽部疼痛不适 3 周，浮肿，尿少 1 周"入院，入院诊断为"急性肾小球肾炎"。请为患者制定一份饮食计划。

第十章　排泄护理

【学习目标】

掌握：掌握异常排尿的评估，尿潴留、尿失禁患者的护理；掌握导尿术、留置导尿术、膀胱冲洗术的操作方法；掌握异常排便的评估与护理；掌握灌肠术的操作方法。

熟悉：熟悉正常排尿及正常排便的影响因素。

了解：了解男、女尿道的解剖特点；了解与排便有关的解剖与生理知识。

排泄是机体将新陈代谢所产生的废物排出体外的过程。排泄是维持生命活动的必需条件，也是人体基本生理需要之一。人体排泄废物的途径有皮肤、呼吸道、消化道、泌尿道，其中主要排泄途径是消化道排泄和泌尿道排泄。因此，排泄的主要方式是排尿和排便。

正常的排尿、排便活动对维持机体内环境相对稳定，保证机体正常生命活动起着重要作用，但许多因素会直接影响人体的排尿、排便功能。因此，护士通过及时准确评估患者的排尿、排便功能，选择适宜的护理措施以帮助患者维持正常的排尿、排便活动，满足患者的基本生理需要。

第一节　排尿的护理

排尿是机体将人体代谢的终末产物、过剩盐类、有毒物质和药物排出体外的过程。排尿可调节水、电解质和酸碱平衡，维持人体内环境的相对稳定。

泌尿系统由肾、输尿管、膀胱、尿道组成。肾脏是产生尿液的器官，尿液经过输尿管输送至膀胱。膀胱是贮尿器官，尿液在膀胱内存到一定量时，在神经系统的支配下经尿道排出体外。

一、与排尿有关的解剖与生理

（一）与排尿有关的解剖

1. 肾脏

（1）肾脏的解剖结构：肾脏（kidney）是成对的实质性器官，呈蚕豆状。肾脏位于脊柱的两侧，第12胸椎和第3腰椎之间，紧贴腹后壁。肾脏的实质由170～240个肾单位组成，每个肾单位由肾小体、肾小管组成。肾小体又由肾小球、肾小囊组成。血液通过肾小球作用生成原尿，通过肾小管、集合管重吸收和分泌生成终尿，经肾盂排向输尿管。

（2）肾脏的主要生理功能：①产生尿液，排泄人体代谢的终末产物、过剩盐类、有毒物质、药物。②调节水、电解质平衡及酸碱平衡。③分泌促红细胞生成素、前列腺素、激肽类物质等。

2. 输尿管

（1）输尿管的解剖结构：输尿管（ureter）为连接肾脏和膀胱的细长肌性管道，左右各一。全长 25～30cm，管径为 0.5～1cm。输尿管有三个狭窄，分别位于输尿管的起始部、跨骨盆入口处、穿膀胱壁处。这三个狭窄是输尿管结石容易嵌顿处。

（2）输尿管的生理功能：通过输尿管平滑肌的蠕动和重力，尿液由肾脏传送到膀胱，此时尿液是无菌的。

3. 膀胱

（1）膀胱的解剖结构：膀胱（bladder）为一贮存尿液的有伸展性囊状肌性器官，位于小骨盆内、耻骨联合的后方。其形状、位置、大小均随尿液充盈的程度而变化。空虚时，其顶部不超过耻骨联合上缘；充盈时，膀胱体部与顶部上升，腹膜随之上移，膀胱前壁与腹前壁相贴，可在耻骨上作膀胱的腹膜外手术或耻骨上膀胱穿刺。一般膀胱内贮存尿液达 400～500ml 时，才会产生尿意。膀胱的肌层由三层纵横交错的平滑肌组成，称膀胱逼尿肌，排尿时需要靠此肌肉收缩来协助完成。

（2）膀胱的生理功能：贮存尿液、排泄尿液。

4. 尿道

（1）尿道的解剖结构：尿道（urethra）是尿液排出体外的通道。起自膀胱内的尿道内口，末端开口于体表。尿道内口周围有平滑肌环绕，形成膀胱括约肌（内括约肌），尿道穿过尿生殖膈处有横纹肌环绕，形成尿道括约肌（外括约肌），随意志控制尿道开闭。

尿道男女有差别：男性尿道长 18～20cm，管径平均为 0.5～0.7cm。有三个狭窄：尿道内口、尿道膜部、尿道外口。两个弯曲：耻骨下弯和耻骨前弯。耻骨下弯固定无变化，耻骨前弯则随阴茎位置不同而变化，阴茎勃起或阴茎向上提起，耻骨前弯可消失。女性尿道长 4～5cm，管径 0.8cm，较男性尿道短、直、粗，尿道外口位于阴蒂下方，与阴道口、肛门相邻，故比男性容易发生泌尿系统逆行感染。

（2）尿道的生理功能：将尿液从膀胱排出体外，男性还与生殖有密切关系。

（二）排尿的生理

肾脏生成尿液是一个连续不断的过程，而膀胱排尿则是间歇进行的。

排尿活动是受大脑皮层控制的反射活动，当膀胱的尿量充盈时，即成人尿量 400～500ml；小儿尿量 50～200ml 或膀胱内压力达到 0.98kPa（7mmHg）时，刺激膀胱壁上的牵张感受器使之兴奋，冲动经盆神经传入骶部脊髓排尿反射初级中枢；同时，冲动也上传到脑干和大脑皮层的排尿反射高级中枢，产生尿意。如果环境许可，排尿反射继续进行，冲动沿盆神经传出，逼尿肌收缩，内括约肌松弛，尿液进入后尿道，刺激后尿道感受器，使冲动沿阴部神经再次传至骶部脊髓排尿初级中枢，加强排尿，反射性抑制阴部神经，膀胱外括约肌松弛，尿液在膀胱内强大压力作用下排出体外。在排尿时，腹肌、膈肌、尿道海绵体肌收缩均有助于尿液的排出。

小儿大脑皮质发育不完善，对初级排尿中枢控制能力较弱，所以小儿排尿次数多，且易发生夜间遗尿现象，一般 2～3 岁时才可随意志排尿。

二、排尿活动的评估

（一）影响排尿因素的评估

正常情况下，排尿受意识支配，无障碍、无痛苦，可自主随意进行。但下列因素也可影响排尿的正常进行，因此，护士应观察患者具体情况，有针对性地采取护理措施以解除患者痛苦。

1. **心理因素** 心理因素对正常排尿有很大影响，压力会影响会阴部肌肉和膀胱括约肌的放松或收缩。如当个体处于紧张、焦虑的状态下，往往会出现尿频、尿急，有时会因抑制而出现尿潴留的现象。此外，排尿还受暗示的影响，任何听觉、视觉、其他身体感觉的刺激也可诱发排尿，例如有些人听见流水声便产生尿意。

2. **个人习惯** 大多数人潜意识里会建立一些排尿的习惯，如有些人早晨起床后第一件事是排尿；晚上就寝前也要排空膀胱；有些人搭乘长途车前也要排空膀胱。儿童期的排尿训练对成年后排尿习惯的养成具有一定的影响。

3. **文化教育** 通过文化教育可形成一种社会规范，排尿应在隐蔽的场所进行。当个体在缺乏隐蔽的环境中，就会产生精神压力，从而影响正常的排尿。

4. **液体和饮食的摄入** 如果其他影响体液的因素不变，摄入液体的量、种类、食物的成分将直接影响尿量的多少和排尿的频率。液体摄入多，尿量就多；液体种类如咖啡、茶、酒、糖类饮料等均有利尿作用；摄入含水量较多的水果、蔬菜可增加液体摄入量，使尿量增加；含盐分较高的食物会造成水钠潴留，尿量减少。

5. **气候变化** 夏季炎热，出汗量大，大量的水分随汗液排出，身体内水分减少，血浆晶体渗透压增加，抗利尿激素分泌增多，促进肾脏重吸收功能增强，尿液浓缩和尿量减少。冬天寒冷，身体外周血管收缩致使循环血量增加，体内水分相对增加，反射性抑制抗利尿激素分泌，而使尿量增加。

6. **治疗及检查** 手术、外伤均可导致失血、失液，如果不及时补液或补液不足会导致机体脱水，尿量减少；手术中使用麻醉剂，可干扰排尿反射导致尿潴留；当输尿管、膀胱、尿道肌肉损伤，不能控制排尿也可导致尿潴留、尿失禁；诊断性检查需禁食、禁水也可导致排尿减少；有些检查（如膀胱镜检查）可能造成尿道损伤、水肿或不适，导致排尿形态的改变；某些药物直接影响排尿，如利尿剂导致尿量增加，止痛剂、镇静剂影响神经传导均可干扰排尿。

7. **疾病** 某些疾病常可引起排尿及尿量异常，如神经系统的损伤和病变，使排尿反射的神经传导和排尿的意识控制障碍，出现尿失禁；肾脏的病变使尿液生成障碍，出现少尿或无尿；泌尿系统的肿瘤、结石或狭窄也可导致排尿障碍，引起尿潴留；当输尿管、膀胱、尿道肌肉损伤失去功能时，不能控制排尿，发生尿潴留或尿失禁。

8. 其他因素 老年人膀胱肌肉张力下降导致尿频；老年男性前列腺肥大，压迫尿道导致排尿困难；婴儿大脑皮质发育不完善导致排尿不受意识控制；妇女妊娠时，因子宫增大而压迫膀胱，使排尿次数增加；月经周期改变，经前液体潴留导致尿量减少，行经开始尿量增加。

（二）尿液的评估

正常情况下，排尿受意识控制，无痛苦，无障碍，可自主随意进行。

1. 尿量及次数 尿量是反映肾脏功能的重要指标之一。一般情况下，成人白天排尿 3~5 次，夜间 0~1 次。每次尿量 200~400ml，24 小时尿量为 1000~2000ml，平均 1500ml。

2. 颜色 正常新鲜的尿液呈淡黄色或深黄色，由尿胆原和尿色素所致。尿液浓缩时可致尿量少、尿色深；尿液稀释时，可致尿量多、尿色浅。尿液颜色还受某些食物、药物的影响，如进食大量胡萝卜或服用维生素 B_2，尿液的颜色呈深黄色。病理情况下，尿液的颜色有下列变化：

（1）血尿：离心沉淀后的尿液，镜检每高倍视野下可见红细胞 3 个以上者即为血尿。血尿颜色的深浅，与尿液中所含红细胞量的多少有关。含红细胞量少者，尿色正常；尿液中含红细胞量多时，呈洗肉水色或血色。血尿常见于急性肾小球肾炎、泌尿系结石、尿路感染及泌尿系统肿瘤、结核等。

（2）血红蛋白尿：大量红细胞在血管内破坏，形成血红蛋白尿，尿液呈浓茶色或酱油色，隐血试验阳性。常见于溶血、恶性疟疾、阵发性睡眠性血红蛋白尿。

（3）胆红素尿：尿液呈深黄或黄褐色，振荡尿液后，泡沫也呈黄色。见于阻塞性黄疸、肝细胞性黄疸。

（4）乳糜尿：因尿液中含有淋巴液，故尿呈乳白色，见于丝虫病。

3. 透明度 正常新鲜尿液清澈透明，放置后可出现微量絮状沉淀物，系黏蛋白、核蛋白、盐类及上皮细胞凝结而成。蛋白尿不影响尿液的透明度，但振荡时可产生较多且不易消失的泡沫。新鲜尿液发生浑浊有以下原因：

（1）正常情况下，尿液含有大量尿盐时，尿液冷却后可出现微量絮状沉淀物，但加热、加酸、加碱后，尿盐溶解，尿液重新变为澄清。

（2）异常情况下，尿液中含有大量脓细胞、红细胞、上皮细胞、细菌或炎性渗出物。排出的新鲜尿液呈白色絮状浑浊，在加热、加酸、加碱后，尿液浑浊度不变，见于泌尿系统感染。

4. 气味 正常尿液的气味来自尿内的挥发性酸，尿液久置后因尿酸分解产生氨，故有氨臭味。若新鲜尿有氨臭味，疑有泌尿系统感染；糖尿病酮症酸中毒时，因尿中含有丙酮而呈烂苹果味；有机磷农药中毒者，尿液有大蒜臭味。此外，某些食物和药物也可使尿液呈特殊气味。

5. **酸碱反应**　正常人尿液呈弱酸性，pH 为 4.5 ~ 7.5，平均为 6。食物的种类和疾病可影响尿液酸碱性，如进食大量蔬菜时，尿液可呈碱性；进食大量肉类时，尿液可呈酸性；酸中毒患者，尿液可呈强酸性；严重呕吐患者，尿液可呈强碱性。

6. **比重**　尿比重取决于肾脏浓缩功能，尿比重与尿量成反比。正常情况下，尿比重波动于 1.015 ~ 1.025 之间。若尿比重固定于 1.010 左右，则提示肾功能严重障碍。

（三）常见异常排尿的评估

肾脏尿液生成包括肾小球的滤过；肾小管、集合管的重吸收；肾小管、集合管的分泌。肾小球的滤过是尿液生成的第一步，当血液流经肾小球时，血浆中的水和小分子物质滤入肾小囊的过程，称为滤过。由肾小球滤入到肾小囊的液体，称为原尿。肾小球滤过量是很大的，一天 24 小时可达 180L，而正常人一天 24 小时尿量只有 1 ~ 2L，说明滤液在流经肾小管时，99% 以上都被重吸收。而在异常情况下，排尿活动会发生下列改变。

1. **多尿（polyuria）**　指 24 小时尿量超过 2500ml 者。正常情况下，饮用大量液体、妊娠等可导致尿量增多。病理情况下的尿量增多，见于糖尿病、尿崩症、肾功能衰竭患者，由内分泌障碍、肾小管浓缩功能不全引起。

2. **少尿（oliguria）**　指 24 小时尿量少于 400ml 或每小时尿量少于 17ml 者。发热、液体摄入过少、休克等，可使体内血循环不足，如心脏、肾脏、肝脏功能衰竭者。

3. **无尿（anuria）或尿闭（urodialysis）**　指 24 小时尿量少于 100ml 或 12 小时内无尿者。由于严重血循环不足导致肾小球滤过率明显降低所致，如严重休克、急性肾脏功能衰竭、药物中毒者。

4. **尿潴留（retention of urine）**　指尿液大量存留在膀胱内而不能自动排出。当严重尿潴留时，膀胱容积可致 3000 ~ 4000ml，膀胱高度膨胀可到脐部，主诉下腹胀痛，排尿困难。体检可见耻骨上膨隆，扪及囊样包块，叩诊呈实音。引起尿潴留的原因有：

（1）机械性梗阻：膀胱颈部或尿道有梗阻性病变，如前列腺肥大或肿瘤压迫尿道导致排尿受阻。

（2）动力性梗阻：由于排尿功能障碍引起，而膀胱、尿道并无器质性梗阻病变。如外伤、疾病或使用麻醉剂所致脊髓初级排尿中枢活动障碍或抑制，导致不能形成排尿反射。

（3）其他：各种原因引起不能用力排尿或不习惯卧床排尿，包括某些心理因素，如焦虑、窘迫使排尿不能及时进行。

5. **尿失禁（incontinence of urine）**　指排尿失去意识控制或不受意识控制，尿液不由自主流出。尿失禁可分为：

（1）真性尿失禁（完全性尿失禁）：膀胱稍有一些存尿便会不由自主地流出，膀胱处于空虚状态。其原因见于：①脊髓初级排尿中枢与大脑皮层之间联系受损，如昏迷、截瘫者因排尿反射活动失去大脑皮层的控制，导致膀胱逼尿肌出现无抑制性收缩。②手术、分娩者的膀胱括约肌损伤或支配括约肌神经受损，导致膀胱括约肌功能障碍。③膀胱与阴道之间有瘘管。

（2）假性尿失禁（充盈性尿失禁）：当膀胱内尿液充盈达到一定压力时，即可不由自主地溢出少量尿液。当膀胱内压力降低时，排尿立即停止，但膀胱仍呈胀满状态，尿液不能排空。常见原因为脊髓初级排尿中枢活动受抑制，膀胱充满尿液致使膀胱内压增加，迫使少量尿液流出。

（3）压力性尿失禁：当腹肌收缩，腹内压增加时，即有少量尿液不自主流出，如咳嗽、喷嚏、运动时。其原因是膀胱括约肌张力下降，骨盆底部肌肉、韧带松弛或肥胖者，多见于中老年女性。

6. 膀胱刺激征 主要表现为尿频、尿急、尿痛，是由膀胱及尿道感染、机械性刺激引起。

（1）尿频（frequent micturition）：指单位时间内排尿次数增加，由膀胱炎症或机械性刺激所致。

（2）尿急（urgent micturition）：指患者突然有强烈尿意，不能控制而立即排尿。主要是由于膀胱三角或尿道的刺激，造成排尿反射活动特别强烈，有时也与精神因素有关。

（3）尿痛（dysuria）：排尿时膀胱区及尿道产生疼痛，主要由病损区域受刺激所致。

尿道炎多在排尿开始时出现疼痛；膀胱炎多在排尿终了时疼痛加重；有膀胱刺激症状时常伴有血尿。

三、异常排尿的护理

（一）尿潴留患者的护理

护士应了解和分析尿潴留的原因，如属机械梗阻，须在治疗原发疾病的基础上，进行对症处理；若非尿道梗阻所致尿潴留，应及时采取以下护理措施，帮助患者排尿，以减轻痛苦。

1. 心理护理 安慰患者，消除和缓解紧张、焦虑情绪。

2. 提供隐蔽的排尿环境 关门窗，屏风或围帘遮挡，让无关人员回避，并调节治疗护理时间，以使患者安心排尿。

3. 调整体位与姿势 卧床患者若不习惯卧位排尿时，应在病情允许的情况下帮助患者坐起，尽可能以习惯性姿势排尿。对需要绝对卧床或某些手术患者，应事先有计划地训练床上排尿，以免排尿姿势不习惯而导致尿潴留。

4. 诱导排尿 利用条件反射诱导排尿。如听流水声、温水冲洗会阴等。也可针刺中极、曲骨、三阴交，艾灸关元、中极等方法，刺激排尿。

5. 热敷、按摩 可放松肌肉促进排尿，如病情允许，可用手掌自患者膀胱底部向尿道方向推移按压，直至耻骨联合。按压时用力均匀，逐渐加力，一次按压到底。若未排尿，可重复操作，直至排尿为止。切忌不要强力按压，以防膀胱破裂。

6. 健康教育　帮助患者和家属了解维持正常排尿的重要性，取得患者的主动配合。

7. 药物治疗　遵医嘱肌内注射卡巴胆碱等。

8. 导尿术　经上述处理仍不能解除尿潴留时，可采取导尿术。

（二）尿失禁患者的护理

无论是哪一种原因导致的尿失禁，不仅会给患者造成很大的精神压力，如患者感到精神苦闷，没有自尊，而且会给患者生活带来不便。所以除对尿失禁患者进行对症治疗外，还应注重如下护理。

1. 心理护理　尊重患者的人格，理解患者，给予安慰、开导、鼓励，使其树立信心，积极配合治疗。

2. 皮肤护理　使用尿垫，铺橡胶单和中单。保持局部皮肤清洁干燥，经常用温水清洗会阴部皮肤，勤换衣裤、被单。定时翻身并按摩受压部位皮肤，防止压疮发生。

3. 外部引流　用接尿装置引流尿液，女患者用女式尿壶，紧贴外阴部接取尿液；男患者用男式尿壶，还可用阴茎套连接集尿袋，或保鲜膜袋直接使用。但这两种方法不宜长时间使用，定时取下，清洗外阴。此外，还可使用方便尿裤引流尿液，方便尿失禁患者外出活动。

4. 重建正常排尿功能

（1）持续的膀胱训练：向患者及家属说明目的、方法、时间，取得患者及家属的配合，安排排尿时间表。定时使用便器，建立规律的排尿习惯。初始白天每隔 1～2 小时使用便器 1 次，夜间每隔 4 小时使用便器 1 次。

（2）摄入适量液体：如病情允许，指导患者每日白天摄入液体 2000～3000ml。增加对膀胱的刺激，促进排尿反射恢复，预防泌尿系统的感染。但入睡前限制饮水，减少夜间尿量，以免影响患者休息。

（3）骨盆底部肌肉的锻炼：指导患者进行骨盆底部肌肉的锻炼，以增强控制排尿的能力。具体方法是患者取立、坐或卧位，试作排尿动作，先缓慢收紧盆底肌肉，再缓慢放松，每次 10 秒左右，连续 10 次，每日进行 5～10 次，以不觉疲乏为宜。病情许可时，可做抬腿运动或下床走动，增强腹部肌肉的力量。

5. 导尿术　长期尿失禁患者，可行导尿术留置导尿，避免皮肤感染，定时排放尿液，锻炼膀胱壁肌肉的张力。

四、与排尿有关的护理技术

（一）导尿术

导尿术（catheterization）是在严格无菌操作下，用导尿管经尿道插入膀胱引出尿液的方法。导尿是一种侵入性治疗，可引起医源性感染。因此，应严格无菌操作，熟练掌握操作技术，熟悉男、女性尿道解剖特点，避免增加患者的痛苦。

【目的】

1. 为尿潴留患者引流尿液，以解除患者痛苦。

2. 协助临床诊断。如留取未受污染的尿标本作细菌培养；测量膀胱容量、压力及检查残余尿；进行尿道或膀胱造影等。

3. 为膀胱肿瘤患者行膀胱内化疗。

【评估】

1. 患者的病情、临床诊断、导尿的目的。

2. 患者的意识状态和理解合作程度。

3. 膀胱充盈度及局部皮肤情况。

【计划】

1. **护士准备** 衣帽整洁，洗手，戴口罩。

2. **用物准备** 治疗盘内备无菌导尿包（内有治疗碗 2 个、弯盘 1 个、镊子 2 把、血管钳 1 把、0.5% 活力碘棉球 2 袋、液状石蜡油棉球 1 袋、手套 2 双、导尿管 2 根、洞巾 1 块、纱布、无菌标本瓶）、一次性治疗巾、弯盘，必要时备屏风、便盆及便盆巾、浴巾。

3. **患者准备** 患者和家属了解导尿的目的、意义、过程和注意事项，并学会如何配合操作，如患者不能配合时，请人协助维持适当的姿势。

4. **环境准备** 酌情关闭门窗，屏风或围帘遮挡患者。

【实施】操作步骤，见表 10 - 1。

表 10 - 1 导尿术操作步骤

操作步骤	要点与说明
▲女性患者导尿术	
1. **评估解释** 核对床号、姓名，评估患者的意识状态与合作程度；解释操作的目的和过程；嘱咐或协助患者清洗外阴部	◇ 确认患者；消除紧张心理，取得合作；保持外阴部清洁，避免尿路逆行感染
2. **洗手备物** 洗手备物，携用物至患者床旁，再次核对，关闭门窗，用屏风或围帘遮挡患者	◇ 导尿包必须无潮湿、无破损，在有效期内；保护患者的隐私
3. **安置体位**	
（1）移床旁椅于操作的同侧床尾	◇ 方便操作，节省体力和时间
（2）操作者站在患者右侧，将便盆放于床尾同侧床旁椅上，揭开便盆巾，松开床尾盖被	
（3）协助患者脱去对侧裤腿，盖在近侧腿部并盖上浴巾，对侧腿用盖被遮盖	◇ 保暖；尽量少暴露患者，保护患者自尊
（4）协助患者取屈膝仰卧位，两腿外展，暴露外阴	◇ 便于操作
（5）将一次性治疗巾垫于患者臀下，放弯盘于会阴处	◇ 保护床单不被污染；弯盘置污物用
4. **初步消毒** 打开无菌导尿包外层，将第一个治疗碗（内有 0.5% 活力碘棉球 1 袋、手套 1 双、镊子 1 把）置于患者两腿之间	◇ 严格无菌操作
（1）将活力碘棉球倒入碗内，左手戴手套，右手用镊子取棉球擦洗阴阜、对侧大阴唇、近侧大阴唇、对侧大小阴唇之间、近侧大小阴唇之间	◇ 消毒原则自上而下、由外向内，每个棉球限用一次

操作步骤	要点与说明
（2）左手拇、示指分开小阴唇，擦洗对侧小阴唇、近侧小阴唇、尿道口至肛门	◇嘱患者勿移动肢体，保持原有的体位，避免无菌区域被污染
（3）脱手套放入弯盘内与治疗碗一并移至床尾（或放入治疗车下层）	
5. 再次消毒	
（1）在患者两腿之间打开无菌导尿包的外层包布，再按无菌技术操作，打开内层治疗巾	◇扩大无菌区域，便于无菌操作
（2）戴无菌手套，铺洞巾，使洞巾和治疗巾内层形成一无菌区，置弯盘于会阴部	
（3）选择合适导尿管、检查导尿管气囊是否漏气，打开液状石蜡油棉球袋，润滑导尿管前端	◇导尿管过粗易损伤尿道黏膜，过细尿易自尿道口漏出；润滑尿管可减轻尿管对黏膜的刺激和插管时的阻力
（4）打开0.5%活力碘棉球袋，左手拇、示指分开小阴唇，右手用镊子取棉球分别消毒尿道口、对侧小阴唇、近侧小阴唇、尿道口；用过的镊子及污棉球放入床尾弯盘内	◇消毒原则是自上而下，由内→外→内，依次消毒；消毒尿道口时停留片刻，使消毒液充分与尿道口黏膜接触，达到消毒的目的，一个棉球限用一次
6. 插管导尿 左手继续固定小阴唇，右手将无菌治疗碗或弯盘移至洞巾口旁，嘱患者张口呼吸，用血管钳夹持已润滑的导尿管对准尿道口轻轻插入尿道4~6cm。如果导尿管误入阴道，应换无菌导尿管重新插入。见尿液流出时再插入1~2cm，松开固定小阴唇的手，固定导尿管，将尿液引入治疗碗或弯盘内（图10-1）	◇既可避免尿道口污染，又可充分暴露尿道口，便于插管；患者张口呼吸，使腹肌和尿道括约肌松弛，便于插管；插管时动作轻柔，避免损伤尿道黏膜；导尿管滑出，疑有污染而不能再向内插，防止泌尿系统发生感染；老年女性尿道口回缩，插管时应仔细观察、辨认
（1）当弯盘内盛满尿液时，应用血管钳夹住导尿管末端，将尿液倒入便盆内，再打开导尿管继续放尿。对膀胱高度膨胀且又极度虚弱的患者，一次放尿不应超过1000ml，注意观察患者反应并询问其感觉	◇大量放尿可使腹腔内压急剧下降，血液大量滞留在腹腔血管内，导致血压下降而虚脱；又因膀胱内压突然降低，导致膀胱黏膜急剧充血，发生血尿
（2）做尿培养时，用无菌标本接取中段尿液5ml，盖好瓶盖，放置合适处	◇防止污染、遗忘或丢失
7. 拔管整理 导尿完毕，轻轻拔出导尿管，撤下洞巾，擦净外阴，脱去手套置弯盘内，撤出患者臀下的一次性治疗巾并放在治疗车下层。协助患者穿好裤子，整理床单位	◇避免损伤尿道黏膜；使患者感觉舒适；维护患者的隐私
8. 记录送检 处理用物，洗手，取口罩，做好记录。如有标本及时送检	◇标本及时送检，确保检验结果的准确性

操作步骤	要点与说明
▲男性患者尿导术 1. **评估解释**　同女性患者 2. **洗手备物**　同女性患者 3. **安置体位**　同女性患者 4. **初步消毒**　打开无菌导尿包外层，将第一个治疗碗（内有0.5%活力碘棉球1袋、手套1双、镊子1把、纱布1块）放于两腿之间。将活力碘棉球倒入碗内，左手戴手套，右手用镊子取消毒液棉球进行初步消毒，依次为阴阜、阴茎、阴囊、尿道口。在擦洗尿道口时，用纱布包裹阴茎将包皮向后推拉，向外向后旋转擦拭尿道口、龟头及冠状沟数次。污棉球、手套置弯盘内移至床尾 5. **再次消毒**　在患者两腿之间打开无菌导尿包的外层包布，再按无菌技术操作，打开内层治疗巾。戴手套，铺好洞巾，置弯盘于会阴部。检查导尿管气囊是否漏气，打开液状石蜡油棉球袋，润滑导尿管前端。打开0.5%活力碘棉球袋，用纱布包住阴茎，将包皮向后推，暴露尿道口。用消毒液棉球再次消毒尿道口、龟头及冠状沟 6. **插管导尿**　移近治疗碗，固定阴茎并提起，使之与腹壁成60°角，嘱患者张口呼吸，用血管钳夹持导尿管对准尿道口轻轻插入尿道20～22cm，见尿液流出后再插入1～2cm，将尿液引流入弯盘内，必要时可留取尿标本（图10-2） 7. **拔管整理**　同女患者导尿术 8. **记录送检**　同女患者导尿术	◇每个棉球限用一次；消毒阴茎时，自阴茎根部向尿道口擦拭；包皮和冠状沟易藏污垢，应注意擦拭干 ◇嘱患者勿移动肢体，保持原有的体位，避免无菌区域被污染 ◇扩大无菌区域，利于无菌操作 ◇阴茎上提，使耻骨前弯消失，减轻对尿道黏膜的刺激和插管时的阻力，便于插入。男性尿道较长，且有三个狭窄，插管时略有阻力。因此，当插管过程中受阻时，应稍停片刻，嘱患者深呼吸，使尿道括约肌松弛，再缓缓插入导尿管，切忌用力过快、过猛而损伤尿道黏膜

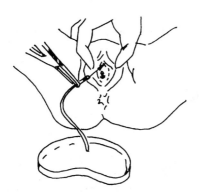 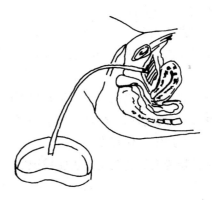

图10-1　女患者导尿术

【注意事项】

1. 严格执行无菌操作原则，防止泌尿系感染。

2. 保护患者自尊，耐心解释，操作环境应遮挡。

3. 选择型号适宜的导尿管，插管时动作轻柔，避免损伤尿道黏膜。

4. 为女患者导尿时，应仔细辨认尿道口，尤其是老年女性。如导尿管误入阴道，应换管重新插入。

5. 对膀胱高度膨胀且又极度衰弱的患者，第一次放尿不应超过 1000ml，因为大量放尿可导致腹腔内压力突然降低，大量血液滞留于腹腔血管内，引起患者血压下降而产生虚脱；或因膀胱内压力突然降低而引起膀胱黏膜急剧充血，发生血尿。

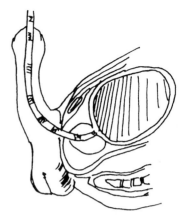

图 10 - 2　男患者导尿术

【评价】

1. 操作程序规范，符合无菌技术操作原则。

2. 患者痛苦减轻，感觉舒适和安全。

3. 护患沟通有效，患者配合得当。

（二）留置导尿术

留置导尿术（retention catheterization）是在导尿后，将导尿管保留在膀胱内，引流尿液的方法。

【目的】

1. 抢救危重、休克患者时，应准确记录每小时尿量，测量尿比重，以密切观察患者的病情变化。

2. 为盆腔手术患者排空膀胱，使膀胱持续保持空虚状态，避免术中误伤。

3. 某些泌尿系统疾病患者术后留置导尿管，便于引流和冲洗，并减轻手术切口的张力，促进切口的愈合。

4. 为尿失禁或会阴部有伤口的患者引流尿液，保持会阴部的清洁干燥。

5. 为尿失禁患者进行膀胱功能训练

【评估】

1. 患者的病情、临床诊断、留置导尿的目的。

2. 患者的意识状态、生命体征、心理状态。

3. 患者的理解合作程度。

4. 患者膀胱充盈度及局部皮肤情况。

【计划】

1. **护士准备**　衣帽整齐，洗手，戴口罩。

2. **患者准备** 患者及家属了解留置导尿的目的、过程和注意事项，学会在活动时如何防止导管脱落等方法，如患者不能配合时，护理人员应协助维持其适当的姿势。

3. **环境准备** 关闭门窗，屏风或围帘遮挡。

4. **用物准备** 治疗盘内备无菌导尿包（内有治疗碗 2 个、弯盘 1 个、镊子 2 把、5% 活力碘棉球 2 袋、液状石蜡油棉球 1 袋、手套 2 双、硅胶气囊导尿管 2 根、洞巾 1 块、20ml 一次性注射器内盛无菌水 10ml、纱布、集尿袋、无菌标本瓶）、一次性治疗巾、弯盘，必要时备屏风、浴巾。

硅胶导尿管可分为双腔气囊导尿管、三腔气囊导尿管、三腔双气囊导尿管。根据留置导尿的目的不同而选择：①单纯留置导尿，可选用双腔气囊导尿管（图 10－3 双腔气囊导尿管）。②膀胱冲洗，可选用三腔气囊导尿管（图 10－4 三腔气囊导尿管）。③前列腺摘除手术后止血导尿，可选用三腔双气囊导尿管。

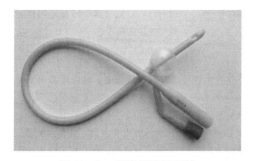

图 10－3 双腔气囊导尿管

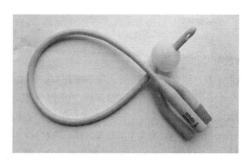

图 10－4 三腔气囊导尿管

【**实施**】操作步骤，见表 10－2。

表 10－2 留置导尿操作步骤

操作步骤	要点与说明
1. **评估解释** 核对床号、姓名，评估患者的意识状态与合作程度；解释操作的目的和过程；嘱咐或协助患者清洗外阴部	◇确认患者；消除紧张心理，取得合作；保持外阴部清洁，避免尿路逆行感染
2. **洗手备物** 洗手备物，携用物至患者床旁，再次核对，关闭门窗，用屏风或围帘遮挡患者	◇导尿包必须无潮湿、无破损并在有效期内；保护患者的隐私
3. **安置体位**	
（1）移床旁椅于操作的同侧床尾	◇ 方便操作，节省体力和时间
（2）操作者站在患者右侧，将便盆放于床尾同侧床旁椅上，揭开便盆巾，松开床尾盖被	
（3）协助患者脱去对侧裤腿，盖在近侧腿部并盖上浴巾，对侧腿用盖被遮盖	◇ 保暖；尽量少暴露患者，保护患者自尊
（4）协助患者取屈膝仰卧位，两腿外展，暴露外阴	
（5）将一次性治疗巾垫于患者臀下，放弯盘于会阴处	
（6）剃去阴毛，如为普通导尿管，应在操作前剃去阴毛	◇ 以便用胶布固定导尿管

续表

操作步骤	要点与说明
4. 消毒插管 同导尿术消毒会阴部及尿道外口，插入导尿管	◇ 严格执行无菌操作技术，防止泌尿系统感染；双腔气囊导尿管插管前应先检查气囊有无破损
5. 固定尿管 排尿后，夹住导尿管末端，固定导尿管 ▲双腔气囊导尿管固定法 同导尿法插入导尿管，见尿液流出后再插入 5～7cm。根据导尿管上注明的气囊容积向气囊注入等量的生理盐水或空气，轻拉导尿管有阻力感时，即证实导尿管已固定于膀胱内（图10－5）	◇硅胶导尿管与组织有较好的相容性，对组织刺激小，双腔导尿管前端有一个气囊，当注入一定量的气体或液体后可使导尿管固定于膀胱内，不易滑出。气囊注水速度宜慢；膨胀的气囊不宜卡在尿道内口，以免气囊压迫膀胱内壁，造成黏膜的损伤和不适
▲胶布固定法 女性：移开洞巾、脱下手套，将一块长 12cm，宽 4cm 的胶布上 1/3 固定于阴阜上，下 2/3 剪成三条，中间 1 条螺旋形粘贴在导尿管上，其余两条分别交叉贴在对侧的大阴唇上（图10－6）	◇女性尿道短而直，尿管易滑出，要牢固固定导尿管
男性：取长 12cm，宽 2cm 的胶布，在一端的 1/3 处，两侧各剪一个小口，折叠成无胶面，制成单翼蝶形胶布。将 2 条蝶形胶布的一端粘贴于导尿管上，另一端附着于阴茎两侧，再用细长胶布作大半环固定蝶形胶布于阴茎，开口处向上。在距离尿道口 1cm 处，用胶布环行固定蝶形胶布的折叠端于导尿管上（图10－7）	◇ 龟头的表皮非常薄，且非常敏感，贴胶布易造成损伤，故胶布不得直接贴在龟头上，以防给患者带来不适；用胶布加固蝶形胶布时，不得作环行固定，以免影响阴茎的血液循环，导致阴茎充血、水肿，甚至坏死
6. 连接尿袋 (1) 将导尿管末端与集尿袋的引流接头连接，开放导尿管。再用橡皮圈、安全别针将集尿袋的引流管固定在床单上（图10－8）	◇引流管要留出足够的长度，防止因翻身牵拉，使导尿管滑出
(2) 集尿袋妥善地固定在低于膀胱的高度	◇ 防止尿液逆流引起泌尿系统感染
7. 处理用物 协助患者穿好裤子，取舒适的卧位。整理床单位，清理用物	
8. 洗手，记录	

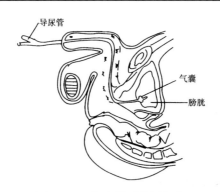

图 10－5　气囊导尿管固定术

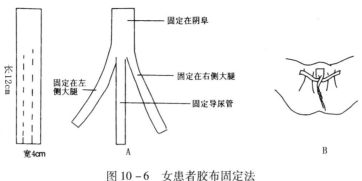

图 10-6　女患者胶布固定法

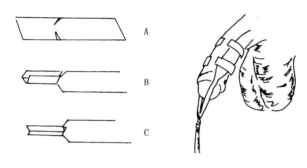

图 10-7　男患者胶布固定法

【注意事项】

1. 双腔气囊导尿管固定时，应注意膨胀的气囊不能卡在尿道内口，以免损伤膀胱黏膜。若患者固定时感疼痛或不适，应抽出生理盐水或空气，将导尿管稍向前推进，再注入生理盐水或空气。

2. 留置导尿术若采用普通导尿管时，女患者在操作前应剃去阴毛，便于胶膏固定。男患者若采用胶膏固定蝶形胶布时，注意不得做环形固定，以免影响阴茎的血液循环，导致阴茎充血、水肿，甚至坏死。

3. 在离床活动时，应将导尿管妥善固定在大腿上，集尿袋不得超过膀胱的高度。

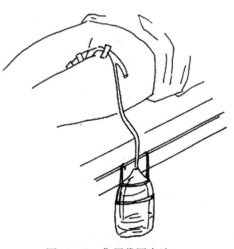

图 10-8　集尿袋固定法

4. 注意做好留置导尿术后护理：

（1）防止泌尿系统逆行感染的措施：①保持尿道口清洁。女患者用消毒液棉球擦拭外阴及尿道口；男患者用消毒液棉球擦拭尿道口、龟头及包皮，每天 1～2 次。②每日定时更换集尿袋，集尿袋及引流管的位置应低于耻骨联合，防止尿液逆流。③每周更换导尿管 1 次，硅胶导尿管可酌情延长更换周期。④每周定时作尿培养 1 次，及时发现感染。⑤膀胱有感染者，根据培养结果及药敏试验，选用合适抗生素加入生理盐水中，做膀胱冲洗，每日 1 ~ 2 次。

（2）保持留置导尿管通畅，妥善固定导尿管、防止导尿管及连接管扭曲折叠，观察尿液引流情况。

（3）及时放出集尿袋中尿液，观察并记录 24 小时引流尿液的颜色、性状和量。

（4）鼓励患者多饮水，避免感染与结石。

（5）训练膀胱反射功能，长期留置导尿管者，在拔管前应作间歇性夹管和引流，每 3 ~ 4 小时开放一次，使膀胱定时充盈和排空。

【评价】

1. 护患沟通较好，患者能积极配合。

2. 未发生泌尿系感染。

（三）膀胱冲洗术

膀胱冲洗（bladder irrigation）是利用三通的导尿管，将溶液灌入到膀胱内，再借用虹吸原理将灌入的液体引流出来的方法。

【目的】

1. 对留置导尿管的患者，保持其尿液引流通畅。

2. 清洁膀胱，清除膀胱内的血凝块、黏液、细菌等异物，预防感染。

3. 治疗某些膀胱疾病，如膀胱炎、膀胱肿瘤等。

【评估】

1. 患者的病情、临床诊断、膀胱冲洗的目的。

2. 患者的意识状态、生命体征、心理状态、合作理解程度。

【计划】

1. **护士准备** 衣帽整洁，洗手，戴口罩。

2. **用物准备（密闭式膀胱冲洗术）**

（1）治疗盘内备治疗碗（内盛消毒液棉球数个、镊子 1 把）、纱布 2 块、冲洗溶液、网套、启瓶器、无菌膀胱冲洗器 1 套、血管钳 1 把、一次性治疗巾 1 块、无菌巾 1 块、一次性无菌手套、弯盘。

（2）输液架一个，治疗车下层放置便器及便器巾。

（3）遵医嘱准备冲洗溶液：常用冲洗溶液有生理盐水、0.02% 呋喃西林液、3% 硼酸液、0.1% 新霉素溶液。灌入溶液的温度为 38℃ ~ 40℃。若为前列腺肥大摘除术后患者，用冰生理盐水灌洗。

3. **患者准备** 患者和家属了解膀胱冲洗的目的、过程、注意事项和配合要点。

4. **环境准备** 酌情关闭门窗、屏风或围帘遮挡。

【实施】操作步骤，见表 10 - 3。

表 10 -3 膀胱冲洗操作步骤

操作步骤	要点与说明
1. **评估解释** 核对床号、姓名，评估患者的意识状态与合作程度；解释操作的目的和过程	◇确认患者；消除紧张心理，取得合作
2. **插管固定** 按导尿术插好导尿管，按留置导尿管术固定导尿管	◇严格执行无菌操作技术，防止医源性感染
3. **排空膀胱** 排空膀胱；选择冲洗方式冲洗膀胱	◇排空膀胱使膀胱内压降低，便于冲洗液顺利滴入膀胱。有利于药液与膀胱内壁充分接触，并保持有效浓度
4. **冲洗膀胱**	
▲开放式膀胱冲洗术	
(1) 分开导尿管与集尿袋引流管接头连接处，用75%的乙醇棉球消毒导尿管口和引流管接头，并分别用无菌纱布包裹	◇防止导尿管和引流管接头污染
(2) 取膀胱冲洗器吸取冲洗液，接导尿管，缓缓注入膀胱	◇避免压力过大，使患者不适
(3) 注入 200～300ml，取下冲洗器，让冲洗液自行流出或轻轻抽吸。如此反复冲洗，直至流出液澄清为止	◇抽吸时不宜用力过猛，吸出的液体不得再注入膀胱。冲洗时，若患者感觉不适，应减缓冲洗或停止冲洗，密切观察，或通知医师给予处理；若流出量少于灌入的液体量，应考虑是否血块或脓液阻塞，可增加冲洗次数或更换导尿管；若患者感到剧痛或流出液中有鲜血时，应停止冲洗，通知医师处理
▲密闭式膀胱冲洗术	
(1) 用开瓶器启开冲洗液瓶铝盖中心部分，常规消毒瓶塞，打开膀胱冲洗装置，将冲洗导管针头插入瓶塞，将冲洗液瓶倒挂于输液架上，瓶内液面距床面约60cm，排气后用血管钳夹闭导管	◇膀胱冲洗装置类似静脉输液导管，其末端与"Y"形管的主管连接，"Y"形管的一个分管连接引流管，另一个分管连接导尿管。应用三腔导尿管时，可免用"Y"形管，以便产生一定的压力，使液体能够顺利滴入膀胱
(2) 分开导尿管与集尿袋引流接头连接处，消毒导尿管口和引流管接头，将导尿管和引流管分别与"Y"形管的两个分管相连接，"Y"形管的主管连接冲洗导管（图10－9）	◇"Y"形管须低于耻骨联合，以引流彻底
(3) 夹闭引流管，开放冲洗管，使溶液滴入膀胱，调节滴速。待患者有尿意或滴入溶液 200～300ml后，夹闭冲洗管，放开引流管，将冲洗液全部引流出来后，再夹闭引流管	◇滴速一般为 60～80 滴/分；如滴入治疗药物，须在膀胱内保留30分钟后再引流至体外
(4) 按需要如此反复冲洗。在冲洗过程中，经常询问患者感受，观察患者反应及引流液性状	◇每天冲洗 3～4 次，每次冲洗量 500～1000ml

续表

操作步骤	要点与说明
5. 冲毕整理	
（1）冲洗完毕，取下冲洗管，消毒导尿管口和引流管接头并连接	◇ 如系注入药物，可根据治疗需要注药，结束后拔除导尿管
（2）清洁外阴部，固定好导尿管	
（3）协助患者取舒适卧位，整理床单位，清理物品	
6. 洗手，记录	◇记录冲洗液名称、冲洗量、引流量、引流液性质，冲洗过程中患者的反应等

【注意事项】

1. 严格执行无菌操作，防止医源性感染。

2. 冲洗时，若患者感觉不适，应减缓冲洗速度，减少冲洗量，必要时停止冲洗，密切观察。若患者感到剧痛或引流液中有鲜血时，应停止冲洗，并通知医师处理。

3. 冲洗时，冲洗液瓶内液面距床面约60cm，以便产生一定的压力，以利液体流入，冲洗速度可根据流出液的颜色进行调节，一般为80~100滴/分。如果滴入药液，须在膀胱内保留15~30分钟后再引流出体外，可根据需要延长保留时间。

4. 冲洗过程中注意观察引流管是否通畅。

【评价】

1. 操作正确、熟练，严格遵守无菌操作原则。

2. 达到治疗目的。

3. 保护患者隐私，护患沟通有效。

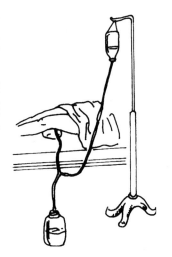

图 10-9　膀胱冲洗术

链　接

尿路感染的防范

　　尿路感染占医院感染的36%~40%，其中80%~90%尿路感染与尿管插入有关。一次性导尿后，尿路感染率为1%~3%。留置尿管3天的尿路感染率为31%，5天以上的感染率为74%。因此，在进行导尿术过程中，应严格遵守无菌操作原则，把握插管指征和留置时间，并做好留置后护理，防止尿路感染的发生。

第二节 排便护理

一、大肠的解剖、运动与生理功能

（一）大肠的解剖

人体参与排便运动的主要器官是大肠。大肠起自回肠末端，止于肛门，全长 1.5 米，分为盲肠、结肠、直肠和肛管四个部分。

1. **盲肠（cecum）** 为大肠与小肠的衔接部分，内有回盲瓣，起括约肌的作用，既可控制回肠内容物进入盲肠的速度，又可防止大肠内容物逆流。

2. **结肠（colon）** 分为升结肠、横结肠、降结肠和乙状结肠四部分，从右髂窝至左髂窝呈"M"型排列。

3. **直肠（rectum）** 全长 10～14cm，从矢状面上看，有两个弯曲，骶曲和会阴曲。会阴曲是直肠绕过尾骨尖形成凸向前方的弯曲，骶曲是直肠在骶尾骨前面下降形成凸向后方的弯曲。在临床上做直肠、乙状结肠镜检时，应注意这些弯曲，以免损伤肠壁。

4. **肛管（anal canal）** 上续直肠，下止于肛门，长约 4cm，被肛门内外括约肌所包绕。肛门内括约肌为平滑肌，有协助排便的作用；肛门外括约肌为骨骼肌，是控制排便的重要肌束。

（二）大肠的运动

大肠的运动少而慢，对刺激的反应也较迟缓。大肠的运动形式有以下几种：

1. **袋状往返运动** 袋状往返运动是空腹时多见，主要由环形肌无规律地收缩所致，使结肠袋中的内容物向前向后两个方向作短距离位移，并不断向前推进。这种运动可使肠内容物得到充分混合。

2. **分节或多袋推进运动** 分节或多袋推进运动是进食后或结肠受到拟副交感药物刺激时较多见的一种运动形式，是由一个结肠袋或一段结肠收缩，将其内容物推移到下一结肠段的运动。

3. **蠕动** 蠕动是一种推进运动，由一些稳定的收缩波组成，收缩波前面的肌肉舒张，波后面的肌肉则收缩，使肠管闭合排空，蠕动对肠道排泄起重要作用。

4. **集团蠕动** 集团蠕动是一种进行很快且前进很远的蠕动，开始于横结肠，可推动一部分大肠内容物到乙状结肠和直肠。常发生于进食后，由于食物进入胃、十二指肠后，由胃结肠反射和十二指肠结肠反射所引起。

（三）大肠的生理功能

大肠的运动特点与其生理功能相适应。

1. 吸收水分、电解质和维生素。

2. 形成粪便并排出体外。

3. 利用肠内细菌制造维生素（结肠微生物产生 VitB、VitK）。

（四）排便的生理

1. 粪便的形成　当食物由口腔进入胃和小肠进行充分的消化和吸收后，形成的食物残渣在大肠内可停留达 10 小时以上，其中大部分水分被大肠黏膜所吸收，同时经过大肠内细菌的发酵和腐败作用，最后形成粪便。粪便除食物残渣外，还包括脱落的肠上皮细胞、粪胆色素、大量细菌、盐类等。

2. 排便　粪便一般贮存在乙状结肠内，正常人的直肠内是空的。当肠蠕动将粪便推移至直肠时，会刺激直肠壁内感受器，其兴奋冲动沿盆神经、腹下神经传至脊髓腰骶段的初级排便中枢，同时上传至大脑皮层，产生便意，引发排便反射。此时，传出冲动沿盆神经到降结肠、乙状结肠和直肠，使其收缩，肛门内括约肌舒张。同时阴部神经冲动减少，导致肛门外括约肌舒张，使粪便排出体外。膈肌、腹肌兴奋使腹内压升高，协助排便活动。

排便活动受大脑皮层控制，人的意识可加强或抑制排便。正常人的直肠对粪便的压力刺激有一定的阈值，达到此阈值时，便产生一定的便意。如果个体经常有意识地遏制便意，直肠将逐渐失去对粪便压力的敏感性，加之粪便在大肠内停留过久，水分吸收过多而干硬，就会造成排便困难，这是产生便秘最常见的原因之一。

二、排便活动的评估

正常情况下，人体的排便活动受意识控制，自然，无痛苦，无障碍。但生理、心理、社会等许多因素可以影响排便活动。因此，为满足患者的排便需要，必须了解这些因素并排除之。

（一）影响排便因素的评估

1. 心理因素　是影响排便的重要因素。精神抑郁者身体活动减少，肠蠕动减慢导致便秘。情绪紧张、焦虑可使植物神经功能失调，迷走神经兴奋，肠蠕动增加，引起消化吸收不良，导致腹泻。

2. 年龄因素　年龄可影响人对排便的控制能力。2～3 岁以下的婴幼儿，神经肌肉系统发育不完善，不能控制排便。老年人可因腹壁肌肉张力下降，胃肠蠕动减慢，肛门括约肌松弛而致排便功能异常。

3. 饮食因素　饮食是影响排便的主要因素，均衡饮食与足量的液体是维持正常排便的重要条件。当摄食量过少、食物中缺少纤维或摄入液体量不足时，均可引起排便困难或便秘。

4. 习惯因素　在日常生活中，许多人都有自己固定的排便时间，使用某种固定的便具，排便时从事某些活动如阅读等。当这些生活习惯由于环境的改变而无法维持时，就可能影响正常排便。

5. **活动因素** 活动可维持肌肉的张力，刺激肠蠕动，有助于维持正常的排便功能。长期卧床，缺乏活动的患者可因肌肉张力减退而导致排便困难。

6. **社会因素** 社会的文化教育影响个体的排便观念与习惯。大多数的社会文化都接受排便是个人隐私的观念。当个体因健康问题需要医护人员帮助而丧失隐私时，就可能压抑排便的需要而造成排便功能的异常。

7. **疾病因素** 肠道本身的疾病和其他系统的病变，均会影响正常排便。如结肠炎、菌痢可致排便次数增加；脊髓损伤、脑卒中可致排便失禁；长期卧床也可导致便秘。

8. **药物因素** 有些药物能直接影响排便，如缓泻药可刺激肠蠕动，减少肠道水分吸收，促使排便；而有些药物的副作用则可能干扰正常排便，如长时间应用抗生素，可抑制肠道正常菌群而导致腹泻；麻醉剂或止痛药，可使肠蠕动减缓而导致便秘。

9. **手术和检查** 某些手术和检查会影响个体的排便活动，如腹部、肛门部位手术，会因肠壁肌肉的暂时麻痹或伤口疼痛而造成排便困难；胃肠 X 线、肠镜检查服用的钡剂或灌肠，也可影响排便。

（二）粪便的评估

正常情况下，粪便的性质与性状可反映出整个消化系统的功能状况。因此，通过对患者粪便的观察，有助于疾病诊断、治疗选择及护理措施。

1. **排便次数** 排便次数因人而异。一般成人每日排便 1～2 次，婴幼儿每日排便 3～5 次。成人排便每日超过 3 次或每周少于 3 次者，都应视为排便异常。消化不良或急性肠炎时，排便次数增多。

2. **排便量** 每日排便量与摄入食物的种类、数量及消化器官的功能状态有关。正常成人每日排便量为 100～300g。进食肉类与蛋白质者，粪便细腻而量少；进食粗粮，尤其是大量蔬菜、水果者，粪便量增多。胃、肠、胰腺有炎症或功能紊乱时，粪便量增多。

3. **形状与软硬度** 粪便的形状可分为成形与不成形两种。粪便的软硬度分为硬便、软便、稀便、水样便四种。正常人的粪便为成形软便。便秘时粪便坚硬，呈栗子样；消化不良或急性肠炎时，可为稀便或水样便；肠道部分梗阻或直肠狭窄，粪便常呈扁条形或带状。

4. **颜色** 正常粪便因含胆色素而呈黄褐色，婴儿的粪便呈黄色或金黄色。

（1）因摄入食物或药物的不同可改变粪便的颜色。如食用大量绿叶蔬菜，粪便可呈暗绿色；摄入动物血或铁制剂，粪便可呈无光样黑色。

（2）排除食物和药物的影响，粪便颜色异常则提示消化系统有病理变化的存在。如柏油样便提示上消化道出血；暗红色血便提示下消化道出血；果酱样便见于肠套叠、阿米巴痢疾；陶土色便提示胆道梗阻；白色"米泔水"样便见于霍乱、副霍乱；粪便表面粘有鲜红色血液见于痔疮或肛裂。

5. **气味** 正常粪便中的气味是由食物残渣与结肠中细菌发酵而产生的，并与食物种类及肠道疾病有关。肉食者味重，素食者味轻。病理情况下：严重腹泻患者的粪便呈极恶臭；直肠溃疡、肠癌患者的粪便呈腐败臭；消化不良者的粪便呈酸败臭；上消化道出血的柏油便有腥臭味。

6. 混合物　正常粪便含有少量的黏液，与粪便均匀混合，肉眼不易查见。如粪便中混有大量黏液者，常见于肠道炎症；伴有脓血者，常见于痢疾、肠癌等。肠道寄生虫感染者的粪便中可查见蛔虫、蛲虫、绦虫节片等。

（三）常见的异常排便

1. 便秘（constipation）　是指排出过于干硬的粪便，且排便不畅、困难，常伴有排便次数减少。在某些情况下，便秘可能给患者带来危险，如心脏病患者用力排便时可能诱发心绞痛和心肌梗死。长期慢性便秘可致粪便嵌塞。

（1）原因：某些器质性病变；中枢神经系统功能障碍；排便习惯不良；排便时间或活动受限制；强烈的情绪反应；各类直肠肛门手术；某些药物如缓泻剂、栓剂等不合理的使用；饮食结构不合理，饮水量不足；长期卧床或活动减少等均可抑制肠道活动而导致便秘的发生。

（2）症状和体征：头痛、腹痛、腹胀、消化不良、乏力、食欲不佳、精神烦躁、舌苔变厚，排便不畅，触诊腹部较硬实且紧张，有时可触及包块，肛诊可触及粪块。

2. 粪便嵌塞（fecal impaction）　是指粪便持久滞留堆积在直肠内，坚硬不能排出。常见于慢性便秘的患者。

（1）原因：便秘未能及时解除，粪便持久滞留在直肠内，水分一直被吸收，而乙状结肠排下的粪便又不断增加，使粪块变得又大又硬不能排出，发生粪便嵌塞。

（2）症状和体征：患者有排便冲动，腹部胀痛，直肠肛门疼痛，肛门处有少量液化的粪便渗出，但不能排出粪便，患者十分痛苦。

3. 腹泻（diarrhea）　是指肠蠕动加快，肠分泌增加，排便次数增多，排出稀薄而不成形便或水样便。短时的腹泻是一种保护性反应，有助于将肠道内的刺激物或有毒物质排出，但持续严重的腹泻，可使机体内的大量水分和胃肠液丧失而发生水、电解质和酸碱平衡的紊乱。

（1）原因：饮食不当或使用泻剂不当；胃肠道疾患；肠道内正常菌群的改变；消化系统发育不成熟；某些内分泌疾病；情绪紧张焦虑等均可导致腹泻。

（2）症状和体征：腹痛、肠痉挛、恶心、呕吐、肠鸣、肛门疼痛、全身乏力、有急于排便的需要和难以控制的感觉。

4. 排便失禁（fecal incontinence）　指肛门括约肌不受意识的控制而不自主地排便。

（1）原因：神经肌肉系统的病变或损伤，如瘫痪、胃肠道疾患、精神障碍、情绪失调等。

（2）症状和体征：患者不自主地排出粪便。

5. 肠胀气（flatulence）　指胃肠道内有过量的气体聚积而不能排出。

（1）原因：食入产气性食物过多；吞入大量空气；肠蠕动减少；肠道梗阻及肠道

手术后等。

（2）症状和体征：患者表现为腹部膨隆，叩诊呈鼓音，腹胀，痉挛性疼痛，呃逆，肛门排气过多。当肠胀气压迫膈肌和胸腔时，可出现气急和呼吸困难。

三、排便异常的护理

（一）便秘患者的护理

首先评估患者的便秘是器质性还是非器质性的，非器质性便秘可采取以下护理措施：

1. **健康教育**　帮助患者及家属正确认识维持正常排便习惯的重要意义，讲解与排便有关的知识，并给予耐心的安慰和指导，解除患者的顾虑。

2. **帮助患者建立正常的排便习惯**　指导患者选择合适的排便时间，一般以早餐后为佳，每天固定在此时间排便，并坚持下去，不随意使用缓泻剂及灌肠等方法。

3. **合理安排膳食**　在饮食中增加蔬菜、水果、粗粮等高纤维食物；多饮水，每日液体摄入量不少于2000ml；适当食用油脂类的食物；禁食辛辣刺激性食品。

4. **鼓励患者适当运动**　卧床患者可进行床上活动，病情许可时，进行适当的户外活动，指导患者进行增强腹肌和骨盆底部肌肉的运动，以增加肠蠕动和肌张力，促进排便。

5. **提供适当的排便环境**　提供患者单独隐蔽的环境，如适当遮挡、通风，以消除其紧张情绪，保持精神松弛。

6. **采取适宜的排便姿势**　病情允许，让患者上厕所排便，取自身习惯的排便姿势（蹲便或坐便）；对绝对卧床或手术患者，应在手术前有计划地训练其在床上使用便器。床上使用便器时，如无特别禁忌，最好取坐位或抬高床头，以借重力作用，增加腹内压力，促进排便。

7. **腹部环形按摩**　按摩时可用单或双手的示、中、无名指重叠，在腹部依结肠走行方向，由升结肠向横结肠、降结肠至乙状结肠作环行按摩，每次5~10分钟，每日2次，可促使降结肠的内容物向下移动，并可增加腹内压，促进排便。指端轻压肛门后端也可促进排便。或以轻快的一指禅推法在中脘、天枢、足三里、大横治疗，每穴约1分钟，再以顺时针方向摩腹约8分钟。

8. **针刺疗法**　刺灸法取穴天枢、支沟、大肠俞、曲池、上巨虚等；耳针法取穴大肠、直肠、交感等，或用揿针埋藏或用王不留行籽贴压，或指压天枢穴，以促进肠蠕动，导致排便。

9. **遵医嘱给予口服缓泻剂**　根据患者的病情、年龄选用恰当的缓泻剂，如年老、体弱、婴幼儿应选用作用缓和的泻剂，慢性便秘的患者可选用蓖麻油、酚酞（果导）、番泻叶、大黄等接触性泻剂。但应注意缓泻剂不宜长期使用，否则会使肠道失去自行排便的功能，导致慢性便秘的发生。

10. **使用简易通便剂**　简易通便剂通过软化粪便，润滑肠壁，刺激肠蠕动而促进排便，临床上常用开塞露、甘油栓等。

（1）开塞露：用50%甘油或山梨醇制成，装在塑料容器内。成人用量20ml，小儿10ml。使用时用剪刀剪去顶端，先挤出少许药液润滑开口处，嘱患者取左侧卧位，张口呼吸，使肛门括约肌松弛，手持塑料囊膨大部位，将塑料囊颈部轻轻插入肛门后将药液挤入直肠内，取出塑料囊，嘱患者忍耐5~10分钟后再排便。

（2）甘油栓：是用甘油和明胶制成的一种圆形或椭圆形的栓剂。使用时戴手套或指套，捏住栓剂底部，嘱患者张口呼吸，使肛门括约肌松弛，轻轻插入肛门至直肠内。放入栓剂后，压紧患者双侧臀部或抵住肛门处轻轻按揉，以防栓剂排出，并嘱患者忍耐5~10分钟后再排便。

11. 灌肠　使用以上方法均无效时，遵医嘱给予灌肠。

（二）粪便嵌塞患者的护理

1. 早期口服缓泻剂，使用简易通便剂以润肠通便。

2. 灌肠时，先做油类保留灌肠，2~3小时后再做清洁灌肠。必要时，每日进行2次，直至大便排出为止。

3. 灌肠无效后，为解除患者的痛苦，应戴手套为患者从直肠内取出粪便，即人工取便法。

（三）腹泻患者的护理

1. 去除病因　如为肠道感染者，需遵医嘱及时服用抗生素治疗；食物不洁者，应立即停止食用。

2. 卧床休息　减少体力消耗，注意腹部保暖。对于不能自理的患者，应及时给予便盆，消除焦虑不安的情绪，使之达到身心充分休息的目的。

3. 饮食护理　鼓励患者饮水，根据病情给予清淡的流质或半流质饮食，禁食辛辣、油腻、高纤维食物，严重腹泻时可暂禁食。

4. 防治水和电解质紊乱　按医嘱给予止泻剂、口服补盐液或静脉输液。

5. 肛周皮肤护理　每次便后用软纸轻擦肛门，温水清洗，并在肛门周围涂上油膏以保护局部皮肤。

6. 密切观察病情　记录粪便的性质、次数等，必要时留取标本送检。病情危重者，严密观察生命体征变化。如疑为传染性疾病，应按肠道隔离原则隔离。

7. 心理护理　腹泻患者因粪便异味及玷污的衣裤、被单等给患者带来不适，痛苦不安。应协助患者清洗沐浴，更换清洁衣裤、被单，并及时提供便器，解除其心理负担，使患者感到舒适。

8. 健康教育　向患者讲解腹泻的知识，指导其养成良好的饮食卫生习惯。

（四）排便失禁患者的护理

1. 心理护理　排便失禁的患者心情紧张而窘迫，常感到自卑、忧郁，期望得到理解和帮助。护理人员应尊重理解患者，给予心理安慰与支持，帮助其树立信心，配合治疗与护理。

2. **保护皮肤** 床上垫橡胶单、中单或一次性尿布，每次便后温水洗净肛门周围皮肤，必要时涂擦软膏。注意观察骶尾部皮肤，定时按摩，预防压疮。保持床褥、衣服清洁，及时更换污染潮湿的衣裤被单。

3. **帮助患者重建排便的能力** 了解患者排便时间，掌握规律，定时给予便盆，促使患者按时排便。与医师协调，定时应用导泻剂或栓剂，刺激定时排便。

4. **协助患者实施排便功能训练的计划** 教会患者进行肛门括约肌及盆底部肌肉收缩训练。指导患者取立位、坐位或卧位，让其试做排便动作，先慢慢收缩肌肉，然后慢慢放松，每次 10 秒左右，连续 10 次，每次锻炼 20 ~ 30 分钟，每日数次，以患者感觉不疲劳为度。

5. **保证补充足量液体** 如无禁忌，保证患者每天摄入足够液体。

6. **保持室内空气清新** 及时更换被污染的衣裤和被单，定时开窗通风，除去不良气味，保持室内空气清新。

（五）肠胀气患者的护理

1. 去除肠胀气原因，勿食产气食物和饮料，治疗肠道疾患。

2. 指导患者养成细嚼慢咽的良好饮食习惯。

3. 鼓励患者适当活动，并协助患者下床活动，如散步等。卧床患者应做床上运动或变换体位。促进肠蠕动，减轻肠胀气。

4. 解除肠胀气 轻微胀气时，行腹部热敷、腹部按摩、针刺疗法。严重胀气时，行药物治疗，如消胀散敷脐（主要药物有：甘遂、薄荷、莱菔子、厚朴、三棱、二丑、沉香等），以食醋调制成糊状，均匀地平涂于纱布上（范围 7cm×7cm×1cm），敷贴在脐穴上，以胶布固定，每天 1 次，每次 8 ~ 12 小时，7 天为一疗程；肌注新斯的明等。

5. 肛管排气。将肛管从肛门插入直肠，排除肠腔内积的方法。

四、与排便有关的护理技术

灌肠法

灌肠法（enema）是将一定量的液体由肛门经直肠灌入结肠，以帮助患者清洁肠道、排便、排气或由肠道供给药物，达到确定诊断和治疗目的方法。根据灌肠的目的不同可分为保留灌肠、不保留灌肠。不保留灌肠又分为大量不保留灌肠、小量不保留灌肠。反复多次大量不保留灌肠称为清洁灌肠。

（一）大量不保留灌肠（large volume non – retention enema）

【目的】

1. 刺激肠蠕动，软化和清除粪便，排除肠内积气，减轻腹胀。

2. 清洁肠道，为手术、检查和分娩做准备。

3. 稀释并清除肠道内有毒物质，减轻中毒。

4. 为高热患者降温。

【评估】

1. 患者的年龄、病情、意识状态、肛门皮肤情况。

2. 患者的心理反应、自理能力、合作程度及排便习惯。

3. 环境的隐蔽程度。

【计划】

1. **护士准备** 衣帽整洁，洗手，戴口罩。

2. **用物准备**

（1）治疗盘内备消毒灌肠筒或一次性灌肠袋1套、24～26号肛管2根、止血钳、弯盘、润滑剂、棉签、卫生纸、一次性治疗巾、水温计、量杯、手套1双。另备：输液架，必要时备便盆、便盆巾、屏风。

（2）灌肠溶液：0.1%～0.2%肥皂溶液或生理盐水。每次用量成人为500～1000ml；小儿200～500ml；1岁以下婴儿50～100ml。溶液温度一般为39℃～41℃，降温时用28℃～32℃，中暑时用4℃。

3. **患者准备** 了解灌肠的目的、过程和注意事项，并配合操作，取合适体位。

4. **环境准备** 关闭门窗，屏风或围帘遮挡。

【实施】操作步骤，见表10－4。

表10－4 大量不保留灌肠操作步骤

操作步骤	要点与说明
1. **评估解释** 核对床号、姓名，评估意识状态、肛周皮肤等，向患者解释操作目的与合作方法，嘱患者排尿	◇确认患者，消除紧张情绪，取得良好配合
2. **洗手备物** 将备齐的用物携至患者床旁，再次核对床号、姓名，关闭门窗，用屏风或围帘遮挡	◇正确选用灌肠溶液，避免患者受凉；维护患者隐私，减轻心理压力；左侧卧位可使乙状结肠、降结肠处于下方，有利于灌肠液借重力作用顺利流入
3. **安置体位** 协助患者取左侧卧位，双膝屈曲，将裤子退至膝部，臀部移至床沿。垫一次性治疗巾于臀下，弯盘置于臀边，不能自我控制排便的患者，可取仰卧位，臀下垫便盆。盖好盖被，只暴露臀部	
4. **挂筒排气** 将灌肠筒挂于输液架上，筒内液面高于肛门40～60cm，伤寒患者灌肠时，筒内液面不得高于肛门30cm，灌肠液量不得超过500ml。排尽管内气体	◇保持一定的灌注压力和灌注速度；如灌肠筒位置过高，压力过大，流速过快，不易保留，而且易引起肠道损伤，防止气体进入肠道
5. **润滑肛管** 连接肛管，润滑肛管前段，用止血钳夹紧橡胶管（用一次性灌肠器时，排气后关紧调节器开关）	◇减少肛管对肠道的刺激

续表

操作步骤	要点与说明
6. 插管灌液	
（1）戴手套，左手垫卫生纸分开肛门，暴露肛门口，嘱患者张口呼吸，右手将肛管轻轻插入直肠 7 ~ 10cm。固定肛管，开放橡胶管，使液体缓缓流入（图 10 - 10），小儿插管深度为 4 ~ 7cm	◇ 使肛门括约肌松弛，勿强行用力，防止损伤肠黏膜，如遇阻力，可退出少许，旋转再插
（2）观察筒内液面下降情况和患者反应，如液体流入受阻，可前后移动肛管或挤捏肛管；如患者感觉腹胀或有便意，可告知患者为正常感觉，嘱其深呼吸，放松腹部肌肉，转移患者的注意力，减轻腹压，同时适当降低灌肠筒高度，减慢流速或暂停片刻	◇使阻塞肛管口的粪块脱落；如患者出现脉速、面色苍白、出冷汗、剧烈腹痛、心慌、气促，患者可能出现肠道剧烈痉挛或出血，应立即停止灌肠，与医师联系，给予及时处理
7. 拔管整理	
（1）待灌肠液即将流尽时，夹闭橡胶管，手用卫生纸包裹肛管留出部分，右手轻轻拔出肛管并放入弯盘内，擦净肛门	◇防止拔管时灌肠液和粪便随肛管流出
（2）协助患者取舒适的卧位，嘱其尽量保留 5 ~ 10 分钟后再排便。降温灌肠，则应保留 30 分钟	◇有利于粪便的充分软化；排便后 30 分钟，测体温并作记录
（3）卧床患者应及时给予便器，将卫生纸，呼叫器放于易取处	◇协助能下床的患者上厕所排便
（4）排便后及时取出便器，擦净肛门，协助患者穿裤，整理床单位，开窗通风	◇ 保持病房整洁，空气流通；观察大便性状，必要时留取标本送检
（5）清理用物	
8. 洗手，记录 洗手并在体温单大便栏目处记录灌肠结果	◇ 灌肠的缩写符号为"E"灌肠后排便一次为 1/E，灌肠一次后无排便为 0/E

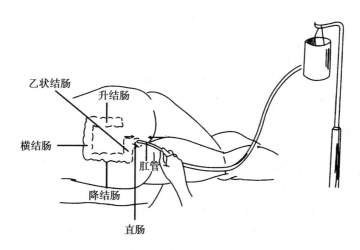

图 10 - 10　大量不保留灌肠

【注意事项】

1. 保护患者的自尊，尽量减少暴露，避免患者着凉。

2. 插管前需排除肛管内空气，防止空气灌入肠道，引起腹胀不适。

3. 根据医嘱，正确选用灌肠溶液，严格掌握灌肠液的温度、浓度、压力和量。

（1）颅脑疾患、心脏患者、老年及儿童等灌肠时压力要低，流速要缓慢。

（2）伤寒患者灌肠液面不得高于肛门 30cm，液量不得超过 500ml，并选用等渗盐水。

（3）充血性心力衰竭、水钠潴留患者禁用生理盐水灌肠。

（4）肝昏迷患者禁用肥皂水灌肠，以减轻氨的产生和吸收。

（5）降温灌肠用 28℃~32℃等渗盐水，保留 30 分钟后排便，排便 20 分钟后测量体温。中暑患者用 4℃生理盐水灌肠。

4. 降温灌肠应保留 30 分钟后再排便，排便后 30 分钟，测量体温并作记录。

5. 妊娠、急腹症、消化道出血、严重心血管疾病患者禁忌灌肠。

6. 若有痔疮者，应选用管径小的肛管。插管时，动作要轻柔，以防损伤肛门。

【评价】

1. 操作方法和步骤正确、熟练。

2. 灌肠液选择正确，灌肠筒的高度及肛管插入的深度合适。

3. 达到灌肠目的，减轻患者不适。

4. 护患沟通有效，患者能够配合。

（二）小量不保留灌肠（small volume non – retention enema）

适用于腹部或盆腔手术后的患者及危重患者，年老体弱者、小儿、孕妇等。

【目的】

1. 软化粪便，解除便秘。

2. 排除肠道内积气，减轻腹胀。

【评估】

1. 患者的病情、临床诊断、灌肠的目的。

2. 患者的意识状态、生命体征、心理及排便状况。

3. 患者的合作理解程度。

4. 患者的肛门皮肤及黏膜状况。

【计划】

1. **护士准备** 衣帽整洁，洗手，戴口罩。

2. **环境准备** 关闭门窗，屏风或围帘遮挡。

3. **患者准备** 了解灌肠的目的、过程和注意事项，并配合操作。

4. **用物准备**

（1）治疗盘内备注洗器、量杯或小容量灌肠筒一套或一次性灌肠器 1 套、肛管、灌肠溶液、温开水 5~10ml、弯盘、血管钳、棉签、润滑剂、水温计、一次性治疗巾、手套 1 双。

（2）便器及便巾、屏风。

（3）常用灌肠溶液：①"1、2、3"溶液（50% 硫酸镁 30ml、甘油 60ml、温开水

90ml）。②甘油 50ml 加等量温开水。③各种植物油 120～180ml。④灌肠液温度：38℃。

【实施】操作步骤，见表 10-5。

表 10-5　小量不保留灌肠操作步骤

操作步骤	要点与说明
1. **评估解释**　核对床号、姓名，评估意识状态、肛周皮肤等，向患者解释操作目的与合作方法，嘱患者排尿，保持良好情绪	◇ 确认患者，消除紧张配合
2. **洗手备物**　将备齐的用物携至患者床旁，再次核对床号、姓名，关闭门窗，用屏风或围帘遮挡	◇ 有利于灌肠液的保留，避免患者受凉，维护患者隐私，减轻心理压力
3. **安置体位**　协助患者取左侧卧位，双膝屈曲，将裤子退至膝部，臀部移至床沿。垫一次性治疗巾于臀下，弯盘置于臀边。不能自我控制排便的患者，可取仰卧位，臀下垫便盆。盖好盖被，只暴露臀部	◇ 使灌肠液借重力作用顺利流入
4. **挂筒排气**　如用小容量灌肠筒，应将灌肠筒挂于输液架上，液面距肛门低 30cm（图 10-11）；用止血钳夹紧橡胶管（用一次性灌肠器时，排气后关紧调节器开关）	◇ 保持一定的灌注压力和灌注速度；防止气体进入肠道
5. **润滑肛管**　用注洗器抽吸溶液，连接肛管，排气后夹闭肛管，润滑肛管前段	◇ 减少肛管对黏膜的刺激，有利于肛管的插入
6. **插管灌液**	
（1）戴手套，左手垫卫生纸分开肛门，嘱患者张口呼吸，右手将肛管轻轻插入直肠 7～10cm（图 10-11）	◇ 以免引起排便反射，使溶液难以保留。更换注洗器时，防止空气进入肠道
（2）开放肛管，缓缓注入溶液；注毕夹管；取下注洗器吸取溶液，松开夹子后再行灌注。如此反复，直至溶液注完	◇ 灌注过程中，应密切观察患者病情变化
（3）温开水 5～10ml，抬高肛管末端，将管内溶液全部灌入，夹管或反折肛管	◇ 充分软化粪便
7. **拔管整理**	
（1）用卫生纸包住肛管，轻轻拔出并放入弯盘内，擦净肛门	
（2）嘱患者平卧，尽可能保留 10～20 分钟，再行排便	
（3）整理床单位，清理用物	
8. **洗手，记录**	◇ 同大量不保留灌肠

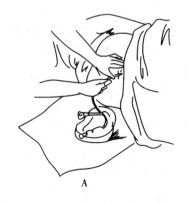
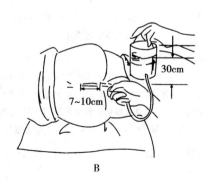

图 10-11　小量不保留灌肠

【注意事项】同大量不保留灌肠术。

【评价】同大量不保留灌肠术。

(三) 保留灌肠 (retention enema)

将药液灌入到直肠或结肠内，通过肠黏膜吸收而达到治疗疾病的目的。

【目的】

1. 镇静、催眠。

2. 治疗肠道感染和慢性盆腔炎症。

【评估】

1. 患者的病情、肠道及盆腔病变部位、临床诊断。

2. 患者的意识状态、理解合作程度，生命体征、心理状况。

【计划】

1) 护士准备　衣帽整洁，洗手，戴口罩。

2. 用物准备　同小量不保留灌肠，选择较细的肛管 (20 号以下)。

(1) 灌肠溶液：根据治疗目的不同遵医嘱可有多种药物及剂量准备。镇静催眠用 10% 水合氯醛；肠道抗感染用 0.5% ~1% 新霉素，2% 黄连素液或其他抗生素溶液；慢性盆腔炎用中药制剂。

(2) 灌肠液用量：200ml 溶液以内。

(3) 灌肠液温度：为 38℃。

3. 患者准备　了解灌肠的目的、过程、注意事项，并配合操作。

4. 环境准备　关闭门窗，屏风、围帘遮挡。

【实施】操作步骤，见表 10 -6。

表 10 -6　保留灌肠操作步骤

操作步骤	要点与说明
1. **评估解释**　核对床号、姓名，评估意识状态、病变部位等，向患者解释操作目的与合作方法，嘱患者排空大小便	◇确认患者，消除紧张情绪，取得良好配合。盆腔疾患者，以睡觉前灌肠为宜，有利于药液的保留、吸收
2. **洗手备物**　将备齐的用物携至患者床旁，再次核对床号、姓名，关闭门窗，用屏风或围帘遮挡患者	◇有利于灌肠液的保留，避免患者受凉，维护患者隐私，减轻心理压力
3. **安置体位**　根据病情为患者安置不同的卧位，并将臀部抬高 10cm。如慢性细菌性痢疾病变多在直肠或乙状结肠，取左侧卧位；阿米巴痢疾病变多在回盲部，取右侧卧位	◇有利于药物直接作用于病变部位
4. **挂筒排气**　用小容量灌肠筒，将灌肠筒挂于输液架上，液面距肛门应低于 30cm (图 10 -11B)；用止血钳夹紧橡胶管	◇保持一定的灌注压力和灌注速度；防止气体进入肠道
5. **润滑肛管**　连接肛管，排气后夹闭肛管，润滑肛管前段	◇减少肛管对黏膜的刺激
6. **插管灌液**	

续表

操作步骤	要点与说明
(1) 戴手套，左手分开肛门，嘱患者张口呼吸，右手将肛管轻轻插入直肠 15~20cm	◇ 为保留药液，肛管要细、插入要深
(2) 开放肛管，缓缓注入溶液；灌毕，夹管	◇ 灌注过程中密切观察患者病情变化
7. 拔管整理	
(1) 夹紧或反折肛管，用卫生纸包住肛管轻轻拔出，放入弯盘内，擦净肛门	
(2) 嘱患者尽可能保留 1 小时，再行排便	◇ 有利于药物的吸收
(3) 整理床单位，清理用物	
8. 洗手，记录	◇ 记录时间、药名、用量及患者的反应

【注意事项】

1. 保留灌肠前，要评估患者的病变部位和灌肠目的，以便于掌握患者的卧位和插入肛管的深度。慢性细菌性痢疾病变多在直肠或乙状结肠，取左侧卧位；阿米巴痢疾病变多在回盲部，取右侧卧位。

2. 保留灌肠，肛管要细且插入要深，液量要少，压力要低，灌入速度宜慢，以便使灌入的药液能保留较长时间，有利于肠黏膜的吸收。

3. 肛门、直肠、结肠等手术后的患者，大便失禁的患者，不宜做保留灌肠。

【评价】

1. 操作方法和步骤正确、熟练。

2. 灌肠液选择正确，灌肠筒的高度及肛管插入的深度合适。

3. 护患沟通有效，患者能够配合，有效达到灌肠的目的。

附：几种灌肠术的比较（表 10 - 7）

表 10 - 7　几种灌肠术的比较

	大量不保留灌肠	小量不保留灌肠	保留灌肠
灌肠液	0.1~0.2% 肥皂水 生理盐水 500~1000ml	1、2、3 灌肠液 50ml 甘油加温开水等量 各种植物油 120~180ml	10% 水合氯醛 2% 黄连素溶液 抗生素溶液 中药
灌肠筒高度	40~60cm	低于 30cm	低于 30cm
肛管插管深度	7~10cm 清洁灌肠 10~15cm	7~10cm	15~20cm
灌肠溶液温度	一般 39℃~41℃ 降温 28℃~32℃ 中暑 4℃	38℃	38℃

续表

	大量不保留灌肠	小量不保留灌肠	保留灌肠
卧位	左侧屈膝	左侧屈膝	视病情而定，抬高臀部10cm，慢性痢疾病变在乙状结肠、直肠，取左侧卧位。阿米巴痢疾在回盲部，取右侧卧位
灌肠液保留时间	5～10分钟	10～20分钟	1小时以上

口服高渗溶液清洁肠道

【目的】

通过口服高渗溶液，在肠道内造成高渗环境，使肠道内水分大量增加，从而软化粪便，刺激肠蠕动，加速排便，达到清洁肠道的目的。适用于直肠、结肠检查和手术前肠道准备。

【常用溶液】甘露醇、硫酸镁。

【方法】

1. **甘露醇法**　患者术前三日进半流质饮食，术前一日进流质饮食，术前一日下午2：00～4：00口服甘露醇溶液1500ml（20%甘露醇500ml＋5%葡萄糖1000ml混匀）。一般服用后15～20分钟反复自行排便。

2. **硫酸镁法**　患者术前三日进半流质饮食，每晚口服50%硫酸镁10～30ml。术前一日进流质饮食，术前一日下午2：00～4：00口服25%硫酸镁200ml（50%硫酸镁100ml＋5%葡萄糖盐水100ml），然后再口服温开水1000ml。一般服后15～30分钟，即可反复自行排便，2～3小时内可排便2～5次。

使用上述两种溶液清洁肠道，护士应观察患者的一般情况，注意排便次数及粪便的性状，评估是否达到清洁肠道的目的，并记录。

简易通便法

【目的】

采用简单易行、经济有效的通便剂以协助患者解除便秘的方法。经过护士指导，患者及家属都可完成。适用于老年、小儿、体弱和久病卧床便秘者。

【评估】

1. 患者的病情、临床诊断及排便情况。

2. 患者的意识状态、生命体征、心理状况及自理能力。

【常用溶液】

常用的通便剂是润滑剂和高渗液，具有吸收水分、软化粪便、润滑肠壁和刺激肠蠕动的作用。

【实施】

1. **开塞露法** 开塞露用甘油或山梨醇制成，装在塑料容器中，使用时将封口端剪去，先挤出少许液体润滑开口处，患者左侧卧位，放松肛门外括约肌，将开塞露的前端轻轻插入肛门后再将药液全部挤入直肠内，保留 5 ~ 10 分钟后排便（图 10 – 12）。

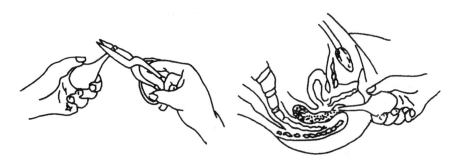

A. 将顶端圆弧形剪   B. 把药液全部挤入直肠

图 10 – 12 开塞露简易通便术

2. **肥皂栓法** 将普通肥皂削成圆锥形（底部直径约 1cm、长 3 ~ 4cm），使用时手垫纱布或戴手套，将肥皂栓蘸热水后轻轻插入肛门，保留 5 ~ 10 分钟后排便。注意有肛门黏膜溃疡、肛裂及肛门剧烈疼痛者，不宜使用肥皂栓通便。

3. **甘油栓法** 甘油栓是用甘油和明胶制成的栓剂。使用时，手垫纱布或戴手套，捏住甘油栓底部轻轻插入肛门至直肠内，抵住肛门处轻轻按摩，保留 5 ~ 10 分钟排便（图 10 – 13）。

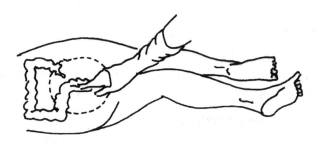

图 10 – 13 甘油栓简易通便术

按摩通便术

【目的】 通过按摩腹部，刺激肠蠕动，促进排便。

【方法】

用右手食、中、环指稍用力按压腹部，从右下腹盲肠部开始，顺时针沿着结肠蠕动方向，经升结肠、横结肠、降结肠、乙状结肠作环形按摩，或在乙状结肠处向下按摩，每次 5 ~ 10 分钟，每日两次，可由护士操作或指导患者自己进行。

人工取便术

人工取便术（digital removal of fecal impaction）是用手指插入直肠，破碎并取出嵌顿粪便的方法，常用于粪便嵌塞的患者采用灌肠等通便术无效者，以帮助患者排便，解除患者痛苦。

【目的】用人工的方法将嵌塞在肛门的粪便破碎取出，以缓解患者痛苦。

【评估】

1. 患者的意识状态、自理能力。

2. 患者的心理状况及配合程度。

【计划】

1. **护士准备** 衣帽整洁，洗手，戴口罩。

2. **用物准备** 治疗盘内备手套 1 双、润滑剂适量、弯盘 1 个、卫生纸、一次性治疗巾、便盆。

3. **患者准备** 向患者介绍人工取便的目的和方法。

4. **环境准备** 关闭门窗，用屏风或围帘遮挡患者，使其精神放松。

【实施】操作步骤，见表 10－8。

表 10－8 人工取便操作步骤

操作步骤	要点与说明
1. **评估解释** 核对床号、姓名、向患者解释目的与合作方法，评估肛周皮肤	◇ 确认患者；消除紧张心理，取得合作
2. **洗手备物** 将备齐的用物携至患者床旁，再次核对床号、姓名	◇ 使患者精神放松
3. **安置体位** 帮助患者左侧卧位，双腿弯曲，背向护士。用毛毯遮盖患者，暴露肛门。臀下垫治疗巾，便盆放于床旁	
4. **润指取便** 护士右手戴手套，食指涂润滑剂，嘱患者张口呼吸，轻轻插入肛门，沿着直肠壁进入直肠，手指轻轻摩擦，碾松粪块，取出粪块，放入便盆，反复进行	◇ 手法轻柔，避免损伤肠黏膜或引起肛周水肿；勿使用器械掏取粪便，易误伤肠黏膜
5. **观察病情** 取便过程中注意观察患者的病情变化	◇如患者出现面色苍白、出汗、疲倦等全身反应时，应暂停；休息片刻后再进行
6. **便毕处理** 取便完毕，清洁肛门，如病情许可，可行热水坐浴，协助患者穿裤，整理用物	◇ 促进局部血液循环，减轻疼痛
7. **洗手，记录**	

【注意事项】

1. 操作中，应尊重患者，手法要轻，防止意外发生。

2. 操作中，患者心悸、头昏时应立刻停止。

3. 有肛门黏膜溃疡，肛裂及肛门剧烈疼痛者禁用。

4. 勿用器械掏取粪便，以免损伤肠道黏膜。

【评价】

1. 维护患者自尊，使之精神放松。

2. 动作轻柔，肠黏膜无损伤。

肛管排气法

肛管排气法（flatulence decreasing through the rectal tube）是将肛管从肛门插入直肠，以排除肠腔内积气的方法。

【目的】 为肠胀气的患者解除痛苦。

【评估】

1. 患者的腹胀情况、临床诊断。

2. 患者的意识状态、生命体征、心理状况及理解合作程度。

【计划】

1. **护士准备** 衣帽整洁，洗手，戴口罩。

2. **用物准备** 治疗盘内备手套 1 双、26 号肛管 1 根、系带 1 根、橡胶管 1 根、润滑剂、棉签、胶布、弯盘 1 个、玻璃瓶 1 个（内盛水 3/4 满）、别针、卫生纸、屏风。

3. **患者准备** 向患者介绍肛管排气的目的和方法。

4. **环境准备** 关闭门窗，用屏风或围帘遮挡患者，使其精神放松。

【实施】 操作步骤，见表 10-9。

表 10-9 肛管排气操作步骤

操作步骤	要点与说明
1. **评估解释** 核对床号、姓名、向患者解释目的与合作方法，评估肛周皮肤	◇确认患者；消除紧张心理，取得合作
2. **洗手备物** 将备齐的用物携至患者床旁，再次核对床号、姓名，用屏风或围帘遮挡患者	◇ 维护患者自尊，使其精神放松
3. **安置卧位** 帮助患者左侧卧位或平卧位，暴露肛门	◇ 防止外界气体进入直肠，并可观察气体排出的情况
4. **系瓶连管** 将瓶系于床边，橡胶管一端插入玻璃瓶液面下，另一端与肛管相连	
5. **润滑插管** 润滑肛管前端，嘱患者张口呼吸，轻轻将肛管插入直肠内 15~18cm；用胶布固定于臀部，橡胶管留出足够长度后，用别针固定在床单上（图 10-14）	◇ 减少肛管对直肠的刺激，使肛门括约肌松弛；方便患者翻身
6. **观察排气** 如排气不畅时，可帮助患者更换体位或按摩腹部	
7. **留管拔管** 保留肛管 20 分钟，拔出肛管，清洁肛门，协助患者取舒适的体位，询问患者腹胀有无减轻，整理床单位，清理用物	◇ 长时间留置肛管会降低肛门括约肌的反应，甚至导致肛门括约肌永久性松弛
8. **洗手，记录**	◇ 记录插管及留管时间，患者腹胀改善情况

【注意事项】

1. 注意保暖，保护患者的隐私，观察患者的反应。

2. 保留肛管时间不宜过长，以免造成肛门不适。必要时，2~3小时再行肛管排气。

【评价】

1. 操作方法和步骤正确、熟练。

2. 肛管插入的深度合适，留置时间正确。

3. 完成操作后患者感觉舒适。

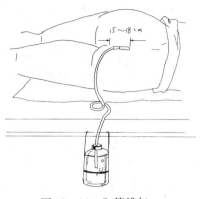

图 10-14　肛管排气

链 接

肠穿孔的防范

伤寒患者的病变部位在肠黏膜上，为了避免造成肠穿孔，在给伤寒患者做清洁灌肠时，灌肠液面不得高于肛门 30cm，液体量不得超过 500ml。

复习思考题

1. 张某，女，82 岁，脑出血致右侧肢体偏瘫，长期卧床。主诉下腹胀痛，排尿困难，体检见耻骨上膨隆，有囊样包块，叩诊实音，有压痛。请判断患者出现什么问题？如何护理？

2. 张某，男，50 岁，在高温环境下工作 5 小时后，感到全身软弱、乏力，头晕、头痛、出汗减少。检查：体温41℃，面色潮红，脉搏110 次/分，呼吸24 次/分。诊断：轻度中暑。医嘱：大量不保留灌肠。请问：灌肠的目的是什么？可选用何种溶液？灌肠液的温度和液量为多少？灌肠时需注意哪些问题？

3. 留置导尿的患者如何预防逆行性感染？

4. 男性患者导尿时，出现导尿管插入受阻应如何处理？

5. 洪某，女，26 岁，足月顺产。产后 6 小时仍未排尿，主诉下腹胀痛，排尿困难。体检见耻骨上膨隆，有囊样包块，叩诊实音，有压痛。请分析患者发生了什么情况？该如何处理？

6. 王某，女，42 岁，因患子宫肌瘤行盆腔子宫肌瘤次全切除术，手术前需清洁肠道。请问：选用那种灌肠方法？注意事项是什么？

第十一章　冷热疗法

【学习目标】

掌握：冷热疗法、继发效应的定义；冷疗法的目的及禁忌；热疗法的目的及禁忌；各种冷热疗法的操作步骤及注意事项。

熟悉：影响冷热疗法效果的因素。

了解：冷热疗法的生理效应。

冷热疗法是临床常用的物理治疗方法。护理人员应通过及时、有效的评估，掌握患者局部或全身状况，正确使用冷热疗法，防止不良反应发生，从而满足患者的身心需要。

第一节　概　述

一、冷热疗法的定义

冷热疗法（cold and heat therapy）是利用低于或高于人体温度的物质作用于体表皮肤，通过神经传导引起皮肤和内脏器官血管的收缩和扩张，从而改变机体各系统体液循环和新陈代谢，达到治疗目的的方法。

人体皮肤分布着多种感受器，包括冷觉感受器、温觉感受器、痛觉感受器等，能产生冷觉、温觉、痛觉等各种感觉。由于冷觉感受器位置相对表浅，比较集中于躯干上部和四肢，数量较温觉感受器多，所以对刺激的反应，冷比热敏感。当温觉、冷觉感受器受到强烈刺激时，痛觉感受器兴奋，机体还会产生痛觉。

当皮肤感受器接受温度或疼痛刺激后，神经末梢发出冲动，经过传入神经纤维传到大脑皮层，感觉中枢对冲动进行识别，并通过传出神经纤维发出指令，机体产生相应的运动。当刺激强烈时，神经冲动可不经过大脑，只通过脊髓反射作用，加速整个反射过程，使机体免受损伤。

二、冷热疗法的效应

1. 生理效应　冷热的刺激可使机体产生一系列作用相对的生理效应（表 11 −1），

冷热疗法便是借助冷、热刺激引发机体相应的生理反应，而达到治疗的目的。

表 11 - 1　冷热刺激的生理效应

生理效应	用热	用冷	生理效应	用热	用冷
细胞代谢	增加	减少	血液流动	增快	减慢
需氧量	增加	减少	淋巴流动	增快	减慢
血管	扩张	收缩	结缔组织伸展性	增强	减弱
毛细血管通透性	增加	减少	神经传导速度	增快	减慢
血液黏滞度	降低	增加	体温	上升	下降

2. 继发效应（secondary effect）　是指持续用冷或用热超过一定时间后，机体产生与生理效应相反作用的现象。动物实验可见，持续用冷 1 小时后，即出现 10～15 分钟的小动脉扩张；持续用热 1 小时后，扩张的小动脉会发生收缩。继发效应是机体避免长时间用冷或用热对组织造成损伤而出现的防御反应。因此，护理人员应注意在为患者用冷或用热 30 分钟后，给予 1 小时复原时间后，再按规定反复使用。

三、影响冷热疗法效应的因素

1. 方法　由于水的传导能力及渗透力均比空气强，相同温度下，湿冷和湿热疗法的作用优于干冷和干热疗法。因此，为了达到较好的治疗效果，在使用干冷法时，温度应低于湿冷法的温度；而在使用干热疗法时，温度应比湿热疗法的温度高一些。

2. 温度　用冷或用热时，温度与体表的温度相差越大，机体对冷或热刺激的反应就越强烈；反之则反应越小。环境温度也会影响用冷或用热的效果，如降低室温可增强如冰袋、冷湿敷等冷疗法降温时的效果，而在使用热疗法如热水袋为患者保暖的同时，适度调高室温可增强其效果。

3. 面积　冷热疗法产生的效应与应用面积的大小呈正比。应用面积越大，对身体造成的影响越大，产生的生理效应越明显，作用就越强；应用的面积越小，产生的生理效应则越小，产生的作用就越弱。但应注意用冷或用热面积越大，患者的耐受性越差，有引起全身反应的危险，故在全身用冷或用热时，护理人员应特别注意观察患者的反应。

4. 时间　在一定时间范围内，用冷或用热的效应是随着时间的延长而增强的。但如果时间过长，则会产生继发效应，抵消治疗效果，甚至引起不良反应。因此，用冷或用热一段时间后，必须给予 1 小时的复原时间。

5. 部位　人体各部位的皮肤薄厚不同，对冷和热刺激的反应也有所不同。皮肤较厚部位如手脚皮肤，对冷和热刺激的耐受力强，反应相对较弱；皮肤较薄的部位如躯体皮肤，对冷和热刺激的反应较敏感，则效果相对较强。其次，血液循环也可影响冷热疗法的效果，血液循环良好的部位，能够增强冷热应用的效果。如进行物理降温时，可将冰袋、冰囊放置在颈部、腋下、腹股沟等体表大血管走行处。

6. 个体差异　由于中枢神经系统和植物神经系统机能状态不同，不同的个体对相同程度的冷或热的刺激会产生不同的反应。年龄、性别、健康状况、精神状态、锻炼情况、居住习惯等因素均可引起个体差异。因此，在使用冷热疗法的过程中，应充分考虑到以上因素，如对于老年人、昏迷、感觉障碍的患者用冷或用热时，由于其敏感性降低，一定要加强观察，防止冻伤或烫伤的发生。

第二节 冷疗法的应用

一、冷疗法概述

冷疗法（cryotherapy）是指用低于人体温度的物质，作用于机体的局部或全身，以达到止血、止痛、消炎和退热的物理治疗方法。

（一）冷疗法的作用

1. 减轻局部充血或出血 冷疗法可使毛细血管收缩，降低血管通透性，减轻局部组织充血；冷疗法还可使血流速度减慢，血液黏滞度增加，促进血液凝固而控制出血。适用于扁桃体摘除术后、软组织挫伤早期、鼻出血等。

2. 控制炎症扩散 用冷后，局部血流减少，细菌的活动力和细胞代谢率降低，炎症早期应用冷疗法，可抑制化脓及炎症扩散。适用于炎症早期。

3. 减轻疼痛 用冷可抑制组织细胞的活动，降低游离神经末梢的敏感性，使神经传导速度减慢，抑制痛觉神经纤维信号的传导，从而减轻疼痛；同时用冷使局部血管收缩，渗出减少，减轻由于组织肿胀压迫神经末梢引起的疼痛。适用于踝关节扭伤等急性损伤初期、牙痛、烫伤等。

4. 降低体温 皮肤接触冷刺激后，通过传导与蒸发的物理作用，使体温降低。适用于高热、中暑等。低温可以降低细胞代谢率，降低细胞的耗氧量。头部用冷，可提高脑组织对缺氧的耐受性，防治脑水肿，减少脑细胞损害。适用于颅脑外伤等。

（二）冷疗法的禁忌

1. 血液循环障碍 大面积组织受损、局部组织血液循环不良、休克、微循环明显障碍、周围血管病变、水肿等患者不宜用冷。因用冷会加重局部微循环障碍，导致组织缺血缺氧而变性坏死。

2. 慢性炎症或深部化脓病灶 用冷可使局部血管收缩，血流量减少，妨碍炎症吸收。

3. 组织损伤、破裂 用冷可致血液循环不良，影响伤口愈合。特别是大范围组织损伤应禁止用冷。

4. 冷过敏者 因可引起过敏，出现冷性红斑、寒冷性荨麻疹、关节疼痛、肌肉痉挛，甚至寒冷性血红蛋白尿等症状，故不适合用冷。

5. 冷疗的禁忌部位

（1）枕后、耳郭、阴囊处：以防冻伤。

（2）心前区：以防止引起反射性心率减慢、心律失常、房室传导阻滞等。

（3）腹部：以防引起腹痛、腹泻。

（4）足底：以防反射性末梢血管收缩而影响散热或引起一过性的冠状动脉收缩。

二、冷疗方法

冷疗法分为干冷疗法和湿冷疗法。干冷疗法包括冰袋、冰囊、冰帽的使用；湿冷疗法包括冷湿敷法、温水擦浴、酒精擦浴等方法。还可根据用冷面积分为局部冷疗法和全身冷疗法。

（一）冰袋、冰囊的使用（the use of ice bags）

【目的】降温、止血、消肿、止痛

【评估】

1. 评估患者的身体状况，如年龄、病情、有无感觉及意识障碍、局部皮肤情况、自理能力等。

2. 评估患者的心理状况及合作程度。

3. 向患者解释使用冰袋、冰囊的目的、方法、注意事项及配合要点。

【计划】

1. 护士准备　衣帽整洁，洗手，戴口罩。

2. 用物准备　冰袋或冰囊（图 11 - 1）、布套、帆布袋、冰块、木槌、脸盆、冷水、勺、干毛巾。

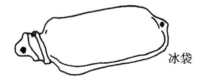
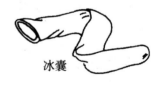

图 11 - 1　冰袋、冰囊

3. 患者准备　了解冰袋使用的目的、方法、配合要点及注意事项，同意使用并愿意配合。

4. 环境准备　环境整洁、舒适，室温适宜，无对流风。

【实施】操作步骤，见表 11 - 2。

表 11 - 2　冰袋、冰囊的使用操作步骤

操作步骤	要点与说明
1. **准备冰袋**	
（1）检查冰袋有无破损，冰袋夹功能是否完好	◇ 以防漏水
（2）将冰块装入帆布袋，用木槌敲碎成小块，放入盆中，用冷水冲去冰的棱角，装入冰袋1/2 满	◇ 避免冰块棱角损坏冰袋及刺激患者感觉不适
（3）排气后夹紧袋口，用毛巾擦干，倒提，检查无漏水后装入布套内备用	
2. **核对解释**　携冰袋至患者处，核对床号、姓名，做好解释，取得合作后，将冰袋置于患者所需部位	◇ 确认患者，建立安全感并取得合作
3. **放置位置**　高热降温时，置冰袋于患者前额及体表大血管分布处，如颈部两侧、腋窝、腹股沟等处；扁桃体摘除术后将冰囊置于颈前颌下	
4. **观察**　随时观察效果及不良反应，正确掌握用冷时间，一般为30 分钟	◇ 防止继发效应的产生，影响治疗效果
5. **操作后处理**	◇ 防止冰袋两层橡胶粘连
（1）用毕，撤掉冰袋，协助患者躺卧舒适，整理患者床单位	
（2）将冰袋内冰水倒弃，清洁后倒挂、晾干；整理并清洁其他物品，放回原处备用	
6. **洗手，记录**	◇ 记录使用部位、时间、效果、反应；降温后的体温应记录在体温单上

【注意事项】

1. 用冷时间正确，最长不超过30 分钟，如需继续使用，中间应休息60 分钟，防止继发性效应产生，并使局部组织得以恢复。

2. 如用于降温，30 分钟后应测量体温。当体温降至39℃以下时，应停止用冷，并做好记录。

3. 使用过程中需加强观察，一旦发现患者局部皮肤发紫，有麻木感，应立即停止使用，防止发生冻伤。

4. 使用过程中应注意冰块融化情况，按需及时更换，冰袋无漏水，布套干燥。

【评价】

1. 护患沟通有效，患者及家属了解冰袋使用的目的、方法、配合要点及注意事项，能够积极配合。

2. 护士能严格执行操作规程，用冷时间正确，无冻伤发生。

3. 有一定治疗效果，如患者体温降低、疼痛减轻等。

4. 患者感到舒适，无继发反应发生。

（二）冰帽的使用（the use of ice caps）

【目的】降低颅脑温度，防治脑水肿，减轻脑细胞损害。

【评估】

1. 评估患者的身体状况，如年龄、病情、有无感觉及意识障碍、头部皮肤情况、自理能力等。

2. 评估患者的心理状况及合作程度。

3. 向患者或家属解释使用冰帽的目的、方法、注意事项及配合要点。

【计划】

1. **护士准备** 衣帽整洁，洗手，戴口罩。

2. **用物准备** 冰帽、帆布袋、冰块、木槌、脸盆、冷水、勺、橡胶单及中单、小枕头、治疗巾、海绵垫、水桶、肛表。

3. **患者准备** 了解冰帽使用的目的、方法、配合要点及注意事项，同意使用并愿意配合。

4. **环境准备** 环境清洁、舒适，室温适宜，无对流风。

【实施】 操作步骤，见表 11 - 3。

表 11 - 3　冰帽的使用操作步骤

操作步骤	要点与说明
1. **准备冰帽**　根据医嘱按冰袋法准备用物	
2. **核对解释**　携冰帽至患者处，核对床号、姓名，做好解释	◇ 确认患者，建立安全感并取得合作
3. **放置冰帽**	◇ 保护床单不受潮
（1）去枕、铺橡胶单及中单于患者头下，治疗巾铺于冰帽内	
（2）将患者头部置于冰帽内，用海绵垫垫于患者后颈部及耳郭处；小枕垫肩下，引流管放在水桶内（图 11 - 2）	◇ 正确掌握冰帽冷疗时间，最长不超过 30 分钟，防止冻伤 ◇ 有利于保持呼吸道通畅
4. **观察**　持续时间根据患者病情而定。及时测量体温，并记录在特别护理记录单上	◇ 记录方法见第十八章
5. **操作后处理**　用毕按冰袋法处理	
6. **洗手，记录**	◇ 记录使用时间、效果、反应

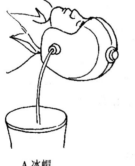

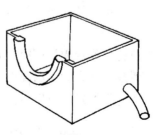

A 冰帽　　　　　　　　　　　　B 冰槽

图 11 - 2　冰帽使用

【注意事项】

1. 用冷时间正确，最长不超过30分钟。如需继续使用，中间应休息60分钟，防止继发性效应产生，并使局部组织得以恢复。

2. 治疗过程中，每30分钟测量生命体征一次，保持体温在33℃（肛温）左右，不宜低于30℃；注意心率变化，观察有无心律失常的发生。

3. 注意观察用冷部位局部情况，如耳郭部位有无发紫、麻木及冻伤等情况发生。

【评价】

1. 护患沟通有效，患者及家属了解冰帽使用的目的、方法、配合要点及注意事项，能够积极配合。

2. 护士能严格执行操作规程，用冷时间正确，局部皮肤无冻伤发生。

3. 有一定治疗效果。

（三）冷湿敷（cold compress）

【目的】 降温、消肿、镇痛、止血。

【评估】

1. 评估患者的身体状况，如年龄、病情、有无感觉及意识障碍、局部皮肤情况、自理能力等。

2. 评估患者的心理状况及合作程度。

3. 向患者解释使用冷湿敷的目的、方法、注意事项及配合要点。

【计划】

1. **护士准备** 衣帽整洁，洗手，戴口罩。

2. **用物准备** 脸盆（盛冰水）、敷布2块（略大于患处面积）、长敷钳2把、橡胶单、治疗巾、凡士林、棉签、纱布、干毛巾。

3. **患者准备** 了解冷湿敷的目的、方法、配合要点及注意事项，同意使用并愿意配合。

4. **环境准备** 环境整洁、舒适，室温适宜，无对流风。必要时屏风遮挡。

【实施】 操作步骤，见表11-4。

表11-4　冷湿敷操作步骤

操作步骤	要点与说明
1. **准备用物** 根据医嘱按需准备用物	
2. **核对解释** 携用物至患者处，核对床号、姓名，做好解释	◇ 确认患者并取得合作
3. **患处准备** 协助患者取适当卧位，暴露患处，下垫小橡胶单和治疗巾，受敷部位涂凡士林，上盖一层纱布	◇ 保护床单不被污染
4. **冷敷** 将敷布浸入冰水盆内浸透，双手持敷钳将敷垫拧至不滴水（图11-3），抖开敷布，敷于患处	◇ 高热患者降温敷于前额部；必要时用屏风遮挡
5. **时间** 每3~5分钟更换一次敷布，持续时间为15~20分钟	◇ 确保冷湿敷效果，防止产生继发效应

续表

操作步骤	要点与说明
6. 操作后处理	◇ 如有开放性伤口，须按无菌技术处理
（1）冷湿敷结束后，撤掉敷布、擦干冷敷处，协助患者躺卧舒适， 整理床单位	伤口
（2）清洁、消毒物品，归回原处备用	
7. 洗手，记录 记录冷湿敷的部位、时间、效果及反应	◇ 降温后的体温记录在体温单上

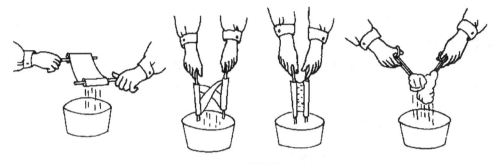

图 11-3 冷湿敷敷布拧干方法

【注意事项】

1. 为高热患者降温时，30 分钟以后应测量体温，并将体温记录在体温单上。如果体温降至 38℃以下，停止冷敷。

2. 随时观察冷敷效果与反应，发现异常时应立即停止使用。

【评价】

1. 护患沟通有效，患者及家属了解冷湿敷的目的、方法、配合要点及注意事项，能够积极配合。

2. 护士能严格执行操作规程，用冷时间正确，无并发症发生。

3. 患者感到舒适，高热或疼痛等症状得到改善，无继发反应发生。

（四）乙醇擦浴（alcohol sponge bath）

乙醇是一种挥发性的液体，擦浴时在皮肤上迅速蒸发，吸收和带走机体大量的热，并具有刺激皮肤血管扩张的作用，因而散热能力较强。

【目的】 为高热患者降温。

【评估】

1. 评估患者的身体状况：如年龄、病情、有无感觉及意识障碍、局部皮肤情况、自理能力等。

2. 评估患者的心理状况及合作程度。

3. 向患者解释使用乙醇擦浴的目的、方法、注意事项及配合要点。

【计划】

1. 护士准备 衣帽整洁，洗手，戴口罩。

2. 用物准备 治疗碗（内盛 25%～30% 乙醇 200ml，30℃）、冰袋及布套、热水袋及布套、小毛巾、大浴巾、清洁衣裤、屏风、便器等。

3. 患者准备 了解乙醇擦浴的目的、方法、配合要点及注意事项，同意使用并愿意配合。

4. 环境准备 环境整洁、舒适，室温适宜，无对流风。必要时屏风遮挡。

【实施】操作步骤，见表 11 - 5。

表 11 - 5 乙醇擦浴操作步骤

操作步骤	要点与说明
1. **核对解释** 携用物至患者处，核对床号、姓名，做好解释，协助患者排空二便	◇ 确认患者，了解病情，取得合作
2. **患者准备** 松开床尾盖被，协助患者脱去上衣，松解裤带	
3. **置冰袋、热水袋** 置冰袋于患者头部，置热水袋于足下	◇ 头部放冰袋，防止擦浴时表皮血管收缩引起头部充血；足底放热水袋，使患者感觉舒适，不仅有利于散热，而且可减轻头部充血
4. **擦拭方法** 暴露擦拭部位，将大浴巾垫于擦拭部位的下面，将浸湿的小毛巾拧至半干，缠于手上成手套状，以离心方向边擦边按摩，最后以浴巾擦干	◇ 保护床单不受潮 ◇ 利用乙醇的挥发作用及其刺激皮肤血管扩张的作用，达到散热降温的目的
5. **擦拭顺序** 侧颈→肩→上臂外侧→前臂外侧→手背； 侧胸→腋窝→上臂内侧→肘窝→前臂内侧→手心； 颈下肩部→臀部； （穿好上衣，脱去裤子） 髋部→下肢外侧→足背； 腹股沟→下肢内侧→内踝； 臀下→下肢后侧→腘窝→足跟；	◇ 腋窝、肘窝、腹股沟、腘窝等有大血管经过的浅表处，应多擦拭片刻，以促进散热 ◇ 禁擦胸前区、腹部及足底，这些部位对冷的刺激较敏感，可引起不良反应的发生
6. **观察** 有无出现寒战、面色苍白、脉搏、呼吸异常等情况	
7. **操作后处理** （1）擦浴完毕，协助患者穿好衣裤，并使患者躺卧舒适，整理床单位 （2）清洁、消毒、整理用物，放回原处备用。	
8. **洗手，记录** 记录乙醇擦浴的部位、时间、效果及反应	◇ 降温后的体温记录在体温单上

【注意事项】

1. 密切观察病情变化。因全身用冷面积较大，血管收缩和扩张的反应较强烈，病情容易发生变化；一旦患者出现寒战、面色苍白、脉搏和呼吸异常等情况，应立即停止擦浴，与医师联系，给予相应处理。

2. 擦浴全过程不可超过 20 分钟，以防患者着凉。

3. 乙醇擦浴禁用于新生儿及血液病患者。胸前区、腹部、足底等部位禁忌擦浴。

【评价】

1. 护患沟通有效，患者及家属了解乙醇擦浴的目的、方法、配合要点及注意事项，能够积极配合。

2. 护士能严格执行操作规程，擦浴方法正确，患者无不适。

3. 有一定治疗效果，患者擦浴后体温有所下降。

（五）温水擦浴（tepid water sponge bath）

温水擦浴可用于为高热患者降低体温。使用低于患者皮肤温度的水擦浴，可使机体的热量通过传导及蒸发的方式散发；同时擦浴时使用手法按摩可刺激血管被动扩张，进一步促进了热的散发。

温水擦浴时，盆内盛32℃~34℃温水2/3满，其余物品及操作步骤同乙醇擦浴。

（六）化学致冷袋（the use of chemo - refrigeration bag）

化学致冷袋是将两种化学制剂（十水碳酸钠和硝酸铵），分成两部分装在特制密封的聚乙烯塑料袋内，使用时将两种化学制剂充分混合便可使用。

化学致冷袋方便、实用，可代替冰袋降温，使用目的、方法与冰袋相同。使用过程中须随时观察塑料袋有无漏液现象，一旦嗅到氨味，应立即更换，以防药液损伤皮肤。一旦皮肤受到刺激，可酌情给予食醋或外科换药处理。

另有聚乙烯醇冰袋，存放于冰箱内，使用时取出，可维持2小时。使用后，用消毒液擦拭外壁，置冰箱内4小时后，可再次使用。

（七）冰毯机的使用（the use of ice blanket machine）

医用冰毯机全身降温仪（简称冰毯机），临床分单纯降温法和亚低温治疗法两种，前者用于高热患者，后者用于重型颅脑损伤患者。

作用原理：是利用半导体制冷机理，将水箱内蒸馏水冷却后通过主机与冰毯内的水进行循环交换，促进与毯面接触的皮肤进行散热，以达到降温的目的。

冰毯机上联有肛温传感器，可设定肛温的上下限，根据肛温的变化自动切换"制冷"开关，将肛温控制在设定的范围内。使用时，在毯面上覆盖中单，助患者脱去上衣，患者的整个背部贴于冰毯上。

第三节 热疗法的应用

一、热疗法概述

热疗法（thermotherapy）是用高于人体温度的物质，作用于机体的局部或全身，以达到促进血液循环、消炎、解痉和舒适的物理治疗方法。

（一）热疗法的作用

1. 促进炎症的消散或局限 用热可使局部血管扩张，血液循环速度加快，新陈代谢增强，促进组织中毒素、废物的排出，因而炎症早期用热，可促进炎性渗出物的吸收与消散；在炎症后期用热，可促进白细胞释放蛋白溶解酶，使其活性增强，加速炎症过程，溶解坏死组织，使炎症局限。同时用热可使局部血液循环得到改善，组织愈合所需的氧及营养物质增多，使局部或全身的抵抗力和修复力增强。

2. 减轻疼痛 用热可降低感觉神经兴奋性，提高疼痛阈值；由于血液循环的改善，可加速组织胺等致痛物质的排出和炎性渗出物的吸收，解除对神经末梢的刺激和压迫，从而减轻疼痛；还可使肌肉松弛，结缔组织的伸展性增强，关节的活动范围增大，从而减轻因肌肉痉挛、关节强直所引起的疼痛。

3. 减轻深部组织充血 用热后皮肤血管扩张，血流量增多，促使局部滞留的血液与体液重新分布，从而减轻深部组织的充血与肿胀。

4. 保暖与舒适 用热可使局部血管扩张，血液循环加速，将热量带往全身，使体温升高，使患者感到温暖舒适。对年老体弱、早产儿、末梢循环不良的患者尤为适用。

（二）热疗法的禁忌

1. 急腹症未明确诊断前 对急腹症未确诊的患者用热，虽能减轻疼痛但会掩盖病情真相，贻误诊断和治疗，同时，在炎症过程中有引发腹膜炎的危险。

2. 脏器出血 用热会使局部血管扩张，血流量增加，血管的通透性增强而加重出血。

3. 面部三角区感染 因该部位血管丰富，面部静脉无静脉瓣，且与颅内海绵窦相通。局部用热会使血管扩张，血流量增大，细菌、毒素会随血循环扩散至颅内，导致颅内感染或败血症等严重后果发生。

4. 软组织损伤初期（48 小时内） 凡扭伤、挫伤早期内禁忌使用热疗，因用热会促使血管扩张，通透性增加，加重出血和肿胀。

5. 恶性肿瘤 用热可加速细胞活动、分裂及生长，从而加重病情，甚至会加速肿瘤的扩散、转移。

6. 金属移植物部位 因为金属是热的良导体，用热易造成烫伤。

7. 感觉功能障碍、意识不清者 因其用热疗容易造成不同程度损伤，故应慎用。

二、热疗方法

热疗方法包括干热疗法和湿热疗法。干热疗法包括热水袋的使用、化学加热袋和烤灯的使用；湿热疗法包括热湿敷、热水坐浴和局部浸泡等方法。还可根据用热面积分为局部热疗法和全身热疗法。

（一）热水袋的使用（the use of hot water bags）

【目的】

保暖、舒适、解痉、镇痛。

【评估】

1. 评估患者的身体状况，如年龄、病情、有无感觉及意识障碍、局部皮肤情况、自理能力等。

2. 评估患者的心理状况及合作程度。

3. 向患者解释使用热水袋的目的、方法、注意事项及配合要点。

【计划】

1. **护士准备**　衣帽整齐，洗手，戴口罩。

2. **用物准备**　热水袋及布套、热水（≥70℃）、量杯、水温计、干毛巾。

3. **患者准备**　了解热水袋使用的目的、方法、配合要点及注意事项，同意使用并愿意配合。

4. **环境准备**　环境整洁、舒适，室温适宜，无对流风。

【实施】 操作步骤，见表 11 −6。

表 11 −6　热水袋的使用操作步骤

操作步骤	要点与说明
1. **准备用物**　根据医嘱按需要准备用物	
（1）检查热水袋有无破损，塞子是否合适	◇ 以防漏水
（2）准备 1000 ~ 1500ml 热水，水温调至 60℃ ~70℃	◇ 以防发生烫伤
	◇ 对老年人、婴幼儿、麻醉未清醒、昏迷、肢体感觉障碍者，水温应调至 50℃
（3）放平热水袋，去塞，一手持热水袋袋口边缘，另一手灌入热水至热水袋容积的 1/2 ~ 2/3 满	◇ 边灌边提高热水袋口端，以防热水外溢
（4）将热水袋口端逐渐放平，驱尽袋内空气，见热水达到袋口（图 11 −4），旋紧塞子，擦干，倒提热水袋并轻轻抖动，检查无漏水后装入布套内	◇ 空气是热的不良导体，影响传热。袋内有较多的空气，不仅降低其对身体的顺应度，而且影响舒适
2. **核对、解释**　携热水袋至患者处，核对床号、姓名，解释目的和过程，将热水袋放于患者所需部位	◇ 确认患者，建立安全感并取得合作
3. **时间**　不超过 30 分钟	◇ 以防继发性效应影响治疗效果；热水袋内水温降低后，应及时更换热水
4. **操作后处理**	
（1）用毕，撤掉热水袋，协助患者躺卧舒适，整理患者床单位	
（2）将热水袋内水倒弃，倒挂热水袋，晾干后，向袋内吹气，旋紧塞子，放置阴凉处备用；热水袋布套清洁后晾干备用	◇ 防止热水袋两层橡胶粘连
5. **洗手，记录**	◇ 记录使用部位、时间、效果、反应

【注意事项】

1. 老年人、婴幼儿、意识不清、感觉异常的患者使用热水袋时，应再包一块大毛巾或将热水袋置于两层毯子之间，以防烫伤。

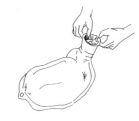

2. 加强观察，一旦发现皮肤有潮红、疼痛等反应，立即停止使用，并在局部涂凡士林，以保护皮肤。

图 11-4 热水袋驱气方法

【评价】

1. 护患沟通有效，患者及家属了解热水袋使用的目的、方法、配合要点及注意事项，能够积极配合。

2. 护士能严格执行操作规程，用热时间正确，患者局部皮肤无烫伤发生。

3. 患者症状得到改善，舒适度增高，无不良反应发生。

（二）化学加热袋的使用（the use of chemo – warm – up bag）

化学加热袋是将铁粉、活性炭、食盐等化学物质封装于密闭的塑料袋内制成，有不同规格，可根据需要选用。使用时，将化学物质充分混合，使袋内的化学物质发生反应而产热。化学加热袋最高温度可达76℃，平均温度为56℃，可持续使用2小时左右。

化学加热袋使用方法与热水袋相同，一定要加布套或包裹后使用。因为加热袋内的化学物质在反应初期热温不足，以后逐渐加热并有一高峰期，温度可达70℃以上，此时要注意防止烫伤。必要时可加双层包裹使用。对老年人、小儿、昏迷、感觉障碍的患者不宜使用化学加热袋。

（三）烤灯的使用（the use of hot lamps）

【目的】 消炎、解痉、镇痛，促使创面干燥、结痂和肉芽组织生长。

【评估】

1. 评估患者的身体状况，如年龄、病情、有无感觉及意识障碍、局部皮肤情况、自理能力等。

2. 评估患者的心理状况及合作程度。

3. 向患者解释使用烤灯的目的、方法、注意事项及配合要点。

【计划】

1. **护士准备** 衣帽整洁，洗手，戴口罩。

2. **用物准备** 红外线灯或鹅颈灯1盏，必要时备有色眼镜、屏风。

3. **患者准备** 了解烤灯使用的目的、方法、配合要点及注意事项，同意使用并愿意配合。

4. **环境准备** 环境整洁、舒适，室温适宜，无对流风。必要时屏风遮挡。

【实施】 操作步骤，见表11-7。

表 11 - 7　烤灯的使用操作步骤

操作步骤	要点与说明
1. **准备用物**　根据医嘱，按需选用所需功率的灯泡，并确认烤灯可正常使用	◇ 胸、腹、腰、背部选用 500~1000W；手、足部选用 250W，亦可用鹅颈灯（40~60W）
2. **核对、解释**　将烤灯携至患者床旁，核对患者床号、姓名，向患者和家属做好解释，指导并协助患者取适当卧位	◇ 确认患者并取得合作
3. **暴露**　协助患者躺卧舒适，暴露治疗部位，必要时用屏风遮挡	◇ 覆盖患者身体其他部位，以防受凉
4. **照射**　接通电源，打开开关，将烤灯移至患处，调节灯距，一般为 30~50cm，照射时间为 20~30 分钟	◇ 确保患者安全
5. **操作后处理** （1）照射完毕，关闭开关；协助患者穿好衣服，躺卧舒适，整理患者床单位 （2）切断烤灯电源，将烤灯放回原处备用	◇ 嘱患者在室内休息 15 分钟后方可外出，防止感冒
6. **洗手，记录**	◇ 记录治疗时间、部位及患者反应、皮肤状况

【注意事项】

1. 照射过程中，应随时观察局部皮肤反应。若出现紫红色时，应立即停止照射，并涂上凡士林保护皮肤。

2. 为确保患者安全，应叮嘱患者及家属不得自行调节灯距。

3. 照射患者面颈部及胸前时，用湿纱布遮盖患者眼睛或戴有色眼镜，以防眼睛受伤害。

【评价】

1. 护患沟通有效，患者及家属了解烤灯使用的目的、方法、配合要点及注意事项，能够积极配合。

2. 护士能严格执行操作规程，无差错事故发生，操作程序清晰、规范。

3. 患者无过热、头晕等不适，接受照射颈部和胸前时，眼睛无不适。

4. 有一定治疗效果。

（四）热湿敷（hot compress）

【目的】消炎、消肿、解痉、止痛。

【评估】

1. 评估患者的身体状况，如年龄、病情、有无感觉及意识障碍、局部皮肤情况、自理能力等。

2. 评估患者的心理状况及合作程度。

3. 向患者解释使用热湿敷的目的、方法、注意事项及配合要点。

【计划】

1. **护士准备**　衣帽整洁，洗手，戴口罩。

2. 用物准备 脸盆（盛热水）、水温计、热水瓶或热源、敷布2块（略大于患处面积）、长敷钳2把、凡士林、棉签、纱布、干毛巾、橡胶单、治疗巾，必要时备热水袋、屏风。

3. 患者准备 了解热湿敷法的目的、方法、配合要点及注意事项，同意使用并愿意配合。

4. 环境准备 环境整洁、舒适，室温适宜，无对流风。必要时屏风遮挡。

【实施】操作步骤，见表11-8。

表11-8 热湿敷法操作步骤

操作步骤	要点与说明
1. **准备用物** 根据医嘱，按需要准备用物	◇ 若患处为开放性伤口，使用的敷垫、长钳、凡士林及热水均需是无菌物品
2. **核对、解释** 携用物至患者床旁，核对患者床号、姓名，并向患者和家属做好解释	◇ 确认患者并取得合作
3. **患处准备** 协助患者取适当卧位，暴露患处，下垫小橡胶单和治疗巾，受敷部位涂凡士林，上盖一层纱布	◇ 保护床单不受潮；必要时用屏风遮挡 ◇ 涂凡士林范围要大于热敷面积，以保护皮肤免于烫伤
4. **热敷** 将敷垫浸入热水中，浸透；用长钳取出敷垫，拧至不滴水，抖开，放在手腕掌侧测试温度，以不烫手为宜，敷于患处，热湿敷持续15~20分钟	◇ 敷垫须浸透，方可使温度平均分散在敷垫上 ◇ 以水温计监测水温（保持在50℃~60℃）；每3~5分钟更换一次敷垫，并注意观察局部皮肤状况 ◇ 患者局部感到烫热，可揭开一角散热
5. **操作后处理** （1）操作后揭掉敷布和纱布，擦去凡士林，盖好治疗部位 （2）协助患者躺卧舒适，整理床单位，清洁、消毒物品后放于原处备用	◇ 有伤口或疮面者，须按无菌技术处理伤口
6. **洗手，记录**	◇ 记录热湿敷部位、时间、效果及患者的反应

【注意事项】

1. 应密切观察患者局部皮肤状况，及时听取患者对用热的反应，防止烫伤。

2. 若患者热敷部位不忌压迫时，可使用热水袋维持温度。

3. 进行面部热湿敷的患者，治疗结束后不可立即外出，防止受凉。

【评价】

1. 护患沟通有效，患者及家属了解热湿敷的目的、方法、配合要点及注意事项，能够积极配合。

2. 护士能严格执行操作规程，操作方法正确，患者无不适感，无烫伤发生。

3. 有一定治疗效果，如局部感染症状减轻等。

（五）热水坐浴（hot site bath）

【目的】消炎、消肿、止痛，常用于会阴和肛门疾患或手术后。

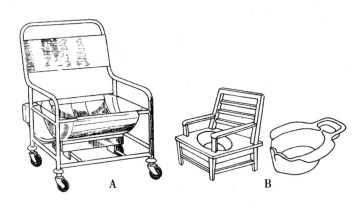

图 11 - 5　坐浴椅

【评估】

1. 评估患者的身体状况，如年龄、病情、有无感觉及意识障碍、局部皮肤情况、自理能力等。

2. 评估患者的心理状况及合作程度。

3. 向患者解释热水坐浴的目的、方法、注意事项及配合要点。

【计划】

1. **护士准备**　衣帽整洁，洗手，戴口罩。

2. **用物准备**　坐浴椅（图 11 - 5）、消毒坐浴盆、热水瓶、药物适量（遵医嘱）、无菌纱布、水温计、毛巾，必要时备屏风。

3. **患者准备**

（1）了解热水坐浴的目的、方法、配合要点及注意事项，同意使用并愿意配合。

（2）排空二便并清洗热水坐浴局部皮肤。

4. **环境准备**　环境整洁、舒适，室温适宜，无对流风。必要时屏风遮挡。

【实施】操作步骤，见表 11 - 9。

表 11 - 9　热水坐浴操作步骤

操作步骤	要点与说明
1. **准备用物**　根据医嘱，按需要准备用物	◇ 若有伤口，坐浴盆及药液均须无菌
2. **核对解释**　核对患者床号、姓名，向患者解释目的和过程，并嘱患者排空二便，洗净双手	◇ 确认患者并取得合作；热水刺激肛门会阴部，易引起排尿、排便反射

操作步骤	要点与说明
3. **备好坐浴盆** 携用物至坐浴处（浴室或厕所），将坐浴盆放在椅架上；热水倒入盆内至1/2满，调节水温为40℃~45℃并配制药液	◇ 根据医嘱配制药液，若为高锰酸钾溶液，其浓度为1:5000；必要时用屏风遮挡
4. **热坐浴** 嘱患者先试水温，适应后方可将臀部全部泡入水中，坐浴时间15~20分钟	◇ 观察患者反应，防止烫伤；随时调节水温
5. **操作后处理** （1）坐浴毕，用纱布擦干臀部，协助穿裤，卧床休息	◇ 若有伤口，坐浴完毕后，按换药法处理
（2）整理用物，清洁、消毒坐浴盆后放原处备用	
6. **洗手、记录**	◇ 记录坐浴时间、所用药液、效果及患者反应

【注意事项】

1. 女患者经期、妊娠后期、产后2周内、阴道出血和盆腔急性炎症期不宜坐浴，以免引起感染。

2. 坐浴过程中，若患者出现头晕、乏力、心慌等症状，应立即停止坐浴，扶患者上床休息。

【评价】

1. 护患沟通有效，患者及家属了解热水坐浴的目的、方法、配合要点及注意事项，能够积极配合。

2. 护士能严格执行操作规程，操作方法正确，患者无不适感，无烫伤发生。

3. 有一定治疗效果，患者接受治疗部位肿痛减轻。

（六）局部浸泡（local soak）

【目的】 消炎、镇痛、清洁、消毒伤口。用于手、足、前臂、小腿等部位的感染。

【评估】

1. 评估患者的身体状况，如年龄、病情、有无感觉及意识障碍、局部皮肤情况、自理能力等。

2. 评估患者的心理状况及合作程度。

3. 向患者解释局部浸泡的目的、方法、注意事项及配合要点。

【计划】

1. **护士准备** 衣帽整洁，洗手、戴口罩。

2. **用物准备** 浸泡盆（大小根据浸泡部位选用）内盛43℃~46℃热水或药液1/2盆满、纱布2块、药物适量（遵医嘱）、弯盘内放镊子1把、小毛巾，必要时备屏风。

3. **患者准备** 了解局部浸泡的目的、方法、配合要点及注意事项，同意使用并愿意配合；清洗浸泡部位皮肤；排空膀胱。

4. 环境准备　环境整洁、舒适，室温适宜，无对流风。必要时屏风遮挡。

【实施】操作步骤，见表 11 – 10。

表 11 – 10　局部浸泡操作步骤

操作步骤	要点与说明
1. **准备用物**　根据医嘱，按需要准备用物	◇ 若有开放性伤口，物品和药液需无菌
2. **核对解释**　携用物至患者床旁，核对患者床号、姓名，向患者及家属做好解释	◇ 确认患者并取得合作
3. **浸泡** (1) 指导并协助患者将浸泡肢体慢慢放入盆内浸泡液中，护士酌情调节水温	◇ 浸泡液的温度可依据患者习惯和耐受性调节，但应防止烫伤患者
(2) 用镊子夹取纱布，反复轻擦创面使之清洁	◇ 镊子尖端勿接触创面；浸泡时间 30 分钟；注意保持浸泡液的温度
4. **操作后处理** (1) 浸泡完毕，用小毛巾擦干肢体，协助患者躺卧舒适，整理患者床单位	◇ 若有伤口者，浸泡完毕，按换药法处理
(2) 清洁、消毒物品，放回原处备用	
5. **洗手、记录**	◇ 记录浸泡部位、时间、效果及患者反应

【注意事项】

1. 严密观察患者局部皮肤状况，倾听患者主诉，随时调节水温，防止发生烫伤。

2. 患者如有开放性伤口，操作中应遵循无菌技术操作原则，防止发生感染。

【评价】

1. 护患沟通有效，患者及家属了解局部浸泡的目的、方法、配合要点及注意事项，能够积极配合。

2. 护士能严格执行操作规程，操作方法正确，患者无不适感，无烫伤发生。

3. 患者感到舒适，患处病情得到改善，无菌技术操作原则使用规范，无感染现象发生。

（七）中医热疗

有温灸疗法及热熨疗法等，详见中医护理学基础。

复习思考题

1. 患者张某，男，40 岁，因中暑高热入院治疗，T41℃，P124 次/分，R24 次/分，为其做乙醇拭浴。

问：（1）乙醇擦浴的浓度和温度分别是多少？

（2）擦浴时有哪些禁忌部位，理由是什么？

2. 患者王奶奶，70 岁，因脑出血入院治疗，昏迷不醒，由于其四肢冰冷，家属要求护理人员给王奶奶提供热水袋取暖。请问护理人员在给王奶奶使用热水袋时，需注意哪些问题？为什么？

3. 患者李某，男，50 岁，在车祸中头部受伤入院，神志不清，高热不退，请问有哪些方法可帮助该患者降低体温？

第十二章　药　物　疗　法

【学习目标】

掌握：药物的管理原则、安全给药的原则；超声雾化吸入法的原理、目的、常用药物及方法；注射原则、药液抽吸法；皮内注射、皮下注射、肌内注射、静脉注射的目的、注射部位、定位方法及操作方法。

熟悉：影响药物疗效的因素、口服给药法、氧气雾化吸入法、手压式雾化吸入法、压缩雾化吸入法的原理及方法；注射给药的评估；直肠、阴道药物置入法。

了解：药物的基本知识；动脉注射法；皮肤用药的方法及眼睛、鼻腔、耳的给药法。

临床护理工作中，护士作为药物疗法的直接执行者和患者安全用药的监护者，应了解药物的基本药理知识；掌握药物的保管方法；各种给药方法和技术；观察药物疗效和不良反应等。

第一节　概　述

一、给药的基本知识

（一）药物的种类、领取与保管

1. 药物的种类　依据给药的途径不同，药物剂型可分为：

（1）内服药：有溶液、合剂、酊剂、片剂、粉剂、胶囊及丸散等。

（2）注射药：有溶液、油剂、混悬剂、结晶、粉剂等。

（3）外用药：有软膏、溶液、酊剂、搽剂、粉剂、滴剂、洗剂、栓剂、涂膜剂等。

（4）新剂型：有粘贴敷片、植入慢溶药片、胰岛素泵等。

2. 药物的领取　各医院药物领取方法有所不同，大致包括：

（1）病区设置药柜，备有一定数量的常用药物，由专人负责，根据消耗量进行领取和补充。

（2）病区内的剧毒药及麻醉药有固定基数，用后凭医师处方及空安瓿领取补充。

（3）特殊药或贵重药凭医师处方领取。

（4）有些医院设置中心药房，由专人负责配药、核对，病区护士再次核对并领取，病区仅存少量备用药品。

3. 药物的保管 根据药物性质，采用正确的保管方法，具体方法如下：

（1）药柜管理：药柜应置于治疗室，放在通风、干燥、整洁、光线充足并避免阳光直射处，由专人负责，定期检查、补充。

（2）药物保管：药物应按内服、外用、注射、剧毒等分类放置，其中毒麻药品除了有明显的标记外，还应依据"麻醉品管理办法"规定的原则严格管理、严格处方、单独存放、专人管理，应加锁保管并实行严格交班制度。

（3）药物标签：药品应有明确清楚的标签，标签内标明药名、浓度、有效时间及剂量。内服药为蓝色边标签，外用药为红色边标签，剧毒药为黑色边标签。若药品无标签、标签不清、标签被污染或脱落时，应及时处理。

（4）药物质量：药物如过期、变色、沉淀、异味、浑浊、变性、潮解等，应及时退回药房处理。新领药物应认真核对，无误后方可收入病房。

（5）药物的保存方法：根据药物的不同性质，妥善保存。

①易氧化及光解的药物，如氨茶碱、盐酸肾上腺素、维生素 C 等应装入深色密盖瓶中或置于有避光纸的药盒内，放于阴凉处保存。

②易挥发、潮解或风化的药物，如三溴片、甘草片、糖衣片、硫酸亚铁、乙醇、水合氯醛等需装瓶密闭保存。

③易燃易爆药物，如乙醚、环氧乙烷、乙醇等应单独存放，置于阴凉低温并远离明火处。

④易被热破坏的药物，如生化制品、某些抗生素、抗毒血清、疫苗、胎盘球蛋白、青霉素皮试液、胰岛素等应根据其性质和贮存条件的要求，分别置于干燥、阴凉处，温度约为20℃或冷藏于2℃～10℃的冰箱内。

⑤药物应定期检查，按有效期的先后顺序使用，以免因药物过期而致浪费。

⑥患者个人专用药物，应注明床号、姓名并单独存放。

（二）给药途径

给药途径应依据药物的性质、剂型、组织对药物的吸收情况、用药目的及患者的病情而定，常用的给药途径有口服、注射（皮内、皮下、肌内、静脉、动脉注射）、吸入、舌下含服、外敷、黏膜给药等。

（三）给药的次数和时间

临床工作中，常根据药物的半衰期来确定给药的时间和次数，以维持药物在血液中的有效浓度，发挥最大药效。此外，还应综合考虑药物性质、吸收速度、用药目的及患者个体情况而合理安排给药的次数和间隔时间。临床常用给药时间安排见表 12 - 1。

表 12 - 1　给药时间与安排（外文缩写）

给药时间	安排	给药时间	安排
qd	8am	q2h	6am，8am，10am，12n，2pm
bid	8am，4pm	q3h	6am，9am，12n，3pm，6pm
tid	8am，12n，4pm	q4h	8am，12n，4pm，8pm，12mn
qid	8am，12n，4pm，8pm	q6h	8am，2pm，8pm，2am
qm	6am	qn	8pm

二、影响药物疗效的因素

药物在机体内发挥疗效，不仅取决于药物本身的性质，而且还受其他多种因素的影响。护士应了解和掌握影响药物疗效的因素，以采取恰当的护理措施，使患者获得最佳疗效。

（一）药物因素

1. **剂量**　剂量与药效存在着一定的规律性关系，药物需达到一定的剂量才能产生治疗效应，在一定范围内的剂量增加效应也会随之增强，但当达到最大效应后，即使再增加剂量，其效应也不会增强，反而可能导致药物毒性作用增强。

2. **剂型**　不同剂型的药物吸收量与速度不同，药物作用的快慢和强弱也不同。如注射剂中因混悬剂、油剂比水剂吸收慢，其作用也较慢且药效持久；同类药物注射针剂比口服片剂吸收快，作用发生也快。

3. **给药途径**　不同的给药途径可以影响药物吸收速度和作用。吸收速度由快至慢顺序为：静脉＞吸入＞肌内＞皮下＞黏膜＞口服＞皮肤。某些情况下，给药途径不同还会产生药物效应质的不同，如硫酸镁口服给药产生导泻与利胆作用，而注射给药则产生镇静和降血压作用。

4. **给药时间及气候季节**　合理安排给药时间至关重要，用药时间应以能提高疗效和降低药物的副作用为宜。如抗生素类药物给药的次数与间隔时间取决于药物的半衰期，应以维持药物在血中的有效浓度为最佳选择。医院常用的中药对气候季节有要求：一般气候寒冷不易出汗，而炎热天气出汗较多，故辛温发散的药物如麻黄、桂枝等的用量在寒冷地区应比温热地区大、在寒冷季节比温热季节大；反之，大辛大热的药物如肉桂、附子、干姜等的用量在炎热地区应比寒冷地区小，在炎热季节比寒冷季节为小。

5. **联合用药**　其目的主要是发挥药物的协同作用及增强疗效，还可避免产生耐药性。同时，利用其拮抗作用减少某种药物的副作用，但应注意药物的配伍禁忌。如甲氧胺苄嘧啶与卡那霉素联合应用时，可增强后者的抗菌作用。

（二）机体方面

1. **生理因素**

（1）年龄与体重因素：通常药物用量与体重呈正比。但儿童和老年人对药物的反应与成年人不同，除体重因素外，还与生长发育和机体的功能状态有关。小儿神经系统、内分泌系统，以及许多脏器发育尚不完善，新陈代谢又特别旺盛，对药物的敏感性较高，因而某些药物的应用具有其特殊性。如新生儿使用氯霉素后，因不能形成葡萄糖醛酸酯排泄可致"灰婴综合征"。老年人由于机体各系统衰老，血浆蛋白结合率低，尤其是肝肾功能减退，影响了药物的代谢和排泄，故对药物的耐受性降低。

（2）性别：性别不同对药物的反应一般无明显的差异。但女性在月经期、妊娠期和哺乳期，应用药物应谨慎。泻药、子宫收缩药及刺激性较强的药物易造成月经过多、早产或流产，在月经期、妊娠期应禁用。此外，妊娠期还应禁用致畸胎的药物，如孕妇服用磺胺类药物，可引起新生儿黄疸、溶血性贫血。某些药物可经乳腺排泌进入婴儿体内而引起中毒，因此哺乳期用药也要有所禁忌。

（3）个体差异：即使上述情况基本相同，个体之间对同一药物的反应可有明显差异。如同一药物，有的个体特别敏感，只需很小剂量就可以到达应有的效应，常规剂量就能产生强烈效应或中毒反应；而有的个体对药物敏感性低，需要用较大的剂量才能达到同等疗效。

2. 病理状态　疾病可影响药物在体内的代谢过程，在病理因素中，肝、肾功能受损程度具有特别重要意义。肝功能受损可致某些药物代谢酶减少，某些主要在肝脏代谢的药物应减量、慎用或禁用，如苯巴比妥、洋地黄毒苷等。肾功能受损时，氨基糖苷类抗生素、抑制前列腺素合成药物等主要经肾脏排泄的药物应减量或慎用。

（三）心理、社会因素

1. 主观因素　包括能否积极、主动地接受药物治疗及对药物治疗的态度等，都可影响患者按时用药。如患者不愿意接受药物疗法，特别是副作用较明显的药物，患者可能不按时按量用药，有时甚至不用药。

2. 认知程度　患者对药物治疗计划了解的程度将影响患者的参与和配合，坚信药物治疗有效，产生正面效果可增加药物疗效；对药物治疗缺乏信心者，可产生负面效果，使药物疗效降低或无效。

3. 药物依赖　主要是指心理上的依赖。有些患者过分信任药物或对自己的身体状况过分关注，均可造成不同程度的药物依赖。如不服药就感觉身体不适，而实际上患者并无服药指征。

4. 支持系统　亲人、朋友可协助医师、护士做好患者的思想工作，使其配合治疗。及时给予患者关心、帮助和支持，增强其药物治疗的信心。

（四）饮食对药物作用的影响

1. 促进药物的吸收和增强疗效　如富含纤维素的食物可通过增强肠蠕动而促进驱虫剂的疗效；酸性食物可增加铁剂的溶解度而促进铁的吸收。

2. 干扰药物的吸收和利用　如菠菜中的草酸可与钙结合成草酸钙，与钙剂同时服用可降低钙剂的疗效；服用硫酸亚铁时不宜吃动物肝、海带、芝麻酱等，以免影响铁的吸收。

3. 改变尿液的酸碱度，影响药效 动物性食物在体内代谢产生酸性物质；蔬菜、豆制品等在体内代谢形成碳酸氢盐，其排出时会影响尿液的 pH 值而影响药效。如氨苄青霉素、呋喃坦啶在酸性尿液中的杀菌力强，用此类药物治疗泌尿系统感染时，宜多吃荤食；而应用头孢菌素、氨基糖苷类、磺胺类药时，则宜多吃素食，以碱化尿液，增强疗效。

三、护士在执行药疗中的职责

给药（medication administration）是一个连续的过程，此过程关系到患者的安危，因此护士在执行药疗中应严格执行查对制度，有高度的责任心及严谨的工作作风，以认真负责、一丝不苟的态度履行自己的职责。

（一）严格遵守准确、安全给药的原则

1. 遵医嘱准确给药 给药属非独立性的护理操作，护士在给药过程中必须严格遵照医嘱给药。护士一般不执行口头医嘱，只有在紧急情况下才接受口头医嘱，但必须重复核对无误后才可执行，要求医师在最短的时间内将口头医嘱补写完整。如对医嘱有疑问，应及时向医师确认，避免盲目执行。

2. 给药过程中做到"三查、七对、一注意"

（1）三查：操作前、操作中、操作后查。

（2）七对：对床号、姓名、药名、浓度、剂量、方法及时间。

（3）一注意：给药过程中，护士应密切观察药物的疗效，注意给药后的反应及副作用，做好观察和记录工作。如洋地黄类药物的治疗剂量与中毒剂量非常接近，护士在给药过程中应随时观察患者的心率及节律、视力等情况，出现异常则及时向医师报告。

3. 检查药物的质量 护士在给药时，如果发现药物变色、沉淀、浑浊、絮状物、无菌密封瓶有裂隙或瓶盖松动、药物已过有效期等情况，提示药物有变质，不得使用。

（二）熟悉药物的基本知识

护士应了解所给药物有关的药理学知识，准确掌握药物的剂量、浓度、给药途径、用药时间，以维持有效血药浓度和发挥最大药效，减轻不良反应。如药物备好后，应用要及时，避免因放置时间过长而使药效降低，导致过敏或引起药物污染。另外，注意药物间的配伍禁忌，防止联合用药时发生反应，影响药效。

（三）合理、安全用药

根据患者的病情和药物的性质采用适宜的给药方法，严格执行给药的操作规程和要求。另外，为满足患者的需求，护士要指导患者掌握服药的剂量、时间和用法。一般药物可按临床常规给药时间表（表 12-1、表 12-2）安排给药。教会患者自己观察疗效、不良反应和基本处理方法。如应用某些降压药时，应预防直立性低血压的不良反应，一

且发生应立即采取卧位并抬高下肢，以利于增加回心血量，减轻症状。

（四）运用护理程序给药

护士需评估患者的用药史、过敏史；所用药物的性状、作用、副作用及疗效；用药期间患者的身心反应及特殊需要制订适合个体的给药计划和给药措施，随时评价患者对治疗的反应。

（五）做好用药心理护理

护士娴熟的技术、和蔼的态度、轻柔的动作可增强患者的信心，在给药前应根据患者不同的情绪反应及对药物治疗的信赖程度给予解释、劝慰和鼓励；观察患者有无药物依赖、滥用或不遵医嘱等行为，并采取相应的护理措施。

（六）参与药物的保管与贮存

护士除上述职责外，还参与药物的保管与贮存，确保药物质量。

表 12 - 2　医院常用缩写及中文译意

缩写	原文（拉丁/英文）	中文译意
q. h.	quaque hora/ every hour	每小时一次
q. 2. h.	quaque 2 hora/ every 2 hours	每 2 小时一次
q. 4. h.	quaque 4 hora/ every 4 hours	每 4 小时一次
q. 6. h.	quaque 6 hora/ every 6 hours	每 6 小时一次
q. d.	quaque die/every day	每日一次
b. i. d.	bis in die/twice a day	每日二次
t. i. d.	ter in die/three times a day	每日三次
q. i. d.	quarter in die/four times a day	每日四次
q. m.	quaque mane/every morning	每晨一次
q. n.	quaque nocte/every night	每晚一次
q. o. d.	quaque omni die//every other day	隔日一次
a. c.	ante cibum/before meals	饭前
p. c.	post cibum/after meals	饭后
h. s.	hora somni/at bed time	临睡前
a. m.	ante meridiem/before noon	上午
p. m.	post meridiem/after noon	下午
s. t.	statim/immediately	立即
D. C.	- /discontinue	停止
p. r. n.	pro re nata/as necessary	需要时（长期）
s. o. s.	si opus sit/one dose if necessary	需要时（限用一次，12 小时内有效）
12. n.	- /12 clock at noon	中午 12 时

续表

缩写	原文（拉丁/英文）	中文译意
m. n.	–/mid night	午夜
g. t. t.	gutta/drip	滴
g	gramma/gram	克
ml	millilitrum/milliliter	毫升
aa	ana/of each	各
ad.	ad/up to	加至
R；Rp	recipe/prescription	处方/请取
O. D.	oculus dexter/right eye	右眼
O. S.	oculus sinister/left eye	左眼
O. U.	oculus utrigue/both eye	双眼
A. S.	auris sinistra/left ear	左耳
A. D.	auris dextra/right ear	右耳
A. U.	auris utrigue/both ears	双耳
I. D.	injecto intradermic/intradermic（injection）	皮内注射
H.	injecto hypodermics/hypodermics（injection）	皮下注射
I. M./i. m.	injecto musculosa/intramuscular（injection）	肌内注射
I. V./i. v.	injecto venosa/intravenous（injection）	静脉注射
I. v. gtt.	injecto venosa gutta/intravenous drip	静脉滴注
p. o.	per os/oral medication	口服
tab.	tabella/tablet	片剂
comp.	compositus/compound	复方
pil.	pilula/pill	丸剂
lot.	lotto/lotion	洗剂
Mist.	mistura/mixture	合剂
tr.	tinctura/tincture	酊剂
pulv.	pulvis/powder	粉剂/散剂
ext.	extractum/extract	浸膏
cap.	capsula/capsule	胶囊
sup.	suppositouium/suppository	栓剂
syr.	syrupus/syrup	糖浆剂
ung.	unguentum/ointment	软膏剂
inj.	injecto/injection	注射剂

第二节 口服给药法

口服给药（administering oral medication）是最常用的给药方法，药物经口服后通过胃肠道黏膜吸收进入血液循环到达局部或全身，从而达到诊断和治疗疾病的目的。其主要优点：给药方便且较安全；不直接损伤皮肤或黏膜；药品生产成本较低，价格相对低廉。缺点：吸收较慢且不规则，不适用于急救；意识不清、昏迷或剧烈呕吐的患者不宜采用；某些药物对胃肠道有不良刺激作用；药效易受胃肠功能及胃肠内容物影响。

【目的】药物经胃肠黏膜吸收而发挥药效，达到减轻症状、防治疾病、协助诊断的目的。

【评估】

1. 患者年龄、病情、吞咽能力、意识状态、肝肾功能情况等。

2. 患者用药史、过敏史。

3. 患者的自理能力、合作程度。

4. 患者对所用药物的认识和理解、有无药物依赖、对药疗的信心和心理反应。

5. 口服给药的目的，所给药物的作用、特性及可能出现的不良反应等。

【计划】

1. **护士准备** 着装整洁，洗手，戴口罩。

2. **用物准备** 服药本、药卡、各种常用药物、药匙、量杯、滴管、乳钵、湿纱布或小毛巾、药杯、发药盘或发药车、饮水管、包药纸、小水壶（内备温开水）。

3. **患者准备** 患者了解服药的目的、注意事项并积极配合服药，对所服药物的相关知识有一定了解。

4. **环境准备** 环境安静、清洁、光线充足。

【实施】操作步骤，见表12-3。

表12-3　口服给药法

操作步骤	要点说明
1. 备药	
（1）依照服药本上患者姓名、床号，填写并核对药卡，依床号顺序插好小药卡，每次摆一日的药量	◇ 严格执行查对制度，取药瓶、从药瓶中取出药物及放回药瓶均应核对
（2）按服药本上床号、姓名、药名、剂量、浓度、方法、时间进行配药	◇摆好一位患者的药后，再摆另一患者的药
（3）依据不同药物剂型采取相应的摆药方法	◇ 先摆固体药物，后摆水剂及油剂
▲固体药用药匙取药	◇ 同一患者的数种固体药物可放入同一个药杯中，药粉、含化药及特殊治疗药和特殊时间服用的药需用纸包好，婴幼儿、鼻饲或有食道静脉曲张的患者所用药物需研碎

续表

操作步骤	要点说明
▲液体药用量杯量取	
①摇匀药液，打开瓶盖	
②一手持量杯，拇指置于所需刻度，保持视线与此刻度在同一水平线上；另一手持药瓶，瓶签朝向手心倾倒药液至所需刻度（图12-1）	◇ 所需刻度与视线平齐，以保证药量准确 ◇ 防止药液瓶签被污染
③将药液倒入药杯，用湿纱布将药瓶瓶口擦净后放回原处	◇同时有几种药液时，将药液分别倒入不同的药杯内；更换药液品种时应先洗净量杯或滴管
④药液不足1ml时用滴管吸取，以15滴为1ml计算，将药液滴入盛有少许冷开水的药杯内	◇避免药液粘附在药杯壁上，浪费药液；滴药时将滴管稍倾斜，以使药量准确
（4）全部药液备好后，根据服药本重新核对一遍，用治疗巾覆盖发药盘，放于治疗车上待发	◇ 确保备药无误
（5）发药前再与另一护士核对一遍	◇核对药卡、床头牌、床号、呼唤患者姓名，得到准确应答后再发药，确保无误
2. 发药	
（1）洗手，依服药时间携带发药盘或发药车、服药本、温开水，核对无误后按床号顺序将药物发送给患者	◇ 患者所有的口服药应一次性拿离药盘，以免错拿或漏拿；发药时应亲自看到患者服下
（2）为鼻饲及危重等自理服药困难的患者提供协助	◇ 危重症患者可喂服；鼻饲者将碾碎的药物用水溶解后从胃管注入，再用少量温开水冲净胃管
（3）患者因故不在或暂不能服药，应妥善保管药物，适时再发或进行交班	◇ 如患者对服药提出疑问，应重新核查，保证患者服下药物发挥药效，减少不良反应
（4）按需要向患者或家属解释服药的目的及注意事项	
（5）再次核对	
3. 用物处理	
（1）服药后，药杯浸泡消毒并用清水洗净擦干，每日清洁发药盘	◇ 防止交叉感染
（2）如盛油剂应先用纸擦净后，再消毒	◇ 促使消毒液与微生物接触，避免油剂影响消毒效果
（3）观察患者服药后的反应，若有异常，及时联系医师，酌情处理	

【注意事项】

1. 发药前应收集患者有关资料，如因特殊检查或行手术而需禁食者，暂不发药，并做好交班；若患者病情发生变化时，亦暂不发药，及时报告医师。

2. 发药中如患者有疑问时，应重新核对，并耐心解释，以满足其安全需要；按药物性能，做好患者服药中的健康

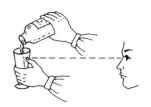

图12-1 量取药液的方法

指导。

（1）对牙齿有腐蚀作用或使牙齿染色的药物，如酸类、铁剂等可用饮水管吸入药液，以免药物与牙齿接触；服用铁剂禁忌饮茶，因铁剂与茶叶中的鞣酸结合，形成难溶性铁盐，妨碍吸收。

（2）增进食欲的药物及健胃药宜在饭前服，因其刺激味觉感受器，促进胃液分泌，增进食欲；对胃黏膜有刺激性的药物宜饭后服，以使药物与食物均匀混合，减少药物对胃壁的刺激；助消化的药物宜饭后服，有助于食物的消化。

（3）磺胺类药物经肾脏排出，尿少时易析出结晶，堵塞肾小管，服药后应鼓励患者多饮水。

（4）抗生素需在血液内保持有效浓度，应准时服药。

（5）服用呼吸道黏膜安抚剂和止咳药时，不宜立即饮水以免冲淡药物，降低疗效，如止咳糖浆。

（6）服强心苷类药物者，需监测心率及节律，脉率低于60次/分或节律不齐时应暂停服用，并及时报告。

（7）通常口服药物用温开水送服，不宜用茶或其他饮料替代温开水服药。

3. 发药后，随时观察服药效果及不良反应。

【评价】患者了解服药目的，能够安全、正确地服药，达到预期疗效。

第三节　吸入给药法

吸入给药法（administering inhalation medication）是指通过雾化装置将药液分散成细小的气雾经患者口、鼻吸入，由呼吸系统吸收，从而达到局部或全身治疗目的的方法。由于雾化吸入给药具有奏效快、药物用量小、不良反应较轻等优点，故应用日渐广泛。临床常用的雾化吸入法有超声雾化吸入法、氧气雾化吸入法、手压式雾化吸入法和压缩雾化吸入法。

一、吸入给药法的目的

1. 治疗呼吸道感染　消除炎症，减轻咳嗽，稀释痰液，协助祛痰。

2. 预防呼吸道感染　通过吸入温暖、潮湿的气体，湿化气道，减少呼吸道的刺激，减轻呼吸道黏膜的炎症和水肿。常用于全身麻醉手术后、呼吸道烧伤、胸科手术前后或配合人工呼吸器的使用。

3. 改善通气功能　解除支气管痉挛，使气道通畅。

4. 间歇吸入抗癌药物　治疗肺癌。

二、常用药物

1. 控制呼吸道感染　常用抗生素如庆大霉素、卡那霉素等。

2. 解除支气管痉挛　常用有氨茶碱、舒喘灵、沙丁胺醇等。

3. 稀化痰液,协助祛痰 常用 α - 糜蛋白酶、易咳净等。

4. 减轻呼吸道黏膜水肿 常用地塞米松等。

三、各种吸入给药法

(一) 超声雾化吸入法

超声雾化吸入法是应用超声波的声能将药液变成细微的气雾,通过导管、随着患者吸气运动而进入呼吸道而最终到达肺泡的方法。

【评估】

1. 患者病情、治疗情况、用药史、过敏史、有无吸烟嗜好。

2. 患者年龄、意识状态、呼吸道状况(有无呼吸道感染、呼吸困难、咳嗽、咳痰及痰液黏稠情况)。

3. 患者自理能力、合作程度。

4. 患者对所用药物的相关知识、治疗态度、有无药物依赖。

5. 用药的目的、药物作用、特性及可能出现的不良反应。

6. 患者唇、舌、口腔黏膜及面部有无感染或溃疡等。

【计划】

1. 护士准备 着装整洁,洗手,戴口罩。

2. 用物准备

(1) 超声雾化吸入器 (图 12 - 2)

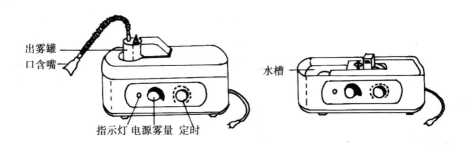

图 12 - 2 超声雾化吸入器

①结构:a. 超声波发生器:通电后输出高频电能,雾化器面板上有电源开关、定时开关和雾量调节旋钮。b. 水槽:盛蒸馏水。水槽下方有一晶体换能器,接受发生器发出的高频电能,将其转化为超声波声能。c. 雾化罐:盛药液。雾化罐底部是透声膜,声能可透过此膜与罐内药液作用,产生雾滴喷出。d. 螺纹管和口含嘴或面罩。

②工作原理:超声波发生器通电后,发出高频电能,通过水槽底部晶体换能器,将电能转换为超声波声能,声能透过雾化罐底部的透声膜作用于罐内的药液,使药液的表面张力和惯性遭到破坏而形成细微雾滴喷出,通过导管随患者深吸气而进入呼吸道,到达肺泡。

③特点:雾量大小可以调节;雾滴小而均匀(直径在 5μm 以下);药液随着深而慢

的吸气可到达终末支气管及肺泡；因雾化器电子部分产热，能对雾化液轻度加温，使患者吸入温暖、舒适的气雾。

（2）药液（按医嘱备药）、冷蒸馏水、水温计、治疗巾。

3. 患者准备 协助患者采取坐位或侧卧位。

4. 环境准备 病室安静、整洁、温湿度适宜、空气新鲜。

【实施】操作步骤，见表 12 - 4。

表 12 - 4 超声雾化吸入法

操作步骤	要点说明
1. **检查装置** 检查雾化器各个部件，接好口含嘴或面罩	◇ 确保性能良好；操作轻稳，以免损坏电晶片及透声膜
2. **水槽加入蒸馏水** 水量视雾化器类型而定，液面浸没雾化罐底部的透声膜	◇ 水槽内勿加温水或热水，以免损坏元件
3. **加入药液** 用生理盐水将药液稀释至 30~50ml 并放入雾化罐内，确定无漏水后将雾化罐放入水槽内，水槽盖旋紧	
4. **核对解释** 备齐用物携至床边，核对，向患者解释以取得合作	◇ 严格执行查对制度
5. **体位** 协助患者取舒适体位，铺治疗巾于患者颌下	
6. **接通电源** 打开电源开关预热，调节定时器开关至所需时间，打开雾化器开关，根据需要调节喷雾量	◇ 通常每次定时 15~20 分钟
7. **雾化吸入** 协助患者将口含嘴或面罩位置放好，面罩应能遮住患者口鼻；口含嘴放入患者口中	
8. **雾化结束** 先关雾化器开关，再关电源开关。为患者擦干面部，取舒适体位，观察治疗效果与反应	◇ 及时评价
9. **整理** 放掉水槽内的水并擦干，面罩、口含嘴、雾化罐于消毒液中浸泡 1 小时，冲净、擦干、备用	◇ 防止交叉感染
10. **洗手、记录**	

【注意事项】

1. 水槽内无水、雾化罐内无药液时不可开机；水槽及雾化罐内切忌加入温水或热水。

2. 连续使用中，若水槽内水温超过 50℃ 或水量不足时，应及时更换及添加冷蒸馏水。

3. 雾化罐底部透声膜及水槽底部的雾化罐质脆易破碎，操作时动作应轻柔，避免损坏。

4. 连续使用时，中间需间隔 30 分钟。

5. 观察治疗效果及患者反应，必要时协助患者排痰及吸痰。

【评价】

患者治疗效果好，无不良反应。

（二）氧气雾化吸入法

氧气雾化吸入法是利用高速氧气气流使药液形成雾状，随吸气进入呼吸道而达到治疗目的的方法。

【评估】同超声雾化吸入法。

【计划】

1. 护士准备 着装整洁，洗手，戴口罩。

2. 用物准备

（1）氧气雾化吸入器

①结构：氧气雾化吸入器类型较多，但基本构造及性能大致相同，临床常用射流式雾化器（图12－3）。

②工作原理：借助高速气流通过毛细管并在管口产生负压，由接邻的小管将药液吸出后被毛细管口高速的气流撞击成细小的雾滴，成为气雾喷出。

（2）药液（按医嘱备药）、吸氧装置：一套。

3. 患者准备 协助患者采取坐位或侧卧位。

4. 环境准备 病室安静、整洁、温湿度适宜、提供用氧安全环境。

【实施】操作步骤，见表12－5。

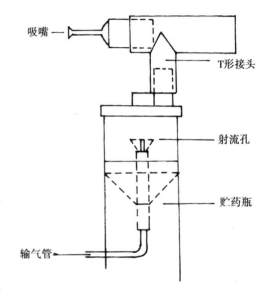

图12－3 氧气雾化吸入器

表12－5 氧气雾化吸入法

操作步骤	要点说明
1. **准备** 核对药液，遵医嘱将药液稀释至5ml并注入贮药瓶中（图12－3）	◇ 严格执行查对制度
2. **核对解释** 备齐用物携至床边，核对，向患者解释以取得合作，协助患者取舒适体位	◇ 确保患者安全舒适
3. **连接** 连接氧气输气管与雾化器底部的进气口；调节氧流量为6～8升/分	◇ 各部件连接紧密无漏气；湿化瓶内勿加水，以免液体进入雾化吸入器而使药液稀释
4. **雾化吸入** 指导患者用鼻呼气，口含吸嘴深吸气而吸入药雾，直至药液雾化吸入完毕	◇ 使药液充分到达支气管及肺部，以便达到药效
5. **雾化结束** 关闭氧气，移去雾化器，协助患者漱口，观察治疗效果与反应	◇ 及时评价
6. **整理** 清洁雾化器，在消毒液中浸泡30分钟后，冲净、擦干、备用	◇ 防止交叉感染
7. **洗手，记录**	

【注意事项】

1. 使用氧气装置时应注意安全，室内避免火源；氧气湿化瓶内勿加水以防止进入雾化器内稀释药液。

2. 吸入过程中，尽可能深长吸气，屏气1~2秒，以发挥药效。

3. 药液应为水溶性，黏稠度低，对呼吸道无刺激、无过敏反应。

【评价】 同超声雾化吸入法。

（三）手压式雾化吸入法

手压式雾化吸入法是用拇指按压雾化器顶部，使药液由喷嘴喷出形成雾滴，作用于口腔、咽部、气管及支气管黏膜吸收的方法。主要运用吸入拟肾上腺素类药、氨茶碱或沙丁胺醇等支气管解痉药，对支气管哮喘和喘息性支气管炎进行对症治疗。

【评估】 同超声雾化吸入法。

【计划】

1. **护士准备** 着装整洁，洗手，戴口罩。

2. **用物准备**

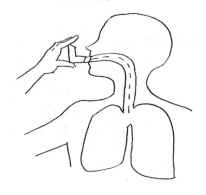

图12-4 手压式雾化吸入器

（1）**手压式雾化吸入器**（图12-4）：其原理为将药液预置于雾化器内的送雾器中，由于送雾器内腔为高压，将其倒置，用拇指按压雾化器顶部时，其内的阀门即打开，药液便从喷嘴喷出。雾滴平均直径为2.8~4.3μm，其喷出速度甚快，80%雾滴会直接喷洒到口腔及咽部黏膜，药物经黏膜吸收。

（2）**药物准备**：遵医嘱准备拟肾上腺素类药、氨茶碱或沙丁胺醇等支气管解痉药。

3. **患者准备** 协助患者采取舒适体位。

4. **环境准备** 病室安静、整洁、温湿度适宜、空气新鲜。

【实施】 操作步骤，见表12-6。

表12-6 手压式雾化吸入法

操作步骤	要点说明
1. **准备** 遵医嘱准备手压式雾化吸入器	◇ 严格执行查对制度
2. **核对解释** 备齐用物携至床边，核对，向患者解释以取得合作	
3. **摇匀药液** 取下雾化器保护盖，充分摇匀药液	◇ 更好发挥药效
4. **雾化吸入** 将雾化器倒置，接口端放入双唇间，平静呼吸；吸气开始时按压气雾瓶顶部喷药，屏气，尽可能延长屏气时间（最好能坚持10秒左右），再呼气，反复1~2次	◇ 使药物沉降在呼吸道内
5. **雾化结束** 取出雾化器，协助患者漱口，观察疗效	◇ 减少口咽部雾滴的刺激
6. **整理用物**	◇ 雾化器塑料外壳用温水清洁后，放阴凉处保存
7. **洗手，记录**	

【注意事项】

1. 使用前检查雾化器各部件是否完好，有无松动、脱落等异常情况。

2. 用药过程中应观察有无心动过速、头痛、头晕等不良反应。

3. 不可随意增加药量，两次喷雾间隔时间不少于 3~4 小时。

【评价】

1. 患者治疗效果好，无不良反应。

2. 患者或家属能正确使用手压式雾化吸入器。

（四）压缩雾化吸入法

压缩雾化吸入法是利用压缩空气将药液变成直径约 3μm 以下的细微气雾，使药物直接被吸入呼吸道的治疗方法。

【评估】同超声雾化吸入法。

【计划】

1. 护士准备 着装整洁，洗手，戴口罩。

2. 用物准备

（1）压缩雾化吸入器（图 12-5）

①构造：a. 压缩机：其面板上有电源开关、过滤器、空气导管接口等，接通电源后可将空气压缩；b. 喷雾器：包括空气导管接口可与压缩机相连、进气活瓣、带有呼气活瓣的口含嘴；中间部分为药皿，用以盛放药液。

②作用原理：利用压缩机将空气压缩形成较强气流，冲击喷雾器内的药液，使其表面张力遭到破坏而形成细微气雾，通过面罩或口含嘴随患者的呼吸进入呼吸道。

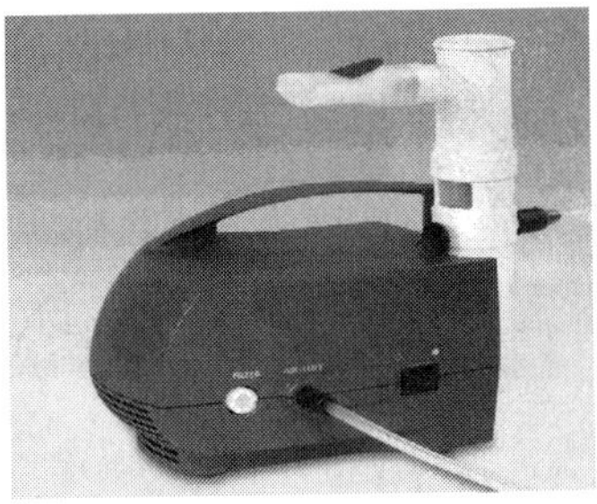

（2）遵医嘱：准备药物；另备治疗巾、纱布、弯盘。

3. 患者准备 协助患者采取半坐位或坐位。

4. 环境准备 病室安静、整洁、温湿度适宜、空气新鲜。

图 12-5 压缩雾化吸入器

【实施】操作步骤，见表 12-7。

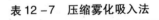

表 12-7 压缩雾化吸入法

操作步骤	要点说明
1. **准备** 检查压缩雾化吸入器；取下喷雾器上半部分及进气活瓣，遵医嘱注入药液（药量不超过规定刻度）后再安装好；安装口含嘴或面罩；连接压缩机和喷雾器	◇ 使用前检查雾化吸入器的各个部件是否完好 ◇ 若使用面罩，则不安装进气活瓣
2. **核对解释** 备齐用物携至床边，核对，向患者解释以取得合作	◇ 严格执行查对制度
3. **体位** 协助患者采取半坐位或坐位，铺治疗巾于患者颌下	◇ 呼吸无力者，将床头抬高30°取卧位，可使膈肌下降，增加气体交换量
4. **雾化吸入** 接通电源，打开压缩机，指导患者手持喷雾器，双唇裹住口含嘴缓慢地深呼吸，吸气末屏气片刻再缓慢呼气	◇ 缓慢深呼吸、屏气有利于雾滴在终末支气管沉降

操作步骤	要点说明
5. **雾化结束** 取下口含嘴或面罩,关闭电源,用纱布擦干患者面部,协助患者漱口,观察疗效及反应;协助患者排痰	◇ 减少口咽部雾滴的刺激
6. **整理** 将压缩雾化器的配件进行拆洗、浸泡消毒	◇ 防止交叉感染
7. **洗手,记录**	

【注意事项】

1. 使用压缩雾化器时,应检查其各个部件是否完好,各管道连接须紧密,调整适宜的角度和位置。

2. 用药过程中应随时观察有无心动过速、刺激性咳嗽、憋气、面色发绀等不良反应。一旦患者出现上述症状,应立即停止吸入,可待患者休息 10～15 分钟后再次吸入,直至药液吸完。

【评价】

1. 患者积极正确地配合治疗,达到治疗效果,无不良反应。

2. 护士与患者沟通有效。

第四节 注射给药法

注射给药法(administering injection)是将一定量的无菌药液或生物制剂注入体内,达到协助诊断、预防和治疗疾病目的的方法。注射给药的优点:药物吸收快,剂量准确,发挥疗效快。适用于因各种原因不宜口服给药的患者。缺点:造成一定程度的组织损伤,可引起疼痛及产生潜在并发症。且某些药物不良反应出现迅速,处理较困难,因此,护士应全面了解注射给药法的相关知识与技能,确保安全给药。

一、注射原则

(一)严格遵守无菌操作的原则

1. 注射环境整洁、干燥。

2. 护士注射前着装整洁、洗手、戴口罩。

3. 按无菌原则取用无菌注射器,保持注射器针头的针尖、针梗、针栓内壁和针筒的乳头、活塞、内壁无菌。

4. 药液现用现配,临用时抽取,以免因放置时间过长而造成药液污染或效价降低。

5. 注射部位皮肤按常规消毒。其方法:用棉签蘸 2% 碘酊,以注射点为中心,由内向外螺旋形涂擦,直径大于 5cm,待干后,用 70% 的乙醇以同种方法脱碘,脱碘范围略大于碘酊消毒范围,待干后即可注射。也可用 0.5% 碘伏棉签以同样的方法涂擦两遍,无需脱碘。

（二）认真执行查对制度

1. 严格执行"三查七对"制度，以确保安全。

2. 遵医嘱正确准备注射药物，仔细检查药物质量，如发现药液有变质、沉淀、浑浊、颜色发生改变、超过有效期或安瓿有裂痕或密封瓶盖松动等情况时，都不可使用。

3. 同时注射多种药物时，应注意配伍禁忌。

（三）严格执行消毒隔离制度

1. 做到一人一注射器及针头，一人一垫枕（或治疗巾），一人一止血带，防止交叉感染。

2. 使用后的物品严格按消毒隔离制度处理。

3. 一次性注射器及用物应按规定分类处理（将用过的注射器空筒与活塞分离、输液管毁形后，集中置于医用垃圾袋中按感染性废弃物处理；注射器、输液器针头属损伤性废弃物，应置入锐器盒中盖严，盛满后集中焚烧处理），不可随意丢弃。

（四）选择合适的注射器和针头

根据药液量、黏稠度和刺激性的强弱选择合适的注射器和针头。注射器应完整无裂痕；针头应锐利、无钩、无弯曲且型号合适；注射器和针头的衔接须紧密；一次性注射器的包装应密封、无漏气，并在有效期内。

（五）选择合适的注射部位

1. 避开神经和血管（动脉、静脉注射除外）处，不可在炎症、硬结、损伤、瘢痕及患病皮肤处进针。

2. 长期注射的患者，应经常更换注射部位。

（六）注射前排尽空气

注射前应排尽注射器内空气，尤其是动、静脉注射，以免形成气栓。排气时，避免浪费药液或针头污染。

（七）检查回血

1. 进针后，注射药液前，应抽动活塞，检查有无回血。

2. 动、静脉注射必须见回血后方可注入药液。皮下、肌内注射时，若有回血，应立即拔出针头重新进针快，不可将药液注入血管内。

（八）应用无痛注射技术

1. 指导协助患者取合适卧位，使局部肌肉松弛，易于进针。

2. 做好解释工作，消除患者思想顾虑，分散注意力，使患者身心放松。

3. 注射时做到"二快一慢"，即进针、拔针快、推药慢。推药速度要均匀。

4. 注射刺激性较强的药物时，针头宜细长，进针要深；同时注射几种药物时，一般应先注射无刺激性或刺激性弱的药物，再注射刺激性强的药物。

二、注射前准备

（一）评估

1. 患者的年龄、诊断、病情、用药史、过敏史及治疗情况。

2. 患者心理状况、意识状况、对用药知识的了解及合作程度。

3. 注射部位的皮肤、皮下组织、肌肉状况；动静脉穿刺部位的皮肤状况、显露程度及血液循环情况。

4. 患者肢体活动能力。

（二）注射用物准备

1. 注射盘

（1）皮肤消毒液：2%碘酊、70%酒精，也可用0.5%碘伏。

（2）无菌持物镊：放入灭菌后的干燥容器中保存或浸泡于消毒液内。

（3）其他：无菌纱布、无菌棉签、弯盘、砂轮、启瓶器等，静脉注射时另备止血带和小垫枕。

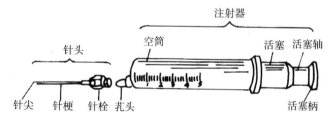

图 12 - 6　注射器及针头的构造

2. 注射器和针头（图 12 - 6）

（1）注射器的构造：由空筒和活塞组成。空筒上有刻度，其前端为乳头；而活塞包括活塞体、活塞轴和活塞柄。注射器有多种规格见表 12 - 8、图 12 - 7。

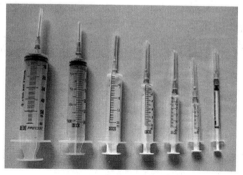

图 12 - 7　注射器的规格型号

（2）针头的构造：由针尖、针梗、针栓组成。针头的型号及主要用途见表12－9、图12－8。

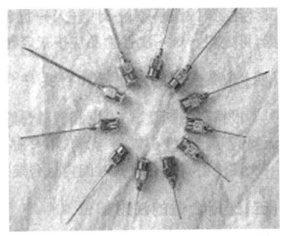

图 12－8 针头的规格型号

（3）注射器及针头的选择依据患者治疗情况而定。

表 12－8 注射器的规格及主要用途

规格	主要用途
1ml	皮内注射
1ml、2ml	皮下注射
2ml、5ml、10ml	肌内注射、皮下注射、静脉采血
5、10、20、30、50、100ml	静脉注射、各种穿刺

表 12－9 针头的规格及主要用途

规格	主要用途
4 ~ 4½	皮内注射
5 ~ 6	皮下注射
6 ~ 7	肌内注射、静脉采血
6 ~ 16	静脉注射、静脉采血、静脉输血、各种穿刺

3. 注射用药 根据医嘱准备。

4. 注射本或注射卡 遵照医嘱准备注射本或注射卡，作为注射给药、核对的依据，避免发生给药错误。

三、药液抽吸法

【目的】

1. 从安瓿或密封瓶中抽取药液。

2. 保持药液无菌且剂量准确。

【计划】

1. **护士准备** 着装整齐，洗手，戴口罩。
2. **用物准备** 注射盘、注射器及针头、注射本或注射卡、药物。
3. **环境准备** 环境宽敞、整洁，光线充足，符合无菌操作基本要求。

【实施】 操作步骤，见表 12 – 10。

表 12 – 10 药液抽吸法

操作步骤	要点说明
1. **核对** 认真核对注射本（卡）及药物，检查药液质量及有效日期	◇ 严格执行查对制度及无菌操作原则
2. **抽吸药液**	
（1）自安瓿内抽吸药液	
①消毒、折断安瓿 将安瓿顶端药液轻弹至体部，70% 乙醇消毒安瓿颈部后，用消毒砂轮在颈部划一锯痕，再次消毒后折断安瓿	◇ 安瓿颈部若有蓝色标记，无需划痕，直接用 70% 乙醇消毒颈部后用纱布包裹折断安瓿
②抽吸药液 认真核对注射器及针头型号规格及质量，将注射器针尖斜面向下置入安瓿内的药液中，抽动活塞，吸取药液（图 12 – 9）	◇ 抽吸药液时，勿使针尖触及安瓿外口，针栓不可置于安瓿内 ◇ 手勿触及针尖、针梗及活塞体部
（2）自密封瓶内吸取药液	
①消毒 用启瓶器除去铝盖中心部分，常规消毒瓶塞上面及外周，待干	◇ 抽吸青霉素皮试液时，只用 70% 的乙醇消毒待干
②注入空气 认真核对注射器及针头型号规格及质量，将注射器内吸入与所需药液等量的空气后注入瓶内	◇ 增加瓶内压力，利于吸药
③抽吸药液 倒转药瓶，使针尖斜面在液面下，吸取药液至所需量后，以示指固定针栓，拔出针头（图 12 – 10）	◇ 抽吸结晶和粉剂药物时，先用专用溶媒或生理盐水或无菌注射用水将药物充分溶解后再抽取
3. **排尽空气** 将针头垂直向上，轻拉活塞，使针头中药液流入注射器，并使气泡集于乳头口，轻推活塞，驱出气体	◇ 若注射器乳头偏向一侧，排气时将注射器乳头向上倾斜，使气泡集中于乳头根部，驱出气体
4. **保持无菌** 将安瓿或药瓶套在针头上，再次核对，置于无菌盘内或无菌巾备用	◇ 也可套上针头套，但须将安瓿或药瓶放于一边，以便查对

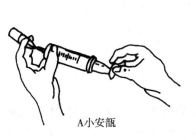 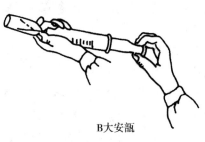

A小安瓿   B大安瓿

图 12 – 9 自安瓿内吸取药液

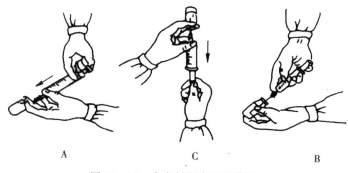

图 12－10　自密封瓶内吸取药液

【注意事项】

1. 严格执行查对制度和无菌操作原则。

2. 针尖及针梗不可触及安瓿外口，抽药时手不可触及活塞体、针梗、针栓，以免造成污染。

3. 油剂可稍加温或双手对搓药瓶（药液易被热破坏者除外）后，用稍粗针头吸取。

4. 药液现抽吸现用，以免药液污染和效价降低。

【评价】

1. 护士操作规范，药液无污染。

2. 药物剂量准确，排尽空气，无浪费。

四、常用注射法

（一）皮内注射法

皮内注射法（intradermic injection，ID）将少量药液注射于表皮和真皮之间的方法。

【注射部位】

1. **药物过敏试验**　选择前臂掌侧下段，因该处毛发、色素较少，皮肤较薄易于注射；且肤色较淡，易于观察局部反应。

2. **预防接种**　通常选择三角肌下缘。

3. **局部麻醉**　实施局部麻醉处的皮肤。

【目的】

1. 进行药物过敏试验，以观察有无过敏反应。

2. 预防接种。

3. 局部麻醉的起始步骤。

【计划】

1. **护士准备**　着装整齐，洗手，戴口罩。

2. **用物准备**　注射盘、1ml 注射器、4.5 号针头、注射卡、注射用药物。如做药物过敏试验时，应另备 0.1% 盐酸肾上腺素，一次性注射器（5ml）一支。

3. **患者准备**　患者取合适体位，了解皮内注射的目的，能积极配合。

4. 环境准备 环境宽敞、整洁、光线充足，符合无菌操作基本要求。

【实施】 操作步骤，见表12－11。

表12－11 皮内注射法

操作步骤	要点说明
1. **抽吸药液** 核对医嘱、注射卡，按医嘱吸取药液	◇ 严格执行查对制度和无菌操作原则
2. **核对解释** 携用物至患者处，核对并解释	◇ 确认患者；详细询问用药史、过敏史及家族史，解释目的和方法
3. **体位与部位** 取合适体位并选择注射部位	
4. **消毒** 以70%乙醇消毒局部皮肤，待干	◇ 忌用碘类消毒剂，以免影响对局部反应的观察
5. **再次核对**，排尽空气	
6. **注射方法**	
（1）左手绷紧局部皮肤，右手持注射器（图12－11A），针尖斜面向上，与皮肤呈5°角刺入皮内（图12－11B、C）	◇ 掌握好进针角度和深度，针尖斜面完全进入皮内即可，以免刺入皮下组织
（2）针尖斜面完全进入皮内后，放平注射器，以左手拇指固定针栓，右手轻轻注入药液0.1ml，使局部隆起形成一皮丘（图12－11D）	◇ 注射过程中加强与患者沟通
（3）注射完毕，迅速拔出针头（勿用棉签按压针孔）	◇ 皮丘呈半球状，皮肤变白并显露毛孔
7. **再次核对** 注射药液后，再次核对药物、患者	◇嘱患者勿按揉局部 ◇指导药物过敏试验的患者暂勿离开病房，如有不适立即告知护士，15～20分钟后观察结果
8. **整理** 清理用物，整理床单位，协助患者取舒适卧位	◇ 将注射后用物按消毒隔离原则分类处理
9. **观察局部反应**，洗手并记录结果	

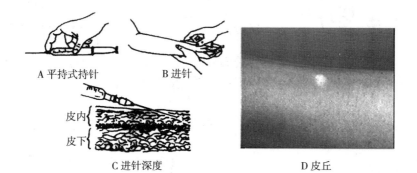

A 平持式持针　　B 进针

皮内 皮下　　C 进针深度　　　　D 皮丘

图12－11 皮内注射

【注意事项】

1. 严格执行查对制度及无菌操作原则。

2. 药物过敏试验前，应详细询问患者用药史、过敏史及家族史，如患者对所注射的药物过敏，则不可作皮试，应与医师联系，更换其他药物，并做好标记。

3. 药物过敏试验忌用碘类消毒剂消毒，且进针掌握好进针角度与深度，注射后避免按揉局部，以免影响对局部反应的观察。

4. 如需作对照试验，则用另一注射器及针头，在另一侧前臂相应部位注入生理盐水 0.1ml。

5. 将药物过敏试验结果记录在病历上，结果为阳性者，用红笔标记"＋"，并告知患者及家属，不能用该药；阴性者用蓝笔或黑笔标记"－"。

【评价】

1. 护患沟通良好，患者积极配合。

2. 患者及家属了解注射的相关知识、用药目的、方法、注意事项。

3. 操作过程中严格按注射原则进行，无感染发生。

（二）皮下注射法

皮下注射法（hypodermic injections，H）是将小量药液或生物制剂注入皮下组织的方法。

【注射部位】常选择上臂三角肌下缘，也可选择上臂外侧、两侧腹壁、后背、大腿前侧和外侧（图 12 – 12）。

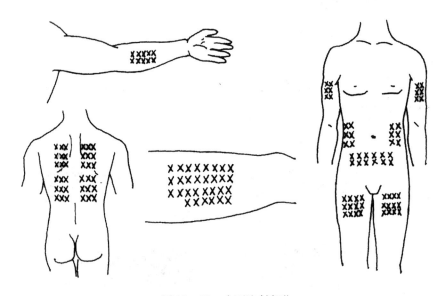

图 12 – 12　皮下注射部位

【目的】

1. 用于不宜口服的药物且要求在一定时间内发生疗效时。

2. 预防接种。

3. 实施局部麻醉给药。

【计划】

1. **护士准备** 着装整齐，洗手，戴口罩。
2. **用物准备** 注射盘、1~2ml 注射器、5.5~6 号针头、注射卡、药液。
3. **患者准备** 患者取合适体位，了解皮下注射的目的，能积极配合。
4. **环境准备** 环境宽敞、整洁、光线充足，符合无菌操作基本要求。

【实施】操作步骤，见表 12-12。

表 12-12　皮下注射法

操作步骤	要点说明
1. **抽吸药液** 核对医嘱、注射卡，按医嘱吸取药液	◇ 严格执行查对制度及无菌操作原则
2. **核对解释** 备齐用物，携至床边，核对，向患者解释以取得合作	◇ 确认患者
3. **体位及部位** 协助患者取合适体位，根据注射原则及患者情况选择并暴露注射部位	◇ 长期进行皮下注射的患者，须经常变换注射部位，以使药液充分吸收
4. **消毒** 常规消毒皮肤，待干	
5. **再次核对**，排尽空气	
6. **注射方法**	
（1）将干棉签夹于左手并绷紧局部皮肤（图 12-13A）	
（2）右手持注射器，以示指固定针栓，与皮肤呈 30°~40°角（图 12-13B），迅速将针梗的 1/2~2/3 刺入皮下，右手持注射器固定于患者前臂，左手抽动活塞无回血后，匀速、缓慢注入药液	◇ 进针角度不宜超过 45°，以免刺入肌层，避免引起疼痛
（3）注射完毕，快速拔针同时用干棉签轻压针刺处，并按压片刻	◇ 防止药液外溢或出血
7. **再次核对** 注射药液后，再次核对药物、患者	
8. **整理** 清理用物，协助患者取舒适卧位，整理床单位	◇ 将注射后用物按消毒隔离原则分类处理
9. **洗手**，必要时记录	

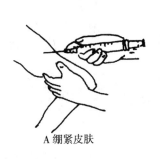

A 绷紧皮肤

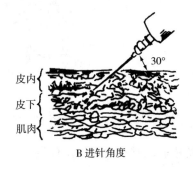

B 进针角度

图 12-13　皮下注射法

【注意事项】

1. 严格执行查对制度及无菌操作原则。

2. 对过度消瘦者，可捏起注射部位皮肤，进针角度可适当减小。

3. 进针不宜过深、角度不宜超过45°，以防刺入肌层。

4. 对皮肤有刺激作用的药液一般不作皮下注射。

5. 注射药液少于1ml时，必须用1ml注射器，以保证注入药物剂量准确无误。

【评价】

1. 护患沟通良好，患者接受并积极配合。

2. 患者及家属了解注射的相关知识、用药目的、注意事项。

3. 护士严格按注射原则进行操作，注射部位无感染、无硬结发生。

（三）肌内注射法

肌内注射法（intramuscular injection，IM）是将一定量的药液注入肌肉组织的方法。

【注射部位】

通常选择肌肉丰厚且距大血管及神经较远的部位。其中最常用部位为臀大肌，其次为臀中肌、臀小肌、股外侧肌、上臂三角肌。

1. 臀大肌注射定位法 臀大肌（the gluteus maximus）起自髂后上棘与尾骨尖之间，肌纤维平行斜向外下方至股骨上部。坐骨神经起自骶丛神经，自梨状肌下孔出骨盆至臀部，被覆盖在臀大肌深处，约于坐骨结节与大转子之间中点处下降至股部。其体表投影：自大转子尖至坐骨结节中点向下至腘窝。注意注射时避免损伤坐骨神经。定位方法有两种：

（1）十字法：从臀裂顶点向左或向右侧划一水平线，然后自髂嵴最高点作一垂线，将一侧臀部分为四个象限，其外上象限避开内角为注射区（图12-14A）。

（2）联线法：自髂前上棘至尾骨作一联线，其外1/3处为注射部位（图12-14B）。

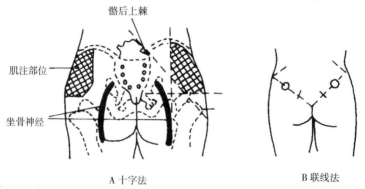

A 十字法　　　　　　　　　　B 联线法

图12-14 臀大肌注射定位法

2. 臀中肌、臀小肌注射定位法

（1）三角形定位法：以示指尖和中指尖分别置于髂前上棘和髂嵴下缘处，在髂嵴、示指、中指之间构成一个三角形区域即为注射区（图12-15）。

（2）三横指定位法：取髂前上棘外侧三横指处（以患者自己的手指宽度为准）。

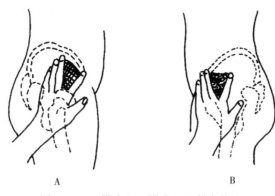

图 12 - 15 臀中肌、臀小肌注射定位法

3. 股外侧肌注射定位法 一般成人取髋关节下 10cm 至膝关节上 10cm 范围的大腿中段外侧（图 12 - 16）。此处注射范围较广，大血管和神经干很少通过，可供反复多次注射，2 岁以下幼儿尤为适用。

4. 上臂三角肌注射定位法 取上臂外侧，肩峰下 2 ~ 3 横指处，由于此处肌肉较薄，故只可作小剂量注射（图 12 - 17）。

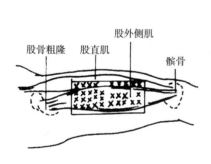

图 12 - 16 股外侧肌注射定位法

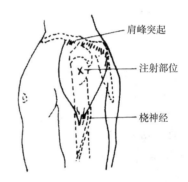

图 12 - 17 上臂三角肌注射定位法

【目的】

1. 注射需迅速发挥药效而不宜采用静脉注射的药物。

2. 由于各种原因不能采用口服给药法。

3. 刺激性较强或剂量较大的药物，不适于皮下注射。

【计划】

1. **护士准备** 着装整洁，洗手，戴口罩。

2. **用物准备** 注射盘、无菌持物镊、无菌棉签、2ml 或 5ml 注射器、6 ~ 7 号针头、注射卡及药液。

3. **患者准备** 患者取合适体位，了解肌内注射的目的，能积极配合。患者常用的体位有：

（1）侧卧位：嘱患者上腿伸直，放松，下腿弯曲。

（2）俯卧位：患者足尖相对，足跟分开，头偏向一侧。

（3）仰卧位：常用于危重、不能自行翻身的患者采用臀中肌、臀小肌注射法时。

（4）坐位：为门诊患者常用体位，上臂三角肌或臀部肌内注射均可采用。

4. 环境准备 环境宽敞、整洁、光线充足，符合无菌操作基本要求，必要时备屏风。

【实施】操作步骤，见表12 - 13。

表 12 - 13 肌内注射法

操作步骤	要点说明
1. **抽吸药液** 核对医嘱、注射卡，按医嘱吸取药液	◇ 严格执行查对制度和无菌操作原则
2. **核对解释** 备齐用物，携至床旁，核对，向患者解释以取得合作	◇ 确认患者
3. **体位** 协助患者取合适体位，根据注射原则及患者情况选择并暴露注射部位	◇ 长期注射的患者，要有计划地更换注射部位
3. **消毒** 常规消毒皮肤，待干	
4. **再次核对，排尽空气**	◇ 保证剂量准确
5. **注射方法**	
（1）将干棉签夹于左手并以拇指和食指绷紧局部皮肤，右手持注射器（图12 - 18），中指固定针栓，针头和皮肤呈90°（图12 - 19A），用腕部力量快速刺入 2.5 ~ 3cm（约为针梗的2/3）（图12 - 19B）	◇ 勿将针梗全部刺入，以防针头折断 ◇ 小儿、消瘦者进针深度酌减
（2）以右手固定注射器及针栓，松开左手抽动活塞（图12 - 19C），确认无回血后，匀速缓慢注入药液（图12 - 19D）	
（3）注射完毕后，快速拔针同时用干棉签轻压针刺处，并按压片刻（图12 - 18E）	◇ 减轻疼痛 ◇ 防止药液外溢或出血
6. **再次核对** 注射药液后，再次核对药物、患者	
7. **观察** 观察患者用药反应	
8. **整理** 协助患者取舒适卧位，整理床单位，清理用物	◇ 将注射后用物按消毒隔离原则分类处理
9. **洗手，记录**	

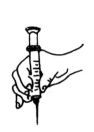
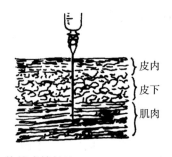

图 12 - 18　执笔式持针法

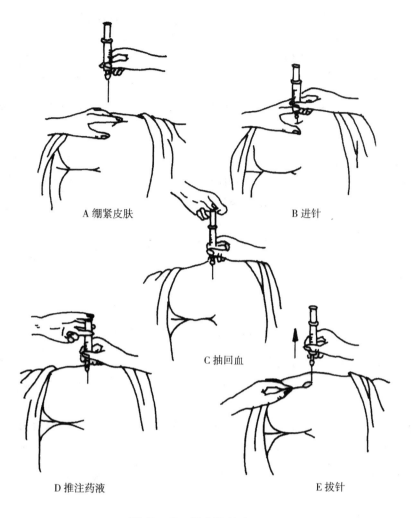

A 绷紧皮肤 B 进针

C 抽回血

D 推注药液 E 拔针

图 12 - 19 肌内注射法

【注意事项】

1. 严格执行查对制度及无菌操作原则。

2. 切勿将针梗全部刺入组织，以防针头从根部衔接处折断。若针头折断，应嘱患者保持原体位不动，防止针头移位，迅速用无菌止血钳将断端取出。断端若进入肌肉，应请外科做紧急处理。

3. 确认无回血后方可注入药液。如有回血，应拔出针头，重新消毒后再行注射。

4. 2 岁以下婴幼儿臀部肌肉较薄，臀大肌注射有损伤坐骨神经的危险，不宜选用臀大肌，而应选用臀中肌、臀小肌或股外侧肌注射。

5. 两种或两种以上药液同时注射时，应注意配伍禁忌。

6. 长期注射者，局部有硬结，可用理疗、局部热敷等方法处理。

【评价】

1. 护患沟通良好，患者愿意接受并积极配合。

2. 患者及家属了解肌内注射的相关知识、用药目的、注意事项。

3. 护士严格按注射原则进行操作，注射部位无感染、无硬结发生。

> **链 接**
>
> **肌内注射的特殊技巧——留置气泡技术（air – lock technique）**
>
> 　　按常规方法抽吸药液后，注射器内保留 0.2 ~ 0.3ml 的空气。注射时气泡在上，当药液全部注入肌肉组织后，气体将进入针体内。此法可确保药物完全注入肌肉组织而不留在注射器死腔中，防止拔针时药液进入皮下组织而造成刺激，减轻疼痛；还可将药液限制在肌肉组织局部，有利于吸收。

> **链 接**
>
> **肌内注射的特殊技巧——Z 字形肌内注射法**
>
> 　　注射前用左手食指、中指及无名指将注射部位皮肤及皮下组织拉向一侧（1 ~ 2cm）。按常规将注射器刺入注射部位后，以左手的拇指和食指固定注射器（不可松开对组织的牵引），再以右手抽回血，确定无回血后缓慢注入药液，10 秒钟后拔出针头并松开左手对组织的牵引。肌肉与皮肤位置恢复后针刺通道即闭合，而无药液外渗，还可预防疼痛及组织受损。

（四）静脉注射

静脉注射（intravenous injection，IV）指自静脉注入药物的方法。

【注射部位】

1. **四肢浅静脉**　上肢常用肘部浅静脉（贵要静脉、正中静脉、头静脉）及腕部、手背浅静脉。下肢常用足背部浅静脉、大隐静脉、小隐静脉（图 12 – 20）。

2. **头皮静脉**　常用颞浅静脉、额静脉、耳后静脉、枕静脉等（图 12 – 21）。多适用于小儿。

3. **股静脉**　位于股三角区，在股动脉内侧约 0.5cm 处（图 12 – 22）。

【目的】

1. 用于药物不宜口服、皮下或肌内注射，或需要迅速发挥药效时（急重症患者的治疗和抢救）。

2. 注入药物作某些诊断性检查。

3. 静脉营养治疗。

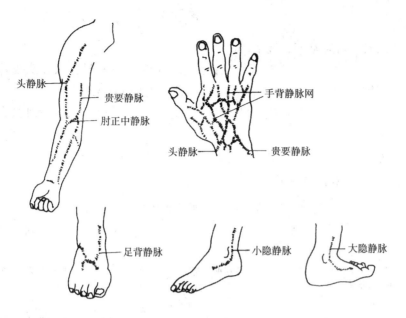

图 12 - 20　四肢浅静脉

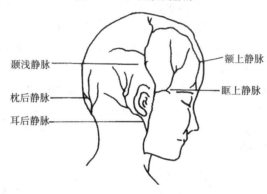

图 12 - 21　头皮静脉

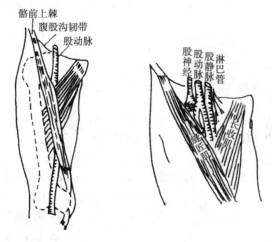

图 12 - 22　股静脉解剖位

【计划】

1. **护士准备** 着装整齐，洗手，戴口罩。

2. **用物准备** 注射盘、注射器（依据药量而定）、6～9 号针头或头皮针头、止血带、胶布、一次性治疗巾或垫枕、注射卡、药液，必要时备无菌手套。

3. **患者准备** 根据所选部位协助患者取合适体位。头皮静脉注射时如有必要，可剃去注射部位的头发等。

4. **环境准备** 环境宽敞、整洁、光线充足，符合无菌操作基本要求。

【实施】 操作步骤，见表 12－14。

表 12－14　静脉注射法

操作步骤	要点说明
1. **备药** 核对医嘱、注射卡，按医嘱备好药液	
2. **核对解释** 携用物至床边，向患者核对、解释以取得合作	◇ 严格执行查对制度和无菌操作原则
3. **根据患者病情选择静脉**	
▲四肢浅静脉注射	
（1）选择静脉 选择合适静脉，在穿刺部位下方垫小枕	◇选择直、粗、弹性好且易于固定的静脉，避开关节和静脉瓣
（2）扎止血带 在穿刺部位上方约 6cm 处扎止血带	◇ 止血带末端向上，以免污染消毒区域
（3）消毒皮肤 常规消毒皮肤，待干，嘱患者握拳，使静脉充盈	
（4）再次核对，排尽空气	
（5）穿刺 用一手拇指绷紧静脉下端皮肤，以固定静脉，另一手持注射器，针尖斜面向上，与皮肤呈 15°～30°角，由静脉上方或侧方刺入皮下后沿静脉方向滑行刺入（图 12－23A、B），见回血后再顺静脉进针少许	◇ 若出现局部血肿，应立即拔出针头，按压局部片刻，更换针头，另选静脉重新穿刺
（6）推注药液 松开止血带，嘱患者松拳，固定针头，缓慢注入药液（图 12－23C）	◇ 头皮针用胶布固定 ◇ 注射对组织有强烈刺激的药物时，应先用抽有生理盐水的注射器或头皮针穿刺，确认针头在静脉内后再换上有药液的注射器进行注射，以防药液溢出血管而致组织坏死
▲小儿头皮静脉注射	
（1）选择静脉 选合适静脉	
（2）消毒 常规消毒皮肤，待干	◇ 婴幼儿用 70% 乙醇消毒即可
（3）再次核对，排尽空气	
（4）穿刺 由助手固定患儿身体，操作者左手固定患儿头部，拇、示指固定静脉两端皮肤，右手持头皮针柄，沿向心方向平行刺入静脉	
（5）推注药液 见回血后，用胶布固定针头，缓慢推注药液	◇注药过程中注意约束患儿，以防其抓拽注射局部；注药过程中应试抽回血，以证实针头是否仍在静脉内
▲股静脉注射	◇ 有出血倾向者不宜采用此法注射

续表

操作步骤	要点说明
（1）**体位** 协助患者取仰卧位，穿刺侧下肢伸直略外展外旋	
（2）**消毒皮肤** 常规消毒局部皮肤，待干	
（3）**穿刺** 操作者按无菌操作原则戴无菌手套，左手食指和中指于腹股沟扪及股动脉搏动最明显处并予固定，右手持注射器，针头和皮肤呈90°或45°角，在股动脉内侧0.5cm处刺入	
（4）**推注药液** 抽动活塞见有暗红色血时，提示针头已进入股静脉，固定针头，注入药液	◇如回血为鲜红色，提示针头进入股动脉，应立即拔出针头，用无菌纱布加压按压穿刺处5～10分钟至无出血为止
4. **注射结束** 将干棉签置于穿刺点上方，迅速拔出针头，按压片刻；股静脉注射拔针后，局部用无菌纱布加压止血3～5分钟	◇ 防止引起出血或形成血肿
5. **再次核对**	◇ 将注射后用物按消毒隔离原则分类处理
6. **整理** 协助患者取舒适卧位，清理用物	
7. **洗手**，记录	

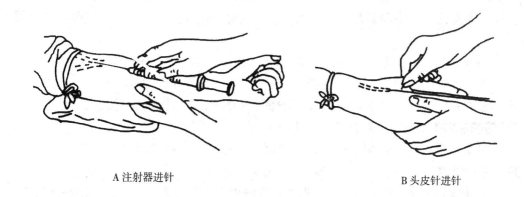

A 注射器进针   B 头皮针进针

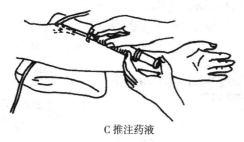

C 推注药液

图 12 - 23 静脉注射法

【注意事项】

1. 严格执行查对制度及无菌操作原则。需长期静脉给药者，应有计划地选择静脉（先小后大、先远心端再近心端）。

2. 注射过程中，随时听取患者主诉，并观察注射局部情况和病情变化。如患者诉说疼痛或见局部隆起，回抽无回血时，表明针头已滑出血管或穿透血管壁，应立即拔出并更换针头，重新穿刺。

3. 注射完毕，拔出针头后，再用力按压，以免增加患者的疼痛。

4. 小儿头皮静脉注射时，注意静脉与动脉的鉴别。若误注入动脉，回血呈冲击状，推药阻力较大，局部可呈苍白树枝状分布，有时患儿出现痛苦面容或尖叫。

5. 股静脉注射时，抽出血液如为鲜红色，提示针头已进入股动脉，应立即拔出，用无菌纱布紧压穿刺处 5~10 分钟。

【评价】

1. 护患沟通良好，患者愿意接受并积极配合。

2. 患者及家属了解静脉注射的相关知识、用药目的、注意事项。

3. 护士严格按注射原则进行操作，注射部位无感染、渗出、肿胀发生。

【特殊患者的静脉穿刺技巧】

1. 消瘦患者　皮下脂肪较少，静脉较滑动，但静脉明显，可以固定静脉的上下两端，从正面或侧面刺入。

2. 肥胖患者　皮下脂肪较多，静脉位置较深，辨认困难，但易于固定，可消毒手指，摸清血管走向后，由静脉上方以 30°~40°角进针。

3. 水肿患者　可沿静脉的走向，用手按揉局部，驱散皮下水分，使静脉充分显露后再行穿刺。

4. 脱水患者　静脉充盈不良，可实施局部热敷、按摩，待血管充盈后再穿刺。

5. 老年患者　皮肤松弛，皮下脂肪少，血管脆性大且易滑动，针头难以刺入或易穿破血管。注射时，可用手指分别固定穿刺段静脉的上下两端，再沿静脉走向从上方直接进针。

【静脉注射失败的常见原因】（图 12-24）

1. 针头刺入太浅，未刺入血管内；或刺入静脉过少，针尖斜面一部分在血管外，一部分在血管内，可有回血但推注药液时可注入至皮下，局部隆起并有痛感。

2. 针头刺入较深，穿破对侧血管壁，针尖斜面一半在对侧血管下，一半在血管内，回抽时可有回血，局部隆起不明显但有疼痛。

3. 针头刺入过深，穿透对侧血管壁，抽吸时无回血，推药时局部可无隆起，但有痛感。

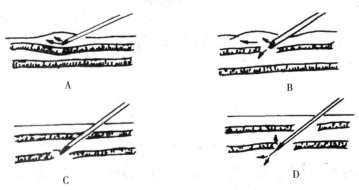

图 12-24　静脉注射失败的常见原因

【静脉注射泵的应用】（图 12-25）

静脉注射泵推注药液可使静脉注射过程中剂量精确、速度均匀。其使用方法为：

1. 连接电源。

2. 将抽好药液的注射器稳妥固定于注射泵上。

3. 打开注射泵电源开关并设定注射流量。如 20～50ml 注射器的注射速度可调节为 0.1～300.0ml/h。

4. 将注射器与静脉穿刺针相连。

5. 选择静脉，常规消毒皮肤后进行穿刺，固定针头，按"开始"键，开始注射。

6. 药液注射完毕后按压"停止"键。拔出针头、按压注射部位。

7. 取出注射器，关闭注射泵，切断电源。

8. 整理用物，协助患者取舒适体位，洗手并记录。

9. 用物按消毒隔离原则处理。

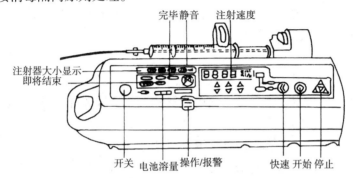

图 12－25　静脉注射泵

链接

注射性神经损伤的防范

　　预防神经损伤应注意两方面：①严格遵守护理操作常规，掌握熟练的操作技术。②熟悉肌内、静脉注射局部解剖关系，如对不同性别、年龄、体型的患者进行臀部注射时，均应避开坐骨神经，选择臀部外上1/4区域进行注射；婴幼儿肌内注射时，可采用股外侧肌。最好避免在上臂三角肌区注射，若必须在此区域注射，应选择中、下1/3区中部，以防桡神经损伤。肘部静脉注射的部位应严格控制在肘横纹以下，因肘横纹以上肱二头肌内侧沟处有正中神经且位置表浅，与静脉关系密切。忌在腕掌侧作静脉注射，以免药物漏至腕管内。如出现注射性神经损伤，轻者可采取保守疗法，保护神经，促进药液吸收，通常于数天至数周内可完全恢复其功能。中度以上的损伤只有手术治疗才有恢复神经功能的可能：早期可局部切开减压冲洗，中、晚期应作神经松解术，以解除压迫、粘连，改善局部微循环，疗效多满意。

（五）动脉注射（arteria injection）

动脉注射（arteria injection）指将药液加压注入动脉的方法。

【注射部位】

1. 常用动脉为股动脉、桡动脉。

2. 头面部疾患选择颈总动脉。

3. 上肢疾患选择锁骨下动脉，下肢疾患选择股动脉。

【目的】

1. 通过动脉（通常为股动脉）加压输入高渗葡萄糖溶液、血液以抢救重度休克患者，可迅速增加其有效循环血量，使血压回升。

2. 自动脉注入造影剂，用于施行某些特殊检查，如脑血管造影、肾动脉造影等。

3. 注射抗癌药物作区域性化疗。

【计划】

1. **护士准备**　着装整齐，洗手，戴口罩。

2. **用物准备**　注射盘、注射卡、注射器及针头（型号规格按需要准备）、药液、无菌纱布、必要时无菌手套。

3. **患者准备**　能与护士积极配合，取合适体位。

4. **环境准备**　环境宽敞、整洁、光线充足，符合无菌操作基本要求。

【实施】操作步骤，见表 12 - 15。

表 12 - 15　动脉注射法

操作步骤	要点说明
1. **备药**　核对医嘱、注射卡，按医嘱备好药液	◇ 严格执行查对制度和无菌操作原则
2. **核对解释**　携用物至床边，向患者核对、解释以取得合作	◇ 确认患者
3. **体位**　协助患者取合适体位，暴露穿刺部位	◇ 股动脉注射患者取仰卧位，两大腿稍分开，穿刺侧大腿外展，以沙袋或软枕垫于臀部，使腹股沟展平，充分暴露注射部位。其穿刺点在腹股沟动脉搏动明显处
4. **消毒皮肤**　常规消毒皮肤，范围大于 5cm	
5. **再次核对，排尽空气**	
6. **注射方法**	
（1）消毒左手食指和中指或戴无菌手套，并选择搏动最明显的动脉固定于两指间	◇ 桡动脉穿刺点位于前臂掌侧腕关节上 2cm，动脉搏动明显处
（2）右手持注射器在两指间垂直或与动脉走向呈 40°角刺入动脉，如有鲜红色血液涌进注射器，即用一手固定穿刺的方向和深度，另一手推注药液	
7. **注射结束**　迅速拔出针头，局部用无菌纱布加压按压局部 5 ~ 10 分钟，再次核对	◇ 以免皮下出血或形成血肿
8. **整理**　协助患者取舒适体位，处理用物	◇ 将注射后用物按消毒隔离原则分类处理
9. **洗手，记录**	

【注意事项】

1. 严格执行查对制度及无菌操作原则。

2. 有出血倾向的患者不宜采用动脉注射法。

3. 股动脉为最常用注射部位，但新生儿股动脉垂直进针易损伤髋关节，因此常选用桡动脉。

【评价】

1. 护患沟通良好，患者愿意接受并积极配合。

2. 患者及家属了解动脉注射的相关知识、用药目的、注意事项。

3. 护士严格按注射原则进行操作，注射部位无感染、出血、血肿发生。

第五节　局部给药

在临床治疗与护理中，根据各科特殊治疗的需要还有一些局部用药的方法。

一、皮肤外用药

皮肤有吸收功能，局部用药可达治疗目的。

【目的】 药物直接作用于皮肤，达到局部治疗的目的。

【评估】

1. 患者局部用药的相关知识、合作程度。

2. 患者局部皮肤情况。

【计划】

1. **护士准备** 着装整洁，洗手，戴口罩。

2. **用物准备** 药物（遵医嘱选择皮肤用药）、棉签、弯盘等，必要时备皮清洁用物。

3. **患者准备** 用药前用温水或中性肥皂清洁局部皮肤后擦干，患皮炎者只可用清水清洁。

4. **环境准备** 提供舒适安全环境，注意保护患者隐私，必要时屏风遮挡。

【实施】

1. 备齐用物携至床旁，核对，向患者解释操作目的和方法。

2. 根据药物剂型选择适宜的护理方法

（1）**溶液**

①性质及作用：溶液一般是非挥发性药物的水溶液，具有清洁、消炎、收敛等作用，如利凡诺溶液、3%硼酸溶液。

②用药方法：用一次性或油布治疗巾垫于患部下面，用药液将棉球浸湿，再用无菌镊子夹持棉球洗抹患部，清洁后用干棉球擦干。用湿敷法给药亦可。

③适用范围：急性皮炎伴有大量渗液或脓液者。

（2）软膏

①性质及作用：由药物与适宜基质制成的稠度适当的膏状制剂，具有软化、润滑和保护痂皮等作用。如硼酸软膏、硫黄软膏。

②用药方法：用搽药棒或棉签将软膏涂于患处，薄薄一层即可。若皮损角化过度，应略加摩擦，一般无需包扎（大片糜烂皮损或溃疡除外）。

③适用范围：一般适用于慢性增厚性皮损。

（3）糊剂

①性质及作用：为含有多量粉末的半固体制剂，有保护皮损、消炎和吸收渗液等作用。如甲紫糊、氧化锌糊等。

②用药方法：将药糊用棉签直接涂于患处，不宜涂得太厚。也可先将糊剂涂在纱布上，然后贴在皮损处再包扎。

③适用范围：适用于亚急性皮炎，有少量渗液或轻度糜烂者。

（4）乳膏剂

①性质及作用：乳膏剂分霜剂和脂剂两种，是由药物与乳剂型基质制成的软膏，具有止痒、保护、消除轻度炎症的作用，如樟脑霜、尿素脂。

②用药方法：用棉签将乳膏剂直接涂于患处。

③适用范围：一般多用于皮炎，但禁用于渗出较多的急性皮炎。

（5）酊剂和醑剂

①性质及作用：不挥发性药物的乙醇溶液称为酊剂；挥发性药物的乙醇溶液称为醑剂。具有消毒、杀菌、止痒等作用，如复方水杨酸酊剂、樟脑醑。

②用药方法：用棉签蘸取药液直接涂于患处。

③适用范围：适用于慢性皮炎患者的苔藓样变。因药液有刺激性，有糜烂面的急性皮炎者、黏膜，以及眼、口的周围不宜用药。

（6）粉剂

①性质及作用：由一种或数种药物的极细粉均匀混合制成的干燥粉末样制剂，有干燥、保护皮肤的作用，如滑石粉、痱子粉等。

②用药方法：将药粉均匀地扑撒在皮损处。注意多次粉剂应用后常有粉块形成，可以用温生理盐水润后除去。

③适用范围：适用于急性或亚急性皮炎而无糜烂渗液的皮损。

【注意事项】

1. 观察用药后局部皮肤的反应。

2. 了解患者局部用药后的主观感觉。

二、滴药法

滴药法是指将药液滴入机体的某些体腔内，达到局部或全身治疗作用或协助某些诊断、检查等的方法。

（一）滴眼药法

【目的】将药液滴入结膜囊内，以达到治疗、预防眼部疾患或协助诊断的目的。

【评估】

1. 患者对眼部用药相关知识的了解及合作程度。

2. 患者的眼部情况及治疗情况。

【计划】

1. **护士准备** 着装整洁，洗手，戴口罩。

2. **用物准备** 治疗盘内置眼药滴瓶或滴管、消毒棉签或棉球、弯盘。

3. **患者准备** 取合适体位。

4. **环境准备** 提供舒适安全环境。

【实施】操作步骤，见表 12 - 16。

表 12 - 16 滴眼药法

操作步骤	要点说明
1. **核对解释** 备齐用物携至床旁，核对，向患者解释以取得合作	◇ 严格执行查对制度，保证准确用药
2. **体位** 协助患者取合适卧位	◇ 取坐位或仰卧位
3. **清洁眼部** 用棉签或棉球拭净眼部分泌物或眼泪，使患者头稍后仰，眼向上看	◇ 便于滴药
4. **滴药** 一手将患者下眼睑向下方牵拉，另一手持滴瓶或滴管，手掌根部轻放于患者前额上，滴管距眼睑 1~2cm，滴药液于眼下部结膜囊内 1~2 滴（图 12 - 26）	◇ 动作轻柔、滴入药量准确 ◇ 勿将药液滴在角膜上，避免引起不适 ◇ 滴管或滴瓶末端勿触及睫毛或眼睑缘，以防污染
5. **压紧泪囊** 松开下眼睑，轻轻提起上眼睑，使药液均匀地扩散于眼球表面。如药液流出，则以干棉球擦拭，并紧压泪囊部 1~2 分钟，嘱患者闭眼 2 分钟	◇ 防止药液流入鼻腔引起全身不良反应 ◇ 以利于药物充分吸收
6. **整理** 将用物分类处理，协助患者取舒适体位	
7. **洗手，记录**	

【注意事项】

1. 用药前认真检查眼药水的质量，悬浮液剂使用前应摇匀。

2. 双眼均需用药时，一般先滴健眼后滴患眼；双眼均患病者，按先轻后重顺序。

3. 溃疡、眼球术后、外伤等患者不宜压迫及拉高上眼睑。

4. 若同时用两种或两种以上药物，之间须间隔 5 分钟，应先滴刺激性弱的药，后滴刺激性强的药。

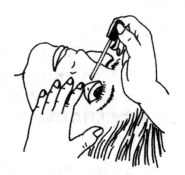

图 12 - 26 滴眼药法

（二）滴耳药法

【目的】将药液滴入耳道内，以达到清洁、软化盯
聍、消炎、止痛的目的。

【评估】

1. 患者对耳部用药相关知识的了解及合作程度。

2. 患者的耳部情况及治疗情况。

【计划】

1. **护士准备**   着装整洁，洗手，戴口罩。

2. **用物准备**   滴耳药瓶或滴管、消毒棉签、棉球，必要时备3%过氧化氢溶液、弯盘。

3. **患者准备**   取合适体位。

4. **环境准备**   病室环境舒适安全、温度适宜。

【实施】操作步骤，见表12－17。

表12－17   滴耳药法

操作步骤	要点说明
1. **核对解释** 备齐用物携至床旁，核对，向患者解释以取得合作	◇ 严格执行查对制度，保证准确用药
2. **体位** 协助患者取合适卧位	◇ 坐位或仰卧位，头偏向健侧
3. **清洁耳道** 将外耳道分泌物清理干净，必要时用3%过氧化氢溶液清洁，用棉签拭干	◇ 便于药液流入耳内以发挥药效
4. **滴药** 一手将耳郭向后上方轻轻牵拉（小儿向后下方牵拉），使耳道变直；另一手持滴瓶或滴管，掌根轻放于耳郭旁，将药液滴入外耳道2～3滴（图12－27）	◇ 滴管或滴瓶末端勿触及外耳道，避免污染
5. **压耳** 轻压耳屏，将小棉球塞入外耳道口。嘱患者维持原卧位1～2分钟，观察是否出现迷路反应	◇ 使药液充分进入中耳，以免流出 ◇ 以充分发挥药效
6. **整理用物**	
7. 洗手，记录	

【注意事项】

1. 滴管或滴瓶末端勿触及外耳道，避免污染。

2. 应避免药液过凉以引起迷路反应，如眩晕、眼球震颤等。

3. 软化盯聍者，滴入的药量以不溢出耳道为度，向患者解释滴药后耳部可出现胀感，盯聍取出后症状即消失。两侧均有盯聍者，不宜同时进行。

4. 昆虫类异物进入耳道者，可选用油剂药物，滴药2～3分钟后便可取出。

（三）滴鼻药法

【目的】用于检查、诊断和治疗鼻腔、鼻窦的疾病。

【评估】

1. 患者对鼻部用药相关知识的了解及合作程度。

2. 患者的鼻部疾患及治疗情况。

【计划】

1. **护士准备** 着装整洁，洗手，戴口罩。

2. **用物准备** 滴鼻药瓶或滴管、纸巾。

3. **患者准备** 取合适体位，擤鼻后用纸巾擦净，解开衣领。

4. **环境准备** 病室环境舒适安全、温度适宜。

【实施】操作步骤，见表 12 – 18。

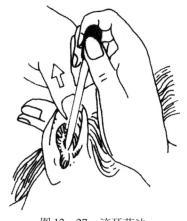

图 12 – 27 滴耳药法

表 12 – 18 滴鼻药的操作步骤

操作步骤	要点说明
1. **核对解释** 备齐用物携至床边，核对、解释	◇ 严格执行查对制度
2. **体位** 协助患者取合适卧位（图 12 – 28A）	
（1）仰头位：患者取坐位或仰卧位，头后仰	◇ 治疗上颌窦炎、额窦炎时，头后仰且向患侧倾斜
（2）侧头位：协助患者取患侧卧位，肩下垫枕，头偏向患侧且下垂	◇ 用于单侧鼻窦炎或伴高血压患者
3. **滴药** 一手轻推鼻尖使鼻腔充分显露，另一手持滴管或滴瓶距鼻孔 2～3cm 处滴入 3～5 滴药液（图 12 – 28B）	◇ 动作轻柔、确保滴药准确
4. **压鼻翼** 轻捏鼻翼，使药液均匀分布于鼻腔黏膜，嘱患者维持原卧位 3～5 分钟后恢复正常体位，用纸巾揩去外流的药液	◇ 利于药液充分发挥疗效
5. **整理用物**	
6. **洗手，记录**	

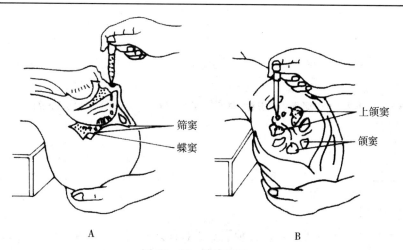

A   B

筛窦
蝶窦

上颌窦
颌窦

图 12 – 28 滴鼻药法

【注意事项】

观察疗效及反应，注意有无出现反跳性黏膜充血加剧，此症状与血管收缩剂连续使用时间过长（超过 3 天）有关，应避免。

三、插入法

（一）直肠栓剂插入法

【目的】

1. 软化粪便，利于排出。如向直肠插入甘油栓剂。
2. 直肠黏膜吸收栓剂的有效成分，达到全身治疗的作用，如解热镇痛栓剂。

【评估】

1. 患者的病情。
2. 对直肠栓剂插入方法的了解程度及合作程度。

【计划】

1. **护士准备**　着装整洁，洗手，戴口罩。
2. **用物准备**　直肠栓剂、指套或手套、卫生纸、屏风（必要时）。
3. **患者准备**　取合适体位。
4. **环境准备**　提供舒适安全环境，注意保护患者隐私，必要时屏风遮挡。

【实施】 操作步骤，见表 12 – 19。

表 12 – 19　直肠栓剂插入的操作方法

操作步骤	要点说明
1. **核对解释**　携用物至床旁，核对并解释以取得合作	◇ 严格执行查对制度 ◇ 注意保护患者，避免着凉
2. **体位**　协助患者取侧卧位，屈膝，暴露肛门	
3. **置入栓剂**	
（1）戴指套或手套	◇ 以免污染手指
（2）嘱患者张口深呼吸，尽量放松	◇ 可使肛门括约肌放松
（3）将栓剂插入肛门，以食指将栓剂沿直肠壁送入直肠深处（图 12 – 29）	◇ 栓剂插入深度以 6 ~ 7cm 为宜
（4）置入栓剂后，嘱患者保持侧卧位 15 分钟，防止栓剂脱出或融化后渗出肛门外	◇ 若药栓滑脱出肛门外，应重新置入 ◇ 观察药物疗效
4. **整理用物**	
5. **洗手，记录**	

【注意事项】

1. 确保栓剂贴于直肠黏膜，否则影响吸收而达不到治疗效果。
2. 操作时动作轻柔，避免引起患者不适。

（二）阴道栓剂插入法

【目的】 自阴道插入栓剂，达到消炎等局部治疗作用。

【评估】

1. 患者病情。

2. 对阴道栓剂插入方法的了解程度及合作
程度。

【计划】

1. **护士准备** 着装整洁，洗手，戴口罩。

2. **用物准备** 阴道栓剂、栓剂置入器或手套、
卫生棉垫、屏风（必要时）。

3. **患者准备** 取合适体位，掌握配合方法。

4. **环境准备** 提供舒适、安全环境，注意保护
患者隐私，必要时屏风遮挡。

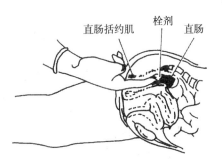

图 12 – 29 直肠栓剂插入法

【实施】 操作步骤，见表 12 – 20。

表 12 – 20 阴道栓剂插入的操作方法

操作步骤	要点说明
1. **核对解释** 携用物至床旁，核对、解释以取得合作	◇ 严格执行查对制度，保证准确用药
2. **体位** 协助患者取仰卧位，屈膝，两腿外展	◇ 避免患者着凉
3. **置入栓剂** 戴手套后，一手分开阴唇，另一手（或用栓剂置入器）将阴道栓剂沿阴道下后方向轻轻送入阴道穹隆（图 12 – 30）；嘱患者保持仰卧位 15 分钟，外阴部垫卫生棉垫	◇ 动作轻柔，以免引起患者不适
	◇ 以利于药物扩散及吸收
	◇ 避免衣裤被药物或阴道渗出物弄污
4. **整理用物**	
5. **洗手，记录**	

【注意事项】

1. 月经期及阴道出血禁用。

2. 指导患者治疗期间避免盆浴及性生活。

复习思考题

1. 护士在执行药物疗法中的职责是什么？

2. 护士为患者王某进行静脉注射时，患者自述注
射局部疼痛，回抽后无回血，请分析其原因。另试述
静脉注射失败的其他常见原因是什么？

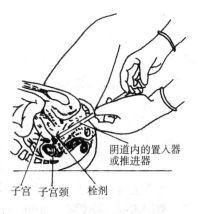

阴道内的置入器
或推进器

子宫 子宫颈 栓剂

图 12 – 30 阴道栓剂插入法

3. 患者张某，男，71 岁，患慢性阻塞性肺气肿
10 年，肺心病 3 年。近日因急性上呼吸道感染而出现大量脓痰不易咳出，医嘱给予超
声雾化吸入，bid。其目的是什么，护士如何按护理程序方法执行此操作？

4. 常用注射给药法有哪些？各种注射法的常用部位是哪里？

第十三章　药物过敏试验

【学习目标】

　　掌握：青霉素、TAT 皮试液的配置方法、预防青霉素过敏反应的措施、青霉素过敏性休克的急救措施、TAT 阳性患者脱敏注射法。

　　熟悉：其他皮试液的配置浓度。

　　了解：青霉素过敏反应的原因。

　　药物过敏反应是特异的免疫反应。过敏性体质的人在使用某些药物时，可能引起不同程度的药物过敏反应。轻者可有皮疹、发热、血管神经性水肿、血清病综合征等，严重者可能发生过敏性休克，抢救不及时就可导致死亡。为防止过敏反应的发生，使用致敏性药物前，应详细询问患者的用药史、过敏史、家族史，并做药物过敏试验（anaphylactic test）。

　　药物过敏反应的基本原因在于抗体（IgE、IgG、IgM 或 IgA）或是补体介导的免疫细胞致敏。当再次应用同类药物时，使致敏细胞上脱颗粒释放出活性介质，引起过敏反应。药物过敏反应一般只发生于少数人。过敏反应发生与否与所用药物的药理作用和用药的剂量无关，但也有过敏反应的严重程度与剂量有关的研究。

　　药物过敏反应分为 I、II、III、IV 四种类型。其中 I 型过敏反应在药物过敏中最多见，由抗体 IgE 介导，反应迅速，又称速发型过敏反应或超敏反应。皮肤过敏试验可以测定 I 型过敏反应，对过敏性休克的预测具有参考价值，结果为阴性者才可用药。护士应掌握正确的皮试液配制技术，正确判断试验结果，严密观察患者，并掌握过敏反应的急救处理。

第一节　青霉素过敏试验

　　青霉素（penicillin）是广谱抗生素，其杀菌机制主要是干扰细菌细胞壁的合成。具有抗菌作用强、疗效高、毒性小且价格低廉的优点，但却较易发生过敏反应，其发生率在各种抗生素中最高，占 3% ~6% 。

一、青霉素过敏反应的原因

　　青霉素本身不具有抗原性，其制剂中所含高分子聚合物及其降解产物（如青霉烯酸、青霉噻唑酸等）作为半抗原进入人体后，可与蛋白质、多糖及多肽类结合形成全抗原，对刺激过敏体质的患者机体可产生特异性抗体 IgE，当再次接触具有相同变应原的青霉素时，抗原抗体结合，激活肥大细胞和嗜碱性粒细胞发生脱颗粒反应，释出生物活性介质，如组胺、缓激肽、5 - 羟色胺、白三烯等。后者作用于效应器官，使平滑肌收缩和腺样体分泌增多、毛细血管扩张、血管壁通透性增加；白细胞破坏释放出慢性反应物质（CSRS - A）而使支气管痉挛加剧，从而产生一系列过敏反应的临床表现（图 13 - 1）。

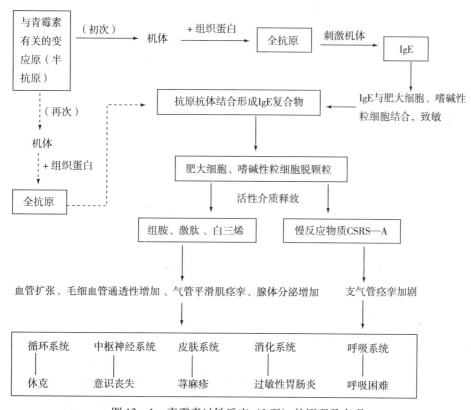

图 13 - 1　青霉素过敏反应（Ⅰ型）的原理及表现

二、青霉素过敏的临床表现

（一）过敏性休克

青霉素过敏性休克属Ⅰ型变态反应，多发生在注射后 5 ~ 20 分钟内，甚至可在数秒钟内发生；也可发生于皮内试验过程或初次肌内注射时（皮内试验结果阴性）；极少数患者发生于连续用药过程中。其发生率为 5 ~ 10/10 万。

特点：反应迅速、强烈，消退亦快。通常不遗留组织损伤，且发病有明显个体差异。

1. 呼吸系统症状　由于喉头水肿、支气管痉挛、肺水肿而引起胸闷、气促、哮喘与呼吸困难。

2. 循环系统症状 由于周围血管扩张而致有效循环血量不足，表现为面色苍白、冷汗、发绀、脉搏细弱、血压下降。

3. 中枢神经系统症状 由于前两种系统病症导致的脑组织缺氧，可表现为意识丧失、抽搐或大小便失禁等。

4. 皮肤及其他过敏反应 由于组织胺等物质所致，表现为瘙痒、荨麻疹、恶心、呕吐、腹痛等。

在上述症状中，常以呼吸道阻塞症状或皮肤瘙痒最早出现，护士应注意倾听患者的主诉。

（二）血清病型反应

用药后 7～12 天内出现，和血清病相似。表现为发热，关节肿痛，皮肤发痒，荨麻疹，全身淋巴结大，腹痛。

（三）各器官或组织的过敏反应

1. 皮肤过敏反应 表现为瘙痒，皮疹严重者可发生剥脱性皮炎。

2. 呼吸系统过敏反应 可引起哮喘或促使原有哮喘发作。

3. 消化系统过敏反应 过敏性胃肠炎及过敏性紫癜，以腹痛和便血为主要症状。

三、青霉素过敏试验法

使用青霉素时，一旦发生过敏反应尤其是过敏性休克，处理不及时就可危及生命。因此，在注射青霉素前，必须做青霉素过敏试验。

【目的】预防发生青霉素过敏性休克，提高用药安全性。

【评估】

1. 患者的用药史、过敏史与家族过敏史（以下简称"三史"），其中过敏史包括药物过敏史、食物过敏史及过敏性疾病史。已知有青霉素过敏者，禁用该项试验。有其他药物过敏史或变态反应疾病史者应慎用。

2. 注射部位的皮肤情况。

3. 患者的病情，对青霉素过敏试验的认识程度和合作态度。

【计划】

1. **护士准备** 衣帽整齐，洗手，戴口罩。

2. **用物准备** ①抢救药物与用品：急救盒内备 0.1% 盐酸肾上腺素；必要时备急救小车（备有主要的抢救药物与物品、氧气、吸痰机等）。②其他用物：根据选取方法不同，用物不同。

3. **患者准备** 患者了解过敏试验的目的、方法、注意事项；询问患者进食情况，空腹禁做药物过敏试验。嘱患者如厕，皮试观察期间不要随意离开；向患者解释注意事项，不要搔抓或揉按皮试局部；如有异常不适时，应及时告知医务人员。

4. **环境准备** 宽敞、明亮、光线充足。

【实施】

1. 皮内试验法

（1）用物：基础注射盘、1ml 一次性注射器、5ml 一次性注射器、青霉素 G80 万单位/瓶、稀释液（0.9% 生理盐水）。

（2）皮内试验药液的配制：皮内试验药液标准浓度为青霉素 200~500U/ml，以配置青霉素 200U/ml 为例，具体配制方法如下（表 13-1）。

表 13-1 青霉素皮试液配制法（200~500U/ml）

青霉素	加入生理盐水（ml）	单位（U/ml）
80 万单位/瓶	4	20 万
取上液 0.1ml	0.9	2 万
取上液 0.1ml	0.9	2000
取上液 0.1ml	加生理盐水至 1ml	200

注：每次配制时均需将溶液混合均匀。

（3）皮内试验：于患者前臂掌侧中下 1/3 处，避开血管，皮内注射上述皮试溶液 0.1ml（含青霉素 20 单位），20 分钟后观察并判断皮试结果。

皮试结果判断标准：

①阴性：皮丘无改变，周围不红肿，无红晕，无自觉症状。

②阳性：局部皮丘隆起增大，并出现红晕硬块，直径大于 1cm，红晕周围有伪足，局部有痒感。严重时，可有头晕、心慌、恶心、面色苍白，甚至发生过敏性休克。

如判断结果为阳性，则禁止使用青霉素。同时将结果告之医师、患者（或其家属），做好记录。

2. 青霉素快速过敏试验法 使用青霉素过敏快速皮试仪，操作简便、省时、无创，特别适用于儿科青霉素过敏试验。其原理是青霉素钠溶液中的青霉素带有负电荷，在一定稳压电流作用下，可将青霉素无痛导入皮内和体内蛋白质结合变成抗原，从而达到过敏试验的目的。对青霉素过敏者，在电极板下的皮肤上可看到阳性。

（1）用物 PG 过敏快速过敏试验仪、PG 试验液（10000U/ml）、注射用水、纱布。

（2）操作步骤

①用注射用水浸湿的纱布擦净患者前臂侧皮肤。

②在电极板方形的负极头上滴 PG 试验液一滴，中间圆形正极头上滴注射用水一滴，然后将电极板束于前臂掌侧面，松紧应适度。

③开启电源开关，指示灯亮，将电源指针调至 50~80μA、电压维持在 9~12V 之间，待电流表指针稳定后，开动计时开关 5 分钟。

④试验终了，快速试验仪自动报警，关好开关，取下电极板，观察结果。

⑤结果判断

阴性：试验处皮肤压迹程度和注射用水的电极板下相同，在 1~2 分钟内消失，无全身反应。

阳性：试验处皮肤出现明显突起的风团或大丘疹，周围充血或不充血。少数患者的局部皮肤可见白斑，也为阳性迹象；强阳性者可伴有臂部痒、刺、灼热等感觉或全身反应。为了防止迟缓反应，需继续观察 5 分钟，并在注射前再观察一次。

【评价】

1. 严格无菌操作，准确无误地做好三查七对。

2. 操作规范，药液剂量准确，皮丘符合要求，结果判断正确。

3. 患者安全，无意外发生。

【注意事项】

1. 试验前，须详细询问患者的"三史"。

2. 对于怀疑有可能过敏者，应作皮肤划痕试验而不作皮内注射试验。对皮试结果可疑者，可在对侧前臂用生理盐水 0.1ml 皮内注射做对照试验。

3. 如证实患者对青霉素过敏者，应告知患者今后不可接受青霉素类药物。

4. 注射及用药期间应注意观察患者，发生过敏迹象后立即停药给予处理。

5. 应备肾上腺素等急救药品，作好抢救准备。

四、青霉素过敏反应的预防

青霉素过敏反应虽与个人过敏体质有关，但某些人为因素也可诱发青霉素过敏反应或使试验结果出现假阳性，如皮试液配置浓度不准确、放置时间过长等，也可因患者过于紧张或发生低血糖反应而误诊为过敏性休克，因此护士要严格按照规定执行，减少人为因素干扰，密切观察病情，预防青霉素过敏反应的发生。

1. 试验前须详细询问患者的"三史"。

2. 使用青霉素前必须做过敏试验。曾接受过青霉素治疗，但已停药 3 天以上或在使用青霉素过程中改用不同生产批号的制剂，均需常规做过敏试验。但出生后 28 日之内的婴儿不需做药物过敏试验。

3. 患者在饥饿、剧烈运动或麻醉情况下不，宜做过敏试验。

4. 青霉素应现用现配。青霉素 G 粉剂性质稳定，在室温中保存数年而活性不减，但其水溶液则极不稳定，在室温下易产生过敏物质，降解产物可成倍增加，因而引起过敏反应，在室温中放置 24 小时后，可使药物的效价降低，抗菌效能大部分丧失，影响治疗效果。

5. 正确实施药物过敏试验的三个环节："药液配制、皮内剂量、结果判断。"青霉素注射盘和注射器、稀释青霉素的生理盐水应专用，以防"隐性接触"而致过敏反应的发生。

6. 两次注射时间不要相隔太近，以 4~6 小时为宜。静脉点滴青霉素时，开始速度不宜太快，每分钟以不超过 40 滴为宜，观察 10~20 分钟，无不良反应者再调整输液速度。

7. 严密观察患者，首次注射后须观察 30 分钟以防迟缓性过敏反应的发生。注意局部和全身反应，倾听患者主诉。

8. 试验结果阳性者禁用青霉素，同时在病历医嘱单、体温单、床头卡、门诊卡、注射卡上醒目地注明青霉素阳性反应，用红笔注（＋）标记，并告知患者及其家属。

五、青霉素过敏性休克的急救措施

青霉素过敏性休克反应发生迅猛，严重者可危及生命，护士务必做好预防及抢救的准备工作。

1. 立即停药，协助患者平卧，报告医师，就地抢救。

2. 立即皮下注射 0.1% 盐酸肾上腺素 1ml，如症状不缓解时可每隔 30 分钟皮下或静脉注射 0.5ml，或气管内给药，直至患者脱离危险（病儿剂量酌减）。肾上腺素是抢救过敏性休克的首选药物，具有收缩血管、增加外周阻力、兴奋心肌、增加心输出量及松弛支气管平滑肌的作用。

3. 对症处理

（1）给予氧气吸入：氧气吸入可改善缺氧的症状，呼吸抑制时，肌内注射可拉明（尼可刹米）、洛贝林（山梗菜碱）等呼吸兴奋剂。如出现呼吸停止，应立即进行口对口人工呼吸。喉头水肿引起窒息时，应立即气管插管或气管切开。

（2）按医嘱给药：①抗过敏：肌内注射盐酸异丙嗪 25～50mg 或苯海拉明 40mg。地塞米松 5mg 肌内注射或地塞米松 5～10mg 静脉注射或氢化可的松 200mg 加 5%～10% 葡萄糖溶液 300～500ml 静脉滴注。②改善微循环：静脉注射 10% 葡萄糖溶液或平衡溶液扩充血容量，根据病情给予升压药物如多巴胺、间羟胺等以使血压回升。

（3）心肺复苏：心脏骤停，立即进行复苏抢救。如实施体外心脏按压及气管内插管、人工呼吸等。

4. 针刺人中、十宣、内关穴，行强刺激。

5. 密切观察病情，记录患者的意识、体温、脉搏、呼吸、血压、尿量及其他临床变化，不断评价病情动态、治疗与护理效果，为进一步处置提供依据。患者未脱离危险期时不宜搬动。

第二节　破伤风抗毒素（TAT）过敏试验

一、过敏反应的原因

破伤风抗毒素（tetanus antitoxin TAT）是用破伤风类毒素免疫马血浆经物理、化学方法精制而成，能中和患者体液中一些游离破伤风毒素。对于伤口有潜在破伤风危险的患者，也常作为被动免疫的预防注射。

TAT 对于人体是一种异性蛋白，具有抗原性，注射后可引起过敏反应。故使用 TAT 前，必须作过敏试验。反应结果阴性者，方可把所需剂量一次注射完。由于 TAT 是一特异性抗体，并无其他药物可以替代，故即使皮试结果阳性，仍需考虑继续使用。为了减轻过敏反应，达到治疗目的，可采用脱敏注射法，注射过程需密切观察，发现异常，立即采取有效措施处理。

二、TAT 过敏试验法

（一）用物及患者准备

1. **用物准备**　注射用物同一般皮内试验准备，另备 TAT1500U/ml、注射用生理盐水及急救用物。

2. **患者准备**　询问用药史与过敏史，如患者曾用过 TAT，停药时间超过一周，仍需做过敏试验。

（二）试验液的配制

1. **配制 TAT 皮试液**　用 1ml 注射器吸取 TAT 药液（1500U/ml）0.1ml，加生理盐水稀释至 1ml（每毫升含 150UTAT）。

2. **皮内试验**　取上述皮试液皮内注射 0.1ml（内含 15U），20 分钟后判断皮试结果。

（1）阴性：局部无红肿，皮丘增大不超过 1.5cm，无异常全身反应。

（2）阳性：局部反应为皮丘红肿，硬结大于 1.5cm，红晕超过 4cm，有时出现伪足、痒感；全身过敏反应、血清病型反应和青霉素过敏反应相同。

皮试结果阴性者，将余液 0.9ml 一次性肌内注射。对过敏试验阳性者，需用脱敏注射。

三、TAT 脱敏注射法

脱敏注射法（Desensitization shots）是将破伤风抗毒素分次少量注入体内的方法（表 13-2）。其原理是：多次小量反复注射，使小剂量抗原进入机体，逐渐消耗体内已经产生的 IgE，使肥大细胞或嗜碱性粒细胞逐步释放出少量的组织胺等活性物质，不足以出现明显的临床症状。而反复多次使细胞表面的 IgE 抗体大部分甚至全部被结合消耗，最后注射 TAT 时，也就不会发生过敏反应，从而达到脱敏治疗的目的。

注射前按照抢救过敏性休克的需要准备好急救用物。

表 13-2　TAT 脱敏注射法

次数	TAT 量（ml）	加入生理盐水量（ml）	注射法
1	0.1	0.9	肌内注射
2	0.2	0.8	肌内注射
3	0.3	0.7	肌内注射
4	余量	稀释至 1ml	肌内注射

每隔 20 分钟进行肌内注射一次，每次注射后均需密切观察。在脱敏注射过程中，如发现患者有气促、面容苍白、紫绀、荨麻疹及头晕、心跳不适、过敏性休克等全身反

应时，应立即停止注射并配合医师处理。待症状消退，情况好转后，减少每次注射的剂量，增加注射次数，在密切观察患者情况下，逐步完成所需的全量。

TAT 过敏反应的急救处理同青霉素过敏试验。

第三节 碘过敏试验

目前临床常用碘化物造影剂做肾脏、胆囊、膀胱等造影，造影剂主要为三碘苯甲酸造影剂，如双醋碘苯酸葡胺（泛影葡胺）、双醋碘苯酸钠（泛影酸钠）和碘肽葡胺。此类药物也可发生过敏反应。为保证患者的安全，造影前须询问患者的用药史，有碘过敏者禁忌使用碘造影剂。凡首次用药者，应做碘过敏试验，结果阴性时方可进行造影检查。严重不良反应的处理方法为对症处理和抗过敏治疗，具体参照青霉素过敏性休克的处理。

一、皮内试验法与反应观察

取碘造影剂 0.1ml 做皮内注射，注射后随时观察患者反应，20 分钟后观察反应结果。如注射处有红肿、硬块、直径超过 1cm 以上者为阳性。

二、静脉注射试验法与反应观察

静脉注射造影剂 1ml（30% 泛影葡胺 1ml），注射 5～10 分钟后观察患者反应。如有恶心、呕吐、手足麻木感及血压、脉搏、呼吸和面色等改变者，为阳性反应。

三、口服试验法与反应观察

检查前三天起口服碘化钾（或碘化钠），每次 10ml，每日 3 次。服药后出现流泪、流涕、口麻、头晕、心悸、呕吐或荨麻疹等反应者，为阳性反应。

各种碘过敏试验并非绝对可靠，少数试验阴性者，也可发生过敏反应，偶有在过敏试验过程中即出现严重的过敏反应。因此，在静脉注射造影剂之前，应先做皮内试验，并备好急救药品。若皮内试验为阴性则做静脉试验，静脉试验阴性者再做全量给药，以达到安全用药的目的，并配合碘化物造影检查治疗。

第四节 其他药物过敏试验

一、先锋霉素过敏试验法

先锋霉素属于头孢菌素类抗生素，是一类高效、低毒、广谱而应用广泛的抗生素。因可致过敏反应，故用药前需做皮肤过敏性试验。此外，应注意头孢菌素类和青霉素之间呈现不完全的交叉过敏反应，对青霉素过敏者中有 10%～30% 对头孢菌素过敏，而对头孢菌素过敏者绝大多数也对青霉素过敏。

以先锋霉素 Ⅵ 为例，皮试液标准浓度为含先锋霉素 Ⅵ 500μg/ml 的生理盐水溶液，皮试剂量为 0.1ml（含先锋霉素Ⅵ50μg）。皮试液配制方法如下（表 13-3）：

表 13-3　先锋霉素Ⅵ皮试液配制法（500μg/ml）

先锋霉素Ⅵ	加入生理盐水	单位/ml
0.5g	2ml	250mg/ml
取上液 0.2ml	0.8ml	50mg/ml
取上液 0.1ml	0.9ml	5mg/ml
取上液 0.1ml	0.9ml	500μg/ml

注：每次配制时，均需将溶液混合均匀。

有关皮试的评估、计划、结果判断，以及过敏反应的处理，参阅青霉素皮内试验有关内容。

二、普鲁卡因过敏试验法

普鲁卡因（procaine）又称奴佛卡因（novocaine），是一种常用局部麻醉药，用药后可以使患者在完全清醒而局部无痛感的情况下进行手术，低浓度的普鲁卡因由静脉缓慢滴入后能轻度抑制中枢神经，有镇痛、解痉和抗过敏作用，用于胃溃疡、皮肤病的治疗。极少数患者用药后，可发生过敏反应，表现为皮炎、鼻炎、结膜炎、虚脱、紫绀和惊厥，个别患者发生肺水肿、哮喘，甚至休克等。故凡首次应用普鲁卡因时，需先做皮肤过敏试验，结果阴性者方可使用。

1. 皮内试验法　取 0.25% 普鲁卡因液 0.1ml 作皮内注射，注射后随时观察患者反应，20 分钟后判断反应结果。其处理可参照青霉素过敏试验。

2. 快速过敏试验法　参见青霉素快速过敏试验法。

三、链霉素过敏试验法

链霉素（streptomycin）是一种氨基葡萄糖型抗生素，是继青霉素后第二个生产并用于临床的抗生素。它的抗结核杆菌的特效作用，开创了结核病治疗的新纪元。其主要对革兰阴性细菌及结核杆菌有较强的抗菌作用，不良反应多见于对第八对脑神经和肾的损害，可导致前庭神经、听神经损伤和肾毒性。尤其对新生儿、年老和肾功能减退患者慎用。链霉素还可发生皮疹、荨麻疹、发热、血管性水肿等过敏反应，使用时应引起重视。虽过敏性休克发生率较青霉素低，但死亡率较高，故在使用链霉素时，需做皮肤过敏试验。

1. 皮内试验药液的配制与试验方法　皮内试验药液的标准浓度为含链霉素 2500U/ml 等渗盐水溶液，皮内注射 0.1ml（内含链霉素 250U）。配制方法如下（表 13-4）：

表 13-4　链霉素皮试液配制法（2500U/ml）

链霉素	加生理盐水	u/ml
100 万单位/瓶	3.5ml 溶解后为 4ml	25 万
取上液 0.1ml	0.9ml	2.5 万
取上液 0.1ml	0.9ml	2500

取上液皮内注射 0.1ml（含链霉素 250U），20 分钟后判断皮试结果。

2. 试验结果的判断及注意事项

（1）试验结果的判断与青霉素过敏试验相同。

（2）使用链霉素前，应详细询问用药史、过敏史。链霉素过敏反应发生率虽较青霉素低，但临床表现十分严重，故应注意慎用。

3. 过敏反应的临床表现 链霉素过敏反应的临床表现与青霉素过敏反应大致相同。轻者表现为发热、皮疹、荨麻疹，重者可致过敏性休克。

4. 过敏反应的急救措施 一旦发生过敏性休克，其救治措施与青霉素过敏性休克的救治基本相同。同时应用钙剂，以10%葡萄糖酸钙或5%氯化钙的溶液静脉推注。因链霉素可与钙离子结合，从而使链霉素的毒性症状减轻或消失。

四、其他中药制剂

中药注射剂（traditional Chinese medicine injection，TCMI）是中药新型制剂，为中药治疗各种疾病提供了更多的选择。过敏反应是TCMI常见的不良反应之一。中药过敏反应同西药，都属于变态反应。其过敏原因与药物成分、药材来源及生产加工和微粒叠加等多种因素有关。

精致蝮蛇抗栓酶过敏试验：本品从蝮蛇蛇毒中分离提取制得。含有精氨酸酶、水解蛋白酶、磷酸二酯酶等多种成分。0℃~4℃保存。本品能明显增强体内纤维蛋白溶解系统的活性，使血液黏度明显下降，血流速度增快，血小板聚集功能及粘附力下降，因而具有去纤、抗凝、溶栓作用。还有扩张血管，改善微循环，增加病灶局部供血，对脑血栓、闭塞性脉管炎、大动脉炎、静脉系统血栓、突发性耳聋等均有满意疗效。适用于脑栓塞、心肌梗死、闭塞性脉管炎、脑血栓后遗症、动静脉血栓、视网膜静脉栓塞、肺梗死、断肢（指）再植中抗凝治疗、大动脉炎、静脉系统血栓形成及高凝血症等。

1. 皮内试验药液的标准浓度 含精致蝮蛇抗栓酶0.001U/ml盐水溶液。配制方法如下（表13-5）：

表13-5 精致蝮蛇抗栓酶皮试液配制法（2500U/ml）

精致蛇毒	加生理盐水	U/ml
0.25 单位/瓶	2.5ml	0.1
取上液 0.1ml	0.9ml	0.01
取上液 0.1ml	0.9ml	0.001

2. 皮试 取上液皮内注射0.1ml（含精致蝮蛇抗栓酶0.0001U），20分钟后判断皮试结果。

3. 过敏反应 临床表现及处理同青霉素。

链 接

青霉素皮内过敏试验最佳注射部位研究

有人做过研究，将前臂划出 3 个区，腕上横纹中点上 A3cm 处，B5cm 处，C7cm 处，以此 3 点为中心，左右各 1.5cm 处再旁开 2 点，分别做皮试，结果显示，腕上横纹 3cm 处正中点为最佳注射点。患者无不痛，结果有统计学差异。原因前臂外侧皮神经来自肌皮神经，其分支分布于前臂外侧前面、后面的皮肤。前臂内皮神经直接来自臂丛，其分支分别分布于前臂内侧前面、后面的皮肤。A 区为前臂外侧皮神经、前臂内侧皮神经、尺神经的交界区，神经末梢分布相对比较稀疏，尤其以 A 区正中点更稀，故该区痛觉敏感性较差，与临床观察相吻合。建议青霉素皮试时选择 A 区最佳注射点。

链 接

青霉素皮试剂

青霉素皮试剂为青霉素钠的无菌冻干制品。每瓶含青霉素钠 2500 单位。青霉素皮试剂使用方便，配制剂量准确，不宜污染且同一生产厂家无批号限制。但不同生产厂家青霉素皮试剂纯度、质量标准有较大差异，有待进一步完善与提高。

①用物：注射盘、5ml 一次性注射器、青霉素皮试剂（含青霉素钠 2500 单位）、生理盐水。

②青霉素皮试剂皮试液配制：青霉素皮试剂 1 支（含青霉素钠 2500 单位），加入生理盐水 5ml，溶解稀释含青霉素 500U/ml。本品稀释后放冰箱贮存，供 24 小时使用。

③皮内试验：抽取皮试液约 0.1ml 作皮内注射。皮试结果判断同皮试液的配制。

链 接

中药过敏成分

中草药中可以诱发过敏反应的物质很多，如蛋白质、多肽、多糖等大分子物质具有完全的抗原性；另一些分子较小的化合物如茶碱、丹参酮等，可作为半抗原与体内蛋白质结合成全抗原，从而引起过敏反应。这些半抗原在中草药中广泛存在，具有生化活性基因的化学成分都有可能成为半抗原。

目前涉及过敏反应的中药种类很多，大致分3类：单味中药及制剂、中成药及复方制剂、有效成分制剂。有文献统计，中药过敏反应前五位为双黄连注射液、清开灵注射液、鱼腥草注射液、复方丹参注射液、脉络宁注射液。

中药过敏试验具体试验方法的选择应根据给药途径、过敏反应发生机制、影响因素和临床意义等进行选择，《中药注射剂研究的技术要求》在《有关安全性试验项目及要求》的过敏性试验项下提出：可以选择皮肤主动过敏试验、全身主动过敏试验、皮肤被动过敏试验、小鼠耳郭肿胀试验（MEST）、啮齿类局部淋巴结实验（LLNA）、Buehler 分析法、豚鼠最大值法（GPMT）等。但目前尚属实验阶段，并无统一规定的过敏试验方法。

复习思考题

1. 青霉素过敏性休克的临床表现及原因？
2. 张某，男，在静脉滴注青霉素液时，出现呼吸急促、面色苍白、出冷汗、脉细弱，测血压 80/50mmHg，呼之不应。请分析：患者发生了什么情况？应如何急救？
3. 简要分析青霉素与链霉素发生过敏性休克的抢救异同点？

第十四章　静脉输液与输血法

【学习目标】

掌握：周围静脉输液法、常见输液故障的排除、常见输液反应及护理；输血前准备，静脉输血法，常见输血反应及护理。

熟悉：输液的目的、常用溶液的种类及作用、输液速度与时间的计算、颈外静脉插管输液法；输液泵的使用；血液制品的种类，血型和交叉配血试验。

了解：静脉输液的原理；输液微粒的定义，输液微粒的来源、危害、防止及消除措施；自体输血。

静脉输液和输血法是临床快速救治患者的重要措施之一。常用于纠正人的水、电解质、酸碱平衡紊乱；补充血容量，改善血液循环，维持血压，增强免疫力。还可静脉输注药物，达到治疗疾病的目的。在静脉输液与输血中，护士承担着重要的职责，护士应熟练掌握静脉输液与输血的相关知识和技术，使患者得到及时、安全、有效的治疗，早日康复。

第一节　静脉输液法

静脉输液（intravenous infusion）是利用大气压和液体静压的作用原理，将一定量的无菌溶液或药物直接滴入静脉的方法。

链接

静脉输液的问世

在人类医学发展史中，静脉输液技术的出现不足 500 年。1656 年，英国医生 Christopher Wren 用羽毛管将药物注入狗的静脉内，从此开创了静脉注射的先河。1831 年，霍乱肆虐西欧，在这样的紧急时候，苏格兰医生 Thomas Latta 将煮沸过的盐水注入患者的静脉血管，补充丢失的体液，取得了意想不到治疗效果。因此，Thomas Latta 医生被认为是第一位成功奠定了人体静脉输液治疗模式的医生。从此，静脉输液应用于临床并进入了快速发展时期。

一、静脉输液的目的

1. 补充水分及电解质，纠正水和电解质失调，维持酸碱平衡。常用于各种原因引起的脱水、酸碱平衡失调的患者。

2. 补充营养，维持热量。常用于大手术后、慢性消耗性疾病、胃肠道吸收障碍及不能经口进食，如昏迷、口腔疾病的患者。

3. 输入药物，治疗疾病。如输入抗生素以控制感染；输入解毒药以达解毒作用；输入脱水剂以降低颅内压等。

4. 补充血容量，改善微循环，维持血压。常用于严重烧伤、大出血、休克等患者。

二、常用溶液的种类及作用

（一）晶体溶液

晶体溶液（crystalloid solution）的分子量小，在血管内存留时间短，对维持细胞内外水分的相对平衡有重要作用，可有效纠正体液及电解质平衡失调。

1. **葡萄糖溶液**　常用5%葡萄糖溶液、10%葡萄糖溶液。用于补充水分和热量，防止酮体产生，减少蛋白质的消耗，促进钠（钾）进入细胞内。

2. **等渗电解质溶液**　常用0.9%氯化钠溶液、5%葡萄糖氯化钠溶液、复方氯化钠溶液（即林格等渗溶液，内含氯化钠、氯化钾和氯化钙）等，用于补充水分和电解质，维持体液和渗透压平衡。

3. **高渗溶液**　常用20%甘露醇、25%山梨醇、25%～50%葡萄糖溶液等。用于利尿脱水，可在短时间内提高血浆渗透压，回收组织水分进入血管内，消除水肿，降低颅内压，改善中枢神经系统的功能。

4. **碱性溶液**　常用5%碳酸氢钠溶液、1.4%碳酸氢钠溶液、11.2%乳酸钠溶液和1.84%乳酸钠溶液，用于纠正酸中毒，维持酸碱平衡。

（二）胶体溶液

胶体溶液（colloidal solution）的分子量大，在血管内存留时间长，能有效维持血浆胶体渗透压，增加血容量，改善微循环，提升血压。

1. **右旋糖酐**　为水溶性多糖类高分子聚合物，常用的溶液有两种。

（1）中分子右旋糖酐（右旋糖酐-70）：可提高血浆胶体渗透压，扩充血容量。

（2）低分子右旋糖酐（右旋糖酐-40）：可减低血液黏稠度，改善微循环和防止血栓形成。

2. **代血浆**　常用羟乙基淀粉（706代血浆）、氧化聚明胶、聚乙烯吡咯酮等。作用与低分子右旋糖酐相似，扩容效果良好，输入后可使循环血量和心输出量显著增加，急性大出血时可与全血共用。

3. **血液制品**　常用5%白蛋白和血浆蛋白等，输入后能提高胶体渗透压，增加循环血容量，补充蛋白质和抗体，有助于组织修复和提高机体免疫力。

（三）静脉高营养溶液

常用溶液有复方氨基酸、脂肪乳剂等，其成分主要由氨基酸、脂肪酸、维生素、矿物质、高浓度葡萄糖及水分组成，能提供热能，补充蛋白质，维持正氮平衡，补充各种维生素和矿物质，改善营养。

三、补液原则

静脉输入溶液的种类和量应根据患者体内水、电解质及酸碱平衡紊乱的程度来确定，通常遵循以下原则。

1. 先盐后糖、先晶后胶 糖溶液在体内经代谢后成为低渗液，扩容作用相对减小。补液通常先采用晶体溶液，如先输入胶体溶液，则所产生的胶体渗透压可吸收水分入血，将加重组织中缺水；且在缺水情况下，输入胶体可使血液黏稠度增加，易形成微血栓，对微循环不利。但晶体溶液扩容作用持续时间持续时间短（1 小时左右），因此，在查明患者情况后应尽快补充胶体溶液。

2. 先快后慢 为及时纠正体液失衡，早期输液速度宜快，病情基本稳定后逐步减慢。中、重度失水，一般在输液开始的 4~8 小时内输入补液总量的 1/3~1/2，余量在 24~48 小时内补足，并根据药物的性质、患者的病情、年龄及心肺肾功能调节输液速度。

3. 宁少勿多 无论何种水、电解质和酸碱平衡失调，都不可能一次准确补足。一般先初步纠正丢失量，然后在 24~48 小时内继续补液直至完全纠正。注意监测每小时尿量及尿比重，以评估补液量是否足够。当每小时尿量在 30~40ml、尿比重在 1.018 时，一般表示补液量恰当。

4. 补钾四不宜 ①不宜过早，输液后见尿补钾，当尿量增加到每小时 30ml 时，应予补钾；②不宜过浓，静脉滴注液含钾不超过 0.3%；③不宜过多，成人每日不超过 5g，小儿每日 0.1~0.3g/kg 体重；④不宜过快，不超过 20mmol/h。

四、常用静脉输液技术

（一）周围静脉输液法

常用周围静脉输液部位：①上肢浅静脉：常用肘正中静脉、头静脉、贵要静脉及手背静脉网。手背静脉网是成人患者静脉输液时的首选部位；肘正中静脉、头静脉、贵要静脉可以用来采集静脉血标本、静脉推注药液及作为经外周静脉插入中心静脉导管（PICC）的穿刺部位。②下肢浅静脉：常用大隐静脉、小隐静脉及足背静脉网，但下肢静脉有静脉瓣，容易形成血栓。因此，下肢浅静脉不作为静脉输液时的首选部位。

【目的】同静脉输液的目的。

【评估】

1. 年龄、病情、血液循环状况、意识状态等。

2. 心理状态及对静脉输液有关知识的知晓程度；配合程度。

3. 穿刺部位皮肤、血管状况及肢体活动度。

4. 用药史、过敏史和目前用药情况，所用药物的治疗作用及可能出现的不良反应等。

【计划】

1. **护士准备** 衣帽整齐，洗手，戴口罩。

2. **用物准备** 注射盘一套、液体及药物（按医嘱准备）、加药时准备无菌注射器及针头、无菌纱布及容器、止血带、无菌输液贴、瓶套、启瓶器、治疗巾、小垫枕，必要时备小夹板及绷带。输液卡、输液观察记录卡，无菌输液器一套，需静脉留置输液另备静脉留置针一套（图14-1），无菌生理盐水或稀释肝素溶液（封管液），无菌透明敷贴。输液架，污物桶，锐器收集器。

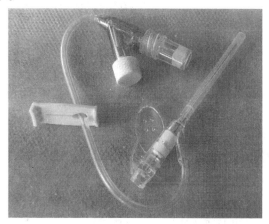

图14-1 静脉留置针（Y型）

3. **患者准备** 了解静脉输液的目的、方法、注意事项及配合要点；输液前排尿或排便，取舒适卧位。

4. **环境准备** 环境整洁、安静，符合无菌原则要求。

【实施】操作步骤，见表14-1。

表14-1 周围静脉输液法操作步骤

操作步骤	要点说明
▲密闭式输液法	◇利用原装密封药液瓶插入输液器进行输液的方法
1. 备物、核查 备齐用物，按医嘱备药核对药液瓶签（药名、浓度、剂量和时间），检查药液	◇根据医嘱进行三查七对，避免出现差错 ◇检查瓶盖有无松动，瓶身有无裂缝，将瓶上下摇动2次，对光检查药液有无浑浊、沉淀、絮状物等；加入药物时，应注意配伍禁忌；根据病情安排输液顺序，并根据治疗原则，按急、缓及药物半衰期等情况，合理分配用药
2. 贴输液卡、加药 根据医嘱填写输液卡并倒贴于输液瓶上；套上瓶套，启开液体瓶铝盖中心部分，常规消毒瓶塞后，按医嘱加入药物	◇粘贴输液卡勿将输液瓶原有标签覆盖
3. 插输液器 检查输液器的包装有无破损、是否过期，确认无质量问题后将输液器尖端插入瓶塞达到根部	◇插入输液器时防止污染
4. 核对解释 携用物至患者床旁，核对患者床号、姓名，再次查对所用药液；向患者解释，询问是否已排尿，取舒适体位，备输液贴3~4条	◇再次执行三查七对制度 ◇解释输液目的及过程，消除患者顾虑，取得其配合，并避免输液后如厕不便

操作步骤	要点说明
5. **挂瓶排气**　将输液瓶倒挂于输液架上，倒置、上举茂菲滴管，轻轻挤压滴管，当液体平面达茂菲滴管 1/2～2/3 时，迅速放正滴管，使平面缓缓下降，直至排尽导管和针头内的空气（图 14－2）。关闭调节器待用	◇ 挂瓶高度适宜，保证大气压与液体静压高于静脉压，使液体输入静脉 ◇ 排除输液管和针头内空气，防止发生空气栓塞
6. **选择静脉**　将治疗巾、小垫枕置于穿刺肢体下，在穿刺点上方约 6cm 处扎止血带，常规消毒穿刺部位，嘱患者握拳	◇ 依病情需要及输入药液的情况，慎选穿刺部位；长期输液者，注意保护和合理使用静脉，一般从远端小静脉开始穿刺（抢救时可例外） ◇ 扎止血带时，应将其尾端向上，松紧度以不阻断动脉血流为宜 ◇ 握拳使静脉充盈，便于穿刺
7. **再次排气、核对**　第二次排气后关闭调节器，再次核对药物及检查空气是否排净	◇ 排液于弯盘内，穿刺前确认输液管内无气泡 ◇ 操作中查对
8. **穿刺固定**　取下护针帽，按静脉注射法行静脉穿刺，见回血后，将针头再平行送入少许，固定针柄，松开止血带，嘱患者松拳，放开调节器，待液体滴入通畅，患者无不适后，用无菌输液贴固定针头，见图 14－3（1）、（2）、（3）。必要时用夹板固定肢体，以防脱落见图 14－3（4）	◇ 固定时，用第一条输液贴先固定针柄、进针处用带有无菌棉片的输液贴覆盖，以防污染，第三条输液贴将针头附近的细管环绕后固定防止牵拉针头
9. **调节滴速**　根据病情、年龄及药物性质调节输液速度，一般成人为 40～60 滴/分；小儿 20～40 滴/分	◇ 对心、肺、肾疾病及老年患者，婴幼儿，以及输注高渗盐水、含钾或升压药液的患者，速度宜慢；对严重脱水，心肺功能良好者速度可适当加快
10. **整理、再次核对**　协助患者取舒适的体位，整理床单位及用物，再次核对患者床号、姓名及药物	◇ 冬季勿暴露注射肢体，防止着凉 ◇ 操作后查对
11. **挂观察记录卡**　填写输液观察记录卡（图 14－4），挂于输液架上	◇ 在输液观察记录卡上记录药液输入时间、药名、液量、滴速，并签全名
12. **告知注意事项**　对患者及家属进行健康教育，将呼叫器置于患者易取之处	◇ 不可随意调节滴速，对输液部位注意保护，发现输液部位肿胀、疼痛或全身不适时，应及时报告
13. **巡视观察**　输液过程加强巡视，观察输液情况，及时处理输液故障，及时记录输液观察记录卡	◇ 保持输液通畅，防止液体滴尽和针头堵塞、滑出；密切观察有无输液反应
14. **更换药液**　如果需多瓶药液连续输入，在第一瓶药液输尽前，按医嘱准备第二瓶药液，更换药液瓶时，拔出第 1 瓶内输液管尖端后，插入第 2 瓶内；待输液通畅，调节适宜输液速度后方可离去	◇ 及时更换药液瓶，防止滴管下端进入空气，造成空气栓塞；插入输液管时，应注意无菌操作，防止污染
15. **拔针按压**　输液完毕，除去输液贴，关闭调节器，将无菌干棉签置于穿刺点上方快速拔出针头	◇ 用棉签按压至无出血
16. **整理记录**　协助患者取舒适卧位，整理床单位，清理用物，必要时做好记录	◇ 将用物分类处理

操作步骤	要点说明
▲静脉留置输液法	◇ 是将静脉留置针置于静脉血管内，保留一段时间，可多次利用并减轻患者痛苦的一种输液方法。适用于长期输液、静脉穿刺困难的患者。可保护静脉，减少血管损伤
1. 同密闭式输液法 1~5	◇ 严格执行三查七对制度和无菌技术操作
2. 连接留置针　打开静脉留置针外包装，取下输液器头皮针帽，将头皮针插入留置针肝素帽内，并用输液贴固定，排尽留置针内空气	◇ 检查外包装是否完好及型号、生产日期 ◇ 头皮针应完全插入留置针肝素帽内
3. 取体位、选静脉　协助患者取舒适卧位，选择富有弹性、粗直、血流量丰富的血管	◇ 确保输液顺利，便于穿刺留置。对于能下床活动的患者，避免下肢留置
4. 消毒皮肤　在穿刺处上方 10cm 处扎止血带，常规消毒皮肤，消毒范围为 8cm×10cm，嘱患者握拳	◇ 使静脉充盈，便于穿刺
5. 再次排气、核对　手持留置针的针翼，拔除留置针护针帽，针尖向下，松开调节器，进行第二次排气，旋转松动针芯（图14-5），再次核对药物及检查空气是否排净	◇ 排液于弯盘内，穿刺前确认输液管内无气泡 ◇ 消除套管与针芯的粘连 ◇ 操作中查对
6. 穿刺、固定　左手绷紧皮肤，右手持留置针针翼，针尖斜面向上，与皮肤呈 15°~30° 角进针，见回血后，将针头再平行送入少许。固定留置针，松开止血带及调节器，同时嘱患者松拳，见液体滴入通畅后，一手持针翼将套管全部送入静脉内，一手后撤针芯用无菌透明敷贴对留置针进行密闭式固定，在小胶布上注明穿刺日期、时间，并用此胶布再次固定留置针管，再用输液贴固定 Y 型管（图14-6）	◇ 使静脉恢复通畅，药液顺利输入 ◇ 避免穿刺点及周围被污染，并便于观察穿刺点情况，作为确认置管时间的依据
7. 同密闭式输液法 9~12	
8. 巡视观察　在使用留置针的过程中，应经常观察穿刺部位，及时发现早期并发症	◇ 静脉留置针一般可保留 3~5 天，最好不超过 7 天
9. 拔针封管　输液将要完毕时，用注射器抽取封管液，输液完毕，拔出输液器针头，常规消毒静脉帽上的胶塞，用注射器向静脉帽内注入封管液	◇ 常用封管液为无菌生理盐水和稀释肝素溶液，通过封管可以保持静脉输液通道畅通，并且还能将残留的刺激性药物冲入血流，避免刺激局部血管 ◇ 注入封管液时，应边推注边退针，直至针头完全退出为止，确保正压封管
10. 再次输液　再次输液时，常规消毒静脉帽胶塞，再将静脉输液针头插入静脉帽内即可	◇ 注意执行查对制度和无菌操作技术，调节好滴数
11. 停止输液　停止输液需拔管，先轻轻撕下小胶布，再揭开无菌透明敷贴，把无菌棉签放于穿刺点上方，并迅速拔出套管针，按压穿刺点至无出血为止	◇ 避免穿刺点出血

续表

操作步骤	要点说明
12. **整理记录** 协助患者适当活动穿刺肢体，取舒适体位，整理床单位，清理用物，确认患者无其他需要后离开病室，做好记录	◇ 用物分类处理

【注意事项】

1. 严格无菌操作原则及查对制度，预防感染及用药差错。

2. 选择静脉时，应避开关节和静脉瓣，选择粗直、弹性好及相对易固定的血管。

3. 注意药物的配伍禁忌，对刺激性强及特殊药物应先用生理盐水进行静脉穿刺输液，确定针头在血管内时，再输入药物。

4. 移动患者、为患者更衣或执行其他护理活动时，要注意保护穿刺部位，防止过分的牵拉而致针头脱出。

5. 不可从静脉输液的肢体采取血液标本或测量血压。

6. 对婴幼儿、小儿应选用头皮静脉；成人昏迷及其他不合作的患者，可用绷带或夹板加以固定。

7. 输液过程中应及时更换溶液瓶，输液完毕应及时拔出针头，严防造成空气栓塞。

8. 输液过程中应加强巡视，注意倾听患者主诉，密切观察患者局部及全身反应，及时发现输液故障或输液反应，及时处理。

9. 需 24 小时连续输液者，应每天更换输液器。

10. 采用静脉留置针进行静脉输液时，应严格掌握留置时间，静脉留置针一般可保留 3 ~ 5 天，最好不超过 7 天，如疑有污染、出现并发症时，应立即拔除。注意保护有留置针的肢体，嘱患者即使在不进行输液时，也应避免肢体下垂。

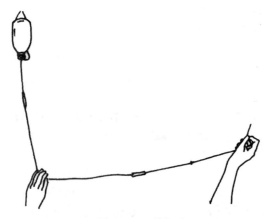

图 14 - 2　排气法

【评价】

1. 护患沟通有效，患者情绪稳定，愿意接受输液治疗并积极配合。

2. 患者及家属能理解输液的目的，了解药物的相关知识、输液过程中的注意事项。

3. 能严格执行操作规程，无差错事故发生，操作程序清晰、规范。

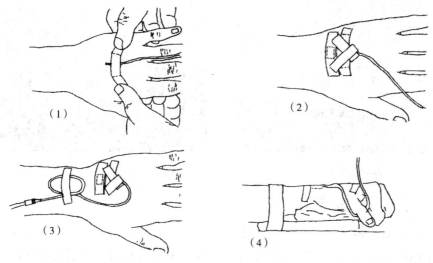

（1）　　　　　　　　　　　　　（2）

（3）　　　　　　　　　　　　　（4）

图 14 – 3　胶布固定法

输 液 观 察 记 录 卡

姓名　　　年龄　　　床号　　　年　月　日

用药

输液时间:				执行者:		
巡视时间	补液情况			滴数/分	尚存量	签　名
	通畅	外溢	阻塞			

图 14 – 4　输液观察记录卡

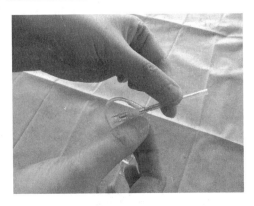
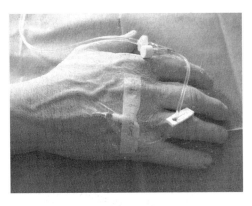

图 14 - 5　旋松静脉留置针外套管　　　图 14 - 6　静脉留置针（Y 型）固定法

（二）颈外静脉输液法

颈外静脉输液部位：颈外静脉是颈部最大的浅静脉，位于颈部外侧皮下，在下颌角后方垂直下降，越过胸锁乳突肌后缘，于锁骨上方穿过深筋膜，最后汇入锁骨下静脉。其行经表浅，位置较恒定，易于穿刺。输液时，穿刺点在下颌角和锁骨上缘中点联线上 1/3 处，颈外静脉外缘。

【目的】

1. 长期输液，周围静脉不易穿刺者。

2. 长期静脉内滴注高浓度或有刺激性的药物或行静脉内高营养疗法。

3. 周围循环衰竭的危重患者，用于测量中心静脉压。

【评估】同周围静脉输液法。

【计划】

1. **护士准备**　衣帽整齐，洗手，戴口罩。

2. **用物准备**　同密闭式输液法，另备：①一次性无菌中心静脉导管穿刺包：中心静脉导管 1 个、输液接头 1 个、导引钢丝 1 个、扩张器 1 个、导引穿刺针 1 个、5ml 注射器 2 个、细注射针（7 号）1 个、粗注射针（12 号）1 个、11 号手术刀 1 个、带线缝合针 2 个、中单 1 个、孔巾 1 个、医用手套 1 副、纱布块 4 个、消毒刷 3 个。②无菌生理盐水、利多卡因注射液、无菌透明敷贴、弯盘、肝素生理盐水溶液。

3. **患者准备**　了解颈外静脉输液的目的、过程，静脉穿刺插管时所取卧位的目的。

4. **环境准备**　环境整洁、安静，符合无菌原则要求。

【实施】操作步骤，见表 14 - 2。

表 14 - 2　颈外静脉输液法操作步骤

操作步骤	要点说明
1. 同密闭式静脉输液法 1 ~ 5	
2. **取体位**　协助患者去枕平卧，头偏向对侧后仰，必要时肩下垫一小枕	◇ 使颈部平直，充分暴露穿刺部位

续表

操作步骤	要点说明
3. **确定穿刺点** 操作者站于穿刺部位对侧或头侧，选择、确定穿刺点（图14-7）	◇穿刺点位于下颌角和锁骨上缘中点连线之上 1/3 处，颈外静脉外缘
4. **消毒皮肤** 常规消毒局部皮肤，打开穿刺包，戴无菌手套，铺洞巾	◇形成一无菌区，预防感染，便于操作
5. **局部麻醉** 助手协助，操作者用细针头连接 5ml 注射器抽吸利多卡因注射液，在皮肤穿刺点处做皮丘，并做皮下浸润麻醉	◇减轻血管穿刺时引起的疼痛
6. **穿刺血管** 操作者左手绷紧穿刺点上方皮肤，右手持粗注射针，针头与皮肤呈 45°角进针，入皮后呈 25°角沿静脉方向穿刺（图14-8）	◇助手配合用手指按压颈脉三角处，使血管充盈，便于穿刺
7. **放置导丝** 穿刺成功后，左手固定穿刺针，右手将导丝自穿刺针孔插入，导丝插入长度约 40cm 时拔出穿刺针	◇插入导丝时动作应轻柔，防止损伤血管
8. **扩皮** 沿导丝插入扩张器，接触皮肤后按同一方向旋转，随导丝进入血管后撤出扩张器，并以左手用无菌纱布压迫穿刺点防止出血	◇插入扩皮器时动作应轻柔
9. **置入中心静脉导管** 右手将中心静脉导管沿导丝插入颈外静脉内，一边推进一边撤离导丝，当导管进入 14cm 时，即可完全抽出导丝	◇操作时应保持动作协调
10. **再次抽回血** 用装有肝素生理盐水溶液的注射器与导管尾端相接，反复抽吸 2~3 次，均可见顺利回血时，向导管内注入肝素生理盐水溶液 2~3ml，同时用导管固定夹锁定导管，撤下注射器，接好输液接头	◇确认导管是否在血管内
11. **固定导管** 用缝合针将导管固定夹在近穿刺点处缝合固定，用 75% 乙醇棉球擦除局部血迹，待干后置管处敷以 1cm×1cm 无菌纱布块，其上再用无菌透明敷贴固定	◇防止导管脱出
12. **接输液器** 撤去洞巾，将输液接头与输液器连接进行输液	◇观察液体滴入情况，如液体滴入不畅，应检查导管有无弯曲
13. **调节滴速** 同周围静脉输液法	
14. **暂停输液** 输液完毕，将输液器与输液接头分离，将肝素生理盐水溶液注入导管内进行封管	◇防止血液凝集在导管内
15. **再次输液** 再次输液时，消毒输液接头，连接上输液器，调节好滴速即可	◇每次输液前应检查导管是否在血管内
16. **停止置管** 置管输液治疗结束进行拔管，拔管前局部常规消毒拆线后拔管，局部压迫 5 分钟，消毒穿刺处皮肤，覆盖无菌敷料	◇拔管动作应轻柔，避免用力猛、速度过快，防止折断导管。注意观察局部有无渗液、渗血，拔管后第 2 天如果无渗液、渗血，可将纱布弃去

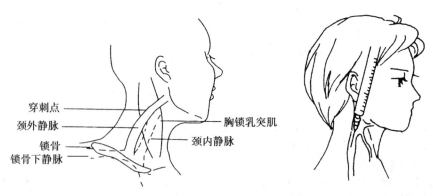

图 14 - 7　颈外静脉穿刺定位　　　　　图 14 - 8　颈外静脉穿刺进针法

【注意事项】

1. 严格执行无菌操作原则及查对制度，预防感染及用药差错。

2. 保持穿刺部位清洁干燥，每天 2 次用 0.5% 碘伏与 75% 乙醇消毒局部，待干，更换贴膜。更换贴膜时，动作轻柔、揭开贴膜时，应从上至下，防止导管拔出。

3. 置管期间，每天早、晚用肝素生理盐水溶液进行冲管。冲管时，应选用 20ml 注射器，以防止冲管时压力过大而致导管破损折断。

4. 嘱患者避免剧烈的头颈部运动，防止挤压置管部位。

5. 注意观察置管局部皮肤有无红肿、疼痛，渗血、脓性分泌物等炎性反应。

【评价】

1. 护患沟通有效，患者情绪稳定，患者及家属理解颈外静脉插管输液的目的，接受治疗并积极配合。

2. 能严格执行操作规程，插管顺利无并发症发生，操作程序清晰、规范。

附：输液滴速与时间的计算方法：

①已知每分钟滴数，计算输完总液量所需的时间。

$$输液时间（分）= \frac{液体总量（ml）\times 每毫升相当的滴数（15 滴）}{每分钟滴数}$$

例如：某患者需输 1500ml 液体，以每分钟 60 滴的速度需用多长时间输完？

$$输液时间（分）= \frac{1500 \times 15}{60} = 375 分 = 6 小时 15 分$$

②已知液体总量与计划需用的时间，计算每分钟需调节的滴数。

$$每分钟滴数（滴）= \frac{液体总量（ml）\times 每毫升相当的滴数}{输液时间（分）}$$

例如：某患者输入液体 2000ml 需用 8 小时输完，求每分钟滴数？

$$每分钟滴数（滴）= \frac{2000 \times 15}{8 \times 60}$$

$$= \frac{30000}{480} \approx 62 滴$$

（注：现在使用的不同品牌输液器，其每毫升相当的滴数为 20 滴）

> **链接**
>
> ### 经外周中心静脉置管输液法
>
> 外周中心静脉导管（PICC）全称是经外周静脉置入中心静脉导管（peripherally inserted central catheter），经外周中心静脉置管输液法是由外周（贵要静脉、肘正中静脉及头静脉）穿刺插管，将导管置于上腔静脉进行深静脉输液的方法。此种方法有操作简单、创伤小、并发症少、留置时间长及适应证较广等优点。用于为患者提供中、长期静脉输液治疗（7天～1年）。适用于长期静脉输液治疗的患者；有锁骨下静脉或颈内静脉插管禁忌证的患者；需输注刺激性强的药物；如需化疗的患者；需反复输血或血液制品等患者。

五、常见输液故障及排除方法

（一）溶液不滴

1. **针头滑出血管外** 液体注入皮下组织，局部见有肿胀并疼痛，挤压输液管无回血。处理方法：将针头拔出，另选血管重新穿刺。

2. **针尖斜面紧贴血管壁或输液管扭曲** 妨碍液体滴入，局部无肿胀疼痛，挤压输液管可有回血。处理方法：调整针头位置或适当变换肢体位置，并调整输液管位置，直到滴注通畅为止。

3. **针头堵塞** 用一手捏住滴管下端输液管，另一手轻轻挤压靠近针头的输液管，若感觉有阻力，松手后又无回血，则表示针头已阻塞。处理方法：更换针头，另选静脉穿刺。

4. **压力过低** 患者周围循环不良或输液瓶位置过低。处理方法：抬高输液瓶位置。

5. **静脉痉挛** 穿刺肢体暴露在冷的环境中时间过长或输入的液体温度过低。处理方法：用热水袋或热毛巾热敷注射部位上端血管，可解除静脉痉挛。

（二）滴管内液面过高

1. **滴管侧壁有调节孔** 先夹紧滴管上端输液管，开放调节孔，待溶液流至低于滴管口时，再关闭调节孔，松开上端输液管。

2. **滴管无调节孔** 将输液瓶取下，倾斜液体面，使输液管插入瓶内之针头露出液面（图14-9），瓶内空气进入输液管内，液体缓缓流下，直到滴管露出液面，再挂输液瓶于架上。

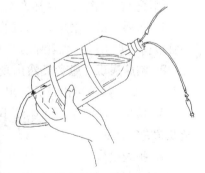

图14-9 液面过高调整方法

（三）滴管内液面过低

1. **滴管侧壁有调节孔**　先夹住滴管下端的输液管，打开调节孔，当滴管内液面升高至1/2～2/3时，关闭调节孔，松开滴管下端输液管即可。

2. **滴管侧壁无调节孔**　夹住滴管下端输液管，用手挤压滴管，迫使液体下流至滴管内，当液面升至1/2～2/3时，停止挤压，松开滴管下端的输液管。

（四）滴管内液面自行下降

输液过程中，如果滴管内液面自行下降，应及时检查滴管上端输液管与滴管的衔接是否紧密，有无漏气或裂缝存在，必要时更换输液管。

六、输液反应及护理

（一）发热反应（fever reaction）

1. **原因**　因输入致热物质引起。多由于输液器具清洁灭菌不彻底或药物制品不纯、灭菌保存不良，输液过程中未能严格执行无菌技术操作等因素所致。

2. **临床表现**　多发生于输液后数分钟至1小时，患者表现为发冷、寒战和发热。轻者发热在38℃左右，停止输液数小时内体温可恢复正常；重者初起寒战，继之体温可高达40℃～41℃，伴有恶心、呕吐、头痛、脉速等症状。

3. **预防**　严格检查药液质量及输液用具的包装和有效期，严格执行无菌操作原则。

4. **护理措施**

（1）减慢输液滴速或停止输液，并及时通知医师。

（2）遵医嘱给予抗过敏药物或激素治疗，寒战时给予保暖，高热者给予物理降温，严密观察生命体征。

（3）保留输液器和剩余药液进行检测，以查找发热反应的原因。

（二）循环负荷过重反应（circulatory overload reaction）

循环负荷过重反应也称为急性肺水肿（acute pulmonary edema）

1. **原因**　由于输液速度过快或短时间内输入液体过多，使循环血容量急剧增加，心脏负荷过重引起；患者原有心肺功能不良。

2. **临床表现**　患者突然出现胸闷、呼吸困难、气促、咳嗽、咯泡沫痰或粉红色泡沫痰，严重者痰液可由口鼻涌出，听诊肺部布满湿啰音，心率快且节律不齐。

3. **预防**　输液中滴注速度不宜过快，液量不可过多，对心肺功能不全者、老年人及儿童尤需注意。

4. **护理措施**

（1）出现上述表现时，应立即停止输液并迅速通知医师。如患者病情允许，应协助患者端坐，双腿下垂，以减少回心血量，减轻心脏负荷。同时安慰患者，减轻其紧张心理。

（2）加压给氧，可使肺泡内压力增加，减少肺泡内毛细血管渗出液的产生。吸氧时使氧气经过 20% ~ 30% 乙醇湿化后吸入，因乙醇能减低肺泡内泡沫的表面张力，使泡沫破裂消散，改善肺部气体交换，迅速减轻缺氧症状。

（3）遵医嘱给予镇静、扩血管、强心、利尿等药物治疗。

（4）必要时进行四肢轮扎。用止血带或血压计袖带行适当加压以阻断静脉血流，但保持动脉血流通畅，每隔 5 ~ 10 分钟轮流放松一侧肢体上的止血带，可有效地减少静脉回心血量。症状缓解后，止血带应逐渐解除。此外，对无贫血的患者可通过静脉放血 200 ~ 300ml 以减少回心血量。

（三）静脉炎（phlebitis）

静脉炎是由于物理、化学及感染等因素对血管内壁刺激而导致血管壁的炎症表现。输液所致静脉炎可有机械性、化学性、血栓性及细菌性静脉炎。

1. **原因**　引起静脉炎的因素很多，常见因素：

（1）药物因素：药物稀释不足，长期静脉输入浓度较高、刺激性较强的药物，输入液体酸碱性过强，输液微粒污染等。

（2）静脉内置管：选用导管不当，如导管管径太粗、导管材质偏硬、留置导管时间过长等。

（3）操作因素：静脉穿刺部位距关节处过近（关节活动造成置入导管与血管壁不断地摩擦而引起炎症反应）；穿刺技术不良及输液时未严格执行无菌操作而引起局部静脉的感染。

2. **临床表现**　沿静脉走向出现条索状红线，局部组织发生红、肿、热、痛，有时伴有畏寒、发热等全身症状。

> ### 链接
>
> **静脉炎的分级**
>
> 美国静脉输液护理学会（INS）将静脉炎分为 5 级：
>
> 0 级：没有症状。
>
> 1 级：输液部位发红伴有或不伴有疼痛。
>
> 2 级：输液部位疼痛伴有发红和（或）水肿。
>
> 3 级：输液部位疼痛伴有发红和（或）水肿，条索状物形成，可触摸到条索状的静脉。
>
> 4 级：输液部位疼痛伴有发红和（或）水肿，条索状物形成，可触及条索状静脉长度 >2.5cm（1 英寸），有脓液渗出。

3. **预防**　认真检查药物，严格控制各种输液微粒进入静脉；严格执行无菌技术操作；选择适宜的静脉，最好选用上肢静脉，避免在瘫痪肢体做静脉穿刺输液；注意保护静脉，切忌在同一部位的一条血管上反复多次穿刺，应有计划地更换输液部位；选择适宜的置入导管，减轻对静脉的刺激。

4. 护理措施

（1）停止在发生静脉炎部位输液，抬高患肢并制动，局部用95%乙醇或50%硫酸镁行湿热敷，每日2次，每次20分钟。亦可行超短波理疗，每日1次，每次15~20分钟。合并感染者，遵医嘱给予抗生素治疗。

（2）局部可用中药外敷治疗。如意金黄散外敷，用醋将如意金黄散调成糊状，局部外敷，每日2次。本方有清热、除湿、疏通气血及止痛消肿作用；云南白药外敷，用酒精或食醋调制，增加药物通透性，具有活血、消肿及止痛作用；仙人掌皮，去刺，取150g捣烂，加少许盐，调匀，敷在患处约0.5cm厚，上盖一层纱布加软薄膜，以防止水分蒸发，降低疗效，每日1次至痊愈。

（四）空气栓塞（air embolism）

1. 原因 输液时输液器连接不紧或管内空气未排尽；加压输液、输血时无人守护；连续输液更换液体不及时；输液完毕未及时拔针；拔出较粗、近胸腔的深静脉导管后，穿刺点封闭不严密等，都会导致空气栓塞的危险。空气进入静脉，首先被带入右心房，再进右心室，空气量少则被右心室压入肺动脉，再分散到肺小动脉，最后经毛细血管吸收，损害较小；如空气量大，空气在右心室内阻塞肺动脉入口，使血液不能进入肺内，引起严重缺氧，甚至立即死亡（图14-10）。

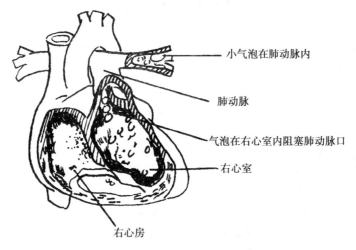

图14-10 空气在右心室内阻塞肺动脉口

2. 临床表现 患者突然感到胸部异常不适或胸骨后疼痛，随即出现呼吸困难和严重紫绀，伴有濒危感。心前区听诊可闻及响亮、持续的"水泡声"，心电图呈现心肌缺血和急性肺心病改变。

3. 预防 输液前认真检查输液器质量，排尽输液管内空气；加压输液输血时专人守护，严密观察；连续输液及时更换液体；输液完毕及时拔针；拔出较粗、近胸腔的深静脉导管后，穿刺点应严密封闭。

4. 护理措施 患者出现上述表现，应立即置患者于左侧卧位和头低足高位，该体位可使肺动脉的位置处于右心室的下部，气泡则向上漂浮在右心室，避开肺动脉入口，随着心脏搏动将空气混成小泡沫，分次少量进入肺动脉内，避免阻塞肺动脉口（图14-11）；给予高流量氧气吸入以提高血氧浓度，纠正缺氧；有条件时，可通过中心静脉导管抽出空气；严密观察病情变化，及时给予对症处理。

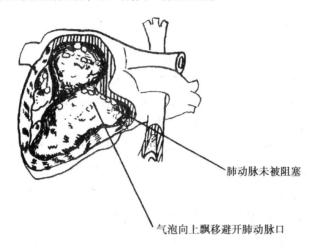

肺动脉未被阻塞

气泡向上飘移避开肺动脉口

图14-11　置患者于左侧卧位和头低足高位置，使气泡避开肺动脉口

七、输液微粒污染

（一）输液微粒的概念

输液微粒（infusion particle）是指输入液体中含有的非代谢性颗粒杂质。其直径一般为 $1 \sim 15 \mu m$，少数可达 $50 \sim 300 \mu m$。输液微粒污染是指在输液过程中将输液微粒带入人体，对人体造成严重危害的过程。输入溶液中微粒的数量决定着液体的透明度，可以此判断液体的质量。

（二）输液微粒的来源

1. 药物生产制作过程中混入杂质，使微粒进入药液。如水、空气、工艺过程中的污染。

2. 盛装药液容器不洁净，液体存放时间过长，玻璃瓶内壁和橡胶塞被药液浸泡时间过久，腐蚀剥脱形成输液微粒。

3. 输液器与加药用的注射器不洁净。

4. 输液环境不洁净、切割安瓿及反复穿刺橡皮塞加药等将微粒带入液体中，输入人体内，导致输液微粒污染。

（三）输液微粒污染的危害

含有大量微粒的液体输入静脉系统，可造成严重的危害。

1. 液体中微粒过多，造成局部血管阻塞和供血不足，组织缺血、缺氧，甚至坏死。

2. 红细胞聚集在微粒上形成血栓，引起血管栓塞和静脉炎。

3. 引起血小板减少症和过敏反应。

4. 微粒进入肺毛细血管，可引起巨噬细胞增殖，包围微粒形成肺内肉芽肿，影响肺功能。

5. 微粒刺激组织导致炎症或形成肿块。

（四）预防措施

1. 制剂生产方面　要改善车间的环境卫生条件，安装空气净化装置，防止空气中悬浮尘粒及细菌污染；工作人员要穿工作服、工作鞋、戴口罩，必要时戴手套；选用优质溶剂与注射用水；采用先进工艺、先进技术，提高检验技术，确保药液质量。

2. 临床操作方面

（1）采用密闭式一次性医用塑料输液（血）器，减少污染机会。

（2）净化操作室空气，可在超净工作台进行输液前准备；有条件的医院在一般病室内也应安装空气净化装置，减少病原微生物和尘埃的数量，使输液环境洁净。

（3）认真检查输入的液体，注意其透明度，输液瓶有无裂痕或破损，瓶盖有无松动，瓶签字迹是否清楚完整，并注意有效期。

（4）严格无菌操作，以减少污染，注意药物配伍禁忌，缩短药物存放时间，现配现用，确保安全。

八、输液泵的应用

输液泵（infusion pump）是指机械或电子的输液控制装置，它通过作用于输液管而达到控制输液速度的目的。输液泵可保持稳定的输液滴数，常用于需要严格控制输入液量和药量的治疗，如常用于升压药物、抗心律失常药物、婴幼儿输液和静脉麻醉等。

输液泵的种类很多，其主要组成与功能大体相同。现以 JMS－OT－601 型（图14－12）为例，简单介绍输液泵的使用方法。

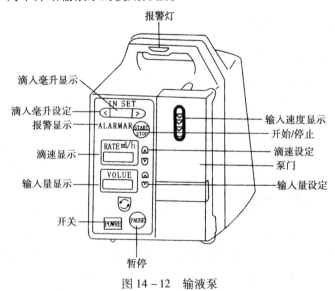

图 14－12　输液泵

1. 将输液泵固定稳妥。

2. 接通电源，打开电源开关。

3. 将输液瓶挂在输液架上排除输液管内的空气。

4. 打开泵门，将输液管放置于输液泵的管道槽内，关闭泵门。

5. 按需要设定每毫升滴数及输液量限制。

6. 按常规穿刺静脉，将输液针头与输液泵连接。

7. 确认输液泵设置无误后，按压"开始/停止"键，启动输液。

8. 当输液量接近预先设定的"输液量限制时"、"输液量显示"键闪烁，提示输液结束。

9. 终止输液时，再次按压"开始/停止"键，停止输液。

10. 按压"开关"键，关闭输液泵，打开泵门，取出输液管。

第二节　静脉输血法

静脉输血（blood transfusion）是将全血或成分血通过静脉输入到体内的方法。

一、输血的目的

1. 补充血容量，增加有效循环血量及心排出量，提升血压，用于失血、失液引起的血容量减少或休克患者。

2. 增加血红蛋白，纠正贫血，促进携氧功能，用于血液系统疾病引起的严重贫血和某些慢性消耗性疾病的患者。

3. 输入抗体、补体等血液成分，增加机体免疫能力，用于严重感染的患者。

4. 补充各种凝血因子和血小板，改善凝血功能，有利于止血，用于凝血功能障碍的患者。

5. 补充血浆蛋白，增加蛋白质，纠正低蛋白血症，改善营养，维持胶体渗透压，减轻组织渗出和水肿。

6. 排除有害物质，用于一氧化碳、苯酚等化学物质中毒，以改善组织缺氧。

二、血液制品的种类

（一）全血

全血指采集的血液未经任何加工而全部保存于保养液中的血液。

1. **新鲜血**　在4℃的常用抗凝保养液中保存1周的血液，其基本保留了血液中原有的成分，可补充各种凝血因子及血小板，适用于血液病患者。

2. **库存血**　在4℃环境下保存2～3周的血液，其虽含有血液的各种成分，但白细胞、血小板、凝血酶原等成分破坏较多，钾离子含量增多，酸性增高，大量输注时，可引起高钾血症和酸中毒，适用于各种原因引起的大出血。

（二）成分血

成分血是根据血液比重不同而将血液成分进行分离，加工成各种高浓度、高纯度的血液制品，根据病情需要针对性地输注相关的成分。可达到一血多用，减少输血反应，提高疗效的目的。成分输血目前在临床已广泛应用。

1. 红细胞

（1）浓缩红细胞：新鲜全血经离心或沉淀移去血浆后的剩余部分，其作用是增强运氧能力，适用于各种急性失血、各种慢性贫血、高钾血症、肝肾及心功能障碍等患者。

（2）洗涤红细胞：红细胞经生理盐水 3～4 次洗涤后，再加入适量生理盐水制成。其含抗体物质少，作用同浓缩红细胞，适用于脏器移植术后及免疫性溶血性贫血等患者。

（3）红细胞悬液：提取血浆后的红细胞加入等量红细胞保养液制成。适用于战地急救及中小手术者使用。

2. 白细胞浓缩悬液　新鲜全血离心后，取其白膜层的白细胞，$22℃±2℃$ 保存，24 小时内有效，其作用是能提高机体抗感染能力，适用于粒细胞低于 $0.5×10^9$，并发严重细菌感染，抗生素治疗 48 小时无效者（从严掌握适用症）。

3. 血小板浓缩悬液　全血离心所得，$22℃±2℃$（轻振荡）保存 24 小时（普通袋）或 5 天（专用袋制备）内有效，其作用是止血。适用于血小板减少或功能障碍性出血的患者。

4. 血浆　全血分离后所得的液体成分。主要成分为血浆蛋白，不含血细胞，无凝集原，分为以下几种。

（1）新鲜血浆：含正常量的全部凝血因子，其作用是补充凝血因子和扩充血容量。适用于凝血因子缺乏及大面积烧伤、创伤的患者。

（2）保存血浆：适用于血容量及血浆蛋白低的患者。

（3）冰冻血浆：$-30℃$ 保存，有效期 1 年。应用时，放在 $37℃$ 温水中融化，并于 6 小时内输入。

（4）干燥血浆：冰冻血浆放在真空装置下加以干燥而成，保存期为 5 年。用时可加适量等渗盐水或 0.1% 枸橼酸钠溶液溶解。

（三）其他血液制品

1. 白蛋白液　从血浆中提取，能提高机体血浆蛋白和胶体渗透压，适用于低蛋白血症的患者。

2. 纤维蛋白原　适用于纤维蛋白缺乏症、弥散性血管内凝血（DIC）患者。

3. 抗血友病球蛋白浓缩剂　适用于血友病患者。

三、血型和交叉配血试验

（一）血型

血型（blood group）通常是指红细胞膜上特异性抗原（亦称凝集原）的类型。根据红细胞所含的凝集原不同，把人类的血液区分为若干类型。其中与临床关系最密切的是 ABO 血型系统和 Rh 血型系统。

1. ABO 血型系统 ABO 血型是根据红细胞膜上是否存在凝集原 A 与凝集原 B 将血液分为 A、B、AB、O 四种血型。其中 O 型红细胞不含 A 和 B 凝集原，而血浆中则含抗 A 与抗 B 抗体（凝集素）；A 型红细胞膜上含有 A 凝集原，即血浆中含抗 B 抗体（凝集素）；B 型红细胞膜上含有 B 凝集原，而血浆中含抗 A 抗体（凝集素）；AB 型红细胞膜含 A、B 凝集原，而血浆中不含抗 A、B 抗体（凝集素）。

2. Rh 血型系统 人类红细胞除含有 A、B 抗原外，还有 C、c、D、d、E、e 六种抗原，称为 Rh 抗原亦称为 Rh 因子。其中，D 抗原的抗原性最强，临床意义也最为重要。因此，医学上通常将红细胞膜上是否含有 D 抗原来表示 Rh 阳性或阴性，含 D 抗原者称之为 Rh 阳性，不含 D 者即 Rh 阴性。汉族中 99% 的人为 Rh 阳性，Rh 阴性者不足 1%。

（二）交叉配血试验

为了避免输入不相容的红细胞，献血者与受血者之间除了进行 ABO 血型系统和 Rh 血型系统血型鉴定为同型血外，还应进行交叉配血试验。其目的是检验其他次要的抗原与其相应的抗体的反应情况，以保证输血安全。

1. 直接交叉配血试验 用受血者血清和供血者红细胞进行配合试验，检查受血者血清中有无破坏供血者红细胞的抗体，其结果绝对不可有凝集或溶血现象。

2. 间接交叉配血试验 用供血者血清和受血者红细胞进行配合试验，检查供血者血清中有无破坏受血者红细胞的抗体。

进行交叉配血试验时，如果直接与间接交叉配血试验结果都未发生红细胞凝集反应，即交叉配血试验阴性，为配血相合。

四、输血方法

常用静脉输血部位：一般采用四肢浅静脉；急需输血时，多采用肘部静脉；周围循环衰竭时，可采用锁骨下静脉、颈外静脉。

【目的】同静脉输血的目的。

【评估】

1. 全面收集患者的病史、症状、体征、心肺功能及实验室检查结果等资料，作为合理输血的依据。

2. 患者的血型、输血史及过敏史可作为输血时查对、用药的参考。

3. 根据病情、输血量、患者年龄选用静脉。

4. 静脉穿刺部位的皮肤状况。

5. 了解患者的心理状态、配合程度及对输血有关知识的知晓程度，为护理和健康教育提供依据。

【计划】

1. 血液准备

（1）备血：护士应持输血申请单和贴好标签的试管，当面核对患者姓名、性别、年龄、病案号、病室/门诊、床号、血型及诊断，根据医嘱抽取血标本。采血时，要求每次只为一位患者采集，禁止同时采集两位患者的血标本，以免发生差错。标本采集后，将输血申请单与血标本一起送往血库，双方进行逐项核对后，做交叉配血试验，受血者配血试验的血标本必须是输血前3天之内的。

（2）取血：配血合格后，由护士持取血单到血库取血。取血与发血双方必须共同查对患者姓名、性别、病案号、门急诊/病室、床号、血型、血液有效期及配血试验结果，以及保存血的外观等。准确无误时，双方共同签字后，血液方可发出。凡血袋有下列情形之一的，一律不可发出与取回：①标签破损、漏血；②血袋有破损、漏血；③血液中有明显的凝块；④血浆呈现乳糜状或暗灰色；⑤血浆中有明显气泡、絮状物或粗大颗粒；⑥未摇动时，血浆层与红细胞的界面不清或交界面上出现溶血；⑦红细胞层呈紫红色；⑧过期或其他须查证的情况。

（3）取血后：勿剧烈振荡血液，以免红细胞大量破坏而引起溶血；不能将血液加温，防止血浆蛋白凝固变性而引起反应，应在室温下放置15～20分钟后再输入。

2. 护士准备 衣帽整齐，洗手，戴口罩。

3. 用物准备 生理盐水、血液制品（根据医嘱）、一次性手套。并根据不同的输血法准备以下物品：

（1）间接输血法：用密闭式静脉输液，备输血器（符合标准），其滴管内有滤网，网孔直径为170μm，可以去除大的细胞碎屑和纤维蛋白等微粒，而血细胞、血小板、血浆、凝血因子等均可通过滤网，输血器针头为9号静脉穿刺针头。

（2）直接输血法：同静脉注射，另备50ml无菌注射器数只（根据输血量多少而定）和3.8%枸橼酸钠溶液、血压计袖带。

4. 患者准备 了解输血的目的和方法，排空大小便，取舒适卧位。

5. 环境准备 环境整洁、安静，符合无菌原则要求。

【实施】操作步骤，见表14-3。

表 14－3 静脉输血法步骤

操作步骤	要点说明
▲间接输血法	◇将已抽出的血液按静脉输液的方法输入
1. **建立静脉通道** 按密闭式输液法，选择适宜的静脉进行穿刺，建立静脉通道，先输入少量生理盐水	◇严格执行无菌操作；血液内不得随意加入其他药品，并避免和其他溶液相混，以防血液变质
2. **严格查对** 由两名医护人员带病历共同到患者床旁，核对患者姓名、性别、年龄、病案号、门急诊/病室、床号、血型等，确认与配血报告相符，再次核对血液	◇严格执行查对制度，确保准确无误
3. **摇匀血液** 以手腕旋转动作轻轻将血袋内的血液摇匀	◇勿剧烈振荡，防止红细胞破坏
4. **接储血袋** 确定无误后，操作者戴手套打开储血袋封口，常规消毒开口处塑料管，从生理盐水瓶塞上拔出输血器针头，插入上述消毒部位	◇严格执行无菌操作 ◇戴手套是为了医护人员自身的防护
5. **调节滴速** 开始输血时，输入速度宜慢，观察 15 分钟左右，如无不良反应，再根据病情及年龄调节滴速	◇开始滴速不超过 20 滴/分，成人一般 40～60 滴/分，儿童酌减
6. **交代注意事项** 撤去治疗巾，取出止血带和小垫枕，整理床单位，协助患者取舒适卧位。向患者或家属交代有关注意事项，将呼叫器置于易取处	◇嘱患者及家属勿随意调节滴数，如有不适及时呼叫
7. **输血完毕后的处理** 输血完毕后再继续滴入少量生理盐水，以使输血器内的血液全部输入体内，然后拔出针头	◇输入两袋以上血液时，两袋之间须输入少量生理盐水；输血针头较粗，拔针后按压时间应长
8. **整理、记录** 整理床单位，清理用物，做好输血记录	◇记录输血时间、种类、量、血型、血袋号及有无输血反应
▲直接输血法	◇将供血者的血液抽出后，立即输给患者的方法。适用于无库血而患者又急需输血，以及对婴幼儿的少量输血
1. **做好解释** 输血前应向供血者和患者做好解释	◇解除顾虑以取得合作
2. **抽取抗凝剂** 用准备好的无菌注射器抽取适量的抗凝剂	◇每 50ml 血中加入 3.8% 枸橼酸钠溶液 5ml，避免抽出的血液凝固
3. **患者准备** 指导、协助供血者和患者分别卧于相邻的两张床上，露出一侧上臂	◇便于操作与安全
4. **严格核对** 认真核对受血者和供血者姓名、血型、交叉配血结果	◇严格查对，防止差错
5. **选择静脉** 将血压计袖带缠于供血者上臂并充气，选择适宜静脉，一般为肘正中静脉	◇压力维持在 13.3kPa（100mmHg）左右，使静脉充盈，易于操作 ◇肘正中静脉较粗
6. **消毒、穿刺** 戴手套，常规消毒皮肤，行静脉穿刺抽血，立即行静脉注射输给供血者	◇从供血者血管内抽血不可过急过快，并注意观察其面色、血压等变化，询问有无不适；静脉注射输血时速度不可过快，随时观察患者病情
7. **操作配合** 此过程须由三位护士操作：一人采血、一人传递，一人将血输给患者，如此连续进行	◇连续采血时，只需更换注射器，不必拔出针头，用手指压迫穿刺部位前端静脉，以减少出血
8. **输血完毕后的处理** 输血结束后，拔出针头，用无菌小纱布按压穿刺点片刻至无出血	
9. **整理、记录** 整理床单位，清理用物，做好输血记录	◇用物分类处理 ◇记录输血时间、输血量、有无输血反应等

【注意事项】

1. 取血、输血过程中应严格执行查对制度，输血时须两人核对无误后方可输入，输血时严格执行无菌操作。

2. 如取用库血时，须认真检查血液的质量。正常血液分为两层，上层血浆呈黄色，下层血细胞呈暗红色，两者之间界线清楚，无凝块。如血浆变红，血细胞呈暗紫色，界线不清，提示可能溶血，不能使用。

3. 输入两袋以上血液时，两袋血之间须输入少量生理盐水。

4. 多次输血或输入多个人的血液时，输血前按医嘱给予抗过敏药。

5. 输血过程中应密切观察患者局部是否有疼痛，有无输血反应，反应是否严重。如严重者应立即停止输血，保留余血以备检查分析，查找原因。

【评价】

1. 护患沟通有效，患者及家属理解输血的目的，获得输血的相关知识，愿意接受治疗并积极配合。

2. 能严格执行操作规程，在备血、取血、输血中严格查对，准确无误，操作程序清晰、规范。

五、自体输血

自体输血（autotransfusion）即输回自己的血，是指采集患者体内血液或于手术中收集自体失血后再回输给该患者。此法不需做血型鉴定和交叉配血试验，可节省血源和防止输血反应。自体输血包括：

（1）术中失血回输：即在手术中收集失血回输给患者。对手术过程中出血量较多者，如异位妊娠破裂、脾破裂，在手术前准备好血液回收与自体输血装置血液流入腹腔6小时内无污染或无凝血者，经回收、抗凝、滤过等处理后回输给患者。但自体失血回输总量还不宜过多，必要时补充新鲜血和血小板。

（2）术前稀释血液回输：在手术开始前进行采血，并同时自静脉输入晶体或胶体溶液，保持血容量不变，并能降低血中红细胞比容。其目的是使血液处于稀释状态，减少手术中红细胞的损失，所采取的血液在手术中或术后输还给患者。

（3）术前预存自体血：对符合自体输血条件的择期手术患者，术前采取患者的血液，在血库低温下保存，待患者手术时使用。一般手术前3周开始，每周或隔周采血一次，最后一次采血应在手术前三天，以利机体恢复正常的血浆蛋白水平。

六、常见输血反应及护理

输血过程中可能出现各种反应和并发症，严重者可危及患者生命，必须尽一切努力防止，护士应对临床上常见的输血反应和并发症及防治措施有比较全面的了解，一旦发生则能采取相应的救治措施。

（一）发热反应

发热反应是输血中最常见的反应，发生率为2%～10%，多见于输血开始后15分钟至 2 小时内。

1. 原因

（1）致热原引起：血液、保养液、血袋或输血器被致热原污染，或输血时无菌操作不严而造成污染。

（2）免疫反应引起：多次输血后，受血者血液中产生白细胞抗体和血小板抗体。当再次输血时，受血者体内产生的抗体对输入血中的白细胞和血小板发生免疫反应而引起发热。

2. 临床表现 初起畏寒、寒战，继之体温可升至 39℃ 以上，伴有皮肤潮红、头痛、恶心、呕吐等。轻者持续 1~2 小时即可缓解，体温逐渐降至正常。

3. 预防 严格管理血库保养液和输血用具，有效预防致热原，严格执行无菌操作。

4. 护理措施 反应轻者，可减慢输血速度；严重者应立即停止输血，给予生理盐水静脉滴注，保留静脉通路，密切观察生命体征，及时通知医师，并给予对症处理。如患者畏寒、寒战时，应注意保暖；高热时，给予物理降温；按医嘱给予抗过敏药、解热镇痛药或肾上腺皮质激素；将剩余血连同血袋及输血器送检。

（二）过敏反应

过敏反应大多数发生在输血后期或即将结束时。

1. 原因

（1）患者为过敏体质，对某些物质易发生过敏反应，输入血中的异体蛋白质与患者机体的蛋白质结合，形成全抗原而致敏。

（2）献血员在献血前用过可致敏的药物或食物，使输入血中含有致敏物质。

（3）多次输血者，体内可产生过敏性抗体。当再次输血时，抗原抗体相互作用而发生过敏反应。

（4）通过输血献血者血液中的变态反应性抗体随血液进入受血者体内，一旦与相应的抗原接触，即可发生过敏反应。

2. 临床表现 表现轻重不一，轻者出现皮肤瘙痒、荨麻疹、轻度血管性水肿（表现为眼睑、口唇水肿）；重者因喉头水肿而出现呼吸困难，两肺闻及哮鸣音，甚至发生过敏性休克。

3. 预防

（1）勿选用有过敏史的献血员。

（2）献血员在采血前 4 小时内不宜进食高蛋白和高脂肪食物，宜用少量清淡饮食或糖水。

（3）有过敏史的患者，输血前根据医嘱给予抗过敏药物。

4. 发生过敏反应时的处理 应按反应轻重给予处理。轻者减慢输血速度，密切观察，遵医嘱给予抗过敏药物；重者立即停止输血，保持静脉通路，通知医生，根据医嘱给予 0.1% 肾上腺素 0.5~1ml 皮下注射，给予抗过敏药物如异丙嗪、氢化可的松或地塞米松等。严密观察病情变化，出现呼吸困难时应给予吸氧，严重喉头水肿者则协助气管插管或气管切开，如发生过敏性休克者应给予抗休克治疗。

（三）溶血反应

溶血反应是指输入的红细胞和受血者的红细胞发生异常破坏而引起的一系列临床表现，为输血中最严重的反应。可分为血管内溶血和血管外溶血。

1. 血管内溶血

（1）原因

①输入异型血：多由于 ABO 血型不相容引起，供血者和受血者血型不符时，可造成血管内溶血。该反应发生迅速，一般输入 10～15ml 即可产生症状。

②输血前红细胞已被破坏溶血：如血液储存过久，保存温度不当、血液振荡过剧、血液受细菌污染、血液内加入高渗或低渗溶液或能影响血液 pH 值的药物等，均可导致红细胞大量破坏。

（2）临床表现：反应轻重不一，轻者与发热反应相似，重者在输入 10～15ml 血液时即可出现症状，死亡率高，临床表现可分为三个阶段。

①第一阶段（开始阶段）：由于红细胞凝集成团，阻塞部分小血管，可引起头胀痛、四肢麻木、腰背部剧烈疼痛和胸闷等症状。

②第二阶段（中间阶段）：由于凝集的红细胞发生溶解，大量血红蛋白散布于血浆中，可出现黄疸和血红蛋白尿。同时伴有寒战、高热、呼吸急促和血压下降等症状。

③第三阶段（最后阶段）：由于大量血红蛋白从血浆中进入肾小管，遇酸性物质变成结晶体，致使肾小管阻塞；又因为血红蛋白的分解产物使肾小管内皮细胞缺血、缺氧而坏死脱落，也可导致肾小管阻塞，患者出现少尿、无尿等急性肾功能衰竭症状，可迅速死亡。

（3）预防

①认真做好血型鉴定和交叉配血试验，输血前仔细查对，杜绝差错。

②严格执行血液保管原则，不可使用变质血液。

（4）护理措施：一旦发生溶血反应，应进行以下处理。

①立即停止输血，并通知医师，及时给予氧气吸入。安慰患者，以缓解焦虑与恐惧。

②保留余血，采集患者血标本重做血型鉴定和交叉配血试验。

③维持静脉输液通道，以备抢救时静脉给药。

④遵医嘱给药，静脉注射碳酸氢钠以碱化尿液，增加血红蛋白在尿液中的溶解度，减少沉淀，避免阻塞肾小管。

⑤双侧腰部封闭，并用热水袋热敷双侧肾区，防止肾血管痉挛，保护肾脏。

⑥严密观察生命体征和尿量，并做好记录，对少尿、尿闭者按急性肾功能衰竭护理。

⑦出现休克症状，立即配合医师进行抗休克抢救。

2. 血管外溶血　多由 Rh 系统内的抗体如抗 – C、抗 – D 和抗 – E 所造成。临床上常见 Rh 系统血型反应中，绝大多数是由 D 抗原与其相应的抗体作用所致，反应结果使红细胞破坏溶解，释放出的游离血红蛋白转化为胆红素，循环至肝脏后迅速分解，通过消化道排出体外。一般表现较轻，可在输血后一周或更长时间内出现乏力、轻度发热、血胆红素升高。此类患者应查明原因，尽量避免再次输血。

（四）与大量输血有关的反应

大量输血一般指在 24 小时内紧急输血量大于或相当于患者总血容量。常见的反应有循环负荷过重（急生肺水肿）、出血倾向、枸橼酸钠中毒等。

1. 循环负荷过重（急性肺水肿） 其原因、临床表现及护理同静脉输液反应。

2. 出血倾向

（1）原因：长期反复输血或超过患者原血液总量的大量输血，由于库存血中血小板已基本破坏，使凝血因子减少而引起出血。

（2）临床表现：表现为皮肤、黏膜瘀斑，穿刺部位可见大块瘀血或手术后伤口渗血。

（3）护理措施：短时间输入大量库血时，应密切观察患者意识状态、血压、脉搏等变化，注意皮肤、黏膜或手术伤口有无出血。可根据医嘱间隔输入新鲜血或血小板悬液，以补充足够的血小板和凝血因子。

3. 枸橼酸钠中毒反应

（1）原因：大量输血随之输入大量枸橼酸钠，如患者肝功能不全、枸橼酸钠尚未氧化即和血中游离钙结合而使血钙下降，引起凝血功能障碍，毛细血管张力减低、血管收缩不良和心肌收缩无力等。

（2）临床表现：表现为手足搐搦、出血倾向、血压下降、心率缓慢，甚至心搏骤停。

（3）护理措施：严密观察患者的反应，输入库存血 1000ml 时，须按医嘱静脉注射 10% 葡萄糖酸钙 10ml，以补充钙离子，防止发生低血钙。

（五）其他反应

如空气栓塞、细菌污染反应、体温过低及输血传染的疾病（病毒性肝炎、疟疾、艾滋病及梅毒）等。因此，预防输血反应的关键是严格把握采血、贮血和输血操作的各个环节，确保患者输血安全。

复习思考题

1. 患者宋某，刚开始静脉输液时，滴速为 60 滴/分，输液半小时后，宋某发现滴速越来越慢，数了一下滴速只有 20 滴/分，因此就叫来护士。如果你是护士，你会从哪些角度去考虑、查明原因，并尽快解决这个问题？

2. 患者姜某，女，30 岁，诊断为肺炎。在静脉输液过程中，主诉全身发冷、寒战、头痛及关节痛。检查：体温 39.9℃，脉搏 110 次/分，血压 120/80mmHg。问：

（1）该患者出现了什么情况？

（2）原因可能是什么？

（3）如何处理？

3. 患者余某，男，65 岁，患有慢性支气管炎并发慢性阻塞性肺气肿。因天气突然降温而发生呼吸道感染，在静脉输液过程中突然出现呼吸困难、气促、咳嗽、咯粉红色泡沫样痰。检查：体温 37.4℃，脉搏 120 次/分，血压 130/90mmHg。肺部听诊可闻及湿啰音。问：

（1）该患者出现了什么情况？

（2）原因可能是什么？

（3）如何处理？

4. 患者张某，男，35 岁，患有白血病，进行静脉输血治疗，输血 15ml 时突然出现全身发冷、头胀痛、四肢麻木、胸闷、腰背部剧痛。检查：体温 37.5℃，脉搏 110 次/分，血压 80/50mmHg。问：

（1）该患者出现了什么情况？

（2）原因可能是什么？

（3）如何处理？

第十五章 标本采集

【学习目标】

掌握：各种标本采集的目的与方法。

熟悉：标本采集的原则。

了解：标本采集的意义。

标本采集是指采集人体的少量血液、排泄物（尿、粪）、分泌物（痰、鼻分泌物）、呕吐物、体液（胸水、腹水）和脱落细胞（食道、阴道）等。标本的质量受饮食、药物等诸多因素的影响。因此，掌握正确的标本采集方法非常重要，是临床护理人员应熟练掌握的基本知识和基本技能。

第一节 标本采集的意义和原则

一、标本采集的意义

通过对标本进行物理、化学和生物学的试验技术和方法的检验，其结果和数据在一定程度上能反映机体正常的生理现象和病理改变，与临床症状和其他检查相结合，为预防保健、明确疾病诊断、推测病程进展、制定防治措施及科研积累等提供客观依据。

二、标本采集的原则

为了确保采集标本的质量，采集各种标本时应遵循的基本原则如下：

1. 遵照医嘱 医生根据患者临床症状、检测目的开出医嘱，填写检验申请单。护士在采集各种标本时，均应严格遵照医嘱执行。凡对检验申请单有疑问时，应询问医生、核实清楚后执行。

2. 充分准备 采集标本前明确检验项目、目的及注意事项，耐心解释，消除患者顾虑，取得患者的信任与合作。根据检验目的选择适当的标本容器，容器外贴标签，标明科室、床号、姓名、住院号、检验目的和送检日期及时间等，认真核对。护士在操作前还应做好自身准备，如剪指甲、洗手、戴帽子及口罩等。

3. 严格查对 采集标本前应认真查对医嘱，核对申请项目，患者姓名、床号、住院号等；采集完毕及送检前再次查对，以保证标本采集正确无误。

4. 正确采集 掌握标本的正确采集方法、采集时间和采集量，保证检验标本的质量。凡要进行细菌培养的标本，应在患者使用抗生素前采集；如已使用者，应在检验单上注明。采集的标本须放入无菌容器内；同时要注意检查容器是否密闭、有无裂缝；培养基是否足够，有无浑浊、变质等。

5. 及时送检 标本采集后应及时送检，尽量减少运输和贮存时间。运送中应避免振荡、阳光直射，以免标本污染或变质，影响检验结果。特殊标本还须注明采集时间。

第二节 各种标本采集

一、痰标本（sputum specimen）采集

痰液是肺泡、气管或支气管的分泌物。在正常情况下分泌很少，不引起咳嗽、咳痰，当上述器官发生病变时，如支气管扩张、支气管哮喘、肺部感染、肺结核等使呼吸道黏膜受刺激，分泌物增多，形成痰液，而有痰咳出。收集痰液标本的目的是检查痰内细胞、细菌、寄生虫等，以及观察其性质、颜色、气味和量，为诊断和治疗呼吸系统疾病提供依据。

痰标本分三种：常规标本、培养标本、24小时标本。

【目的】

1. 常规痰标本 检查痰的性状、颜色和气味以预测疾病的性质。痰涂片可检查细菌、虫卵等。

2. 痰培养标本 检查痰液中的致病菌及药物敏感试验等，指导临床合理用药。

3. 24小时痰标本 检查24小时的痰量、性状，协助临床诊断。

【评估】

1. 患者临床诊断、病情及治疗情况，意识状态。

2. 评估患者对检验的项目和目的理解程度，合作程度。

【计划】

1. 护士准备 衣帽整齐，洗手，戴口罩。

2. 用物准备

（1）患者能自行留取痰液：常规痰标本备蜡纸盒或大口小瓶、痰培养标本备无菌容器及漱口溶液200ml、24小时痰标本备广口集痰器，检验单。

（2）患者不能自行留取痰液：集痰器、吸痰用物（吸引器、吸痰管）、生理盐水、一次性手套。如收集痰培养标本须备无菌用物。

3. 患者准备 核对并向患者解释，使患者能了解收集痰液的方法及注意事项。

4. 环境准备 环境清洁、安静，调节工作空间以便于操作。

【实施】操作步骤，见表15-1。

表 15 - 1 痰标本采集法操作步骤

操作步骤	要点说明
1. **准备** 查对医嘱,将检验单附联贴在痰标本容器或采痰器上	◇防止发生差错
2. **核对、解释** 携用物至患者床旁,再次查对,解释留取痰液的目的和方法	◇取得患者合作,消除患者的紧张情绪
3. **收集痰标本**	
▲常规痰标本	
(1)患者能自行留取痰液	
时间:晨起未进食前	
方法:用清水反复漱口,深呼吸数次后,用力咳出气管深处的痰液,盛于标本容器内	◇去除口腔中的杂质 ◇如痰液黏稠不易咳出者,可配合雾化吸入等方法
(2)患者不能自行留取痰液	◇咳嗽乏力或昏迷患者
体位:协助患者取适宜的体位	
方法:由下至上叩击患者背部,戴手套,将集痰器(图15-1)分别和吸引器、吸痰管相连接。按吸痰法将痰液吸入集痰器中	◇集痰器高的一端接吸引器,低的一端接吸痰管
▲痰培养标本	
(1)患者能自行留取痰液	
时间:晨起未进食前	◇严格无菌操作,防止污染标本,影响检验结果
方法:先用漱口溶液漱口,再用清水漱口,深呼吸数次后用力咳出气管深处的痰液,盛于无菌集痰器内,盖好瓶盖	
(2)患者不能自行留取痰液:同常规痰标本的收集法	
▲24 小时痰标本	
时间:晨起(7am)第一口痰,至次晨(7am)第一口痰	◇在标签上注明留痰的起止时间,并告知患者
方法:晨起用清水漱口,咳痰,将24小时的痰液全部吐入集痰器内	◇不可将唾液、鼻涕混入痰标本中
4. **漱口**	◇根据患者需要给予漱口或口腔护理
5. **再次核对**	
6. **整理用物**	
7. **洗手、记录**	◇防止交叉感染 ◇记录患者的反应;痰液性质 ◇24 小时痰标本应记录总量
8. **及时送检**	◇标本不能及时送检者,可暂存4℃冰箱内4~6小时

【注意事项】

1. 熟练掌握操作规程,注意与患者之间的沟通、交流。

2. 如查找癌细胞,应立即送检,也可用95%酒精或10%福尔马林固定后送检。

3. 收集痰液时间宜选择在清晨，因此时痰液量较多，细菌较多，可以提高检查的阳性率。

【评价】

1. 与患者沟通有效，患者理解配合。

2. 标本采集正确，质量良好，送检及时。

二、咽拭子（throat swab）标本采集

【目的】 从咽部和扁桃体取分泌物作细菌培养或病毒分离，为疾病诊断提供依据。

【评估】

1. 患者临床诊断、病情及治疗情况，意识状态。

2. 评估患者对检验的项目和目的理解程度、合作程度。

3. 了解患者进食的时间，宜在进食后 2 小时取标本，避免呕吐。

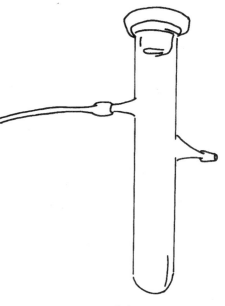

图 15－1　集痰器

【计划】

1. **护士准备** 衣帽整齐，洗手，戴口罩。

2. **用物准备** 咽拭子培养管、酒精灯、火柴、压舌板、手电筒、检验单。

3. **患者准备** 了解取咽拭子的方法和目的。

4. **环境准备** 同痰标本采集。

【实施】 操作步骤，见表 15－2。

表 15－2　咽拭子标本采集法操作步骤

操作步骤	要点说明
1. **准备** 查对医嘱，贴检验单附联于咽拭子培养管上	◇ 防止差错事故
2. **核对、解释** 携用物至床旁，核对患者并向其解释取咽拭子的目的和方法	◇消除紧张，避免交叉感染，取得患者合作
3. **暴露咽喉** 点燃酒精灯，嘱患者张口发"啊"音	◇ 必要时用压舌板
4. **取标本** 用消毒长棉签擦拭两侧腭弓和咽、扁桃体上的分泌物	◇注意动作敏捷而轻柔，棉签不触及舌、口腔黏膜和唾液等，以保证标本准确性
5. **消毒** 在酒精灯火焰上消毒试管口，然后将长棉签插入试管塞紧	◇ 防止标本污染
6. **再次核对**	
7. **整理用物**	
8. **洗手、记录**	
9. **及时送检**	◇若作病毒分离时，应将标本保存于冰箱内

【注意事项】

1. 熟练掌握操作规程，注意与患者之间的沟通、交流。

2. 取咽拭子作细菌培养时，须在口腔溃疡面上采取分泌物，标本采集前数小时不得用消毒药物漱口或涂抹病灶局部。

【评价】

1. 与患者沟通有效，患者理解配合。

2. 标本采集正确，无污染，及时送检。

三、血液标本（blood specimen）采集

血液在机体内通过循环系统与所有组织器官发生联系，参与机体的每一项功能活动，对维持机体的新陈代谢、功能调节和维持机体内、外环境的平衡有着重要作用。在病理情况下，血液系统发生病变时，不仅直接累及血液，而且影响全身组织器官功能；组织器官病变也可直接或间接地引起血液或成分改变。因此，血液检查不仅可以反映血液系统本身的病变，协助诊断疾病，对其他系统疾病的诊断和鉴别也可提供许多重要信息，并为判断病情进展及制定治疗方案提供参考，是临床常用的检验项目之一。血标本有动脉血标本和静脉血标本。

【目的】

1. **静脉血标本** 分全血标本、血清标本、血培养标本三类。

（1）全血标本：可用于血细胞分析、血沉和血液中某些物质的含量（血糖、血氨、尿素氮、血钾、血钙等）。

（2）血清标本：可用于一般的免疫检测、生化检测，如测定血清酶、脂类、电解质、肝功能等。

（3）血培养标本：培养检测血液中的病原菌。

2. **动脉血标本** 常用于血气分析。

【评估】

1. 患者病情及治疗情况，意识状态，肢体活动能力。

2. 评估患者对检验项目和目的的理解程度，合作程度。

【计划】

1. **护士准备** 衣帽整齐，洗手，戴口罩。

2. **用物准备** 2%碘酊、75%乙醇或强力碘、无菌棉签、止血带，干燥无菌注射器（5ml 或 10ml）或一次性采血针和真空标本容器、标本容器（全血标本备盛有抗凝剂的试管；血清标本备干燥试管；血培养标本备血培养瓶）、检验单、无菌手套。

3. **患者准备** 了解采集血标本的目的；采血部位清洁，皮肤完整。

4. **环境准备** 保持环境整洁安静，符合无菌原则及要求。

【实施】 操作步骤，见表 15－3。

表 15 -3　静脉血液标本采集法操作步骤

操作步骤	要点说明
1. **准备**　查对医嘱，选择适当容器，外贴检验单附联	◇防止差错事故
2. **核对、解释**　携用物至床旁，核对患者，解释操作目的、过程和配合方法	◇取得患者合作 ◇需要禁食采血检验，应提前告知患者
3. **选择合适静脉**	◇常用的部位：正中静脉、头静脉和贵要静脉
4. **穿刺**　戴手套，余同静脉注射法	
5. **抽血**　见回血后抽取所需血量	◇一般血培养采血 5ml。为提高亚急性细菌性心内膜炎患者的细菌培养阳性率，采血量为 10 ~ 15ml ◇抽血速度宜慢且均匀，避免红细胞破坏而引起溶血 ◇止血带结扎不超过 1 分钟，以免造成局部血液浓缩，因静脉扩张、淤血而改变血液成分
6. **两松按压**　抽血毕，松开止血带，嘱患者松拳，迅速拔出针头，按压穿刺部位 1 ~ 2 分钟	◇采血过程中，保持针尖固定，避免损伤血管 ◇注意按压充分，避免出现皮下血肿
7. **注血液标本于容器内**	◇同时抽取不同种类的血标本，注入顺序为：血培养瓶→抗凝管→干燥试管
▲注射器直接采集法	
（1）血清标本：取下针头，将血液顺试管壁缓慢注入管内	◇勿将泡沫注入，避免震荡，防止红细胞破裂而造成溶血
（2）全血标本：将血液注入盛有抗凝剂的试管内，立即轻轻旋转摇动 8 ~ 10 次	◇使血液和抗凝剂混匀，避免血液凝固；但不能用力振荡，以免造成溶血 ◇作二氧化碳结合力测定时，血液抽出后立即注入含有液状石蜡油的抗凝标本容器内，注意针头应插在石蜡油液面以下，或将血液注入抗凝管后立即盖紧橡胶盖，以隔绝空气，立即送检。避免血液中二氧化碳逸出，使测定结果降低，影响检验的准确性
（3）血培养标本：剔除铝盖中心部分，常规消毒瓶盖，更换针头，将抽出的血液注入瓶内，轻轻摇匀	
▲真空管定量自动采集法	
将瓶塞穿刺针直接刺入真空管，当第一管采完后，拔出穿刺针后再刺入另一真空管，当最后一管采集完毕，将针头拔出	◇见到回血后方可插入真空出血管，不可先插入后再做静脉穿刺，以免造成管内负压漏气，影响采血效果 ◇拔管后立刻混匀
8. **再次核对**	
9. **整理用物**	◇按照规定消毒处理用物
10. **洗手、记录**	◇特殊标本注明采集时间
11. **及时送检**	◇血液不宜放置过久，以防影响检查结果的准确性

【注意事项】

1. 严格执行查对制度和无菌操作制度。

2. 根据不同的检验目的选择标本容器，真空管要注意颜色标志；采集的方法须正确。

3. 生化检查时，患者应在清晨空腹采血，血脂测定必须空腹 12 小时以上。

4. 严禁在输液、输血的针头处抽取血标本。

5. 血培养标本应注入无菌容器内，不可混入消毒剂、防腐剂及药物。

6. 在采血时防止标本溶血：如注射器和容器要干燥、清洁；扎止血带时间不宜过久；抽血速度不宜过快等。

【评价】

1. 与患者沟通有效，患者理解配合。

2. 严格执行查对制度和无菌操作原则。

3. 标本采集正确，无污染，无溶血，及时送检。

4. 穿刺局部无出血、血肿等。

四、尿标本（urine specimen）采集

尿液是机体代谢的终末产物，尿液的组成和性状可反应机体的代谢状况，受泌尿系统疾病及机体各系统功能状态的影响。尿标本检查是评估肾脏疾病的最常用的检测项目，同时也为协助诊断、病情和治疗效果判断提供依据。

尿标本分三种：常规标本、培养标本及 12 小时或 24 小时标本。

【目的】

1. **尿常规标本** 用于检查尿液的色泽、透明度、比重、蛋白、糖、细胞和管型等。

2. **尿培养标本** 用于细菌培养或细菌敏感试验，指导临床合理用药。

3. **12 小时或 24 小时尿标本** 用于各种尿生化检查或尿浓缩查结核杆菌等检查。

【评估】

1. 患者临床诊断、病情及治疗情况，意识状态。

2. 评估患者对检验的项目和目的理解程度，合作程度。

【计划】

1. **护士准备** 衣帽整齐，洗手，戴口罩。

2. **用物准备** 检验单、备便盆和便盆巾（必要时）。其他根据检验目的另备以下物品：

（1）尿常规标本：一次性尿常规标本容器。

（2）尿培养标本：无菌有盖标本容器、无法自行留取标本患者备无菌导尿用物。

（3）12 小时或 24 小时标本：集尿瓶（3000～5000ml 容量）、防腐剂。

3. **患者准备** 了解采集尿标本的目的、方法和注意事项。

4. **环境准备** 关闭门窗、屏风遮挡，病室要安静。

【实施】操作步骤，见表 15－4。

表 15 - 4 尿标本采集法操作步骤

操作步骤	要点说明
1. **准备** 查对医嘱，贴检验单附联于标本容器上	◇防止差错事故
2. **核对、解释** 携用物至床旁，核对患者，解释采集尿标本的目的、方法及注意事项	◇消除患者顾虑，取得合作
3. **收集尿液标本**	◇注意遮挡、保护患者
▲尿常规标本	
（1）自理的患者：给予标本容器，嘱其留清晨第一次尿液 30ml 左右	◇晨尿浓度较高，未受饮食影响，检查结果准确性高
（2）行动不便的患者：协助其床上使用便盆，取足量尿液	
（3）留置导尿患者：打开集尿袋下方引流孔处橡胶塞收集尿液	◇婴儿或尿失禁患者可使用尿套或尿袋协助收集
▲尿培养标本	
（1）清洗患者外阴和尿道周围	◇防止尿道口被阴道分泌物污染
（2）留取中段尿：弃去前段，再留取 30ml 中段尿液于无菌标本容器内，盖好容器	◇注意勿触及标本容器口
（3）余同常规标本	
▲12 小时或 24 小时尿标本	
24 小时尿标本：嘱患者于晨 7 时排空膀胱后开始留取尿液，次晨 7 时最后一次尿液全部收集于集尿瓶内	◇集尿瓶应放在阴凉处 ◇根据检验要求在尿液中加防腐剂
12 小时尿标本：于晚上 7 时排空膀胱开始留取尿液，次晨 7 时的尿液全部留于集尿瓶内	
4. **再次核对**	
5. **整理用物**	◇用物按规定进行消毒处理
6. **洗手、记录**	
7. **及时送检**	◇及时送检，保证检验结果准确

【注意事项】

1. 熟练掌握操作规程，注意与患者之间的沟通、交流。

2. 女患者月经期不宜留取尿标本；早孕诊断试验应留晨尿。

3. 留 12 小时或 24 小时尿标本，必须在医嘱规定时间留取，不可多于或少于 12 小时或 24 小时，并根据检验要求在尿液中放入适当的防腐剂（表 15 - 5）。

表 15 - 5 常用的防腐剂的用法

名称	作用	方法
甲醛	能防止细菌生长和固定尿中有机成分。用于尿爱迪计数（12 小时尿细胞计数）等	每 30ml 尿液加 40% 甲醛液 1 滴
甲苯	能防止细菌污染和延缓尿液中化学成分的分解。常用于尿蛋白定量，尿糖定量检查	第一次排尿后加入，每 100ml 尿液中加甲苯 2ml，在尿液表面形成薄膜，如果测定尿液中钠、钾、氯、肌酐、肌酸等则需加 10ml

续表

名称	作用	方法
浓盐酸	保持尿液在酸性环境中防止尿中激素被氧化。用于内分泌系统的检验，如17－羟类固醇、17－酮类固醇	24小时尿中共加5～10ml

【评价】

1. 与患者沟通有效，保护患者隐私，患者理解配合。

2. 标本采集正确，及时送检。

五、粪便标本（faecal specimen）采集

正常粪便是由已消化和未消化的食物残渣、消化道分泌物、大量细菌和水分组成。通过对粪便标本的检查，判断消化道有无炎症、出血、寄生虫感染等，有助于消化系统疾病诊断。

粪便标本分四种：常规标本、细菌培养标本、隐血标本及寄生虫或虫卵标本。

【目的】

1. **粪便常规标本**　检查粪便的性状、气味、颜色等。

2. **粪便培养标本**　检查粪便中的致病菌。

3. **粪便隐血标本**　检查粪便内肉眼不能察见的微量血液，鉴别肠道有无出血。

4. **粪便寄生虫标本**　检查粪便中的寄生虫、幼虫及虫卵计数。

【评估】

1. 患者临床诊断、病情及治疗情况，意识状态。

2. 评估患者对检验的项目和目的、理解程度及合作程度。

【计划】

1. **护士准备**　衣帽整齐，洗手，戴口罩。

2. **用物准备**　清洁便盆、标本容器（粪便培养瓶或便盆，内附无菌棉签或检便匙）、检验单。

3. **患者准备**　了解收集粪便标本的目的、方法和注意事项。

4. **环境准备**　安静、隐蔽、安全。

【实施】操作步骤，见表15－6。

表15－6　粪便标本采集法操作步骤

操作步骤	要点说明
1. **查对医嘱、填单**　查对医嘱，贴检验单附联于标本容器上	◇ 防止差错
2. **再次查对、解释**　携用物至床旁，核对患者并解释留取粪便标本的目的、方法及注意事项	◇ 取得患者的理解合作

操作步骤	要点说明
3. 排便 屏风遮挡，嘱患者先排空膀胱，排便于清洁便盆内	◇ 避免排便时尿液排出，大小便混合，影响检查结果 ◇ 常规标本排于清洁便盆内，培养标本排于无菌便盆内
4. 收集粪便标本 ▲常规标本 用检便匙取粪便中央部分或带有黏液脓血部分约5g，置于标本容器内，如为水样便则盛于容器中送检 ▲培养标本 用无菌棉签取粪便中央部分或带有黏液脓血部分约2g左右，置于培养瓶内，塞紧瓶塞	◇ 患者无便意时，用无菌长棉签蘸无菌生理盐水自肛门插入6～7cm，顺一方向轻轻旋转，取直肠表面黏液后退出，将棉签置于培养管内 ◇ 粪便培养一般需连续送3次
▲隐血标本 按常规标本留取	◇ 嘱患者检查前三天禁食肉类、肝、血、含大量叶绿素的食物及含铁剂药物，三天后留取标本
▲寄生虫标本 （1）检查寄生虫 在粪便不同部位取带血或黏液部分5～10g	◇ 患者服用驱虫药，或作血吸虫孵化检查时，应留取全部粪便
（2）检查蛲虫 嘱患者睡前或清晨未起床前，将透明胶带贴在肛门周围，取下粘有虫卵的透明胶带，粘贴在玻璃片上或将透明胶带对合，立即送检	◇ 蛲虫常在午夜或清晨时爬到肛门处产卵
（3）检查阿米巴原虫 需将便盆加温至37℃，留取标本后在30分钟内连同便盆送检	◇ 阿米巴原虫在低温下失去活动能力，不易查到，故需留标本前将便盆加温；及时送检，防止阿米巴原虫死亡
5. 清洁、消毒便盆 归还原处	◇ 避免交叉感染
6. 洗手、记录、送检	◇ 记录粪便形状、气味、颜色

【注意事项】熟练掌握操作规程，注意与患者之间的沟通交流。

【评价】

1. 与患者沟通有效，保护患者隐私，患者理解配合。

2. 标本采集正确，及时送检。

复习思考题

1. 血液标本如何预防溶血？

2. 患者需做粪便隐血试验，为保证粪标本的质量，应如何指导？

第十六章　危重患者的病情观察与急救护理

【学习目标】

　　掌握：正确判断心搏、呼吸停止的技术；心肺复苏术的步骤和方法；吸氧、吸痰的目的、注意事项及操作流程；洗胃的目的、评估和各种药物中毒的灌洗溶液及禁忌药物。

　　熟悉：病情危重患者的病情观察的方法及内容；心跳、呼吸骤停的原因；评价心肺复苏的标准；常用的洗胃方法；危重患者的护理。

　　了解：病情观察的意义及抢救工作的组织管理；人工呼吸器的使用方法。

危重患者是指病情严重，随时可能发生生命危险的患者。病情观察和急救是护理危重患者的关键。

本章的主要内容是病情观察的意义、方法及内容，急救工作的组织与管理，各项急救操作技术及危重患者的护理。通过本章的学习，护理人员可以准确运用基础生命支持、吸氧、吸痰、洗胃、心肺复苏等常用的抢救技术，及时抢救患者的生命。

第一节　危重患者的病情观察

一、病情观察的意义

病情观察是护士在护理工作中积极启动感觉器官，以及应用辅助工具，进行有目的、有计划地了解、观察患者的生理、病理变化和心理反应的知觉过程。因此，护士应熟悉病情观察的内容，并在护理工作中努力培养自身有目的、有意识的主动观察病情的能力。这就要求护士必须具备广博的医学知识、严谨的工作作风，做到"五勤"、"四快"。"五勤"即勤巡视、勤观察、勤询问、勤思考、勤记录；"四快"即眼快、手快、腿快、反应快。通过有目的、有计划、认真细致的观察，及时、准确地掌握或预见病情变化，为危重患者的抢救赢得时间。

二、病情观察的方法

（一）直接观察法

通过视、听、触、嗅觉等感觉器官观察患者，必要时可运用辅助仪器配合，以增加观察效果。

1. 视诊 是身体检查的第一步，也是最基本的检查方法。检查时，应保证光线充足，并随时注意患者的反应和病情变化，弹性调整观察的内容。观察内容包括患者的外观、行为、意识。如意识状态、面部表情、体位、肢体活动、舌苔颜色及各系统的生理和病理变化；如排泄物色、质、量、猩红热患者出现杨梅舌、肝硬化患者出现肝掌等。

2. 听诊 是利用耳或听诊器来分辨患者身体不同部位所发出的声音及其所代表的不同意义。其内容包括倾听患者的主诉，辨别患者的语言、呼吸、咳嗽、声音等的改变，以了解患者的健康状况。

3. 触诊 是利用手的触觉来发现患者身体某部位的结构功能是否异常。其内容包括体表的温度、湿度、弹性、光滑度及脏器的外形、大小、软硬度、移动度及跳动情况。如患者休克时全身湿冷，诊脉可测知脉搏的异常搏动。

4. 嗅诊 利用嗅觉来辨别患者的各种气味及其与健康状况的关系。

（1）呼吸系统：呼吸时有无异常气味，如糖尿病酮症酸中毒患者呼吸呈烂苹果味；

（2）消化系统：有无口臭或呕吐物、粪便的特殊气味，如有机磷中毒患者的呕吐物带有大蒜味。

（3）泌尿生殖系统：尿液有无异常气味，如恶臭味、尿酸性味、水果样味等。

（4）皮肤系统：伤口分泌物有无恶臭味。

（二）间接观察法

1. 询问 对于性格内向、少言寡语、意识不清的患者，除了仔细观察患者自身情况外，还可通过询问家属或周围的人来了解情况。

2. 阅读各种信息资料 如通过书面交班报告、病历、检查报告、会诊报告等相关资料，获取有关的病情信息。

3. 借助仪器 如利用心电监护仪等提高观察的效果。

三、病情观察的内容

（一）一般情况

1. 发育与体型 发育的正常与否，通常以年龄、智力和体格成长状态（身高、体重及第二性征）之间的关系来判断。成人发育正常的判断指标一般为胸围等于身高的一半，坐高等于下肢的长度，两上肢展开的长度约等于身高。体型是身体各部发育的外观表现，包括骨骼、肌肉的成长与脂肪分布的状态等。临床上把成人的体型分为三型：

（1）正力型（均称型）：即身体各部分均匀适中。

（2）无力型（瘦长型）：身体瘦长，颈长肩窄，胸廓扁平，腹上角 <90°。

（3）超力型（矮胖型）：身短粗壮，颈粗肩宽，胸廓宽厚，腹上角 >90°。

2. 饮食与营养 饮食在疾病治疗中占有重要地位，对疾病的诊断也起到一定作用。应注意观察患者的食欲、食量、饮食习惯、进食后反应等情况。营养状况可根据皮肤的光泽度、弹性，毛发指甲的润泽程度，皮下脂肪的丰满程度，肌肉的发育等综合判断。

3. **面容与表情** 疾病可使人的面容和表情发生变化，某些疾病发展到一定程度时，可出现特征性的面容和表情，提示病情轻重和转归情况。常见的典型面容如下：

（1）急性病容：表现为面色潮红、兴奋不安、呼吸急促、鼻翼煽动、呻吟、口唇疱疹。多见于热性疾病，如大叶性肺炎、疟疾等患者。

（2）慢性病容：表现为面色苍白或灰暗，面容憔悴，目光暗淡。见于慢性消耗性疾病如恶性肿瘤、肝硬化、结核病等患者。

（3）二尖瓣面容：表现为面部双颊紫红，口唇发绀。见于风湿性心脏病患者。

（4）病危面容：表现为面肌消瘦，面容枯槁，面色苍白或暗灰，表情淡漠，双目无神，眼眶凹陷，鼻骨嶙峋。见于大出血、严重休克、脱水、急性腹膜炎等患者。

（5）贫血面容：表现为面色苍白，唇舌及结膜色淡，表情疲惫乏力，见于各种类型的贫血患者。

（6）甲亢面容：表现为面容惊愕，眼裂增大，眼球凸出，目光闪烁，兴奋，烦躁。见于甲状腺功能亢进患者。

4. **体位与步态**

（1）体位（position）：患者身体在卧位时所处的状态。常见体位有自主体位、被动体位、强迫体位。如极度衰弱或意识丧失的患者，由于不能自行调整或变换肢体的位置，常呈被动体位；心肺功能不全患者常采用强迫体位；胆石症的患者在腹痛发作时，常辗转反侧，坐卧不宁。体位对某些疾病的诊断具有一定意义。

（2）步态（gait）：即走动时所表现的姿势。某些疾病可表现出特征性的步态改变。常见典型异常步态有：①蹒跚步态（waddling gait）：走路时身体左右摇摆（鸭步），见于佝偻病、大骨节病、进行性肌营养不良等。②醉酒步态（drinking man gait）：行路时躯干重心不稳，步态紊乱不准确如醉酒状，见于小脑疾患、酒精中毒或巴比妥中毒。③共济失调步态（ataxic gait）：起步时一脚高抬，骤然垂落，且双目向下注视，两脚间距很宽，以防身体倾斜；闭目时则不能保持平衡。见于脊髓疾病的患者。④慌张步态（festinating gait）：起步后小步急速趋行，身体前倾，有难以止步之势。见于震颤性麻痹患者。⑤跨阈步态（step page gait）：由于踝部肌腱、肌肉弛缓，患足下垂，行走时必须高抬下肢才能起步，见于腓总神经麻痹等。⑥剪刀式步态（scissors gait）：由于两下肢肌张力增高，尤以伸肌及内收肌张力增高明显，故移步时下肢内收过度，两腿交叉呈剪刀状，见于脑性瘫痪与截瘫患者。⑦间歇性跛行（intermittent claudication）：步行中，常因下肢突发性酸痛乏力，患者被迫停止行进，需小憩后才能继续走动。见于高血压、动脉硬化患者。

5. **皮肤与黏膜** 皮肤、黏膜常可反应某些全身性疾病。主要观察其颜色、温度、湿度、弹性、出血、水肿、皮疹、皮下结节、囊肿等情况。如贫血患者的口唇、结膜、指甲苍白；肺心病、心力衰竭等缺氧患者的口唇、面颊、指端皮肤发绀；休克患者皮肤湿冷；热性病皮肤发红；心性水肿患者表现为下肢水肿；肾性水肿患者多于晨起眼睑、颜面水肿。

6. **排泄物** 包括汗液、痰液、粪、尿等，应注意观察其性状、量、色、味、次数等。

7. 睡眠 注意睡眠的深度、时间、有无入睡困难、失眠、易醒等情况。

（二）生命体征

生命体征是机体活动中的一种客观反映，是衡量机体身心状况的可靠指标。体温、脉搏、呼吸、血压均受大脑皮层的控制和神经、体液的调节，正常人保持其相对恒定。当机体患病时，生命体征会发生不同程度的变化。若体温不升多见于大出血休克患者；脉搏节律改变多为严重心脏病、药物中毒、电解质紊乱等原因所致；出现周期性呼吸困难多为呼吸中枢兴奋性降低引起；收缩压、舒张压持续升高，应警惕发生高血压危象。

（三）神经精神状况

1. 意识 是大脑高级神经中枢功能活动的综合表现，即对内外环境的知觉状态。正常人意识清晰，反应敏捷精确，思维合理，语言流畅，对时间、地点、人物的判断力正常。

意识障碍（disturbance of consciousness）是指个体对外界环境刺激缺乏正常反应的一种精神状态，任何原因引起大脑高级神经中枢功能损害时，都可出现意识障碍。表现为兴奋不安、思维紊乱、语言表达能力减退或失常、情感活动异常、无意识动作增加等。根据意识障碍程度可分为以下几种：

（1）嗜睡（somnolence）：是最轻度的意识障碍。患者持续地处于睡眠状态，但可被言语或轻度刺激唤醒，醒后能正确、简单而缓慢地回答问题，但反应迟钝，停止刺激后又可入睡。

（2）意识模糊（confusion）：患者对周围环境漠不关心，可有错觉、幻觉，回答问题简短迟钝，表情淡漠，对时间、地点、人物的定向力完全或部分发生障碍。

（3）昏睡（stupor）：接近人事不省的意识状态，患者处于熟睡状态，不易唤醒。在强烈刺激下可被唤醒，醒后答话含糊或答非所问，停止刺激后又进入熟睡状态。

（4）昏迷（coma）：最严重的意识障碍。按其程度可分为：

①轻度昏迷：意识大部分丧失，无自主运动，对声、光刺激无反应，对疼痛刺激尚可出现痛苦的表情或肢体退缩等防御反应。角膜反射、瞳孔对光反射、眼球运动、吞咽反射等存在。

②中度昏迷：对周围事物及各种刺激均无反应，对于剧烈刺激或可出现防御反射。角膜反射减弱，瞳孔对光反射迟钝，眼球无转动。

③深度昏迷：意识完全丧失，对各种刺激全无反应，全身肌肉松弛，深、浅反射均消失。

（5）谵妄 是一种以兴奋性增高为主的高级神经中枢急性活动失调状态，主要表现为意识模糊、定向力丧失、感觉错乱、躁动不安等。如颠茄类药物中毒、肝性脑病患者等。有些谵妄患者可发展成为昏迷状态。

对意识状态的观察，也可用格拉斯哥昏迷评分表（glasgow Coma Scale GCS）进行观察测定。GCS 包括睁眼反应、语言反应、运动反应三个项目，将每个项目的分值相加求其总和，即可得到患者意识障碍程度的客观评分（表 16 - 1）。GCS 总分范围为 3 ~ 15 分，正常为 15 分。总分低于 7 分者为浅昏迷，低于 3 分者为深昏迷。若 GCS 评分 3 ~ 6 分为预后差，7 ~ 10 分为预后不良，11 ~ 15 分为预后良好。同时，还应包括观察意识障碍伴随症状与生命体征、营养、大小便、水、电解质、活动和睡眠、血气分析值等变化。

表 16 - 1　Glasgow 昏迷量表

项目	状态	分数
睁眼反应 （eyes open）	自发性睁眼反应	4
	声音刺激有睁眼反应	3
	疼痛刺激有睁眼反应	2
	任何刺激均无睁眼反应	1
语言反应 （verbal response）	对人物、时间、地点等定向问题清楚	5
	对话混淆不清，不能准确回答有关人物、时间、地点等定向问题	4
	言语不利，但字意可辨	3
	言语模糊不清，字意难辨	2
	任何刺激均无语言反应	1
运动反应 （motor response）	可按指令动作	6
	能确定疼痛部位	5
	对疼痛刺激有肢体退缩反应	4
	疼痛刺激时肢体过屈（去皮质强直）	3
	疼痛刺激时肢体过伸（去大脑强直）	2
	疼痛刺激时无反应	1

2. 瞳孔　瞳孔变化是颅内疾病、药物中毒、昏迷等人体病理状态的一种重要指征。瞳孔的观察应该注意形状、大小、对称性及对光反应等方面。

（1）形状、大小变化

①正常瞳孔：呈圆形，两侧对等，边缘整齐，在自然光线下，直径为 2 ~ 5mm。生理情况下，光反射调节灵敏，光亮处瞳孔收缩，昏暗处瞳孔扩大。

②异常瞳孔：直径小于 2mm 为瞳孔缩小，小于 1mm 为针尖样瞳孔。双侧瞳孔缩小，见于虹膜炎症或有机磷农药、吗啡、氯丙嗪等药物中毒；一侧瞳孔缩小，常提示同侧小脑幕裂孔疝早期；直径大于 5mm 为瞳孔散大。双侧瞳孔散大，见于阿托品药物反应、颅内压增高、颅脑外伤及濒死状态；一侧瞳孔扩大、固定，常提示同侧颅内病变（如颅内血肿、脑肿瘤等）所致的小脑幕裂孔疝的发生。

（2）形状：瞳孔呈椭圆形并伴散大，常见于青光眼等；呈不规则形，常见于虹膜粘连。

（3）对光反应：正常瞳孔对光反应灵敏，并于光亮处瞳孔收缩，昏暗处瞳孔扩张。

当瞳孔大小不随光线刺激而变化，且对光反应消失，常见于危重或深昏迷患者。

3. 心理状态　观察内容包括患者的语言与非语言行为。患者的思维能力、认知能力、情绪状态、感知情况是否正常；有无记忆力减退、反应迟钝、思维混乱、语言及行为异常；有无焦虑、恐惧、绝望、忧郁等情绪反应。

（四）常见症状

1. 疼痛　观察内容包括疼痛的部位、发生的缓急、疼痛的性质和程度、持续时间和伴随症状、疼痛与体位及按压的关系、有无既往史等。

2. 咳嗽　观察内容包括咳嗽发生的缓急、性质、有无时间规律、与气候的关系、有无职业和环境的影响等。

3. 咳痰　观察内容包括痰液的颜色、性质、气味、痰量，咳痰的时间及其伴随症状。

4. 咯血　观察内容包括分清是痰中带血还是大口咯血，咯血量、颜色、有无口腔、鼻腔、齿龈等处出血。

5. 呕吐　呕吐（vomiting）是指由于胃肠逆蠕动增加，胃内容物或一部分小肠内容物，不自主地经口腔吐出体外的一种复杂反射动作。呕吐可将胃内有害物质吐出，因而有一定的保护性作用，但长期频繁而剧烈呕吐可引起水、电解质紊乱、酸碱平衡失调、营养障碍等情况，剧烈呕吐还可引起贲门撕裂导致消化道出血。若呕吐物不慎吸入呼吸道可造成窒息及吸入性肺炎。护理呕吐患者时，应注意观察呕吐的次数、发生时间、呕吐方式及呕吐物的性状、量、色、气味及伴随症状等。

（1）时间：妊娠呕吐常发生在清晨；幽门梗阻呕吐常发生在夜晚或凌晨。

（2）方式：颅内压增高患者呕吐呈喷射状；消化道疾病所致的反射性呕吐，其特点与进食时间有关，发生时间有规律性，呕吐物中可发现致病菌，且呕吐后不适感得到缓解。

（3）性状：一般呕吐物为消化液和食物。高位小肠梗阻者，呕吐物伴有胆汁；幽门梗阻者，呕吐物常为宿食；霍乱、副霍乱者，呕吐物为米泔水样。

（4）颜色：急性大出血时，由于急性大量出血，血液未来得及与胃内容物发生反应，呕吐物为鲜红色；陈旧性出血或出血相对缓慢，由于血液与胃酸及胃内容物发生反应，因而呕吐物为咖啡色；胆汁反流入胃的呕吐物呈黄绿色；腐败性胃内容物滞留在胃内时间较长呈暗灰色。

（5）呕吐量：成人胃容量约为300ml，如呕吐量超过胃容量，应考虑有无幽门梗阻或其他异常情况。

（6）气味：普通呕吐物呈酸性气味；胃内出血者呈碱性气味；含有大量胆汁时呈苦味；幽门梗阻者呈腐臭味；肠梗阻时呈粪臭味；有机磷农药中毒者常带大蒜味。

（7）伴随症状：呕吐伴腹痛腹泻者常见于急性胃肠炎、食物中毒；引起的喷射状呕吐伴剧烈头痛者常见于颅内压增高；呕吐伴眩晕、耳聋及耳鸣者常见于梅尼埃病。

（五）特殊检查或药物治疗

1. 特殊检查　如各种造影（冠状动脉造影、胆囊造影等）、各种内窥镜检查（胃镜、腹腔镜等）、各种穿刺术（胸、腹穿刺等），这些检查均会给患者带来不同程度的创伤。护士应重点了解注意事项，观察生命体征，倾听患者主诉，防止并发症发生。如胃镜检查后观察有无舌腭弓血肿、食道及胃穿孔、消化道出血等。

2. 特殊治疗方法　应用引流管时，应观察引流液的量、颜色、性质，并注意引流袋（瓶）放置的位置及其是否通畅、有无扭曲、受压或引流不畅的现象。

3. 药物治疗　如应用利尿、脱水剂的患者，应观察其尿量及有无电解质紊乱；注射青霉素时，应注意观察是否出现呼吸困难、紫绀、面色苍白、心跳加快等过敏性症状；使用胰岛素后，观察有无心慌、脉细速、出冷汗、低血糖反应；锁骨下静脉穿刺后，应观察有无胸闷或呼吸急促等。

第二节　急救工作的组织管理

抢救危重患者是医疗护理工作中一项紧急而又重要的任务，医院的护理部门及所有护理人员必须从思想上、组织上、物质上、技术上做好充分准备，当机立断采取措施，分秒必争，全力以赴，确保危重患者得到及时有效的抢救。

一、急救工作的组织

建立严密的抢救组织是保证高质量、高效率地抢救患者的重要措施之一。当患者发生紧急病情变化时，可按以下步骤组织抢救：

1. 成立抢救小组，指定抢救负责人　抢救小组一般可分为科室（病区）性和全院性两种。科室性的抢救小组一般由科室各级医护人员组成，抢救负责人为科主任、护士长或在场工作人员中职务最高者。小组成员必须听从命令，态度严肃认真、动作迅速准确，既要分工明确，又要密切配合。护士可在医师未到之前，根据病情需要，予以适当、及时的紧急处理，如止血、给氧、吸痰、人工呼吸、胸外心脏按压、建立静脉通道等。

全院性抢救一般用于大型的突发性事件，小组成员为全院各科室医护人员，负责人为院方分管领导。

2. 制定抢救方案　护士应参与查房、会诊、病例讨论，熟悉危重患者病情，与医师共同参与抢救方案的制定。

3. 制定护理计划　明确护理诊断，建立预期目标，确定护理措施，解决患者现存的或潜在的健康问题。

4. 抢救器械与药品准备　严格执行"五定"制度：定数量品种、定点放置、定人保管、定期消毒灭菌、定期检查维修，保证各类仪器操作性能良好，呈备用状态、急救物品完好率达100%，值班护士班班交接并详细记录。

5. **配合医师进行抢救工作** 抢救中护士应态度严肃认真，动作准确迅速，听从指挥，争分夺秒。医护密切配合，既要分工明确，又要互相协作，共同完成所担负的任务。

6. **做好抢救记录及查对工作** 一切抢救工作应做好记录，要求字迹清晰、及时、准确、扼要、完整，而且必须注明执行时间及有执行者签名。护士在执行口头医嘱前要求复述一遍，尤其是药物的使用，如药名、剂量、给药途径与时间等，事后由医师补写医嘱及处方。各种使用后的空安瓶、输液空瓶、输血空袋等均应集中放在一起，以便统计与查对，避免发生医疗差错。

7. **做好传染病的管理，严格控制交叉感染** 抢救用物使用后应及时清理，归还原处和及时补充，并保持整齐清洁。如是传染病患者，应按传染病管理要求进行消毒、处理，严格控制交叉感染。

8. **善后工作** 做好抢救后的病情观察和交接班工作。

二、急救工作的管理

1. **抢救室** 急诊科和病区均应设置抢救室。设专人管理并有严密的科学管理制度。急诊室应具备单独的抢救房间和绿色通道。病区抢救室宜设置在靠近治疗室和护士办公室的独立房间内，宽敞、明亮、安静、整洁、设备齐全，床与床之间放置屏风或布幔，保护患者隐私。

2. **急救床** 选用能升降的多功能活动床，另备木板一块，作胸外心脏按压时使用。

3. **急救车** 需配备下列物品。

（1）急救药品（表 16 – 2）。

表 16 – 2　常用急救药品

类别	药物
中枢兴奋药	尼可刹米（可拉明）、山梗菜碱（洛贝林）等
升压药	去甲肾上腺素、盐酸肾上腺素、异丙肾上腺素、间羟胺、多巴胺等
降压药	利血平、酚妥拉明、硝普钠、肼屈嗪、硫酸镁注射液等
强心剂	去乙酰毛花苷丙（西地兰）、毒毛旋花子苷 k 等
抗心律失常药	利多卡因、维拉帕米、普鲁卡因酰胺等
血管扩张药	甲磺酸酚妥拉明、硝酸甘油、硝普钠、氨茶碱等
止血药	安特诺新（安络血）、酚磺乙胺（止血敏）、维生素 k_1、氨甲苯酸、垂体后叶素、鱼精蛋白等
平喘药	氨茶碱
止痛镇静药	哌替啶（度冷丁）、苯巴比妥（鲁米那）、氯丙嗪（冬眠灵）、吗啡等
解毒药	阿托品、解磷定、氯磷定、亚甲蓝（美蓝）、二巯丙醇、硫代硫酸钠等
抗过敏药	异丙嗪、苯海拉明、扑尔敏、息斯敏
抗惊厥药	地西泮（安定）、阿米妥钠、苯巴比妥钠、硫喷妥钠、苯妥英钠、硫酸镁等
脱水利尿药	20% 甘露醇、25% 山梨醇、呋塞米（速尿）、利尿酸等

续表

类别	药物
碱性药	5%碳酸氢钠、11.2%乳酸钠
激素类药	氢化可的松、地塞米松
其他	0.9%氯化钠、各种浓度葡萄糖溶液、平衡液、右旋糖酐、10%葡萄糖酸钙、氯化钾、氯化钙、代血浆等
中药	参附注射液、参麦注射液、醒脑静注射液、清开灵注射液等

（2）无菌用物：静脉切开包、气管切开（插管）包、开口器、压舌板、拉舌钳、胸腔及腹腔（腰椎）穿刺包、无菌手套、清创缝合包、导尿包、各种型号注射器及针头（包括心内注射长针头）、输液器、输血器、三腔管、硅胶导管、各种型号的毫针、无菌治疗巾、无菌敷料及皮肤消毒用物等。

（3）其他用物：治疗盘、血压计、听诊器、玻璃接头、剪刀、手电筒、止血带、夹板、绷带、宽胶布、多头电源插座、冰袋等。

4. **急救器械** 氧气装置及氧气筒或中心供氧系统，电动吸引器或中心负压吸引装置，心电监护仪、心电图机、电除颤仪，心脏起搏器、简易呼吸器、呼吸机、电动洗胃机等。

第三节 常用急救技术

一、基础生命支持技术

基础生命支持技术（basic life support，BLS）又称为现场急救，是心肺复苏的初始急救技术，是指专业或者非专业人员对心脏骤停患者进行徒手抢救。心肺复苏术（cardiopulmonary resuscitation，CPR），指对心跳和（或）呼吸骤停者先行胸外心脏按压，其次畅通气道，再进行人工呼吸，将带有新鲜氧气的血液运送到全身各部位，尽快恢复自主呼吸和循环功能。其主要目标是对心、脑及全身重要器官供氧，延长机体耐受临床死亡的时间。包括胸外心脏按压（circulation，C）、开放气道（air way，A）、人工呼吸（breathing，B）三个步骤。对心跳停搏、呼吸骤停患者，若能在4分钟内进行心肺复苏术，8分钟内进行心脏除颤，则存活率可达40%。其原理为：心泵学说即心搏骤停患者的胸廓有一定弹性，胸骨和肋软骨交界处可因受压而下陷。因此，当按压胸骨时，对位于胸骨和脊柱之间的心脏产生直接压力，引起心室内压力的增加和瓣膜的关闭，使血液流向肺动脉和主动脉。胸泵学说即胸外心脏按压时，胸廓下陷，容量缩小，使胸内压增高并平均地传至胸腔内所有大血管，由于动脉不萎陷，动脉压的升高全部用以促使动脉血由胸腔内向周围流动，而静脉血管由于静脉萎陷及静脉瓣的阻挡，压力不能传向胸腔外静脉；当放松时，胸骨回复，胸廓容量增大，胸内压减小，静脉血回流至心脏，心室得到充盈。如此反复，可建立有效的人工循环。

（一）适应证

1. 呼吸骤停 包括溺水、卒中、气道异物阻塞、电击伤、窒息等原因引起的昏迷。此时保证气道通畅，进行人工呼吸，可防止发生心搏骤停。

2. 心搏骤停 除以上能引起呼吸骤停并进一步引起心脏骤停的原因外，还包括急性心肌梗死、室颤、重型颅脑损伤、药物或毒物中毒等。心搏骤停时，血液循环停止，各重要脏器失去氧供，如不能在数分钟内恢复血供，大脑等重要器官将发生不可逆转的损害。

（二）心搏、呼吸停止的判断

1. 突然面色死灰、意识丧失 轻摇、轻拍、呼喊患者无反应。

2. 大动脉搏动消失 首选颈动脉浅表，颈动脉位于气管与胸锁乳突肌之间，比股动脉易触及。方法是患者仰头后，抢救者一手按住前额，另一手食指、中指指端先触及气管正中，男性可先触及喉结，然后滑向气管与颈侧肌肉之间的沟内，触摸有无搏动（时间为 5~10 秒），即可确定心搏是否停止。

3. 呼吸停止 抢救者耳朵贴近患者口鼻处，面部感觉有无气息，耳听有无呼吸气流声，同时观察患者胸部有无起伏，以此作为判断（时间为 5~10 秒）。

4. 瞳孔散大 一般是循环完全停止后超过 1 分钟才会出现瞳孔散大（瞳孔直径大于 5mm）。有些患者可始终无瞳孔散大现象，同时药物对瞳孔的改变也有一定影响。

5. 皮肤苍白或紫绀 一般以口唇和指甲等末梢处最明显。

6. 心尖冲动及心音消失 听诊无心音，心电图表现为心室颤动或心室停顿，偶尔呈缓慢而无效的心室自主节律（心电－机械分离）。

7. 伤口不出血 呼吸、心搏骤停虽然有上述多种临床表现，但其中以意识突然丧失和大动脉搏动消失两项即可做出心脏骤停的判断，应立即实行心肺复苏（CPR）。

（三）心肺复苏的操作方法

【目的】
用人工方法使患者迅速建立有效的循环和呼吸，以恢复全身的血氧供应，尽快恢复心跳、呼吸、促进脑功能的恢复。

【评估】
1. 心跳、呼吸停止的原因及其是否具有心肺复苏的指征。
2. 周围环境，如除自己外，有无协助者，呼救及求救方式。

【计划】
1. **护士准备** 衣帽整洁，洗手。
2. **环境准备** ①光线明亮，整洁安静。②患者床单位周围宽阔，必要时用屏风遮挡，避免影响其他患者。
3. **物品准备** ①治疗盘内放血压计、听诊器。②必要时备心脏按压木板、踏脚凳。

【实施】操作步骤，见表 16 - 3。

表 16 - 3　心肺复苏操作步骤

操作步骤	要点说明
1. **判断患者意识**　轻拍患者，并大声呼叫"您怎么了"	◇ 轻拍肩部不可用力过猛，以防损伤 ◇ 如无反应，说明患者意识丧失
2. **呼救/实施 CPR、体位**	
（1）紧急呼救，请求帮助	◇ 以取得他人帮助
（2）同时使患者仰卧于硬板床或地上，去枕、头后仰，解开衣领及腰带	◇卧于软床上的患者，其肩背下垫心脏按压板，以保证心脏按压的有效性 ◇ 如患者面朝下，应将其整体翻转，保持头、颈部、躯干在同一轴面上
3. **摸颈动脉搏动**　抢救者食指和中指指尖触及患者气管正中部，旁开两指，判断时间 5～10 秒	◇ 如无搏动，应立即进行胸外心脏按压
4. **胸外心脏按压术**	
（1）按压部位：抢救者站或跪于患者一侧，一手的掌根部放在胸骨中、下 1/3 交界处（胸骨中线与两乳头连线的相交处），另一手以拇指根部为轴心叠于下掌手背上，双手交叉或双手指后翘，手指不接触胸壁（图 16 - 1）	◇ 按压部位要准确，太低可能伤及腹部脏器或引起胃内容物反流；过高，可伤及大血管；不在中线，可导致肋骨骨折
（2）按压手法：两臂位于患者胸骨正上方，双肘关节伸直，借臂、肩和上半身的力量垂直向下用力按压≥5cm，然后迅速放松，解除压力，使胸骨自然复位，放松时手掌根不离开胸壁，反复进行（图 16 - 2）	◇ 按压力度要适当，过重易造成损伤，过轻则达不到效果
（3）按压频率：≥100 次/分，按压与放松时间之比为 1:1	◇ 避免再次按压时手掌移位 ◇单人或双人操作，胸外心脏按压与人工呼吸之比均为 30:2 ◇需要更换操作者时，应在按压、吹气间隙进行，抢救中断时间不超过 5～7 秒
5. **开放气道**	
（1）清除口腔、气道内分泌物或异物，有义齿取下	◇ 保证人工呼吸时气道通畅
（2）手法开放气道	◇ 可解除舌后坠所致的呼吸道阻塞
仰面抬颏法：抢救者一手置于患者前额，手掌用力向后压使其头部后仰，另一手指置于患者的下颌骨下方，将颏部向前抬起，拉开颈部（图 16 - 3）	◇ 勿用力压迫颏下软组织深处，以免造成气道阻塞
仰头抬颈法：抢救者一手抬起患者颈部，另一手以小鱼际肌侧按患者前额，使其头后仰，颈部抬起（图 16 - 4）	◇ 头、颈部损伤患者禁用
托颌法：抢救者双肘置患者头部两侧，双手食、中、无名指放在患者下颌角后方，向前抬起下颌，双拇指推开患者口唇，用手掌根部及腕部使头后仰（图 16 - 5）	◇ 用于疑有颈部损伤患者

续表

操作步骤	要点说明
6. 人工呼吸 （1）口对口人工呼吸法 ①抢救者应保持患者头后仰的拇指和食指捏住患者鼻孔 ②深吸一口气，屏气，双唇包住患者口（不留空隙），用力吹气，使胸廓扩张 ③吹气完毕，松开捏鼻孔的手，抢救者头稍抬起，侧转换气，同时注意观察腹部复原情况 ④每次吹气应维持1秒	◇ 人工呼吸的首选方法，为防止交叉感染，可在患者口鼻盖一单层纱布 ◇ 首次吹气以连吹两口为宜，使肺泡被动膨胀，维持肺泡通气和氧合作用 ◇ 防止吹气时气体从口鼻逸出 ◇ 吹气时间约占每次呼吸周期的1/3，吹出的气体氧浓度为16%，每次吹气量800～1000ml。患者潮气量能维持800ml，PaO_2 可达 10.6kPa ◇ 每次吹气量一般不超过1200ml，气量过大或过快，可造成咽部压力超过食管开放压，使气体进入胃部，引起胃胀气 ◇ 眼睛余光观察患者胸部是否缓缓隆起 ◇ 有效指标：患者胸部起伏，且呼气时听到或感到有气体逸出
（2）口对鼻人工呼吸法 抢救者一手将患者口唇闭紧，深吸一口气，双唇包住患者鼻部吹气，吹气时间要长，用劲要大 （3）口对口鼻人工呼吸法 抢救者双唇包住患者口鼻部吹气，吹气时间短，用劲小 （4）有条件时，尽快进行气管插管的人工呼吸	◇ 用于口腔严重损伤或牙关紧闭患者 ◇ 防止吹气时气体由口唇逸出，以克服鼻腔阻力 ◇ 适用于婴幼儿 ◇ 防止吹气时气体由口鼻逸出 ◇ 既可减少气道死腔和呼吸阻力，又易保持呼吸道通畅，便于人工呼吸
7. 判断心、肺复苏是否有效 凡出现下列情况者，均为按压有效：能扪及大动脉（股、颈动脉）搏动，血压维持在8kPa（60mmHg）以上；口唇、面色、甲床等颜色由紫绀转为红润；室颤波由细小变为粗大，甚至恢复窦性心律；呼吸逐渐恢复	◇ 人工呼吸、按压同时，还必须积极配合其他抢救措施，以增加效应促使心跳尽早恢复 ◇ 过程中应注意观察患者的自主呼吸及心跳是否恢复，一般行5个按压/通气周期后，再次检查循环体征，如未达到有效指标，继续行 CPR

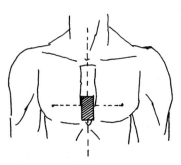

图 16-1 胸外心脏按压位置

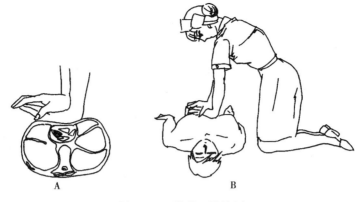

图 16 - 2　胸外心脏按压

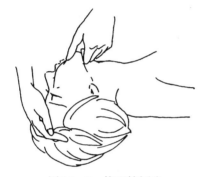

图 16 - 3　仰面抬颏法

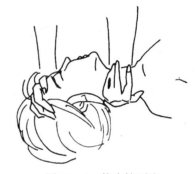

图 16 - 4　仰头抬颈法

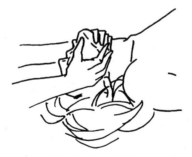

图 16 - 5　托颌法

【注意事项】

1. 患者仰卧，争分夺秒，就地抢救，避免因搬动而延误时机。尽可能在 15 ~ 30 秒内进行，因为人脑耐受循环停止的临界时限为 4 ~ 6 分钟（WHO），而大脑缺氧造成的损害是不可逆的，超过时限可造成终身残废或复苏失败。

2. 人工呼吸失败最常见的原因是呼吸道阻塞和口对口接触不严密，应注意清除口咽分泌物、异物，保证气道通畅。

3. 按压部位准确，力度合适，姿势正确。

4. 胸外心脏按压同时必须配合人工呼吸。吹气应在放松按压的间歇进行，肺充气时，不可按压左右胸部，以免损伤肺部，降低通气效果。

5. 按压期间，应密切观察患者的自主呼吸及心跳是否恢复。

6. 向患者家属介绍病情，以取得合作。

【评价】

1. 抢救者沉着冷静，动作敏捷。

2. 定位准确，手法正确，复苏有效。

（四）并发症及其预防

1. **颈或脊柱损伤**　见于疑有颈或脊柱损伤的患者，在打开气道操作中造成或加重脊柱损伤。

2. **肋骨骨折、胸骨骨折、血气胸、肺挫伤、肝脾脏撕裂、脂肪栓塞等**　多因胸外心脏按压力量过猛、按压位置不当所致。应掌握准确的胸外心脏按压位置与适当施力，按压应平稳、规律，避免突然性动作。

3. **胃膨胀**　由人工呼吸通气量过大和通气流速过快所致。胃膨胀过度可导致胃液反流，并使膈肌抬高，而减少肺活量。如发生反流，应使患者头偏向一侧，清除口腔内污物后再摆正头部，继续进行复苏抢救。

链 接

心肺复苏

　　近年来医学专家们根据最新的研究成果，对5年前发布的心肺复苏指南进行了全面更新。①复苏步骤："C－A－B"替代"A－B－C"，胸外按压优先。沿用了数十年之久的"A－B－C"（开放气道－人工呼吸－胸外按压）完成了其历史使命，"C－A－B"取而代之成为基础生命支持的标准程序。②给药途径：心肺复苏时，外周静脉的开通是快捷方便的输液途径，但通过外周静脉给药待其进入中心循环发挥作用有4～5秒钟的延迟，故心肺复苏时，应尽量采用中心静脉给药。

二、人工呼吸器

人工呼吸器（the use of artificial respirator）是通过人工或机械装置，建立肺泡与气道通口（即肺泡与大气压）的压力和逆差，使肺泡充气和排气，达到增加通气量，改善换气功能，纠正低氧血症的目的。常用于各种原因所致的呼吸停止或呼吸衰竭的抢救及麻醉期间的呼吸管理，是急救和监护单位必备的设施之一。

【目的】

1. 维持和增加机体通气量。

2. 纠正威胁生命的低氧血症。

【评估】

1. 患者的病情，有无自主呼吸及呼吸型态，呼吸道是否通畅。

2. 患者的意识、脉搏、血压、血气分析等情况。

3. 患者对使用人工呼吸器的目的及相关注意事项的了解程度、心理状态、合作程度。

【计划】

1. **护士准备** 衣帽整洁，洗手，戴口罩。

2. **用物准备** ①简易呼吸器：由呼吸囊、呼吸活瓣、面罩及衔接管组成（图16-6）。②人工呼吸机：分定压型、定容型、混合型等。③氧气装置

3. **患者准备** 情绪稳定，愿意配合，取合适体位。

4. **环境准备** 病室整洁、安静、安全，空气清新

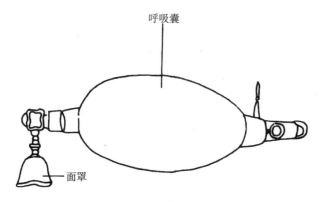

图16-6 简易呼吸器

【实施】操作步骤，见表16-4。

表16-4 人工呼吸器操作流程

操作步骤	要点说明
1. **核对** 备齐用物，携至床旁，核对并解释，取下义齿	
2. **体位、清理气道**	
（1）患者仰卧于床上、去枕、头后仰，解开领扣、领带及腰带	
（2）清除上呼吸道分泌物或呕吐物	
3. **辅助呼吸**	
▲简易呼吸器	◇是最简单的借助器械加压的人工呼吸装置，在行气管插管建立紧急人工气道之前及呼吸机突然出现故障时使用
（1）准备：操作者站在患者头侧，使患者头后仰，托起下颌，扣紧面罩	◇面罩紧扣口、鼻部，避免漏气

操作步骤	要点说明
（2）挤压：有节律地挤压呼吸囊，使空气或氧气通过吸气活瓣进入患者肺部，放松时，肺部气体随呼气活瓣排出	◇ 一次挤压可有 500～1000ml 空气进入肺内，挤压频率：16～20 次/分 ◇ 患者若有自主呼吸，应与人工呼吸同步，即患者吸气初，应顺势挤压呼吸囊，达一定潮气量后完全松开气囊，让患者自行完成呼气动作
▲人工呼吸机	◇ 利用机械动力建立肺泡与气道通口的压力差，当气道通口的压力超过肺泡压时，气体进入肺内，产生吸气动作；当解除气道通口的压力时，肺泡压高于大气压，肺泡气排出体外，达到呼气。用于危重患者，长期循环、呼吸支持者。主要参数选择见表 16－5
（1）检查：开机，检查机器有无漏气及启动运转情况	
（2）调节：调节呼吸机各预置参数	
（3）连接：使呼吸机与患者气道紧密相连	
①面罩法：面罩盖住患者口、鼻后与呼吸机连接	◇ 适用于神志清楚，能合作并间断使用呼吸机的患者
②气管插管法：气管内插管后与呼吸机连接	◇ 适用于神志不清的患者
③气管切开法：气管切开放置套管后与呼吸机连接	◇ 适用于长期使用呼吸机的患者
（4）观察：病情变化及呼吸机运行情况，根据病情需要调节呼吸机各参数	◇ 观察神志、脉搏、呼吸、血压等变化，定期进行血气分析和电解质测定 ◇ 观察通气量是否合适。通气量不足：患者可出现烦躁不安、多汗、皮肤潮红、血压升高、脉搏加速；通气过度：患者可出现昏迷、抽搐等碱中毒症状；通气量适宜：患者安静，呼吸合拍，血压、脉搏正常 ◇ 观察胸部是否随机械呼吸而起伏，两侧胸廓运动是否对称，双肺有无闻及对称的呼吸音 ◇ 注意呼吸机工作是否正常，有无漏气，管路连接处有无脱落
（5）湿化、排痰：采用加温湿化器将水加温后产生蒸汽，混进吸入气体，同时起到加温加湿作用	◇ 充分湿化呼吸道，防止患者气道干燥 ◇ 鼓励患者咳嗽，深呼吸，翻身、拍背，促进痰液排出
（6）记录	◇ 呼吸机参数、效果及患者反应
（7）撤离呼吸机	◇ 指征：神志清楚，呼吸困难的症状消失，缺氧完全纠正。肺功能良好：吸入氧浓度（Fio$_2$）＜0.4，PaO$_2$ 为 13.3mPa，呼吸频率＜30 次/分，血气分析基本正常
（8）整理床单元，协助患者取舒适体位	

表 16 -5 呼吸机主要参数的设置

项目	数值
呼吸频率（R）	10～16 次/分
每分通气量（VE）	8～10L/min
潮气量（Vr）	10～15ml/kg（通常在 600～800ml）
呼吸比值（I/E）	1：1.5～2.0
呼气压力（EPAP）	0.147～1.96kPa（<2.94kPa）
呼气末正压（PEEP）	0.49～0.98kPa（渐增）
吸入氧浓度（FiO₂）	30%～40%（<60%）

【注意事项】

1. 向患者和家属介绍呼吸机使用的目的、方法和必要性，解除恐惧、焦虑心理，以取得患者及家属的配合。

2. 告知呼吸机报警出现的原因，避免增加患者和家属的紧张与不安。

3. 做好预防和控制感染措施。

①每日消毒并更换呼吸机管道，更换集水瓶、螺纹管及呼吸机滤过装置，做好呼吸机接口、集水瓶、螺纹管等消毒灭菌的工作。

②病室定期进行空气、地面和物体表面的消毒，保持空气及病室的清洁。

③严格无菌吸痰技术。

【评价】

1. 护患沟通有效，清醒患者能清楚使用人工呼吸器的目的，愿意配合。

2. 实施者方法正确，动作轻稳，熟练。

三、氧气吸入疗法

氧气是人类赖以生存必不可少的物质。一般正常人在静止状态时，每分钟耗氧量约为 250ml，而体内贮存的氧量仅有 1.5L 左右，在遇到缺氧时体内贮存氧量只能供给组织器官消耗 4～5 分钟。所以人体只有持续不断地吸入氧气，才能维持生命。

当组织或器官得不到足够的氧气或不能充分利用氧气时，组织的代谢、功能，甚至形态结构都可能发生异常变化，表现为细胞氧化过程障碍、能量生成不足、细胞功能紊乱，甚至结构改变而死亡。生命的重要器官如脑、心等的缺氧是死亡的重要原因。中枢神经对缺氧最敏感，因此缺氧患者精神症状出现最早。

氧气疗法是指通过给氧，提高动脉血氧分压（PaO₂）和血氧饱和度（SaO₂），增加动脉血氧含量，纠正各种原因造成的组织缺氧。

（一）缺氧的类型和吸氧适应证

1. **低张性缺氧** 是由于吸入气体中氧分压过低，肺泡通气不足，气体弥散障碍，静脉血分流入动脉而引起的缺氧。血气分析可见 PaO₂ 和 SaO₂ 降低。常见于高山病、慢性阻塞性肺部疾病、先天性心脏病等。

2. **血液性缺氧** 是由于血红蛋白数量减少或性质改变，导致血红蛋白含氧量低或血红蛋白结合的氧不易释放所致的缺氧，常见于贫血、一氧化碳、高铁血红蛋白症等。

3. 循环性缺氧　是由于血液循环障碍而使组织供氧量减少所致的缺氧。常见于心功能不全、休克、血管意外等。

4. 组织性缺氧　由于组织细胞利用氧异常而致的缺氧，常见于氰化物中毒、硫化物中毒、大量放射线照射等。

在以上四类缺氧中，由于患者低张性缺氧的 PaO_2 和 SaO_2 明显低于正常，而吸氧能提高 PaO_2、SaO_2 和 CaO_2，使组织供养增加，故疗效最好。

（二）缺氧的程度判断及氧疗指征

对缺氧程度的判断，主要依据患者的临床表现和 PaO_2、SaO_2 的结果，其中 PaO_2 是反映缺氧的敏感指标，是决定是否给氧的重要依据。PaO_2 的正常值为 $80 \sim 100mmHg$（$10.7 \sim 13.3kPa$），SaO_2 正常值为 95%。

1. 轻度低氧血症　$PaO_2 > 6.67kPa$（$> 50mmHg$），$SaO_2 > 80\%$，意识清楚，无紫绀，一般不需氧疗。如有呼吸困难，可给予低流量、低浓度吸氧（氧流量 $1 \sim 2L/min$）。

2. 中度低氧血症　PaO_2 在 $4 \sim 6.67kPa$（$30 \sim 50mmHg$），SaO_2 在 $60\% \sim 80\%$，神志清醒或烦躁不安，有紫绀、呼吸困难等表现，需氧疗。

3. 重度低氧血症　$PaO_2 < 4kPa$（$< 30mmHg$），$SaO_2 < 60\%$，患者意识不清或昏迷，显著紫绀，呼吸极度困难，出现三凹症，是氧疗的绝对适应证。

（三）氧疗的种类

根据吸入氧浓度，氧疗分为低浓度、中等浓度、高浓度、高压四类，临床用氧时，常根据缺氧程度及是否伴有二氧化碳分压升高（$PaCO_2$）来决定氧疗种类。

吸氧浓度和氧流量的关系为：吸氧浓度（%）＝21＋4×氧流量（L/min）

1. 低浓度氧疗　又称控制性氧疗，吸氧浓度低于40%。常用于低氧血症伴二氧化碳潴留的患者，如慢性阻塞性肺病和慢性呼吸衰竭。此时呼吸中枢对二氧化碳增高的反应很弱，呼吸的维持主要依靠缺氧刺激外周化学感受器。如果给予高浓度的氧吸入，在低氧血症迅速解除的同时，也解除了缺氧兴奋呼吸中枢的作用，导致进一步呼吸抑制，加重二氧化碳的潴留，甚至发生二氧化碳麻醉。此外，由于缺氧的消除，通气低下部位的血流反而增加，使已失调的通气/灌流比例障碍更为严重，导致 $PaCO_2$ 进一步增高。所以，这类患者吸氧需用控制性氧疗。

2. 中浓度氧疗　吸氧浓度为 $40\% \sim 60\%$，主要用于有明显通气/灌流比例失调或显著弥散障碍的患者，特别是血红蛋白浓度很低或心输出量不足者，如肺水肿、心肌梗死、休克等。

3. 高浓度氧疗　吸氧浓度大于60%，用于单纯缺氧而无二氧化碳潴留的患者，如成人型呼吸窘迫综合征，心肺复苏后的生命支持阶段。

4. 高压氧疗　指在特殊的加压舱内，以 $2 \sim 3kg/cm^2$ 的压力给予100%的氧吸入。主要适用于一氧化碳中毒、气性坏疽等。

（四）供氧装置

1. 氧气筒装置（图 16 - 7）

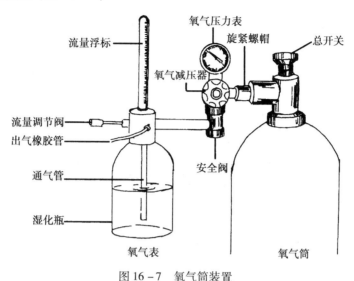

图 16 - 7　氧气筒装置

（1）氧气筒：为一圆柱形无缝钢筒，筒内可耐高压达 14.71kPa（150kg/cm²）的氧，容纳氧气约 6000L。在筒的顶部有一总开关可控制氧气的进出。在氧气筒颈部的侧面，有一气门和氧气表相连，是氧气自筒中输出的途径。

（2）氧气表：由以下几部分组成。

①压力表：可测知筒内氧气的压力，以 mPa（kg/cm²）表示。

②减压器：是一种弹簧自动减压装置，将来自氧气筒内的压力减低至 2～3kg/cm²（0.2～0.3mPa），使流量平稳，保证安全使用。

③流量表：内装有浮标，当氧气通过流量表时，即将浮标吹起，从浮标上端平面所指刻度，可测知每分钟氧气的流出量。

④湿化瓶：内装 1/3 或 1/2 的冷开水，通气管浸入水中，出气橡胶管与鼻导管相连。用于湿润氧气，以免呼吸道的黏膜被干气体所刺激。如为急性肺水肿患者吸氧时，湿化瓶内改盛 20%～30% 酒精，可降低肺泡内泡沫的表面张力，使泡沫破裂，可扩大气体和肺泡壁的接触面，使气体易于弥散，改善气体交换功能。

⑤安全阀：作用是当氧气流量过大，压力过高时，安全阀内部活塞自行上推，使过多的氧气由四周小孔流出，以确保安全。

（3）装表法：将氧气筒置于架上，将总开关打开，并迅速关闭，使小量气体从气门流出，达到清洁气门、避免灰尘吹入氧气表内的目的。然后将氧气表稍向后倾置于气门上，将表的旋紧螺帽与氧气筒的螺丝接头衔接，用手初步旋紧，再用扳手旋紧，使氧气表直立于氧气筒旁。接湿化瓶，将橡胶管一端接氧气表，打开总开关，打开流量表下的流量调节阀（小开关），检查有无漏气，氧气流出量是否通畅，最后关上流量调节阀

（小开关），推至病室备用。

$$氧气筒内氧气量 = \frac{氧气筒容积（L）×压力表指示的压力（kg/cm^2）}{1kg/cm^2}$$

$$氧气筒内氧气可供应时间 = \frac{（压力表压力 - 5kg/cm^2）×氧气筒容积（L）}{1kg/cm^2 × 氧流量（L/min）× 60min}$$

标注：$1kg/cm^2$ 相当于 1 个大气压　$1kg/cm^2 ≈ 0.1mPa$

2. 氧气枕　为一长方形橡胶枕，枕的一角通有橡胶管，其上有调节器以调节流量（图 16 - 8）。使用前先将枕内灌满氧气，接上湿化瓶、导管，调节流量即可给氧。在抢救危重患者时，由于氧气筒准备不及或转移患者途中，可用氧气枕代替氧气装置。让患者头部枕于氧气枕上，借重力迫使氧气流出。

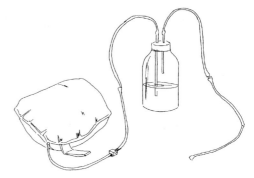

图 16 - 8　氧气枕

3. 氧气管道化（中心供氧装置）　医院的氧气可集中由供应站供给，设管道通至各个病区、门诊、急诊。供氧站有总开关控制，各个用氧单位配有氧气表。通过管道，将氧气送至病员床头。

4. 高压氧舱　为一圆筒形耐压舱体，分手术舱、治疗舱、过渡舱三部分，舱内充满高压氧气。

（五）吸氧方法

1. 鼻导管法　是一种将一根细氧气管插入一侧鼻孔，经鼻腔到达鼻咽部，末端连接氧气的供氧方法。分深插法和浅插法两种。深插是将 10 ~ 14 号鼻导管插至会厌部，相当于鼻翼至耳垂的距离，插入长度约为 10cm；浅插是将鼻导管置于前庭腔内，插入长度约为 5cm。导管应每 4 ~ 6 小时清洁一次，以免阻塞。

【目的】纠正各种原因引起的缺氧状态，使患者的动脉血氧分压达到正常，保持在 8.0kPa（60mmHg）以上，维持生理水平。增加肺泡内血氧含量；减轻呼吸急促引起的疲劳；减少心脏与血管系统的负荷。

【评估】

（1）患者的年龄、病情、意识、治疗情况。

（2）患者缺氧程度、血气分析结果。

（3）患者的鼻腔有无分泌物堵塞，有无鼻中隔偏曲。

（4）患者心理状态、合作程度、对氧疗的目的及安全用氧知识的了解程度。

【计划】

（1）护士准备　衣帽整洁，洗手，戴口罩。

（2）用物准备

①按需备齐供氧装置（1 套）。

②治疗盘内备鼻导管、胶布、橡胶管、玻璃接管、棉签、纱布、扳手、弯盘、小药杯（内盛冷开水）、别针、橡皮筋、氧气记录卡、笔。

（3）**患者准备** 了解氧疗目的，愿意配合；体位舒适。

（4）**环境准备** 整洁、安静、安全、无明火、无热源。

【实施】 操作步骤，见表 16-6。

表 16-6 氧气吸入操作步骤

操作步骤	要点说明
1. 准备、核对	◇ 确认患者，取得合作
（1）洗手、戴口罩，备齐用物至患者床边，核对、解释	
（2）备胶布 2~3 根	◇ 用于固定鼻导管用
（3）选择并清洁鼻孔	◇ 用湿棉签清洁鼻腔
2. 插管	
（1）通过玻璃接管将鼻导管和供氧装置连接，检查有无漏气，是否通畅	◇ 湿化瓶内放置冷开水或蒸馏水，急性肺水肿患者可选用 20%~30% 乙醇
（2）调节氧流量	◇ 轻度缺氧 1~2L/min，中度缺氧 2~4L/min，重度缺氧 4~6L/min、小儿 1~2L/min
（3）将鼻导管放入清水中，湿润鼻导管前端，并检查鼻导管是否通畅	
（4）测量插入的长度，轻轻插入鼻腔，胶布固定于鼻翼及面颊部	◇ 插入长度：鼻尖至耳垂 2/3（图 16-9） ◇ 将固定后的鼻导管末端，用别针固定橡胶管于被单上
（5）记录、观察	◇ 记录给氧时间、氧流量、签名 ◇ 观察缺氧症状；实验室指标；氧气装置有无漏气，是否通畅，有无氧疗副作用出现
3. 拔管	
（1）停止用氧，先取下鼻导管、再关闭氧流量，关闭总开关，再打开流量表放出余气后，关闭流量表	◇ 防止操作不当，引起肺组织损伤 ◇ 若是供氧中心装置，取下鼻导管后，关闭流量表开关 ◇ 避免一旦关错开关，大量氧气突然冲入肺内而损伤肺部组织
（2）擦拭清洁鼻腔，去除胶布痕迹	◇ 胶布痕迹先用松节油，再用乙醇，最后用干棉签擦拭
（3）协助患者取舒适体位，整理床单位	
（4）记录停氧时间及效果	◇ 观察内容有：患者有无缺氧、心跳过速、意识障碍、呼吸困难、烦躁不安、发绀等表现；动脉血气分析结果
4. 卸表	◇ 对未用完或用尽的氧气筒应分别悬挂"满"或"空"的标志，并放置于指定地点，便于及时调换及急用时搬运
5. 用物处理	◇ 将一次性鼻导管、鼻塞、面罩、橡胶管、湿化瓶等定期更换并及时消毒，防止交叉感染
6. 洗手	

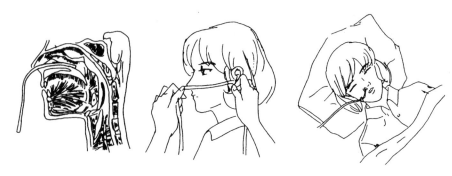

图 16 – 9　鼻导管插入长度及固定法

【注意事项】

（1）严格遵守操作规程，注意用氧安全，切实做好四防：防火、防油、防热、防震。

（2）使用氧气时，应先调流量后使用，停用时应拔出鼻导管，再关闭氧气开关。中途改变流量时，先分离氧气管和鼻导管，调节好流量后再接上。

（3）在用氧过程中，要经常巡视，观察氧气装置有无漏气，氧流是否通畅，缺氧状况有无改善。

（4）持续鼻导管用氧者，鼻导管每日更换 2 次以上，双侧鼻孔交替插管，以减少对鼻黏膜的刺激。鼻腔分泌物多者应及时清除，避免导管堵塞。

（5）氧气筒内氧气不可用尽，压力表上指针降至 0.5mPa（5kg/cm^2）时，即不可再用，以免灰尘进入筒内，再充气时引起爆炸。

（6）对未用或已空的氧气筒应分开放置，并分别标上"满"或"空"标志，以免急用时因搬错而延误抢救患者时机。

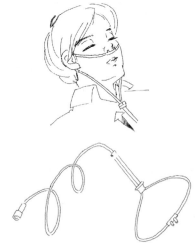

图 16 – 10　双侧鼻导管法

（7）告知患者及家属氧疗的重要性及氧气装置、使用安全知识及注意事项。积极宣传呼吸道疾病的预防保健知识，教会患者正确有效的吸氧方法。

【评价】

（1）护患沟通有效，患者能明确吸氧的目的、注意事项，能积极配合。

（2）实施者能熟练掌握操作流程，动作轻巧，患者感觉舒适。

2. 双侧鼻导管法　擦净患者鼻腔，将特制的双侧鼻导管连接橡胶管，调节氧流量方法同上。将双侧鼻导管插入鼻孔内，深约 1cm，用松紧带固定。此法患者无不适，便于长期使用（图 16 – 10）。

3. 鼻塞法　是一种用塑料制成的球状物，有单腔和双腔之分，将鼻塞塞入鼻前庭内给氧。此法刺激性小，简便，患者较为舒适（图 16 –11）。

4. 面罩法 是将面罩置于患者的口鼻部供氧，氧气自下端输入，呼出的气体从面罩两侧孔排出。氧流量要求是 6～8L/min。由于口腔、双侧鼻腔都能吸氧，效果较好，适用于病情较重，氧分压明显下降者，给氧时必须有足够的氧流量（图 16－12）。

5. 头罩法 是将患者头部置于氧气头罩内，将氧气接于进孔上，可以保持罩内一定的氧浓度、湿度、温度。头罩与颈部之间要保持适当的空隙，防止二氧化碳潴留及重复吸入。此法主要用于小儿（图 16－13）。

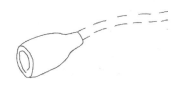

图 16－11 氧气鼻塞

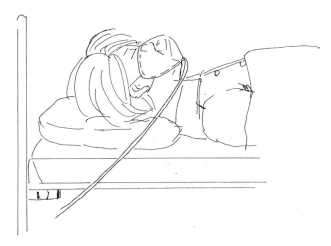

图 16－12 面罩法

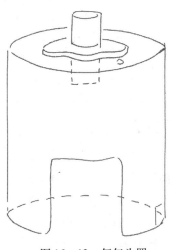

图 16－13 氧气头罩

6. 氧气帐法 是将透明的、可折叠的塑料结构的帐膜罩在患者的头部及胸部，用特制的仪器控制氧流量，保持帐内氧浓度、温度和湿度。氧气帐的氧流量一般为 6～10L/min，氧浓度可达 45%～60%。因为价格昂贵、耗氧量大，一般只适用于大面积烧伤患者及新生儿抢救。

7. 高压氧疗法 可分为加压、高压、减压三个阶段。在加压阶段，将压缩气体输入舱内，以升高舱内压，一般以 10～15 秒速度加至预定的压力，为 2～3kg/cm^2。舱内患者通过呼吸面罩间歇吸入高压氧，即吸氧 30 分钟后休息 10 分钟。吸氧时间不超过 90 分钟后进入减压阶段，应注意用减压表监测，并观察患者的全身情况，确保安全。

（六）氧疗副作用及其预防

1. 呼吸道分泌物干燥　供氧装置出来的氧气是干燥的，吸入后可导致呼吸道黏膜干燥，分泌物黏稠，结痂，不易咳出，且有损纤毛运动。因此，应加强氧气湿化或雾化吸入，以减轻对气道黏膜的刺激作用。

2. 眼晶状体后纤维组织增生　仅见于新生儿，以早产儿多见。由于视网膜血管收缩，在早期出现尚属可逆性变化，如持续数小时，则造成视网膜血管不可逆地阻塞、纤维化，甚至失明。预防措施是维持吸氧浓度在40%以下，且吸氧时间不可过长。

3. 氧中毒　0.5个大气压以上的氧对任何细胞都有毒副作用，若患者吸氧浓度高于60%，持续超过24小时，肺气泡和PaO_2升高，使血液与组织细胞之间氧分压差升高，氧弥散加快，组织细胞获氧过多而引起氧中毒。

其特点是肺实质的改变。主要症状是胸骨后灼热感、疼痛，继而出现干咳、恶心呕吐、烦躁不安、进行性呼吸困难。

预防氧中毒的主要措施是避免长时间吸入高浓度氧气，定期做血气分析，动态观察氧疗的治疗效果。特别注意：在常压下吸氧浓度小于40%属安全范围；40%~60%可导致氧中毒；大于60%须控制在24小时以内；大于90%只限于心肺复苏时或危重患者的抢救，不能超过4~6小时。

4. 肺不张　吸入高浓度氧气后，肺泡内氮气被大量置换，一旦支气管被分泌物完全阻塞，肺泡内的氧气被肺循环血液迅速吸收，导致肺泡塌陷，形成吸收性肺不张。

主要症状是烦躁不安、呼吸和心率加快，血压增高，继而出现呼吸困难、紫绀、昏迷。

预防肺不张的主要措施是控制吸氧浓度，鼓励患者深呼吸、多咳嗽和经常翻身，改变卧位、叩背促进排痰。

5. 呼吸抑制　多见于低氧血症伴二氧化碳潴留的患者，由于$PaCO_2$长期处于高水平，呼吸中枢失去了对二氧化碳的敏感性，呼吸的调节主要依靠缺氧对周围化学感受器的刺激来维持。若给予高浓度氧气吸入，解除了缺氧对呼吸的刺激作用，使呼吸中枢抑制加重，甚至发生呼吸停止。预防的关键是给予低流量持续给氧，PaO_2维持在8kPa（60mmHg）即可。

链接

加温湿化吸氧

加温湿化吸氧不仅能提高吸氧舒适性，而且还有很多生理益处，可改善呼吸道的功能。吸氧温度合适时，可以避免干冷氧气气流对鼻咽部和呼吸道黏膜的刺激，提高吸氧的舒适度，使患者更愿意配合吸氧，提高氧疗的效果。由于提高了氧气的温度，可以提高氧分子的弥散能力，使人体更容易吸收氧气。将氧气通过加温湿化后，可以湿化气道，稀释痰液，能显著改善因长时间吸氧而出现气道干燥、痰液变稠，甚至形成痰栓阻塞气道的情况。

四、吸痰

吸痰（aspiration of sputum）是利用负压，经口、鼻腔或人工气道将呼吸道分泌物吸出，以保持呼吸道通畅，预防吸入性肺炎、肺不张、窒息等并发症的一种方法。临床上主要用于无力咳嗽、年老体弱、危重、昏迷、气管切开、麻醉未清醒等各种原因所致的不能有效排痰的患者。

临床上最常用的吸痰装置有中心负压吸引装置及电动吸引器。在紧急状态下，可进行50～100ml注射器吸痰或口对口吸痰。

目前各大医院最常用的是中心负压吸引装置，吸引管道连接到各病床单位，使用时只需接上吸痰导管，开启开关，调节负压，试吸通畅后即可吸出痰液。

电动吸引器（图16－14）主要由马达、偏心轮、气体过滤器、压力表、安全瓶、贮液瓶组成。瓶塞上有两个玻璃管，并有橡胶管相互连接。接通电源后，马达带动偏心轮，从吸气孔吸出瓶内空气，并由排气孔不断排出，不断循环转动，使瓶内产生负压，将痰液吸出。安全瓶和贮液瓶可贮液1000ml。

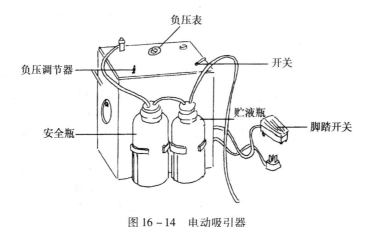

图16－14 电动吸引器

【目的】

清除呼吸道分泌物，保持呼吸道通畅，改善肺通气，防止并发症发生。

【评估】

1. 患者的年龄、意识、呼吸状况、病情和治疗情况。

2. 患者的排痰能力，有无痰鸣音。

3. 口、鼻黏膜情况，有无鼻中隔偏曲。

4. 患者的心理状态，对吸痰的认识和合作程度。

【计划】

1. **护士准备** 衣帽整洁，洗手，戴口罩。

2. **物品准备** ①电动吸引器及接线板。②治疗盘内备有盖容器2只（分别盛无菌生理盐水、已消毒或一次性灭菌吸痰管数根）、弯盘、玻璃接管、无菌纱布、液状石蜡油、无菌棉签、无菌持物钳（镊）及其容器、压舌板、电筒、开口器、舌钳（必要时）。③吸引器旁置装有消毒液的 100ml 玻璃瓶，用于消毒吸引器导管上的玻璃接管。

3. 患者准备 了解吸痰目的，愿意合作，取舒适体位。

4. 环境准备 整洁、舒适、安全。

【实施】操作步骤，见表 16 - 7。

表 16 - 7 吸痰操作流程

操作步骤	要点说明
1. **核对** 备齐用物携至床旁，核对、解释	◇ 确认患者，取得合作
2. **调节**	
（1）固定消毒液玻璃瓶于吸引器一侧	◇ 玻璃瓶内放置吸痰后的玻璃接管
（2）接通电源，打开开关，检查吸引器性能并调节负压	◇ 脚踏式开关或面板上开关
	◇ 一般成人吸痰负压为 300 ~ 400mmHg（0.04 ~ 0.053mPa），小 儿 250 ~ 300mmHg（0.033 ~ 0.04mPa）
3. **体位**	
（1）检查口、鼻腔，并取下活动义齿	◇ 若口腔吸痰有困难，可经鼻腔吸痰
（2）患者头偏向一侧，面向操作者	◇ 昏迷患者可用压舌板或开口器帮助张口
4. **试吸** 连接吸痰管，试吸少量生理盐水，检查是否通畅，同时润滑导管前端	
5. **吸痰** 一手折叠玻璃接管与吸痰管交接处，另一手持无菌血管钳（镊）夹紧吸痰管前端，插入口咽部或鼻内，然后放松导管折叠处，先吸口咽部分泌物，再吸深部分泌物，左右旋转，边提边吸	◇ 插管时不可有负压，以免引起呼吸道黏膜损伤
	◇ 若气管切开吸痰，注意无菌操作，先吸气管切开处，再吸口（鼻）部
	◇ 吸痰动作轻柔，每次吸痰时间 < 15 秒，以免缺氧
	◇ 吸痰前后可增加吸氧浓度
	◇ 吸痰过程中，观察患者面色、呼吸是否改善，吸出物的性状及黏膜有无损伤
6. **冲洗** 吸痰管退出后，用生理盐水抽吸冲洗，必要时协助拍背、蒸汽或雾化吸入，更换吸痰管。同法吸痰数次	◇ 以免分泌物堵塞吸痰导管
	◇ 提高吸痰效果
	◇ 一根吸痰管只用一次
7. **操作后处理**	
（1）关好开关，分离吸痰管，吸痰管重新消毒或统一处理后丢弃	◇ 贮液瓶内吸出液（ > 2/3）应及时倾倒，不可过满
（2）擦净面部分泌物，观察黏膜有无损伤	◇ 吸痰盘内的用物应分类浸泡消毒，每班更换
（3）将吸痰的玻璃接管插入盛有消毒液的玻璃瓶内浸泡	
（4）安置患者于舒适体位，整理床单位，必要时做口腔护理	
8. **记录，洗手**	◇ 及时记录吸痰次数、吸出物的性状、呼吸改善的情况

【注意事项】

1. 治疗盘内用物每日更换，气管切开治疗盘内用物应保持无菌，吸痰时严格无菌操作。

2. 使用前应检查吸引器性能，保证仪器处于良好备用状态。

3. 吸痰前后和两次抽吸之间应增加氧气吸入或让患者深呼吸后再吸。

4. 痰液黏稠，可配合叩击、拍背，以振动痰液或交替使用超声雾化吸入；还可缓慢滴入生理盐水加化痰药物或加抗生素药物以使痰液稀释，便于吸出。

5. 吸痰过程中，应观察患者面色和呼吸情况。

6. 电动吸引器的贮液瓶内应先放 100ml 消毒液，瓶内吸入液应及时倾倒，不可超过 2/3，以免液体吸入马达损坏机器。

【评价】

1. 护患沟通有效，患者能明确吸痰的目的、注意事项，能积极配合。

2. 实施者操作程序规范，动作熟练，吸痰彻底有效，无黏膜损伤。

3. 患者呼吸道通畅，呼吸改善。

链接

吸痰管过粗

吸痰管过粗会造成呼吸道通气量不足或形成无效腔，严重时可引起气管痉挛、呼吸困难、血流动力学的改变；过细则影响吸痰效果。现公认的是吸痰管外径不超过气管插管或气管切开套管内径的 1/2，有利于空气进入肺内，预防过度负压导致的肺不张。周凤关等对 21 例患者应用 8 号吸痰管或 16 号吸痰管行气管内吸痰，比较吸痰前后血氧饱和度的变化。结果，采用 8 号吸痰管吸痰期间患者的氧供有较好的保证，可有效降低吸痰时低氧血症的发生率。

五、洗胃法

洗胃（gastric lavage）是将胃管由口腔或鼻腔插入胃内，利用重力、虹吸或负压吸引作用，反复注入和吸出一定量的溶液，以冲洗胃腔的方法。

【目的】

1. **清除毒物**　清除胃内毒物或刺激物，减少毒物吸收。也可利用不同灌洗液进行中和解毒，用于急性食物或药物中毒。服毒后 4～6 小时内洗胃最有效。

2. **减轻胃黏膜水肿**　幽门梗阻患者饭后常有滞留现象，通过洗胃，可减轻潴留物对胃黏膜的刺激，消除或减轻胃黏膜水肿和炎症，从而减轻患者上腹胀满、不适、恶心、呕吐等症状。

3. **手术或某些检查前的准备**　如胃部、食管下段、十二指肠手术前。

【适应证】

非腐蚀性毒物中毒，如有机磷、安眠药、重金属类、生物碱及食物中毒等。

【禁忌证】

1. 强腐蚀性毒物（如强酸、强碱）中毒。

2. 肝硬化伴食管胃底静脉曲张、食管阻塞等。

3. 胸主动脉瘤、心肌梗死等。

4. 近期内有上消化道出血及胃穿孔、胃癌等。

【评估】

1. 患者中毒情况，如中毒的时间、途径、毒物种类、性质、量等，来院前胃内毒物清除状况。

2. 患者的生命体征、意识、瞳孔变化及口、鼻腔黏膜情况及口中气味，有无洗胃禁忌等。

3. 患者的心理状态，以及对洗胃目的及相关注意事项的了解程度及合作程度。

【计划】

1. **护士准备**　衣帽整洁，洗手，戴口罩。

2. **用物准备**　①治疗盘内：无菌洗胃包（内有胃管、镊子、纱布或使用一次性胃管）、塑料围裙或橡胶单、治疗巾、检验标本容器或试管、量杯、水温计、压舌板、弯盘、棉签、50ml 注射器、听诊器、手电筒、液状石蜡，必要时备张口器、牙垫、舌钳。②洗胃溶液：根据毒物性质选用洗胃溶液（表 16 - 8）。温度 25℃ ~ 38℃，液量10000 ~ 20000ml。③水桶 2 只：分别盛洗胃液、污水。④电动吸引器洗胃法另备电动吸引器（包括安全瓶及 5000ml 容量的贮液瓶）、Y 型三通管、调节夹或止血钳、输液架、输液器、输液导管。⑤漏斗胃管洗胃法另备漏斗洗胃管。⑥全自动洗胃机洗胃法另备全自动洗胃机。

表 16 - 8　常用洗胃溶液

毒物种类	常用溶液	禁忌药物
酸性物	镁乳、蛋清水① 、牛奶	强酸药物
碱性物	5% 醋酸、白蜡、蛋清水、牛奶	强碱药物
氰化物	3% 过氧化氢溶液② 引吐后，1:15000 ~ 1:20000 高锰酸钾	
敌敌畏	2% ~ 4% 碳酸氢钠，1% 盐水，1:15000 ~ 1:20000 高锰酸钾	
1605、1059 4049（乐果）	2% ~ 4% 碳酸氢钠	高锰酸钾③
敌百虫	1% 盐水或清水，1:15000 ~ 1:20000 高锰酸钾	碱性药物④
DDT（灭害灵）666	温开水或生理盐水洗胃，50% 硫酸镁导泻	油性药物
酚类、煤酚类	用温开水、植物油洗胃至无酚味为止，洗胃后多次服用牛奶、蛋清保护胃黏膜	液状石蜡
河豚、生物碱	1% 活性炭悬浮液	

续表

毒物种类	常用溶液	禁忌药物
苯酚（石炭酸）	1∶15000～1∶20000 高锰酸钾	
巴比妥类（安眠药）	1∶15000～1∶20000 高锰酸钾，硫酸钠导泻⑤	硫酸镁
异烟肼	1∶15000～1∶20000 高锰酸钾，硫酸钠导泻	
灭鼠药（磷化锌）	1∶15000～1∶20000 高锰酸钾、0.1% 硫酸铜、0.5%～1% 硫酸铜溶液每次 10ml，每 5～10 分钟口服一次，配合用压舌板等刺激舌根引吐	鸡蛋、牛奶、脂肪及其他油类食物
灭鼠药（抗凝血类）	催吐、温水洗胃、硫酸钠导泻	碳酸氢钠溶液
灭鼠药（有机氟类）	0.2%～0.5% 氯化钙或淡石灰水洗胃，硫酸钠导泻，饮用豆浆、蛋白水、牛奶等	
发芽马铃薯，毒蕈	1%～3% 鞣酸	

【实施】操作步骤，见表 16－9。

表 16－9　洗胃操作流程

操作步骤	要点说明
1. **核对**　备齐用物携至床旁，核对并解释，取下义齿	◇ 中毒物质不明，选用温开水或生理盐水，待毒物明确后再用对抗剂洗胃 ◇ 消除忧虑、紧张、减轻不适感
2. **体位**　选取合适卧位，铺塑料围裙，置弯盘于口角旁、污物桶置坐位前或床旁	◇ 口服催吐法：坐位 ◇ 胃管洗胃：中毒较轻者取坐位或半坐位，头偏向一侧；中毒较重者取左侧卧位，因左侧卧位可减慢胃排空，延缓毒物进入十二指肠的速度；昏迷患者取平卧位，头偏向一侧并用开口器撑开口腔，置牙垫于上、下磨牙之间
3. **洗胃**	
（1）口服催吐	◇ 用于服毒量少的清醒合作者，是现场抢救急性中毒最及时且有效的方法
①患者自饮大量灌洗液后呕吐，不易呕吐时，可用压舌板刺激舌根催吐	◇ 一次饮液量为 300～500ml
②反复自饮、自呕，直至吐出的灌洗液澄清无味	◇ 表示毒物已基本排除干净
③协助患者漱口、擦脸，卧床休息	
④记录	◇ 灌洗液的名称、量及呕吐物的颜色、气味、量
（2）胃管洗胃（漏斗灌注）	◇ 不合作者由鼻腔插入
①插管：测量长度为 45～60cm，石蜡油润滑胃管前端，由口腔插入，证实胃管在胃内后胶布固定	◇ 插入长度为前额发际至剑突的距离，润滑插入长度的 1/3 ◇ 插管动作轻、稳、准，尽量减少对患者的刺激与不适

操作步骤	要点与说明
②抽吸：置漏斗低于胃部水平位置，挤压橡胶球，抽尽胃内容物（图16-15）	◇ 利用挤压橡胶球所形成的负压作用，抽出胃内容物 ◇ 第一次灌入液体前，应先抽尽胃内容物，以减少毒物吸收 ◇ 必要时留取第一次标本送检
③洗胃：举漏斗高过头部30~50cm，将洗胃液缓缓倒入漏斗内300~500ml，当漏斗内尚余少量溶液时，速将漏斗降低至胃部位置以下，并倒向污水桶内，利用虹吸原理吸出胃内灌洗液。如此反复灌洗，直至洗出液澄清无味为止	◇ 一次灌入量以300~500ml为宜，过多则胃容积增大，胃内压明显大于十二指肠内压，促使胃内容物进入十二指肠，加速毒物吸收，同时，过多也可引起液体反流导致呛咳、误吸或窒息；过少则洗胃液无法与胃内容物充分混合，不利于彻底洗胃，延长洗胃时间 ◇ 如引流不畅，可挤压橡胶球加压吸引 ◇ 每次灌入量和洗出量应基本相等，否则易致胃潴留
（3）电动吸引器洗胃	◇ 能迅速有效地清除毒物，节省人力，并能准确计算洗胃的液体量
①检查：接通电源，检查吸引器性能 ②安装：输液管与Y型管主管相连，洗胃管末端及吸引器贮液瓶的引流管分别与Y型管两分支相连，夹紧输液管，检查各连接处有无漏气。将灌洗液倒入输液瓶内，挂于输液架上（图16-16）	
③插管：润滑胃管前端，插管并证实在胃内后，即固定	◇ 同漏斗胃管洗胃方法
④洗胃：开动吸引器，吸出胃内容物；关闭吸引器，夹紧输液瓶上的引流管，开放输液管，使溶液流入胃内300~500ml；夹紧输液管，开放贮液瓶上的引流管，启动吸引器，吸出灌入的液体；反复灌洗，直至洗出液澄清无味为止	◇ 利用负压吸引作用，吸出胃内容物 ◇ 吸引器负压宜保持在13.3kPa左右，以免压力过高而引起胃黏膜损伤 ◇ 必要时留取第一次标本送检
（4）全自动洗胃机洗胃（图16-17） ①检查：接通电源，检查机器功能完好，将已配好的洗胃液倒入水桶内	◇ 能自动、迅速、彻底清除胃内毒物
②插管：润滑胃管前端，插管并证实胃管在胃内后固定	
③连接：将3根橡胶管分别与机器的胃管、进液管、污水出液管相连，进液管的另一端放入洗胃液桶内，污水管的另一端放入空水桶内，胃管的另一端与已插好的患者胃管相连，调节药量流速	◇ 药管口必须始终浸没在洗胃液的液面下 ◇ 利用电磁泵作为动力源，通过自控电路的控制使电磁阀自动转换动作，分别完成向胃内冲洗药液和吸出胃内容物的过程

操作步骤	要点与说明
④洗胃：按"手吸"键，吸出胃内容物，再按"自动"键，机器即开始对胃进行自动冲洗	◇必要时留取吸出物送检 ◇冲洗时"冲"灯亮，吸引时"吸"灯亮
⑤若发现有食物堵塞管道、水流减慢、不流或发生故障时，可交替按"手冲"和"手吸"键，重复冲吸数次，直到管路通畅，再按"手吸"键将胃内残留液体吸出后，按"自动"键，恢复自动洗胃，直至洗胃液澄清无味为止	◇管道通畅后，不可直接按"自动"键，要先吸出胃内残留液，否则灌入量过多，易造成胃潴留
4. **观察**　洗胃过程中，随时注意洗出液的性质、颜色、气味、量及患者面色、脉搏、呼吸和血压的变化	◇如患者有腹痛、休克、洗出液呈血性，应立即停止洗胃，采取相应的急救措施
5. **拔管**　洗毕、反折胃管、拔出	◇防止管内液体误入气管
6. **协助患者漱口、洗脸，取舒适卧位**	
7. **整理床单位、清理用物**	◇自动洗胃机三管同时放入清水中，按"清洗"键，清洗各管腔后，将各管同时取出，待机器内水完全排尽后，按"停机"键关机，以免各管道被污物堵塞或腐蚀
8. **记录**　灌洗液名称、量；洗出液的颜色、气味、性质、量；患者主诉	◇幽门梗阻患者洗胃，可在饭后4~6小时或空腹进行。记录胃内潴留量，便于了解梗阻程度 ◇胃内潴留量=洗出量-灌入量

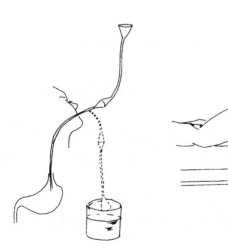

图16-15　漏斗胃管洗胃

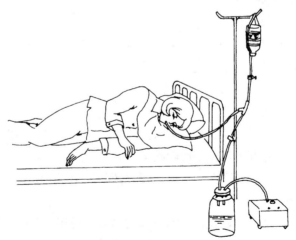

图16-16　电动吸引器洗胃

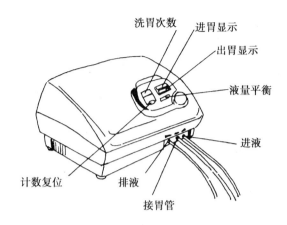

图 16 – 17　SC – IA 全自动洗胃机

【注意事项】

1. 向患者讲述操作过程中可能出现不适，如恶心等；告知患者和家属洗胃中、洗胃后的注意事项及有误吸的可能与风险，得到患者及家属的理解与合作；对自服毒物者，做针对性心理护理，耐心劝导，为患者保守秘密与隐私，减轻其心理负担。

2. 急性中毒病例，应紧急采用"口服催吐法"，必要时进行洗胃，以减少中毒物的吸收。

3. 在选择洗胃液时应考虑下列情况：

（1）牛奶、豆浆、蛋清水、米汤可黏附于黏膜表面或创面上，从而起到保护作用，减少毒物的吸收。

（2）氧化剂可将化学性毒物氧化，改变其性能，从而减轻或去除其毒性。

（3）1605、1509、4049（乐果）等禁用高锰酸钾洗胃，否则可氧化生成毒性更强的物质。

（4）敌百虫遇碱性药物可分解出毒性更强的敌敌畏，其分解过程随碱性的增强和温度的升高而加速。

（5）巴比妥类药物采用硫酸钠导泻，是利用其在肠道内形成的高渗透压而阻止肠道水分和残存的巴比妥类药物的吸收，促其尽早排出体外。硫酸钠对心血管和神经系统没有抑制作用，不会加重巴比妥类药物的中毒。

（6）磷化锌中毒时，口服硫酸铜可使其成为无毒的磷化铜沉淀，阻止吸收，并促使其排出体外。磷化锌易溶于油类物质，忌用脂肪性食物，以免促使磷的溶解吸收。

4. 插管时动作轻、快，切勿损伤食管黏膜或误入气管。

5. 当中毒物质不明时，洗胃溶液可选用温开水或生理盐水。待毒物性质明确后，再采用对抗剂洗胃。

6. 洗胃过程中应随时观察患者的面色及生命体征的变化，洗胃并发症有急性胃扩张、胃穿孔、大量低渗液洗胃致水中毒、水及电解质紊乱、酸碱平衡失调、昏迷患者误吸或过量胃内液体反流致窒息、迷走神经兴奋致反射性心脏骤停等，如有发生，应行相应的急救措施，并做好记录。

【评价】

1. 护患沟通有效，患者能明确洗胃的目的、注意事项，能积极配合。
2. 实施者操作程序规范，动作稳、准、轻、快。
3. 洗胃彻底，患者未出现并发症。

第四节 危重患者的护理

危重患者病情复杂，身体极度虚弱，抵抗力低，随时都有发生生命危险的可能。应设专人特别护理，夜以继日，认真、全面、缜密地观察病情，判断疾病转归，并将治疗用药和观察结果详细记录在危重患者护理记录单上，以供医护人员作诊疗参考和采取相应的护理措施，以促进疾病康复，预防并发症的发生。危重患者常因病情危重而产生对死亡的恐惧，因此心理护理也不容忽视。

一、危重患者常见的护理问题

1. **低效性呼吸形态** 与呼吸困难、缺氧或无力排痰有关。
2. **有误吸的危险** 与意识障碍、平滑肌松弛及吞咽反射减弱或消失有关。
3. **营养失调** 低于机体需要量，与机体分解代谢增强有关。
4. **体液不足** 与体液摄入量减少有关。
5. **有皮肤完整性受损的危险** 与长期卧床、营养不良、局部组织受压导致血供障碍有关。
6. **排便方式改变（便秘或失禁）** 与长时间卧床，肠蠕动减慢，摄入量减少或肛门括约肌失控有关。
7. **排尿异常（尿潴留、尿失禁）** 与意识障碍、尿道括约肌失控有关。
8. **活动无耐力** 与肌肉张力降低，体力丧失有关。
9. **有自伤的危险** 与意识障碍、烦躁不安有关。
10. **清除呼吸道无效** 与体力减退，呼吸道分泌物增多有关。
11. **焦虑** 与面临疾病威胁有关。
12. **疼痛** 与疾病性质有关。

二、危重患者的支持性护理

1. 加强临床监护

（1）加强病情观察：严密观察患者的生命体征、意识、瞳孔变化，掌握患者病情的动态变化、治疗反应及效果，及时采取有效的救治措施。做好病情动态变化的记录，每班有书面小结。

（2）保持呼吸道通畅：清醒患者应鼓励并协助其定时做深呼吸或轻拍背部将痰液

咳出；昏迷患者头偏向一侧，及时用吸引器吸出呼吸道分泌物，防止误吸。对使用人工呼吸机的患者，还应观察呼吸器运转情况，以防通气量过大，发生意外或通气量过小延误抢救时机，加重病情。

2. 加强基础护理

（1）病室环境：病室床铺宜松软、平整、清洁、干燥、无碎屑；保持安静、空气新鲜，温度、湿度适宜，以利患者休养。

（2）加强眼的护理：眼睑不能自行闭合的患者，可涂金霉素眼膏或盖凡士林纱布，以保护眼膜，预防并发结膜炎。

（3）加强口腔护理：晨起、餐后、睡前协助患者漱口，保持口腔清洁卫生，以增进患者食欲。不能经口进食的患者，应行口腔护理每日 2 次，以防止口腔炎症、口腔溃疡、腮腺炎、中耳炎、口臭等并发症的发生。口唇干裂者可涂液状石蜡油，有溃疡或真菌感染者酌情涂药。

（4）加强皮肤护理：危重患者由于长期卧床、大小便失禁、营养不良等原因，容易发生压疮。因此，应定时为患者翻身、按摩皮肤、擦背，以维持皮肤的完整性。

（5）饮食护理：危重患者机体分解代谢增强、消耗大、对营养物质的需求量增加，应注意给予流质或半流质饮食，便于吞咽，少量多餐，减轻恶心，增进食欲。对不能进食者，可采用鼻饲或完全胃肠外营养；对大量引流或额外体液丧失等水分丢失较多的患者，应注意补充足够的水分，维持体液平衡。

（6）加强肢体功能锻炼：由于患者活动量少，容易发生肌腱、韧带退化和肌肉萎缩，关节日久不动也会强直而失去正常功能。应注意保持患者肢体的功能位置，必要时给患者做肢体被动运动，如伸屈、内展、外旋，并作按摩，以促进血液循环，增加肌肉张力，帮助恢复功能，预防静脉血栓的形成。

3. 维持排泄功能

（1）对于尿潴留患者，应帮助其排尿，必要时进行导尿，如留置导尿者，应注意引流通畅，防止泌尿道感染。

（2）对于便秘的患者，可给予缓泻药或灌肠，必要时戴指套取出大便，以减轻患者的痛苦。

4. 保持引流管通畅　危重患者身上有时可有多根引流管，应注意妥善固定，安全放置，防止扭曲、受压、堵塞、脱落，保持其通畅。在操作过程中，严格执行无菌技术，防止逆行感染。

5. 加强安全护理　对躁动不安的患者应加床档，采用约束具，并剪短指甲，将枕头横立于床头，防坠床、撞伤、抓伤；患者抽搐、牙关紧闭时，应用牙垫或压舌板裹纱布垫于上、下臼齿之间，以免咬伤舌头。

6. 心理护理　危重患者常常表现出各种各样的心理问题，如突发的意外事件或急性发病而产生恐惧、焦虑、悲伤、多疑等；慢性病病情加重的患者，常出现消极失望、悲观的情绪等。因此，护士应及时做到：

（1）表现出对患者的关心、安慰、同情、尊重和照顾。

（2）操作前给予患者耐心、细致的解释。例如对需要做气管切开的患者，积极做好手术的必要性、安全性的宣教。

（3）善于使用鼓励性的语言。患者因治疗效果不明显而失去信心和勇气，应用鼓励性语言使之恢复信心和勇气。对猜疑心较重的患者，医护人员应注意不要在患者面前窃窃私语，以免加重患者的思想负担。

（4）对语言沟通障碍者，注意患者非语言行为，并与患者建立其他有效的沟通方式，如眼神的交流、"治疗性触摸"等，以引起患者注意，给患者传递关心、支持或接受的信息。

（5）医护人员的举止沉着、稳重、操作娴熟、认真、一丝不苟，可给患者充分的信赖感和安全感。在抢救治疗过程中，均应及时观察患者的心理动态，降低工作人员的说话声音，注意保护患者隐私。

复习思考题

1. 试述病情观察的方法及内容？

2. 洗胃的目的、适应证、禁忌证及注意事项？

3. 心肺复苏的适应证，心搏、呼吸停止的临床表现，以及心肺复苏的有效指标是什么？

4. 张某，男，60岁，因慢性支气管炎、肺气肿合并肺部感染收住入院。入院时神志清楚，呼吸困难，口唇轻度紫绀。查血气分析：PaO_2：55mmHg，SaO_2：85%。请问护士为该患者进行氧疗时，氧流量应为多少？为什么？

5. 患者，女性，19岁，在校大学生，下午15时左右在上体育课跑步时突然倒地，意识丧失，当即由老师和同学送入医院急诊抢救室。查意识丧失、无呼吸，面色发绀，双瞳孔直径5.0mm，对光反射消失。

问：（1）首先应采取哪些抢救措施？

（2）到急诊室后，患者心电监护显示室颤，应如何处理？

（3）在进行室颤处理过程中应注意什么？

第十七章　临终护理

【学习目标】

　　掌握：临终关怀的概念、死亡的分期及判断标准、临终患者的生理心理反应的表现及护理要点。

　　熟悉：尸体护理的方法。

　　了解：临终关怀的发展历程、对临终患者家属的心理支持方法。

　　生老病死是大自然的基本规律，死亡是生命过程的最后阶段。护理的对象是人，因此护理的范畴包括人从出生到死亡的全过程。临终是人生过程中必然经历的发展阶段。对临终期的患者进行的生理、心理护理及其家属提供全面的照顾即为临终护理。临终护理属于临终关怀的范畴，其宗旨是尊重患者的生命权利，提高生命质量，维护患者家属的身心健康。临终关怀是一项符合人类利益的崇高事业，对人类社会的进步具有重要的意义。护理人员要做好临终护理，就有必要了解临终关怀的相关知识，懂得临终患者及其家属的身心反应，制定相应的护理措施。

第一节　概　述

一、临终关怀

（一）临终关怀的概念

　　临终关怀（hospice care），又称安宁照顾、临终照顾、舒缓疗护、安息护理、终末护理。Hospice 一词源于中世纪的欧洲，是指设立在修道院附近为朝圣者和旅行者提供中途休息和获得给养的场所。临终关怀的概念其含义有两方面：其一，临终关怀是一种特殊的服务，是对临终患者及其家属所提供的一种全面照料，包括生理、心理、社会等方面。使临终患者的生命得到尊重，症状得到控制，家属的身心健康得到维护和增强；使患者在临终时能够无痛苦、安宁、舒适地走完人生的最后旅程。其二，临终关怀是一门研究临终患者生理、心理特征，为临终患者及其家属提供全面照料的一门新兴学科。根据研究范围和内容，可分为临终医学、临终护理学、临终心理学、临终关怀伦理学、临终关怀社会学及临终关怀管理学等分支学科。

现代临终关怀提倡"四全照顾",即全人、全家、全程、全队照顾。"全人照顾"是在疾病无法治愈、死亡无法避免的情况下,给予患者身体、心理、社会等各层面的需要及反应的照顾,最后协助他平静而尊严地死亡。"全家照顾",包括针对家属的咨询与协助,哀恸照顾及患者去世后的哀伤辅导、延续辅导等。"全队照顾"指的是由一组受过良好训练的专业人员来提供服务,通常由医生、社会工作者、护士、宗教人士等组成专业的治疗团队,同时训练志愿人员加入。而"全程照顾"指从患者死前到死后的整个过程都给予照顾,尤其值得关注的是患者死后各项事务的处理。

(二)临终关怀的理念

1. 治愈(cure)为主的治疗转变为以对症为主的照护(care) 临终关怀的主要服务对象是各种急、慢性损伤或疾病致心肌、肝脾、大脑、肺、肾等器官功能衰竭,面临生命危险的患者或各类晚期癌症等绝症患者,尤其是剧烈疼痛导致身心极度痛苦者。临终患者各项生命体征都预示着生命不可逆的进行性衰竭,治愈已经不可能,只能采取姑息性治疗、缓解性照料、控制疼痛来增加患者的生理、心理舒适。

2. 延长患者生存时间(time)转变为提高其生命质量(quality) 临终的时限,目前世界上仍没有统一标准。世界许多国家倾向于以垂危患者住院治疗至死亡,平均17.5天为标准,美国为6个月以内,日本以2~6个月存活时间为终末阶段。我国不少学者提出:当患者处于疾病末期、死亡在短期内(估计存活时间为2~3个月)不可避免地要发生时,即属于临终阶段。并指出对晚期癌症患者,只要出现生命体征和代谢方面的紊乱即可开始实施临终护理。而我国北京松堂医院经过10年对10万多病例的研究认为,我国临终期确切的是280天。研究统计表明,传统的一味强调延长临终患者有限生存时间的治疗方法,其结果一方面加重了患者的痛苦,另一方面因治疗带来的副反应极有可能加速患者的死亡。而临终关怀以提高其临终阶段生命质量为宗旨,让患者在有限的时间里,能有清醒的头脑,在可控制的病痛中,接受关怀,享受人生的余晖,维护死者尊严,充分体现人类对生命的热爱。

3. 尊重临终患者的尊严(dignity)和权利(rights) 临终关怀认为,只要患者意识清醒,仍有个人的尊严和权利。医护人员应注意维护和保持人的价值和尊严,在临终关怀服务中对患者充满爱心、耐心、细心、关心和同情心,应允许患者保留原有的生活方式、尽量满足其合理要求、保留个人隐私权利、参与医护方案的制定。同时,也尊重患者选择死亡的权利,力求使其在最少痛苦的情况下,舒适、平静、有尊严地告别人生。

4. 维护临终患者家属的心理健康(mental support) 在对临终患者护理的过程中,临终患者家属也承担着巨大的压力,面临诸多考验,急需他人的关心和支持。伴随着亲人逝去,会带来不同角色关系的失落,可出现不同程度的心理反应,工作人员适时指导,给予家属心理、社会支持及妥善的尸体护理可以减轻他们的悲痛,帮助其尽早重返社会。

5. 进行死亡教育 完整的生命过程应包括死亡过程,尊重生命也要尊重死亡。死亡教育是实施临终关怀的一项重要内容，其目的在于帮助濒死患者克服对死亡的恐惧，学习准备死亡，面对死亡，接受死亡；帮助临终患者家属适应患者病情的变化和死亡，帮助他们缩短悲痛过程，减轻悲痛程度。从长远来看，是对大众的死亡教育，是人类在基本解决"生存"问题之后，进一步去解决"死亡"问题的一种最新的发展与努力。

（三）临终关怀的起源与发展

1. 古代的临终关怀

西方可以追溯到中世纪西欧的修道院和济贫院，当时那里为危重病濒死的朝圣者、旅游者提供照料的场所，使其得到最后的安宁；在中国则可以追溯到两千多年前的春秋战国时期，人们对年老者、濒死者的关怀和照顾。

2. 现代的临终关怀

现代临终关怀运动始于英国，其标志是 1967 年 7 月，英国女医生西斯莉·桑得斯博士（Dr. D. C. saunders）在伦敦郊区创建的世界上第一家现代临终关怀院——圣克里斯多弗临终关怀院（St. Christopher Hospice）。她倡导让临终者在生命的每一时刻都能感受到人类的爱与关怀，成为当代世界临终关怀运动发展所遵循的基本原则。由于她对促进现代世界临终关怀运动的发展做出了积极的贡献，被国际学术界誉为"点燃世界临终关怀运动灯塔的人"。临终关怀服务也因此首先在英国得到了快速发展。此后，美国、法国、日本、加拿大、荷兰、瑞典、挪威、以色列等 60 多个国家相继出现临终关怀服务。

1988 年 7 月，我国天津医学院在美籍华人黄天中博士的资助下，成立了中国第一个临终关怀研究中心。同年 10 月，上海诞生了中国第一家临终关怀医院——南汇护理院。这些都标志着我国已跻身于世界临终关怀研究与实践的行列。此后，沈阳、北京、南京、河北、西安等省市都相继开展临终关怀服务，建立临终关怀机构。2008 年 4 月，广州投资 2300 万元建成国内首家临终关怀大楼，取名为"慈善大楼"。临终关怀把医学对人类所承担的人道主义精神体现得更加完美，它是一项利国利民的社会工程。随着各国相继进入老龄化社会，临终患者的数量增加，临终关怀的需求增大，临终关怀服务机构是社会发展的必然趋势。

（四）临终关怀的组织形式

1. 临终关怀院

临终关怀院具有独立的医疗、护理设备和一定的娱乐设施，家庭化的危重病房设置，提供适合临终关怀的陪伴制度，配备一定专业人员，提供临终患者服务，如上海南汇护理院。

2. 综合性医院内附设临终关怀病房

利用医院内现有的物质资源，为临终患者提供医疗、护理、生活照料，避免临终患者及其家属产生被遗弃的不良感觉，如综合医院设有的老年病房。

3. 居家照料

医护人员根据临终患者的病情，每日或每周数次探视，提供临终照料。居家照料，对患者来说，在生命的最后一刻能感受到家人的关心和体贴，减轻其生理上和心理上的痛苦；对家属来说，能尽最后一份孝心，使逝者死而无憾，生者问心无愧。美国主要以居家照料为主。

（五）临终关怀的社会化

临终关怀是一个社会化的系统，不仅需要专业的人员和机构，更需要全社会的广泛参与，即公共关怀。以下是构成公共关怀的三个不可或缺的要素：

1. 医疗保障等社会福利政策 在许多发达国家，临终关怀机构中相当部分属于非盈利的机构。如美国的临终关怀机构65%是非盈利性质，临终关怀的总费用中医保支出占65.3%。而目前国内的医疗保障体制尚未完善，医院增设的一些部门还是以盈利为目的。所以应从中国国情出发，立足于本民族的实际，开展临终关怀事业。

2. 志愿者组织 临终关怀是需要全民参与的一项社会工程。除了需要专业的医护人员外，还需要有数量庞大的、经过专业培训的义工等志愿者组织，没有社会的爱心人士，照料残疾人士或病患等弱者的任务只能落在亲人身上。应动员其他社会组织共同关心和建设临终关怀事业。

3. 关怀弱者的公共管理理念和社会风气 尽管世界各地、各个民族的精神信仰、法律宗教不同，但帮助弱者、保护弱者是全世界共同呼吁的心声和原则。因此，大力开展临终关怀知识普及宣传教育，以使人们正确面对死亡，更好地让全社会了解和支持临终关怀事业。

二、濒死与死亡

（一）濒死与死亡的定义

1. 濒死（dying） 即指临终状态，患者已接受各种治疗后，但病情加速恶化，各种迹象显示生命即将结束，是生命活动的最后阶段。

2. 死亡（death） 生物医学把死亡定义为"死亡是个体生命活动和新陈代谢的永久终止"。临床上，当患者呼吸、心跳停止，瞳孔散大而固定，所有反射消失，心电波平直，即可宣布患者死亡。

3. 脑死亡（brain death） 即包括脑干在内的全脑功能丧失的不可逆转的状态，是生命活动结束的象征。目前仍然沿用根据1968年美国哈佛大学提出的脑死亡标准：①无感受性及反应性（unreceptivity and unresponsivity）；②无运动、无呼吸（no movements or breathing）；③无反射（no reflexes）；④脑电波平坦（flat E. E. G）。

上述标准在24小时内反复检查无改变，并排除体温过低（低于32.2℃）及中枢神经抑制剂的影响，即可做出脑死亡的诊断。

传统的死亡标准为心跳、呼吸停止，此标准沿袭了数千年，但随着医学科学的发展，使其受到了冲击。20世纪50年代以来，人体脏器移植技术的广泛开展，使呼吸、心跳停止而大脑功能尚能保持的患者，可以依靠器官移植或是通过医学生物技术，如人工呼吸机、人工肺、人工心脏等来维持生命，甚至达到痊愈。而一旦大脑功能不可逆损失，即使能为患者维持呼吸心跳，也只是保留了植物性生命，失去了人的本质特征。因此，医学界人士提出新的比较客观的标准：脑死亡标准。

把脑死亡作为判定死亡的标准要比传统的心肺死亡标准更科学。

（二）死亡过程的分期

死亡不是骤然发生的，而是一个逐渐进展的过程，一般可分为三期（表17-1）。

表17-1　死亡过程的分期及表现

分期	特点	临床表现	持续时间
濒死期 （dying stage）	可逆性脑干以上功能抑制	意识模糊、呼吸微弱、心跳减弱、细胞代谢障碍	持续时间长短随患者机体状况及死亡原因而异。年轻强壮者、慢性病患者较年老体弱者及急性病患者濒死期长；猝死、严重的颅脑损伤等患者可直接进入临床死亡期
临床死亡期 （clinical death stage）	可逆性大脑皮层下，延髓处于极度抑制状态	心跳、呼吸完全停止；瞳孔散大；各种反射消失；但各种组织细胞仍有微弱而短暂的代谢活动	此期一般持续5-6分钟
生物学死亡期（bio-logical death stage）	不可逆性	各种组织细胞代谢活动停止；尸体相继出现尸冷、尸斑、尸僵、尸腐	尸冷：最先出现，约24小时与环境温度相同 尸斑：死亡后2~4小时出现 尸僵：死后1~3小时出现，4~6小时扩展到全身，12~16小时发展至高峰，24小时后缓解 尸腐：死亡24小时后出现，从右下腹开始

第二节　临终患者和家属的生理心理反应及护理

一、临终患者生理反应和护理

临终期患者的各项生命体征都处在进行性的衰减阶段，各大生理系统功能也在进行性的减弱和丧失，作为临终关怀的工作人员，只有了解临终期患者的生理反应和变化特点，才能提供更合理、有效的护理措施（表17-2）。

表17-2　临终患者生理反应和护理

生理变化	临床表现	护理措施
肌张力丧失	无法进行自主躯体活动，大小便失禁，便秘，尿潴留，希氏面容	促进舒适：更换卧位，勤翻身，做好皮肤、口腔、大小便等的护理
胃肠道蠕动减弱	恶心、呕吐、食欲不振、呃逆、腹胀、便秘、脱水、口干、体重减轻	营养支持：增进食欲（注意食物的色香味，做好心理支持，必要时胃肠外营养），保证营养，加强监测

生理变化	临床表现	护理措施
循环功能减退	皮肤苍白、湿冷，四肢发绀，脉搏细弱或测不出，血压降低或测不出	改善循环：加强观察（体温、脉搏、呼吸、血压、皮肤色泽和温度）、保暖
呼吸功能减退	呼吸表浅或频率不规则或出现鼻翼呼吸、潮式呼吸、张口呼吸等	改善呼吸：通风、吸氧（神志清醒者半卧位、昏迷者头偏向一侧）、吸痰
疼痛	烦躁不安、生命体征改变、瞳孔放大、不寻常的姿势、疼痛面容	减轻疼痛：止痛药物（WHO 推荐的三步阶梯疗法）、针灸、按摩松弛术、音乐疗法等
视觉改变	逐渐减退，由模糊到只有光感，最后消失，眼部分泌物增多，眼睑干燥	保护眼角膜：湿纱布拭去眼部分泌物，如眼睑不能闭合，涂红霉素眼膏或覆盖凡士林纱布，禁忌肥皂水洗眼

二、临终患者的心理变化和护理

任何一个人当面对死亡时，其心理反应都是十分复杂的。心理学家罗斯博士（Dr. Elisabeth Kubler - Ross）观察了 400 位临终患者，提出临终患者通常经历五个心理反应阶段，即否认期、愤怒期、协议期、忧郁期、接受期（表 17 - 3）。

表 17 - 3　临终患者的心理变化和护理

阶段	心理反应	护理措施
否认期	患者突然获悉身患绝症，表现出否认，是正常防御机制，几乎都有，短暂，怀着侥幸心理四处求医，希望属误诊，有些人延续此期至死亡	坦诚相待，耐心倾听，言语一致；经常陪伴，主动关心，循循善诱，既不揭穿患者的防御机制，也不要欺骗患者
愤怒期	病情每况愈下，气愤命运弄人，抱怨甚至斥责周围人，充满嫉恨，难以接近或不合作	愤怒是患者发泄负面情绪，保持心理健康的有利方式。向患者家属解释并劝慰指导家属一起认真倾听；给予宽容、关爱和理解，适当制止破坏性行为
协议期	开始接受事实，向医务人员提出要求，甚至许愿做善事，怀抱希望，积极配合，尽力延长生命	是患者最积极参与治疗的时期。加强指导、护理，灌输临终关怀精神、死亡教育的内容，尊重信仰，鼓励患者宣泄内心感受
忧郁期	病情日益恶化，所有努力徒劳，出现悲伤等反应，甚至产生轻生念头，交代后事或会见亲友	多同情照顾，给予精神支持；尽量满足患者的合理要求，如安排亲朋好友见面、相聚，并尽量让家属陪伴身旁，防自杀
接受期	对死亡有准备，不再恐惧，显得平静、疲倦，身心极度衰弱，对周围无兴趣，希望安静独处	予安静、舒适环境；不勉强与人交谈，继续尊重陪伴，关心支持，让其安详宁静地告别人间

以上5个阶段不一定按顺序发展，有时交错、有时缺如。各阶段的时间长短也不同。我国学者临床观察发现，由于受中国传统文化影响，临终患者否认期前存在回避期，即患者和家属均知真情，却彼此隐瞒，故意回避。对策：采取相应的回避态度，不急于将真实病情告诉患者，可寻找机会用暗示方法慢慢渗透，甚至有的患者需要一直回避至最后。

除此之外，临终护理要求做到"四美"。护士在临终关怀中必须做到心灵美、语言美、仪表美、操作美。"心灵美"就是要有一颗"爱人之心"，爱是临终关怀中不可缺少的，可以给人以温暖，可以苏醒被病魔蛰伏的心灵，给那些破碎、痛楚的心带去自强和慰藉。"语言美"是沟通心理的桥梁。护士讲话时要语气温和亲切，富有同情心，使患者处于关怀、体贴、慰藉之中。"仪表美"是穿着整齐，衣帽整洁，表情自然大方（可以淡妆上岗），同时面带微笑，步伐轻盈优美，充满活力。"操作美"是操作熟练，更能获得临终患者的信任。护理操作必须动作娴熟、准确、轻柔、优美，一举一动给人以美感。

临终患者的心理极为敏感、复杂，对人格、友谊、尊严倍加珍视，对护士的一言一行更为注目。因此护士高尚的道德品质，精湛娴熟的技术，和蔼可亲的笑容，都会赢得患者的信赖。哪怕能给患者带来片刻的欢愉，也要自觉地竭尽全力去做，满足患者在人世间最后要求和心愿，直到带着护士最崇高、圣洁的"爱"安然离去。

三、临终患者家属的照护

临终患者常给家庭带来生理、心理、社会压力。他们在感情上难以接受即将失去亲人的现实，在行动上四处求医，以求得奇迹出现，延长亲人的生命。当看到亲人死亡不可避免时，他们的心情十分沉重、苦恼、烦躁不安，这是临终患者家属的心理应激过程，有时会影响身心健康，医务人员应同情理解，给予支持。

1. 满足需要 一人生病，牵动全家，医务人员多关心体贴他们，了解他们的需要，如患者病情、医疗人员组成、被关怀和支持程度、了解后事处理事宜、有关经济补助及保险等，尽量解决实际困难。

2. 解释沟通 向家属解释临终患者生理心理特点和原因，消除疑虑，理解患者，给予患者最大程度支持，配合可行的治疗和护理措施。注意提供安静、隐私的交流环境，耐心倾听，取得信任。

3. 参与照顾 鼓励家属参与照护活动，如擦浴、喂饭、洗漱等，协助医院环境中的日常家庭活动，如共进餐、看电视等，使其在此过程中获得心理慰藉，减轻丧亲后的悲伤反应。

第三节　死亡后护理

死亡后护理包括死者的尸体护理和死者家属的护理。患者死亡并不意味着护理工作的结束，对死者尸体的护理及对家属的护理也是临终关怀的重要内容。做好尸体护理不仅是对死者人格的尊重，也是对死者家属心灵上的安慰，体现人道主义精神。辨证死亡观是人坦然、直面生命终结的死亡观，科学地指出了死亡对于人的不可避免性。医务人员只有树立辨证死亡观，才能客观而坦然地看待尸体护理，并对丧亲者实施居丧期护理。

一、尸体护理

尸体护理（postmortem care）是对临终患者实施整体护理的最后步骤，也是临终关怀的重要内容之一。确认死亡后，一方面通知死者家属探视遗体。另一方面，及时准备尸体护理的用物。

【目的】

1. 维持良好的尸体外观，易于辨认。

2. 安慰家属，减轻哀痛。

【评估】

1. 死者的病情、诊断、治疗、抢救过程、死亡原因及时间。

2. 死者身体清洁程度、有无伤口、引流管等。

3. 死者亲属对死亡的态度，死者本人有无特殊的宗教信仰等。

【计划】

1. **护士准备** 态度肃穆；洗手，戴口罩，必要时穿隔离衣、戴手套。

2. **用物准备**

（1）治疗盘内备衣裤、一次性尸单、血管钳、不脱脂棉球、剪刀、尸体识别卡3张（表17-4）、梳子、松节油。

（2）擦洗用具、屏风。

（3）有伤口者备换药敷料。

3. **环境准备** 安静、肃穆，屏风遮挡，劝慰家属，请死者家属暂离病房或把死者家属安置在休息区。

表17-4 尸体识别卡

姓名_____ 住院号_____ 年龄_____ 性别_____
病室_____ 床号_____ 籍贯_____ 诊断_____
住址_____
死亡时间_____年____月____日____时____分____
护士签名 _____
_____医院

【实施】操作步骤，见表17-5。

表 17 - 5 尸体护理操作步骤

操作步骤	要点说明
1. **安慰家属** 通知并安慰家属或劝慰家属离开	◇必要时允许家属参与尸体护理
2. **备物** 备齐用物携至床旁,撤走病床边所有的医疗器械和辅助设施,将尸体移至单间或用屏风遮挡	◇维护患者遗体的隐私;避免影响其他患者的情绪
3. **体位** 尸体仰卧,垫枕,撤去被芯,用被套遮盖尸体	◇防止其面部淤血变色
4. **撤管** 拔除静脉输液、鼻饲、输氧、导尿和引流等各种管子。如有植入体内的管线,可距皮肤 1～2cm 处剪断。必要时先用线系住,再将残端用胶布固定在皮肤上	◇便于尸体护理,防止损伤皮肤
5. **清洁面部** 维持自然面容,眼睑未闭合者,用手轻轻合上死者的眼睑,不易合拢时可用温水毛巾湿敷、按摩,并停留几秒钟,使其眼睑保持闭合。合拢嘴巴,必要时用绷带托起下颌,如有义齿应为其安装	◇使死者保持良好、自然面容
6. **填塞孔道** 用弯止血钳夹取不脱脂棉球填塞口腔、鼻腔、外耳道、肛门和阴道	◇防止体液外溢;注意棉花不可外露
7. **清洁全身** 除去死者身上的胶布及药物痕迹;擦净全身,尤其是污物部位。有伤口者更换敷料	◇使死者清洁,维持良好的遗体外观
8. **尸单包裹** 为死者穿上衣服,将尸体识别卡系在死者腕部,用一次性尸单包裹,用绷带在胸部、腰部、足部将包尸单扎牢固。将另一张尸体识别卡别于尸单腰部系带处	◇便于尸体运送和识别
9. **通知** 通知太平间工作人员,必要时,协助其移送太平间,将第三张尸体识别卡放于尸屉外。	
10. **整理用物** 洗手及整理用物,患者遗物交给家属,整理房间,处理床单位	◇若家属不在场,患者遗物由两名护士清点后签名交护士长保管;非传染性疾病死者的床单位按一般出院患者处理;死于传染性疾病的患者按传染病患者终末消毒方法处理
11. **记录** 按出院手续办理结账手续	◇体温单上记录死亡时间,注销各种执行单

【注意事项】

1. 尸体护理应在患者死亡后尽快进行,防止尸体僵硬。

2. 操作中态度严肃,尊重死者,注意维护尸体的隐私权。

3. 传染病患者的尸体应用消毒液擦洗,并用消毒液浸泡的棉花填塞各孔道。尸体用一次性裹尸单包裹,装入不透水的袋中,并作传染标志。

二、死者家属的护理

死者家属,主要指失去父母、配偶、子女者(直系亲属)。患者逝世对自身是解脱，但对亲者是悲痛至极，是重大生活事件，是最强的应激事件。悲哀是适应失落的一种正常的应有的过程，可暂时降低个人功能，并需要时间恢复。给予死者家属情绪上支持和心理疏导，也是临终护理的工作内容。

（一）死者家属的心理反应

临终关怀除了帮助患者安详、平静地死去，还必须对其家属进行支持和照顾。缓解家属的焦虑、恐惧等负面情绪，并引发他们正常的悲伤并健康地完成悲伤的过程，以增加重新开始正常生活的能力。Engel 于 1964 年提出的悲哀的六个阶段可用于评价患者家属的心理反应（表 17 - 6）。

表 17 - 6 临终患者家属的心理反应及特点

阶段	特点
冲击、怀疑	拒绝接受失落；感觉麻木；理智接受，感情否认起始于死亡时，持续至葬礼后几天或几周不等，在急性死亡事件中最明显
逐渐承认	意识到失落的事实，出现发怒、哭泣、自责等
恢复常态	参加悲伤的仪式，处理死者后事
克服失落感	设法克服使人痛苦的空虚，仍不能以新的代替失去的；依赖支持的人；回忆过去的事产生想象：失去的人是完美的
理想化	为过去对已故者不好的行为感到自责
恢复	恢复大部分功能，但悲哀的感觉不会简单消失，常会想起。一般在失落后六个月至几年内，有可能长也可能短

（二）影响调适因素

1. 对死者的依赖程度 家人对死者经济上、生活上、情感上依赖性越强，面对患者死亡后的调适越困难。常见于配偶关系。

2. 病程的长短 突发死亡较慢性病死亡病例的家属更难接受事实。

3. 死者的年龄与家人的年龄 死者的年龄越轻，家人越易产生惋惜和不舍，增加内疚和罪恶感。

4. 其他支持系统 亲朋好友、各种社会活动、宗教信仰、宠物等，能提供支持并满足其需要，则较易调整哀伤期。

5. 失去亲人后的生活改变 失去亲人后生活改变越大，越难调适。

（三）对死者家属的护理

1. 做好尸体护理 体现对死者的尊重，对生者的抚慰。

2. 鼓励家属宣泄感情 痛哭往往是这一期主要的表现。荷兰 Utrecht 大学的心理学家 Margaret Stroebe 提出，应根据不同的依恋类型给予不同的悲伤辅导：

（1）安全依恋型：只需给予充分的理解和情感支持。他们经过一段时间后，一般能逐步地回归到正常的生活中。

（2）不安全－逃避型：往往逃避、压抑，甚至否认与逝去者之间的内在情感，辅导时应采用适当的方式促其直面内心的情感，适当地宣泄其内在的积郁或是悲伤。

（3）不安全－矛盾型：常常会沉入"无尽"的悲伤中，生活似乎在亲人去世之时就结束了。应当促使他们尽量离开与丧亡者相关的事物，参与一些社会团体和公益活动，重新找回生命的"重心"。

（4）不安全－不一致型：他们表现出自我描述的不一致，应让他们有更多的倾诉机会，以帮助他们获得关于逝去者的一致性陈述。

3. 尽量满足丧亲者的需要　丧亲是人生中最痛苦的经历，应尽量满足丧亲者的需求，无法做到的需善言相劝，耐心解释，以取得谅解和合作。

4. 鼓励丧亲者之间互相安慰　去观察发现死者家属中的重要人物和"坚强者"，鼓励他们相互安慰，互相给予支持和帮助。

5. 尽力提供生活指导、建议　协助丧亲者重新建立新的生活方式，培养新的兴趣爱好。鼓励其参加各种社会活动，因为活动本身就是一种复原，一种治疗。通过活动，抒发郁闷，获得心理安慰。国外对有经济困难的，帮助联系社会相关部门，进行就业指导。建议家庭重组、社会支持系统等，使丧亲者感受人世间的情谊。

6. 对丧亲者随访　对难以释怀的家属，定期做心理疏导，并进行追踪服务和照护。必要时通过电话、邮件、上门等方式随访。

链接

安乐死与临终关怀异同

安乐死是指对无法救治的患者停止治疗或使用药物，让患者无痛苦地死去。"安乐死"（Euthanasia）一词源于希腊文，意思是"幸福"地死亡。分为主动安乐死和被动安乐死，有关安乐死合法化的问题，一直存在争议。而临终关怀是合法和公认的。安乐死与临终关怀的异同点：首先，临终关怀是安乐死的补救办法；其次，都是为患者的临终而采取的手段，目的和目标是一致的。但临终关怀和安乐死采取的手段截然相反：安乐死是解除临终者的痛苦而结束其生命的；而临终关怀是为临终者提供姑息性服务，解除其痛苦而直至生命自行完结。另外，服务时间上，临终关怀服务将贯穿于整个临终过程中，而安乐死则是在短时间内即可完成的。

链 接

脑死亡与植物人区别

脑死亡与植物人是完全不同的概念。俗称的"植物人"在医学界通行的定义是"持续性植物状态"，表现为患者对环境毫无反应，完全丧失对自身和周围的认知能力；患者虽能吞咽食物、睁眼、入睡和觉醒，但无黑夜白天之分，不能随意移动肢体，完全失去生活自理能力；能保留躯体生存的基本功能，如新陈代谢、生长发育。本质的区别在于：脑死亡是由于全脑功能完全丧失的死亡状态；而植物人是由于脑功能严重损伤引起的长期昏迷状态，是一种严重的残疾。临床上标志性的区别在于患者是否有自主呼吸。脑死亡的患者没有自主呼吸，完全依赖人工呼吸机；而植物人有自主呼吸。

链 接

脑死亡与深昏迷区别

脑死亡也不等同于深昏迷。深昏迷是严重的意识障碍，表现为对任何刺激均无反应，全身肌肉松弛，眼球固定，瞳孔散大，各种反射消失，生命体征发生明显变化，如呼吸不规则、心律失常、血压波动等。但处于深昏迷状态的患者还存在清醒的可能，脑功能还存在恢复的可能。脑死亡是全脑功能不可逆转的丧失，除了深昏迷外，还应包括脑干反射消失和无自主呼吸。在确认脑死亡的实验室检查中，正中神经短潜伏期体感诱发电位表现为 P14 以后（包括 P14）波形消失、或脑电图呈平直线，或经颅多普勒超声血流消失。因此，脑死亡不同于深昏迷。

复习思考题

1. 现代临终关怀的理念是什么？

2. 患者刘某，男，60 岁，患脑溢血，现昏迷，反应迟钝，肌张力消失，心跳减弱，血压降低，呼吸微弱，此患者属于死亡过程的哪一期？如果患者 1 小时后确诊死亡，你该做些什么？

3. 死者王某，男，30 岁。外出打工，回家路上遇车祸，不治身亡。家有 70 岁老母、妻子及一岁儿子。平时经济来源主要靠王某打工所得。妻子得知噩耗，表情淡漠，似不关己，请问此时妻子处于心理变化的哪一期？整个过程，如何能有效劝慰死者家属节哀？

4. 谈谈你对安乐死的看法？

第十八章　医疗护理文件记录与管理

【学习目标】

掌握：体温单的绘制；医嘱的处理方法及护理记录单的正确书写。

熟悉：医疗护理文件的记录原则和管理；病室报告的书写顺序及要求。

了解：医疗护理文件记录的意义。

医疗护理文件包括医疗文件和护理文件。医疗文件记录了患者疾病的发生、发展、转归情况，以及对疾病的诊断、检查、治疗的全过程；护理文件是护士对患者实施护理措施，以及病情观察的客观记录。医疗护理文件是医院和患者的重要档案资料，也是教学、科研、管理以及法律上的重要资料。2002 年 4 月国务院颁布的《医疗事故处理条例》及 2010 年 3 月卫生部颁布的《病历书写基本规范》中，明确指出了护理文件的法律作用。因此，为了保证医疗护理文件的正确性、完整性和原始性，必须规范书写，并且妥善保管。

第一节　医疗护理文件记录原则和管理要求

医疗护理文件包括病历（case file）、护理记录单、病室交班报告等内容。护士必须明确医疗护理文件记录的意义和文件管理的要求，对于保证临床护理质量，维护护患双方的合法权益具有重要的意义。

一、医疗护理文件记录的意义

1. 提供患者的信息资料

医疗护理文件客观地记录了患者疾病发生、发展、康复或死亡的全过程，是最原始的文件记录。医疗护理文件有利于医护人员全面、及时、动态地了解患者的情况，保证诊断、治疗和护理工作的连续性和完整性，同时也是医护人员在临床工作中相互沟通、交流，了解患者情况的重要途径。

2. 提供教学与科研资料　完整的医疗护理文件是医疗、护理教学、科研工作的重要资料，为疾病的调查、传染病的管理、流行病的研究等提供了医学统计的原始材料，是医疗卫生管理机构制定和实施政策的重要依据。

3. 提供法律依据　医疗护理文件属于具有法律效力的文件，是法律认可的证据。其内容反映了患者接受治疗、检查、护理的具体情形，在法律上可作为医疗纠纷、人身伤害、保险索赔、犯罪刑事案件的证明。在涉及医疗纠纷时，医疗护理文件是维护护患双方各自合法权益不可缺少的重要法律凭证。

4. 提供评价依据　医疗护理文件在一定程度上反映了医院的医疗护理质量、学术和技术水平，它既是衡量医院医疗护理管理水平的重要标志之一，又是医院等级评定、医护人员考核的参考资料。

链接

医疗护理文件在医疗侵权纠纷中的作用

《中华人民共和国侵权责任法》自 2010 年 7 月 1 日起实施，该法主要解决民事权益受到侵害时所引发的责任承担问题。其中第七章第六十一条规定："医疗机构及其医务人员应当按照规定填写并妥善保管住院志、医嘱单、检验报告、手术及麻醉记录、病理资料、护理记录、医疗费用等病历资料。患者要求查阅、复制前款规定的病历资料的，医疗机构应当提供。"第五十八条规定："如果医院隐匿或者拒绝提供与纠纷有关的病历资料；或者伪造、篡改或者销毁病历资料，可推定医疗机构有过错。"这些条款明确指出了医疗护理文件在医疗侵权纠纷中的法律效力。因此，重视医疗护理文件记录的规范化、科学化、法律化，是提高医疗护理质量，保障护患双方的合法权益，防范医疗纠纷的重要措施。

二、医疗护理文件记录的基本原则

根据《医疗事故处理条例》第三章第二十八条规定，体温单、医嘱单、护理记录单等病历资料的原件是医疗机构作为法律举证的重要依据，因此，记录护理文件时，必须遵循及时、准确、完整、简要、清晰的基本原则。

1. 及时　医疗护理记录必须及时，不得提早或延迟，更不能错记、漏记，以保证记录的时效性，维持最新资料。如因抢救患者未能及时记录抢救过程时，应在抢救结束后 6 小时内据实补齐，并注明抢救完成时间和补记时间。

2. 准确　医疗护理记录的内容必须在时间、内容及可靠程度上保证客观、真实、无误。应是对临床患者病情进展的科学记录，尤其对患者的主诉和行为应进行客观、真实、详细的描述，必要时可成为重要的法律依据。记录者必须是执行者，记录的时间应为实际给药、治疗、护理的时间，而不是事先计划的时间。

3. 完整　各项记录的眉栏、页码应首先填写。尤其是护理表格应按要求逐项填写，避免遗漏。记录应保持连续，不留空白。每项记录必须有完整的日期、时间以及记录者签全名，以明确责任。实习生记录的内容，应当经过本医疗机构注册的护士审阅、修改，以注册护士/实习生的格式签名。如果患者病情恶化、拒绝接受治疗护理或出现自杀倾向、意外、请假外出等特殊情况，应详细记录并准确注明时间，及时汇报，做好交接班等。

4. 简要 记录内容应尽量简洁、流畅、重点突出。准确使用医学术语和通用的外文缩写，度量衡单位应采用国家法定的计量单位，避免笼统、含糊不清或过多修辞，以方便医护人员快速获取所需信息，节约时间。

5. 清晰 按要求分别使用红、蓝钢笔记录。字迹清楚，字体端正，不得滥用简化字，保持表格整洁。记录过程中如出现错误时，应用双线划在错字上，保留原记录清楚、可辨，注明修改时间并签名。不得使用刮除、粘贴、涂改等方式掩盖或去除原来的字迹。计算机打印的病历应清楚易认，符合病历保存期限和复印的要求。

三、医疗护理文件的管理

医疗护理文件是医院重要的档案资料。由门诊病历和住院病历两部分组成。门诊病历包括首页、副页和各种检查报告单，多由患者自己保存。住院病历包括医疗记录、护理记录、检查记录和各种证明文件等。由于医疗护理文件是医护人员临床实践的原始文件记录，在医疗、护理、教学、法律、科研等方面都起着至关重要的作用，因此无论是在患者住院期间还是出院后均应妥善管理。

（一）医疗护理文件的管理要求

1. 各种医疗护理文件按规定放置，记录和使用后必须放回原处。

2. 必须保持医疗护理文件的整洁、完整，防止污染、破损、拆散、丢失。

3. 患者及家属未经医护人员同意，不得随意翻阅医疗护理文件，不得擅自将医疗护理文件带出病区。因诊疗活动的需要而需带离病区时，应由病区指定专人负责携带和保管。

4. 医疗护理文件应妥善保存。体温单、医嘱单、特别护理记录单作为住院病历的一部分随病历放置。患者出院或死亡后的住院病历，应当按出院病历排列顺序整理后，交医疗机构病案室保存，并按照卫生行政部门规定的保存期限保管。

5. 患者本人、家属或其代理人、保险机构有权复印国务院卫生行政部门规定的病历资料，如门（急）诊病历、医嘱单、检验报告单、护理记录等。应根据各医疗机构的规章制度执行复印程序。

6. 发生医疗纠纷时，应在医患双方同时在场的情况下封存或启封相关病历。封存的病历由医疗机构负责医疗服务质量监控的部门或指定专人负责保管。

（二）医疗护理文件的排列顺序

1. 住院期间病历排列顺序
（1）体温单（按时间先后倒排）。
（2）医嘱单（按时间先后倒排）。
（3）入院记录。
（4）病史及体格检查。
（5）病程记录（手术、分娩记录单等）。
（6）会诊记录。

（7）各种检验和检查报告单。

（8）护理记录单。

（9）长期医嘱执行单。

（10）住院病历首页。

（11）门诊和（或）急诊病历。

2. 出院（转院、死亡）后病历排列顺序

（1）住院病历首页。

（2）出院或死亡记录。

（3）入院记录。

（4）病史及体格检查。

（5）病程记录。

（6）各种检验及检查报告单。

（7）护理记录单。

（8）医嘱单（按时间先后顺排）。

（9）长期医嘱执行单。

（10）体温单（按时间先后顺排）。

门诊病历交还患者自行保管。

第二节 医疗护理文件的记录

医疗护理文件的记录，包括绘制体温单、处理医嘱、规范书写护理记录单和病室报告、完成护理病历的记录等。随着整体护理的开展，正确、规范地书写各类护理文件是护士应掌握的基本技能。

一、体温单

体温单（表18–1）反映出患者在住院期间的重要信息，为了方便查阅，排在病历最前面。体温单主要用于记录患者的体温、脉搏、呼吸以及其他情况，如入院、转科、手术、分娩、出院或死亡时间，大便、小便、出入液量、血压、体重、药物过敏等。

（一）眉栏

1. 用蓝黑钢笔填写姓名、性别、年龄、科别、病室、床号、病案号及入院日期、住院日数等项目。

2. 填写"日期"栏时，首页第一日应填写年、月、日，其余六天只写日。如在六天中遇到新的月份或年度开始时，则应填写月、日或年、月、日。

3. 填写"住院日数"时，从入院后第一天开始填写直至出院。

4. 用红钢笔填写"手术（分娩）后日数"，以手术（分娩）次日为第一日，依次填写至七天为止。如果患者在七天之内进行第二次手术，则将第二次手术日数作为分子，第一次手术日数作为分母填写，连续填写至末次手术的第七天。

表18-1 体 温 单

姓名 王杰　性别 男　年龄 68　科别 外科　病室 6　床号 2　入院日期 2011-10-10　病案号 2035089

日 期	2011-10-10	11	12	13	14	15	16
住院日数	1	2	3	4	5	6	7
术后日数						1	2

| 时 间 | 脉搏 | 体温 | 2 6 10 2 6 10 | 2 6 10 2 6 10 | 2 6 10 2 6 10 | 2 6 10 2 6 10 | 2 6 10 2 6 10 | 2 6 10 2 6 10 | 2 6 10 2 6 10 |

入院于九时五十分

手术

呼吸（次/分）	12 14 10	16 20 18	10 12 14 12	12 10 15	12 15 14 18	16 20 20 18	12 16 13 10
血压（mmHg）	120/84						
入量（ml）		3120	3010	3510	2860	2980	2990
尿量（ml）		2450	2400	2800	2600	3100	2900
大便次数（次）	0	1	1	1^1/E	0	1	1
体重（Kg）	63						

（二）40℃~42℃横线之间

1. 用红钢笔纵行在40℃~42℃横线之间相应的时间栏内纵行填写入院、转入、手术、分娩、出院、死亡时间，时间应使用24小时制，具体到时和分，如"转入于十八时二十分"，转入时间由转入科室填写。

2. 患者因请假、外出或拒测等原因未测量时，护士应在护理记录单注明请假、外出或拒测的日期和时间，请假条按要求保存于病历中，在体温单40℃~42℃横线之间相应时间栏内用红钢笔纵行填写"请假"、"外出"或"拒测"，且下次测得的数值与上次不相连。

（三）体温、脉搏、呼吸曲线

1. 体温曲线的绘制

（1）体温符号：口温为蓝点"●"；腋温为蓝叉"×"；肛温为蓝圈"○"。

（2）每小格为0.2℃，按照实际测量度数，用蓝笔绘制于体温单35℃~42℃之间相应的时间栏内，相邻的温度用蓝线相连，若相邻的温度相同可不连线。

（3）体温低于35℃时，应以蓝点"●"绘制在35℃线相应的时间栏内，并在蓝点处向下绘制箭头"↓"，长度不超过两小格，并与相邻温度相连。

（4）物理降温或药物降温30分钟后所测量的体温以红圈"○"表示，绘制在物理降温前体温的同一纵格内，并以红虚线与降温前体温相连，下次测得的体温用蓝线仍与降温前体温相连。

（5）体温若与上次温度差异较大或与病情不符时，应重复测量，无误者在原体温符号上方用蓝笔写上小英文字母"v"（verified，核实）。

2. 脉搏曲线的绘制

（1）脉搏符号：脉搏为红点"●"，心率为红圈"○"。

（2）每小格为4次/分，按照实际测量的脉率或心率，用红笔绘制在相应的时间栏内，相邻脉率或心率以红线相连，若相邻的脉率或心率相同可不连线。

（3）脉搏与体温重叠时，在口温蓝点"●"或腋温蓝叉"×"外以红圈"○"表示脉搏；在肛温蓝圈"○"内以红点"●"表示脉搏。

（4）脉搏短绌时，相邻心率或脉率用红线相连，在脉搏与心率之间用红笔画线填满。

3. 呼吸曲线的绘制 呼吸的记录方法有呼吸符号记录法和数字形式记录法。

（1）呼吸符号记录法：呼吸为蓝点"●"。每小格为2次/分，按照实际测量的呼吸次数，用蓝笔绘制在相应的时间栏内，相邻的呼吸用蓝线相连，若相邻的呼吸相同可不连线。

（2）数字形式记录法：呼吸次数是以阿拉伯数字形式记录在体温单底栏中相应的呼吸栏内，用蓝钢笔记录，相邻两次的呼吸上下交错记录，体温单每页首次记录呼吸时均从下开始记录在相应的呼吸栏内。

（四）底栏

底栏的内容包括血压、体重、尿量、大便次数、出入液量及其他等。用蓝钢笔填写，数据以阿拉伯数字记录，免写计量单位。

1. 大便次数　每24小时记录1次，如未解大便记作"0"，大便失禁或人工肛门以"※"表示，灌肠符号以"E"表示。例如2/E表示灌肠后大便2次；0/E表示灌肠后无大便排出；11/E表示自行排便1次，灌肠后又排便1次；3/2E表示灌肠2次后排便3次。

2. 尿量　记录24小时的尿液总量，每天记录1次。小便失禁以"※"表示，导尿以"C"表示。如导尿患者24小时尿量为2000ml，则以2000/C表示。

3. 出入液体量　遵医嘱将24小时的摄入液体总量和排出液体总量分别记录在相应的栏内。若出入液体量为同一栏，则以分数式记录，即分子为出量、分母为入量。

4. 血压　以mmHg或kPa为单位记录。新入院患者应测量并记录血压，住院患者每周至少应记录血压1次。一日内连续测量血压，则上午记录在前半格内，下午记录在后半格内，术前血压记录在前面，术后血压记录在后面，上下交错记录。

5. 体重　以kg为单位记录。新入院患者应记录体重，住院患者每周至少应测量1次并记录。若因卧床不能测量的患者，应在体重栏内注明"卧床"。

6. "其他"栏　作为机动栏，根据病情需要填写，如药物过敏试验、特殊用药、腹围、痰量等。

7. 页码　用蓝钢笔逐页填写。

二、医嘱单

医嘱（physician order）是医师根据患者病情需要而拟定的书面嘱咐，由医护人员共同执行。医嘱单是医师直接开写医嘱所用，也是护士执行医嘱的依据。

（一）医嘱的内容及相关表格

1. 医嘱的内容　包括日期、时间、床号、姓名、护理常规、护理级别、饮食、体位、药物治疗（注明浓度、剂量、用法、时间等）、手术治疗（注明手术名称、时间、麻醉方式、术前准备等）、各种检查、治疗以及医师、护士的签名。

2. 与医嘱相关的表格

（1）医嘱记录单：为医师开写医嘱所用，包括长期医嘱单（表18-2）和临时医嘱单（表18-3），是护士执行医嘱的依据。

（2）医嘱执行单：包括服药单、注射单、静脉输液单、治疗单、饮食单等，护士将医嘱转抄于执行单（表18-4）上，方便护士对患者实施治疗和护理。

表 18-2　长 期 医 嘱 单

姓名　刘芳　　科别　内科　　病室　5　　床号　2　　病案号　23567

| 起始 | | 医师 | 护士 | 长 期 医 嘱 | 停 止 | | 医师 | 护士 |
日期	时间	签名	签名		日期	时间	签名	签名
2011-08-06	08:00	李飞	张霞	冠心病护理常规				
2011-08-06	08:00	李飞	张霞	Ⅱ级护理				
2011-08-06	08:00	李飞	张霞	低盐流质饮食	08-10	09:00	李飞	刘岩
2011-08-06	08:00	李飞	张霞	地高锌　0.25mg　qd				
2011-08-06	08:00	李飞	张霞	棕色合剂　10ml　tid	08-10	09:00	李飞	刘岩
2011-08-10	09:00	李飞	刘岩	低盐半流质饮食				
2011-08-10	09:00	李飞	刘岩	测血压　bid				
2011-08-11	09:00	李飞	刘岩	重整医嘱				
2011-08-06	08:00	李飞	张霞	冠心病护理常规				
2011-08-06	08:00	李飞	张霞	Ⅱ级护理				
2011-08-06	08:00	李飞	张霞	地高锌　0.25mg　qd				
2011-08-10	09:00	李飞	刘岩	低盐半流质饮食				
2011-08-10	09:00	李飞	刘岩	测血压　bid				

表 18-3　临 时 医 嘱 单

姓名　张楠　　科别　内科　　病室　9　　床号　7　　病案号　57369

日期	时间	临 时 医 嘱	医师签名	执行时间	执行护士签名
2011-09-02	08:00	查血钾、钠、氯 st	张力	08:05	林娜
2011-09-02	08:00	心电图	张力	08:05	林娜
2011-09-02	08:00	X线胸片	张力	08:05	林娜
2011-09-02	21:00	硝酸甘油0.5mg（舌下含服）st	王军	21:05	李红
2011-09-12	08:00	0.9%氯化钠 500ml	张力	08:05	林娜
2011-09-12	08:00	复方丹参10ml	张力	08:05	林娜
2011-09-12	08:00	查血糖	张力	08:05	林娜
2011-09-18	08:00	0.9%氯化钠　500ml	张力	08:05	林娜
2011-09-18	08:00	复方丹参　10ml	张力	08:05	林娜
2011-09-18	08:00	心电图	张力	08:05	林娜

表18-4 执 行 单

姓名_____ 科别_____ 病室_____ 床号_____ 病案号_____

医嘱内容	执行时间	执行签名	备注

转录者_____ 核对者_____

（二）医嘱的种类

1. 长期医嘱　是指自医师开写医嘱起，执行至医嘱停止，有效时间在24小时以上的医嘱。当医师注明停止时间后医嘱才失效。如术后护理常规、一级护理、流质饮食、维生素C 0.1 tid。

2. 临时医嘱　是指有效时间在24小时以内，应在短时间内执行，有的需立即执行（st），一般只执行1次。如阿托品0.5mg H st；有的需在限定时间内执行，如会诊、检查、X线摄片、手术及各项特殊检查等。此外，出院、转科、死亡等也属于临时医嘱。

3. 备用医嘱　根据病情需要分为长期备用医嘱和临时备用医嘱。

（1）长期备用医嘱：是指有效时间在24小时以上，必要时使用，并注明两次执行之间最短间隔时间，由医师注明停止时间后方可失效。如哌替啶50mg im q6h prn。

（2）临时备用医嘱：是指仅在医师开写时起12小时内有效，必要时使用，只执行1次，过期未执行则失效。如地西泮5mg po sos。

（三）医嘱的处理

1. 长期医嘱处理　医师写在长期医嘱单上，注明起始日期和时间，并签全名。护士将长期医嘱分别转抄至各种执行单上（如服药单、注射单、治疗单、饮食单等），并签全名。护士执行长期医嘱后，应在相应的医嘱执行单上注明执行时间并签全名。

2. 临时医嘱处理　医师写在临时医嘱单上，注明日期和时间，并签全名。需立即执行的临时医嘱，护士在执行后，必须注明执行时间并签全名。有限定时间的临时医嘱，护士应转抄至临时执行单上或交班记录上，做好交班。

3. 备用医嘱处理

（1）长期备用医嘱：医师写在长期医嘱单上，但必须注明执行时间，如哌替啶50mg im q6h prn。护士在每次执行后，需在临时医嘱单上记录，注明执行时间并签全名，供下次用药参考。

（2）临时备用医嘱：医师写在临时医嘱单上，12小时内有效。执行后注明执行时间并签全名。如地西泮 5mg sos，过时未执行则由护士在该项医嘱栏内用红笔注明"未用"二字，并在执行者栏内签全名。

4. 停止医嘱处理　停止医嘱时，医师在长期医嘱单注明停止日期和时间，并签全名。护士应把相应的执行单上的有关项目注销，在长期医嘱单上签全名。

5. 重整医嘱处理　当长期医嘱单调整项目较多或长期医嘱单超 3 张时，需要重整医嘱。重整医嘱时，在原医嘱最后一项下面划一红横线，在红线下用红笔写"重整医嘱"，再将红线以上有效的长期医嘱，按原日期、时间的排列顺序重抄于红线下。抄录完毕，须两人核对无误后签名。当患者手术、分娩或转科后，也需重整医嘱。即在原医嘱最后一项下面划一红横线，并在其下用红笔写"术后医嘱"、"分娩医嘱"或"转入医嘱"等，然后再开写新医嘱，红线以上的医嘱自行停止。

（四）注意事项

1. 医嘱必须经医师签名后方为有效。对有疑问的医嘱，必须核对清楚后方能执行。一般情况下不执行口头医嘱，在抢救或手术过程中医师提出口头医嘱时，执行护士应先复诵一遍，双方确认无误后方可执行，并应由医师及时据实补记医嘱。

2. 处理多项医嘱时，一般应遵循先急后缓；先临时后长期；先执行后转抄的原则。即先处理即刻执行的临时医嘱，再执行长期医嘱，合理、及时地安排执行顺序。

3. 医嘱需每班、每日核对，每周总查对，查对后注明查对时间并签名。

4. 凡需下一班执行的临时医嘱要交班，并在交班记录上注明。

5. 凡已写在医嘱单上而又不需执行的医嘱，不得贴盖、涂改，应由医师在该项医嘱栏内用红笔标注"取消"，并在医嘱后用蓝钢笔签名。

6. 护理人员在抄写及处理医嘱时，思想要集中，做到认真、细致、准确、及时。要求字迹清楚，不得任意涂改。

三、出入液量记录单（表 18 -5）

表 18 -5　出 入 液 量 记 录 单

姓名_____　科别_____　病室_____　床号_____　病案号_____

日期	时间	入　量（ml）			出　量（ml）	签　名
		项目	备用量	实用量	尿量	

正常人每天的液体摄入量和排出量保持动态平衡。当患者休克、大面积烧伤、大手术后或患有心脏病、肾脏疾病、肝硬化腹水等疾病时，常会发生脱水或水肿。因此，护士必须准确将出入液量记录于出入液量记录单上（表18-5），为协助诊断和治疗提供客观依据。

（一）记录内容

1. 每日摄入量　包括患者每日的饮水量、食物中的含水量、输液量、输血量等。记录要准确，患者饮水或进食时，应使用已测量过容量的容器。固体食物应记录单位数量和食物含水量。

2. 每日排出量　主要是尿量，其次包括粪便量、呕吐量、咳出物量、出血量、引流量、伤口渗出液量等。为准确记录尿量，对于昏迷患者、尿失禁患者或需密切观察尿量的患者，最好给予留置导尿。对于难以收集的排出量，可根据定量液体浸润棉织物的情况进行估算。

（二）记录方法

1. 眉栏各项及页码用蓝钢笔记录。
2. 日间出入液量用蓝钢笔记录，夜间用红钢笔记录。
3. 每12小时和24小时分别作出入液量小结和总结，并将24小时的出入液量记录在体温单相应的栏内。

四、护理记录单

护理记录单是护士对患者实施护理过程的原始记录。记录时应遵循客观、规范的原则，当患者出院或死亡后，护理记录单随病历留档保存。护理记录单包括特别护理记录单（表18-6）、一般患者护理记录单（表18-7）、手术室护理记录单（表18-8）等。

表18-6　特别护理记录单

姓名＿＿＿＿　科别＿＿＿＿　病室＿＿＿＿　床号＿＿＿＿　病案号＿＿＿＿＿

| 日期 | 时间 | 入　量（ml） | | | 出　量（ml） | 体温℃ | 脉搏次/分 | 呼吸次/分 | 血压mmHg | 病情观察及护理 | 签名 |
		项目	备用量	实用量	尿量						

表18-7　一般患者护理记录单

姓名_____　科别_____　病室_____　床号_____　病案号_____

日期	时间	病情记录	签　名

表18-8　手术室护理记录单

记录日期：　　　年　　月　　日

姓名　　　性别　　　年龄　　岁　病室　　　床号　　　病案号

血型　　　身高　　cm　体重　　kg　　　　药物过敏史

皮肤情况：术前　　　　　　　　术后

术前诊断：

拟行手术：　　　　　　　　麻醉方式：

所行手术：

入手术室携带物品：□引流袋　□腹带　□放射片　□导尿包　□药品　□器械　□其他：

入室时间：　　　　　离室时间：　　　　　手术体位：

血管通路开放：□外周静脉　□中心静脉　□动脉　□其他：

输液反应：　　　　　输血反应　　　　　输血项目：

术后意识情况：□清醒　□半清醒　□未清醒　血压：　　mmHg　脉搏：　　次/分

特别情况记录：

器械清点：　齐　　　　　全　　　　　　敷料清点：　齐　　　　　全

器械名称	术前清点	关前	关后	器械名称	术前清点	关前	关后	敷料名称	术前清点	关前	关后
卵圆钳				肺叶钳				大纱垫			
持针器				荷包钳				小纱垫			
直血管钳				牙镊				纱布			

续表

器械名称	术前清点	关前	关后	器械名称	术前清点	关前	关后	敷料名称	术前清点	关前	关后
弯血管钳				平镊				进腔皮纱			
手巾钳				手术刀				布带子			
组织钳				手术剪				花生米 棉棍 短棉片 长棉片 缝合针			
肠钳				吸引器头							
长弯钳				拉钩							
特长弯钳				压肠板							
扁桃体钳				腹部自动钩							
牙血管钳				胆囊包							
蚊氏钳				开胸去肋							
直角钳				静脉钩							
血吻钳				电刀头				止血带时间			
心耳钳				电刀擦				标本处理者			
特殊器械	术前清点	关后	关后	特殊器械	术前清点	关前	关后	特殊器械	术前清点	关前	关后
器械护士				备注：							
巡回护士											

（一）特别护理记录单

凡危重、抢救、大手术后、特殊治疗，以及需密切观察病情的患者，应做好特别护理记录，以便及时了解和全面掌握患者病情变化，观察治疗或抢救后的效果。

1. 记录内容　包括患者的生命体征、神态、瞳孔、出入液量、病情动态变化、各种检查、护理措施、药物治疗效果及反应等。

2. 记录方法

（1）眉栏各项，包括姓名、科别、病室、床号、病案号及页码用蓝钢笔填写。日间情况用蓝钢笔记录，夜间情况用红钢笔记录。

（2）将患者的生命体征、出入液量及时、准确地记录于标题所对应的项目栏内，病情观察及护理栏内详细记录患者的病情变化、治疗、护理措施、效果，以及出入量的颜色和性状等。

（3）各班交班前应将患者的病情动态、治疗情况、护理措施和效果做一个简明扼要的小结并签名，24小时出入液量应于次日清晨总结，并记录在体温单相应栏内。

（二）一般患者护理记录单

一般患者护理记录单是护士根据医嘱和病情对一般患者在住院期间护理过程的客观

记录。

1. 记录内容　包括眉栏各项、记录日期和时间、病情动态观察情况、护理措施及效果等，并签名。

2. 记录方法　一般情况每周至少记录 1 ~ 2 次；入院当天或即将出院患者应有记录；手术当天、术后三天每班次至少记录 1 次；患者病情出现变化，应随时记录。

（三）手术室护理记录单

手术室护理记录单是指巡回护士对手术患者术中护理情况及所有器械、敷料的记录。应当在手术结束后及时完成。

1. 记录内容　包括眉栏各项、术前诊断、拟行及所行手术名称、麻醉方式、药物过敏史、无菌包监测结果、患者入室和离室时间、术中护理情况、术中所有器械名称和数量、清点核对情况等。

2. 记录方法

（1）用蓝钢笔逐项记录，不漏项。认真记录手术前后的敷料、器械清点情况，如术中追加敷料、器械应及时记录，并由器械护士、巡回护士签名。

（2）手术所用无菌包的灭菌效果监测指示卡经检查后粘贴于手术护理记录单的粘贴栏内。

（3）手术结束后，巡回护士应及时将手术护理记录单归入患者病历中。

五、病室报告

病室报告（表 18 - 9）是由值班护士将值班期间病区内患者的动态变化书写成书面交班报告。通过阅读病室交班报告，接班护士可全面掌握病区的工作动态，明确需继续观察的问题和实施的护理措施。

表 18 - 9　病 室 报 告

2011 年 10 月 9 日

床号 姓名 诊断 / 患者总报告	白班　患者总人数 32 人　入院 1　出院 1　转出 0　转入 0　手术 0　分娩 0　出生 0　病危 0　死亡 0	中班　患者总人数 32 人　入院 0　出院 0　转出 0　转入 0　手术 0　分娩 0　出生 0　病危 0　死亡 0	夜班　患者总人数 32 人　入院 0　出院 0　转出 0　转入 0　手术 0　分娩 0　出生 0　病危 0　死亡 0
16 床 张亚明 肺炎	已治愈今日 10am 出院		
12 床 李杰 风湿性心脏病 "新"	患者，女，50 岁，"因反复咳喘伴胸闷 3 年，加重 3 天"于 9am 急诊入院，入院时精神萎靡，口唇发绀，不能平卧，测 T37.5℃，P100 次/分，R28 次/分，BP110/80mmHg，遵医嘱给予强心、利尿及抗感染治疗，现患者半坐卧位，喘憋症状稍有好转，持续吸氧 2L/min，输液进行中	T37.5℃，P92 次/分，R20 次/分，BP110/80mmHg　2am：患者晚间病情平稳，持续吸氧，呼吸平稳，无特殊不适，仍取半坐卧位休息，入睡较好	T37℃，P90 次/分，R20 次/分，BP110/74mmHg 6am：患者晚间病情平稳，仍取半坐卧位休息，给予持续低流量吸氧，呼吸平稳，睡眠好，晨起无不适

续表

签名　高朋　　　　签名　李青　　　　签名　刘小利

（一）交班内容

1. 出院、转出、死亡患者　出院者需写明离开时间；转出者需注明转往何院、何科；死亡者需简明扼要记录抢救过程及死亡时间。

2. 新入院和转入患者　应写明入院（转入）的原因、时间、方式（步行、平车、轮椅）、主要症状及体征，既往重要病史，尤其是过敏史，存在的护理问题，给予的治疗和护理措施及效果等。

3. 危重患者　应写明主诉、生命体征、神志、病情动态、特殊抢救及治疗、护理措施及效果等，下一班需重点观察的内容和注意的事项。

4. 手术患者　当天手术患者需写明麻醉种类，手术名称及过程，麻醉清醒时间，回病室后生命体征、伤口、引流、排尿及输液、输血及镇痛药使用情况等。

5. 拟手术、拟行特殊检查或治疗的患者　应写明即将进行的手术、检查项目和治疗，术前准备和术前用药情况以及下一班需注意的事项。

6. 产妇　应报告胎次、产式、产程、分娩时间、会阴切口或腹部切口及恶露情况等。

7. 老年、小儿和生活不能自理的患者　应报告生活护理情况，如口腔护理、压疮护理及饮食护理等。

8. 其他　需要接班者重点观察及完成的事项。夜间记录应注明患者睡眠情况。

（二）书写要求

1. 应在经常巡视和了解患者病情的基础上书写。

2. 书写内容应全面、真实、简洁、重点突出。

3. 字迹清楚、不得随意涂改，各班均用蓝钢笔书写并签名。

4. 填写时，先写床号、姓名、诊断，后写生命体征，并注明测量时间，再简要记录病情、治疗和护理等情况。

5. 对新入院、转入、手术、分娩患者，在诊断的下方分别用红钢笔注明"新""转入"、"手术"、"分娩"，危重患者做红色标记"※"。

6. 书写完毕，注明页数并签全名。

（三）书写顺序

1. 用蓝钢笔填写眉栏各项，如病室、日期、时间、患者总数、出院、转出、死亡、入院、转入、手术、分娩、病危患者数等。

2. 根据下列顺序，按床号依次书写交班报告。

（1）离开病室的患者（出院、转出、死亡）。

（2）进入病室的患者（入院、转入）。

（3）本班需重点观察和护理的患者（手术、分娩、危重及有异常情况的患者）。

六、护理病历

护理病历（nursing record）是护士在临床护理工作中形成的文字、符号、图表等资料的总称。护理病历的格式和内容是根据护理程序的需要设计的，各医院不尽相同。护理病历主要包括患者入院护理评估单、护理计划单、护理记录单、健康教育指导、患者出院护理指导等。完整的护理病历反映了护士运用护理程序为患者解决健康问题，实施整体护理的全过程，体现出临床护理的质量和水平，为总结护理经验，充实教学内容，进行护理研究提供重要资料。

1. 患者入院护理评估单 患者入院护理评估单（表 18 - 10）用于对新入院患者进行初步的护理评估，目的是了解患者的身心状态，找出患者存在的健康问题，确立护理诊断。主要内容包括患者的一般情况、简要病史、护理体检，生活状况及自理程度等，不同专科的评估内容有所差异。患者入院护理评估表应在全面收集资料的前提下填写完成，通过了解患者的身体状况和健康问题，为制定护理计划提供依据。

表 18 - 10　患者入院护理评估单

姓名_____ 年龄____ 性别____ 民族____ 病室____ 床号____ 病案号_____		
入院日期：_____年____月____日____时　入院诊断：_____		
入院方式：□门诊 □急诊 □步行 □轮椅 □平车　护理级别：□特级护理 □一级护理 □二级护理 □三级护理		
教育：□文盲 □小学 □中学 □高中 □大专以上　宗教：□无 □有_____职业：_____		
费用支付：□公费医疗 □医疗保险 □自费　婚姻：□未婚 □已婚 □离婚 □丧偶		
既往史	□无 □有_____	
	住院经历：□无 □有 诊断_____	
	手术经历：□无 □有 诊断_____	
	长期用药：□无 □有 名称_____	
家族史	□无 □心脏病 □高血压 □糖尿病 □肿瘤 □精神病 □其他_____	
过敏史	药物：□无 □有_____ □其他_____	
生命体征	体温：_____℃ 脉搏：_____次/分 呼吸：_____次/分 血压：_____mmHg	
语言表达	□清晰 □含糊 □失语 □方言 □其他_____	
意识精神	□清醒 □嗜睡 □朦胧 □躁动 □昏迷 □平静 □烦躁 □焦虑 □恐惧 □其他_____	

循环	□脉搏齐 □脉不齐 □脉过速 □脉过缓 □心脏起搏器 □其他＿＿＿＿＿＿＿＿
呼吸	□正常 □呼吸困难 □端坐呼吸 □气管插管 □气管切开 □吸氧 □呼吸机辅助 □其他＿＿＿＿＿＿
皮肤完整性	□正常 □苍白 □潮红 □紫绀 □黄疸 □皮疹 □其他＿＿＿＿＿＿＿＿
	□完整 □压伤 部位：＿＿＿＿ 面积：＿＿＿＿ □破损/外伤 部位：＿＿＿＿ 面积：＿＿＿
视力情况	左眼：□清晰 □近视 □老花 □失明 □其他＿＿＿＿＿＿ 右眼：□清晰 □近视 □老花 □失明 □其他＿＿＿＿＿＿
听力情况	左耳：□清晰 □听力下降 □失聪 □其他＿＿＿＿＿＿＿＿ 右耳：□清晰 □听力下降 □失聪 □其他＿＿＿＿＿＿
饮食	食欲：□正常 □减低 □增加 □其他＿＿＿＿＿＿ 饮食种类：□普食 □软食 □半流饮食 □流质饮食 □清真 □糖尿病饮食 □低盐低脂饮食 　　　　　□无盐饮食 □高蛋白饮食 □低蛋白饮食 □少渣饮食 □其他＿＿＿＿＿＿＿
吸烟饮酒	□不吸 □吸 每日＿＿＿包；已吸＿＿＿＿＿年 □已戒烟 □不饮 □偶饮 □大量 每日＿＿＿＿ ml；已饮＿＿＿＿＿年 □已戒酒
休息	睡眠习惯：＿＿＿＿小时/日 □正常 □间断入睡 □失眠 □服用镇静剂
活动	活动能力：□行动正常 □使用助行器 □残肢 □无法行动 □其他＿＿＿＿＿＿＿＿＿ 自我照顾能力：□自理 □部分依赖 □完全依赖
排泄	小便：□正常 □失禁 □尿频 □尿潴留 □尿少 □留置导尿管 □其他＿＿＿＿＿＿ 大便：□正常 □失禁 □腹泻 □便秘 □肠造口 其他：□呕吐 □引流 □其他＿＿＿＿＿＿

入院护理指导：□自我介绍 □环境介绍 □住院须知/病室规定介绍 □呼叫器使用 □床单位使用 □跌倒宣教
　　　　　　　□作息时间 □订餐制度 □贵重物品保管 □探视陪伴制度 □医生查房时间 □患者权利与义务

此次入院原因：＿＿＿＿＿＿＿＿＿＿＿＿＿＿

＿＿＿＿＿＿＿＿＿＿＿＿＿＿＿＿＿＿

资料来源：□患者 □亲属 □朋友 □其他＿＿＿＿＿＿＿＿＿＿

责任护士：＿＿＿＿＿＿＿ 日期/时间＿＿＿＿＿＿＿

2. 护理计划单 是护士在对患者进行入院评估的基础上，针对护理诊断（或护理问题）制定的实施整体护理的具体方案。主要内容为护理诊断、护理目标、护理措施及护理评价等。记录时将所作出的护理诊断按轻、重、缓、急顺序排列；所列出的护理目标应有明确针对性，必须具体、可测量；护理措施应明确、具体、切实可行；护理计划不仅应体现患者的个体差异性，而且应具有动态发展性，应随着患者病情的变化、护理效果进行补充和调整。

3. 护理记录单 是护士运用护理程序的方法为患者解决问题的记录，是患者从入院到出院全过程的护理记录。主要内容包括患者的健康问题及护士所采取的护理措施；实施护理措施后患者和家属的反应及效果；患者出现新的健康问题与病情变化时所采取的临时性治疗、护理措施，患者身心需要及其满足情况。记录内容要具体、准确、完整。

4. 健康教育指导 是为了恢复和促进患者健康并保证患者出院后能获得有效的自我护理能力而制定和实施的帮助患者掌握健康知识的学习计划和技能训练计划。住院期间的健康教育指导主要包括疾病相关知识；采取的治疗护理措施；所用药物的作用和副作用；各种检查的目的、注意事项；饮食与活动的注意事项；疾病的预防与康复措施等。进行健康教育指导应结合患者自身的疾病特点，提出有针对性的健康指导，满足不同患者的健康需求。

5. 患者出院护理指导 患者出院护理指导（表 18 – 11）是对准备出院的患者进行出院指导，以保证患者护理的连续性和完整性，帮助患者出院后能继续维护健康。主要内容为患者出院后在饮食、服药、休息、功能锻炼和定期复诊等方面的注意事项。必要时，可为患者或家属提供有关出院指导的书面资料。

表 18 – 11 患者出院护理指导

```
姓名_____ 年龄____ 性别____ 民族____ 病室_____ 床号_____ 病案号_____

出院日期：_____年___月___日 出院诊断：_____

手术名称：_____

出院方式：□步行    □轮椅    □平车

饮食：□饮食注意事项_____

活动与休息：□活动与休息方式及注意事项_____
出院用药：□无
         □有  出院用药指导：□药名 □作用 □剂量 □时间
                          □用法 □副作用 □特殊用药注意事项
复诊：□不需要  □按医师要求复诊  □不适随诊 复诊地点：_____
责任护士：_____ 日期/时间_____
```

链 接

电子病历

医院电子病历（electronic medical record EMR）也称为计算机化的病案系统，它是用电子设备保存、管理、传输和重现的数字化的患者医疗记录。不仅包括了静态病历信息，而且还包括核医学、超声等影像图片、声像动态等信息，完成以患者为中心的信息集成。具有信息提取方便快捷、容量大、信息完整、易于存储和管理等实用性。为临床、教学、科研提供大量集成资料，利于信息资源共享和交流，同时为国家医疗宏观管理提供了丰富的原始数据库。每个病区的护士工作站分系统能够满足日常护理工作的各种需求，如病区床位管理、医嘱处理、自动生成各种治疗单、护理单、医嘱单、提供患者费用记账、查询、统计等，不仅极大地提高了护士工作质量和效率，而且利于护理病历记录的规范化、标准化。随着医院信息系统的发展，护理电子病历将会得到不断发展与完善。

复习思考题

1. 医嘱的种类有哪些？如何处理各类医嘱？处理医嘱时的注意事项有哪些？
2. 如何正确书写特别护理记录单？
3. 病室报告的书写内容有哪些？书写顺序是什么？

第十九章　护理职业防护

【学习目标】
掌握：护理职业防护的措施。
熟悉：护理职业伤害的常见因素。
了解：护理职业防护的相关概念、护理职业防护的意义。

近年来，随着人类疾病谱的改变、病毒的变异、各类新型高科技仪器设备的使用，以及新型生物制剂的层出不穷，使得医护人员可能造成职业危害的因素越来越多样化、复杂化，有关医院工作人员（特别是护理人员）职业安全防护的课题也越来越受到关注。护理人员是医院工作人员的主体之一，因其工作性质和工作环境的特殊性，常常暴露于各种现存的和潜在的职业危险因素之中，成为职业暴露中的高危群体。因此，护理人员在工作中应树立职业危害的防范意识，具备对职业危害因素的认识、辨别和处理的基本知识和能力，以保护自身的身心健康和职业安全。

第一节　概　述

一、基本概念

1. **护理职业暴露**（nursing occupational exposures）　指护理人员在工作中为患者提供服务时，经常暴露于感染患者的血液、体液及排泄物污染的环境中，有感染某种疾病的危险，同时各种理化因素及工作压力也会对护理人员造成影响，这些统称为护理职业暴露。

2. **护理职业防护**（nursing occupational protection）　指在护理工作中采取多种有效措施，保护护理人员免受职业损伤因素的侵袭，或将各种伤害降到最低程度。

3. **普及性预防**（universal precaution）　指在为患者提供医疗服务时，只要有可能接触到他人的血液和深层体液（无论是患者还是医务人员），不论其是阴性还是阳性，都应当作为具有潜在的传染性而加以防护。

4. **标准预防**（standard precaution）　指将所有患者的血液、体液、分泌物、排泄物、呕吐物及被其污染的物品等均视为具有传染性，不论是否有明显的污染或是否接触非完整的皮肤与黏膜，医务人员接触这些物质时，必须采取防护措施。

二、护理职业防护的意义

1. 保障职业安全，维护护理人员身心健康 通过有效实施护理职业防护措施，不仅可以避免由职业卫生和职业安全对护理人员造成的机体损害，而且还可以控制由环境和行为引发的不安全因素，减轻工作过程中的心理压力，增强社会适应能力，维护护理人员的身心健康，保障职业安全。

2. 控制职业危险因素，科学规避护理职业风险 护理人员通过学习职业防护知识和技能，可以提高职业防护的安全意识，自觉履行职业规范要求，严格遵守护理操作规程，有效控制职业危险因素，科学规避护理职业风险，减少护理差错，增加护理工作的安全感和成就感。

3. 营造轻松和谐的工作氛围，焕发工作激情 良好安全的职业环境，不仅使护理人员产生愉悦的身心效应，而且可以促进人际健康交流，获得对职业选择的积极认同，增加职业满意度；同时轻松愉快的工作氛围，可以缓解护理人员的工作压力，改善其精神卫生状况，焕发职业工作的激情，提高职业适应能力。

第二节 护理职业伤害的因素

护理工作场所是一个特殊的高危环境，因此，护理人员在其工作环境中可能经常受到各种各样的职业伤害，其造成的损伤也呈现经常性、多样性，以及损伤程度差异性等特点。根据暴露源和致伤原因进行分类，可分为生物因素、物理因素、化学因素、心理社会因素、运动功能性职业因素和暴力攻击伤害。

一、生物因素

生物性因素伤害是指在护理工作中各类病原微生物（常见的有细菌、病毒等）通过飞沫、唾液、血液、体液、排泄物及其污染物等方式进入护士机体后，发生的感染性疾病。此为影响护理人员职业安全最常见的危害。

常见病原微生物包括葡萄球菌、链球菌、肺炎球菌、大肠杆菌、结核杆菌、乙型肝炎病毒（HBV）、丙型肝炎病毒（HCV）、艾滋病病毒（HIV）、SARS冠状病毒、梅毒螺旋体等；含有病原微生物的污染物包括血液、体液（包括羊水、心包液、胸腔液、腹腔液、脑脊液、阴道分泌物等人体物质）、排泄物等，以及护理工作中使用的仪器设备。

二、物理因素

物理性因素伤害是指工作环境中能引起人体组织创伤的因素，最常见的是针刺或切割等因素所造成的损伤，还包括噪音、高温、电离辐射（各种放射线）、非电离辐射（高频电磁场、微波、超声波、激光、紫外线等），这些因素可造成血源性感染疾病及听力、皮肤、眼睛、中枢神经等部位损伤和各类放射性疾病。

1. **锐器伤（sharp instrument injury）** 是一种由医疗利器，如注射器、针头、安瓿、手术刀等造成的意外伤害，造成皮肤深部足以使受伤者出血的皮肤损伤。是护理人员最常见的职业暴露损害。而病原体污染的锐器是导致血源性传播疾病的主要途径。目前已经证实有二十多种病原体可以经锐器伤直接传播。其中最常见、危害性最大的是乙型肝炎病毒、丙型肝炎病毒和艾滋病病毒。另一方面，锐器伤对受伤者产生极大的心理影响，使其产生焦虑、恐惧、悲观、抑郁的情绪，甚至放弃护理职业。

2. **温度性损伤** 常见的温度性损伤有热水瓶、热水袋所致的烫伤；供应室、手术室等部门的护理人员长期进行热力灭菌、干热灭菌时所造成的烫伤、中暑。易燃易爆物品，如氧气、乙醇所致的各种烧伤；如因各种医疗仪器设备老化及连接不当等原因导致漏电、短路现象，如烤灯、高频电刀使用不当所致的电灼伤等。

3. **噪音** 护理工作中的噪音主要来源于监护仪、呼吸机的机械声、报警声、电话铃声、病人呻吟声、物品及机器的移动声音等。世界卫生组织规定的医院噪声标准为：白天病区理想的声音强度是 35~40dB，研究发现，世界范围内的医院噪声远远超过世界卫生组织规定的标准，有些医院白天的声音强度甚至超过 70dB。护理人员长期处于这样的工作环境中，大脑自然会处于一种极其疲乏与精神紧张的状态，从而引起护理人员头痛、听力下降、注意力不集中等，严重者还可导致听力、神经系统等的损害，甚至差错事故的发生。

4. **放射性损伤** 常见的有各种放射线辐射和紫外线辐射。大剂量放射线瞬间照射或低剂量放射线长期照射都可能引起组织损伤。在为患者进行诊疗过程中，如果护理人员防护不当，可导致放射性皮炎、皮肤溃疡坏死、植物神经功能紊乱、造血功能降低，甚至诱发肿瘤，致胎儿畸形。在日常工作中，护理人员需定期消毒病室、治疗室等，不可避免地会接触紫外线，而紫外线能使空气中的氧分子分解成臭氧，起到消毒作用。而臭氧是强氧化剂，能破坏呼吸道黏膜和组织，紫外线照射到人的眼睛、皮肤会引起灼伤、红斑、眼角膜炎、皮肤过敏等；臭氧还可刺激呼吸道引起黏膜水肿等不良反应。

三、化学因素

化学性因素伤害是指护理人员在医院内所接触的主要化学因素（化学制剂），包括化疗药物和化学消毒剂等。在使用和操作过程中，可以导致人体系统的毒性损害和刺激性损害。

1. **化疗药物** 是抗肿瘤治疗中必不可少的药物，其在肿瘤细胞和正常细胞之间无明显选择性，对人体正常组织也有抑制杀伤作用，即细胞毒性。20 世纪 70 年代以来，大量研究证实，化疗药物对操作人员可能产生潜在职业危害，如氟尿嘧啶、环磷酰胺等。美国医疗机构药师协会将化疗药物定义为危险物品，澳大利亚卫生部门通过特殊显影试验证实，化疗药物配制过程中可溢出含有毒性微粒的气溶胶或气雾，通过皮肤或呼吸道进入人体。因此，护理人员在进行化疗操作过程中，注射器溶药、排气、换液、拔针等都可能造成皮肤接触或吸入。如长期接触化疗药物，可导致肝肾功能异常、脱发、月经不调、流产等，甚至骨髓抑制。

2. 化学消毒剂　化学消毒灭菌是预防医院感染的主要措施之一，护理人员在预防医院内感染的过程中，经常主动或被动地暴露于化学消毒剂的危害之中，使身体健康受到威胁，如甲醛、戊二醛、过氧乙酸、含氯消毒剂（84 消毒液、氯已定）、环氧乙烷、甲苯等均有一定挥发性和刺激性。化学消毒剂侵入人体的途径主要为皮肤、呼吸道，所致危害与化学消毒剂接触种类、频率、时间长短、暴露方式、侵入途径有关。这些化学消毒剂在极微量接触中即可刺激皮肤、黏膜引起皮肤过敏、流泪、恶心、呕吐、气喘等症状；经常接触还会引起眼结膜灼伤、上呼吸道炎症、喉头水肿和痉挛、化学性气管炎或肺炎；长期接触不仅可造成肝肾功能损害，还会损害中枢神经系统或致癌，表现为头痛、记忆力衰退等。

四、心理社会因素

心理社会因素伤害主要是由于工作性质与特点所导致的异常生理和心理负担。护理工作中很多因素可造成或加重护理人员的精神紧张、情感焦虑或人际冲突，这些因素与护士生活环境、工作压力、社会支持有密切关系，如行为及语言伤害、工作疲劳感和护患冲突、因倒班而打破生理节律和生活规律、面对意外伤害及死亡的负面刺激等所造成的一些心理障碍或慢性疾病，如焦虑、抑郁、食欲下降、免疫功能下降、失眠、高血压、溃疡病、内分泌功能紊乱等。

五、运动功能性职业因素

运动功能性因素伤害是指护理人员在工作中站立时间长，体力劳动较多，负重过重，突发状况多，如包括扭伤、撞伤、跌倒等常见的机械性损伤。临床护理工作的劳动强度大，如搬运患者，可引起护理人员脊柱、关节的损伤。长期的超负荷体力劳动，可引发下肢静脉曲张、颈肩痛或颈椎病、腰背痛等疾病，造成自身伤害。

六、暴力攻击伤害

暴力攻击伤害主要是指在恶性医疗纠纷中，患者或家属对护理人员实施暴力行为或精神疾病患者对护理人员使用暴力行为，导致身体遭受不同程度的损害。因护理人员自身服务意识不强、医院开放性环境等原因，暴力已严重影响到护理人员的工作热情、直接威胁到护理人员的人身安全。国际护士会指出，护士可能受到的暴力比其他行业多3 倍。

第三节　护理职业防护措施

一、生物因素职业伤害的防护

1. 护理人员应当牢固树立标准预防的观念　对所有患者的血液、体液、分泌物、排泄物、呕吐物及被其污染的物品均应被视为具有传染性。接触这些物质时，必须采取防护措施。医学防护是本着对患者和医务人员共同负责的原则，强调双向防护，既要防止疾病从患者传至医务人员，又要防止疾病从医务人员传给患者。既要防止血源性疾病的传播，又要防止非血源性疾病的传播。

2. 严格进行洗手和手的消毒　洗手时应用流动的水、洗手液或肥皂，按照"七步洗手法"认真洗手，洗手后涂抹护肤品，防止皮肤皲裂，保持手部皮肤完整。

3. 使用必要的防护用品　如手套、口罩、防护眼镜、帽子、隔离衣、隔离鞋等。

4. 着装防护　包括基本防护、加强防护、严密防护、特殊情况防护。在基本防护基础上，根据危险程度（或相关预案）使用隔离衣裤、（防水）防护服、防护镜、高效过滤手套、面罩等。

5. 落实消毒与隔离措施　防护应与消毒隔离措施共同实施，并严格按规定处理医疗废物。

二、物理因素职业伤害的防护

1. 锐器伤　护理人员进行侵入性操作要保证充足的光线，严格按规程操作；使用后的锐器必须及时、直接地放入耐刺、防渗漏的锐器盒中，或者利用针头处理设备进行安全处置。锐器盒要有明显的标志，装其2/3满时，即停止使用。禁止用手直接接触使用后的针头、刀片等锐器；禁止将使用后的针头重新套上针帽，禁止用手分离使用过的针头和针筒；安瓿操作时使用砂轮、手套或指套。护理工作中一旦发生锐器伤，伤者应保持冷静，立即用健侧手从近心端向远心端挤压，尽可能挤出损伤部位的血液，使用肥皂水彻底清洗伤口，并用流动水冲洗伤口5分钟；用0.5%聚维酮碘溶液、75%酒精或安尔碘消毒伤口；填写医务人员锐器伤登记表，及时上报主管部门，必要时抽血检测，采取药物预防或免疫预防措施，建立追踪档案，进行相应处理。

2. 温度性损伤和噪音　对温度性损伤的防护，护理人员应该熟练掌握各种电疗仪器的使用方法，合理安置氧气、乙醇等易燃易爆物品，减少烧伤、烫伤事件的发生。医院噪音，尤其是ICU、手术室等特殊科室因医疗仪器设备较多，噪音是无法避免的，在不影响护理工作的前提下，可尽量降低各种机器的报警音量，不同的环境和昼夜时间段采用不同音量；建筑设计上可使用吸音天花板、隔音墙等；护理人员要正确认识医院噪音，学会自我调整和自我放松，排除噪音所带来的干扰，减轻心理压力，保持身心健康。

3. 放射性损伤　预防放射线辐射损伤，应加强放射诊疗工作管理，防止放射事故发生；进入放射相关区域必须做好防护；辅助医生进行放射性检查时，应严格执行个人剂量计佩戴制度，做好个人放射检测工作。预防紫外线辐射损伤，应加强对紫外线操作人员的技术培训和指导，严格操作规程，提高防护意识，加强防护措施。接触紫外线时，必须戴防护眼镜、帽子、口罩等，防止皮肤直接暴露在紫外线下；紫外线灯开关应安置于室外；严禁在紫外线消毒时进入消毒区域；消毒结束后开窗通风。

三、化学因素职业伤害的防护

1. 化疗药物　对接触化疗药物的人员进行培训，使其增强防护意识，了解化疗药物的毒副作用，严格掌握化疗操作规程；提供安全的操作环境、设备和防护用品，配药必须在专用房间，有独立排风系统，使用专用层流安全柜，并定期检测其净化效能；配制化疗药品时，应穿一次性防渗透长袖防护服、戴口罩、帽子、双层手套（内面为聚氯乙烯手套，外面为乳胶手套），必要时戴眼罩、护目镜、穿鞋套等；配药时，尽可能用水剂代替粉剂以减少冲配时气雾的外溢。必须打开粉剂安瓿时，先使药粉降至瓶底，垫无菌纱布后打开。溶解药物时，溶媒应沿瓶壁缓慢注入瓶底，待药粉完全浸湿后再搅动。抽取药液应使用针腔较大的针头，药液不超过针筒 3/4 以防止溢出。抽取药液后，在瓶内排气再拔出。输注化疗药物时，应确保输液管道所有接头处衔接紧密，以免药液外溢，更换化疗药物时应戴手套；药物溅到皮肤或眼睛时，立即用大量清水或生理盐水反复冲洗，药液溅到工作服或口罩上，应立即更换；药液溢在桌面或地面，应用纱布吸附药液，再用肥皂水擦洗；若为药粉，应用湿纱布轻轻抹擦，以防药粉飞扬而污染空气。凡与化疗药物接触的针头、注射器、输液器、棉球、棉签等，都必须收集在专用带盖防漏的密闭垃圾桶内，标明警示标志，按医疗废物处理要求进行无害化处理。

定期做好化疗操作人员的健康体检，每隔 6 个月检查肝功能、血常规、免疫功能；合理安排休假；化疗药物配制操作人员应定期轮换；孕期和哺乳期女性避免接触化疗药物，应暂时脱离接触化疗药物的环境。

2. 化学消毒剂 进行化学消毒剂操作的护理人员，应掌握不同消毒剂的使用方法和注意事项；在达到消毒效果的前提下，尽量减少化学消毒剂的使用量，正确对待化学消毒剂的使用浓度，并非浓度越高、使用次数越多，其消毒效果就越好；按规定合理存放化学消毒剂，多数消毒剂应在常温下于荫凉处避光密闭保存，易燃易爆消毒剂应远离火源；配置消毒剂时，应注意个人防护，穿工作服，戴防护手套、口罩，必要时穿隔离衣，戴防护眼镜。配制时，动作轻柔，防止消毒液溅洒；消毒场所通风系统良好。

四、心理社会因素职业伤害的防护

1. 提高护理人员自身业务素质 加强个人业务学习和培训，充实专业知识，提高技术操作水平，加强工作中的安全防护措施，严格按照规程操作，提高患者及家属对护理工作的满意度。

2. 加强心理锻炼，提高心理素质 加强心理知识的学习，掌握各种疾病引起的心理变化，增强服务意识，建立良好护患关系，减少工作中发生冲突的机会；敢于面对工作中的行为及语言伤害，勇于维护自身权利，提高处理重大事件的能力。

3. 创造安全的职业环境 医疗机构应尽量创造舒适、安全的工作环境，提供必要的防护保障，控制发生安全隐患的关键环节；合理安排各科室护理人员，科学安排工作内容，减轻护理人员的职业紧张性。护理人员应掌握沟通技巧，减少因误解而造成的冲突，改善组织内部关系，增加互相支持，培养团队合作精神，营造安全健康的职业环境。

4. 合理运用压力应对技巧 护理人员学会自我心理调适，保持积极乐观的心态，学会自我放松，积极疏导负面的躯体和心理反应，降低紧张感；培养轻松的业余爱好，进行有规律的运动，劳逸结合，合理营养，有助于减轻焦虑、紧张情绪，恢复体力和精力。

5. 善于利用社会支持系统的力量 身心疲惫或紧张时，与亲人、朋友消遣或倾诉以缓解压力，有效的社会支持系统会增强护理人员战胜压力的信心和力量。

五、运动功能性职业伤害的防护

1. 加强锻炼、强身健体是预防运动型损害的重要措施 功能性腰背痛大多由于疲劳而发病，稍加休息或做对抗性反方向肌肉运动就可逆转，护理人员工作之余要进行腰背部肌肉的锻炼。通过锻炼可以提高机体免疫力，使全身各个脏器系统功能增强，局部腰肌可摄取更多营养物质；同时，通过锻炼还可增加身体的柔韧性、加强骨关节活动、降低骨关节损伤概率，如太极拳、健美操、游泳、慢跑、瑜伽等。

2. 指导护理工作人员正确用力和正确使用各种设备 培训员工理解和熟悉有关提举、搬运重物等的正确方法，用力学原理去完成工作。站立或坐位时，应尽可能保持腰椎伸直，使脊柱支撑力增大，避免因过度屈曲引起的腰部韧带损伤；抬重物时，要挺胸直腰，先屈髋下蹲，后用力抬重物；搬移病人或重物时，可借助翻身床、对接床、机械提举架、移动椅等协助完成。

3. 避免长时间维持一种体位和长时间站立 护理人员应定期变化体位，缓解肌肉、关节、骨骼疲劳，减轻脊柱负荷；为预防下肢深静脉曲张的形成，站立时要自我调节站立姿势，可让双腿轮流支撑身体重量，或适当做踮脚动作，促进小腿肌肉收缩，减少经脉血液淤积；工作间歇，应尽量抬高下肢，以促进血液回流，也可穿弹力袜保护。

4. 护理人员应重视自我保健 提倡卧硬板床休息，并注意床垫的舒适度；学会主动休息，生活有规律，夜班或较大工作量后应及时休息。此外，要注意饮食中营养物质的均衡，多食富含钙、铁、锌等营养元素的食物，同时增加机体内蛋白质的摄入量。

六、暴力攻击伤害的防护

1. 提高法律意识，规范护理行为 护理人员自身应改善服务态度，主动为患者提供服务，加强与患者和家属的沟通交流，建立良好的护患关系；严格落实核心制度，为患者提供安全服务，减少护患纠纷的发生，防止患者和家属的过激行为。

2. 加强护理人员应对暴力能力的培训 定期对护理人员进行相关政策及制度方面的培训，教会护理人员如何评估和识别可能发生暴力的有关因素和信号，教会自身保护方法。

3. 医疗机构应加强安全保卫工作 增加保卫人员，设立报警监控体系，消除治安隐患，创造安全和谐的工作环境。

4. 加强精神专科安全管理 精神疾病科护士提高预防患者暴力攻击行为发生可能性的能力，掌握安全防护技巧；综合性医院收治精神病患者时，应及时请精神科会诊，要求患者家属设立陪护，加强意外风险事件的防范。

附：临床医务人员常用的自我防护对策

1. 洗手　洗手是预防医院感染的最简单、有效的措施，为第一道防线。能有效预防传染性疾病的传播，保护自己与他人。因此，护理人员必须坚持洗手制度，即使是操作时戴手套，而脱去手套后也要洗手。如果手被患者的体液、血液或人体组织污染后，应立即清洗，必要时消毒泡手。

2. 戴口罩、面罩及护目镜　为了避免吸入含有病原体的气溶胶，防止患者的体液、血液等传染物溅入眼睛、口腔及鼻腔黏膜，护理人员在接触这类患者，尤其是传染病患者时，应戴口罩、面罩及护目镜，护目镜每次使用后均应进行清洗消毒。常见的有防冲击、防雾、耐磨、防静电、防化的护目镜，有防紫外线眼镜（波长小于380nm的光为紫外光）、防红外线眼镜（波长大于760nm的光为红外光）等。每治疗一位患者应更换一次口罩，如潮湿、被血液、体液污染应立即更换。

3. 戴手套　在进行相关操作时，可以有效保护护理人员，一旦有针刺伤发生，即可减少职业感染机会，一副手套只能对一位患者使用一次，使用中若破损则应立即更换，脱手套后应立即洗手。

4. 穿隔离衣　隔离衣可以保护工作人员和患者，避免交叉感染。隔离衣应每天更换，如被体液、血液污染或潮湿时，应立即更换，最好使用一次性防水隔离衣。

5. 对物品、标本及废物的处理

（1）锐物处理：①禁止双手回套护针帽。②禁止直接传递针头及锐器，应用容器盛放后传递。③禁止双手分理污染的针头和注射器。④禁止徒手携带裸针头等锐器物。⑤使用后的锐器应直接放入耐刺、防渗漏的利器盒内，或者利于针头处理设备进行安全处置，也可使用具有安全性能的注射器、输液器等医用锐器，以免刺伤。⑥盛装锐器的盒子不能过满，不应超过盒子的3/4。⑦禁止直接接触医疗垃圾，处理使用过的锐器时，应戴防护手套。

（2）血标本的处理：取血时应戴手套，采用真空负压采血管，送标本时也应戴手套。

（3）血渍清理：地面、墙壁、家具等上面被血液污染时，不能直接用抹布或拖把擦拭，应先用1：10的漂白水浸泡15～30分钟，然后戴手套用抹布擦拭，擦拭后立即洗手。

（4）医疗废物的处理：所有医疗废物如废弃标本、锐利器械、污染的敷料等，均应放置在有生物危害标记的专用容器内，送往规定地点焚烧。

6. 健康检查与预防免疫接种

（1）护士要定期进行健康检查。

（2）预防接种（人工免疫），使机体产生特异性免疫，如护理人员应该接种乙肝疫苗，可有效预防乙肝。

复习思考题

1. 某医院外科综合病房护士，女，34岁，分管病人中有一位是艾滋病晚期患者。某晚值班时，发现该患者的静脉输液管里有回血，导致液体不滴。为避免重新穿刺，该护士尽快用一个装有3ml生理盐水带针头的针管插入留置针进行冲洗，并抽出血块。此时，患者下意识地抽回手臂，针尖刺进该护士左侧手掌。

问题：（1）该护士发生了何种职业损伤？

（2）该护士该如何进行紧急处理？

2. 患儿，男，2月，因患新生儿肺炎入住某医院儿科病房。在进行静脉穿刺时，周护士因连续 3 次穿刺未能成功，患儿哭闹严重，家长愤怒下即对该护士进行打骂，并要求查看排班本，扬言还要在该护士值班时进行报复，周护士只好暂时回家休息"避难"。

问题：（1）该护士发生了哪种职业损伤？

（2）你认为该如何预防此类事件的发生？

3. 李某，女，27 岁，某医院血液肿瘤科护士，在该科室工作三年。两年来，该护士连续两次怀孕都发生了流产。

问题：（1）该护士发生了哪种职业损伤？

（2）根据所学知识，你认为肿瘤科护士该如何进行职业防护？

4. 王某，女，40 岁，某三甲医院心脏内科护士，从业 18 年。5 年前因下肢经常出现酸胀不适感，休息后有缓解，后诊断为下肢静脉曲张。

问题：（1）该护士发生了何种职业损伤？

（2）为预防该类职业伤害损伤，该护士应做哪些预防措施？

附录　中英文名词对照

A

艾滋病病毒　HIV

安乐死　Euthanasia

B

半坐卧位　semireclining position

膀胱　bladder

膀胱冲洗　bladder irrigation

保护具　protective device

保留灌肠　retention enema

备用床　closed bed

背部按摩　back rub

鼻饲法　nasogastric gavage

便秘　constipation

标准预防　standard precaution

濒死期　dying stage

冰袋　ice bags

冰帽　ice caps

冰毯机　ice blanket machine

丙型肝炎病毒　HCV

病历　case file

不规则热　irregular fever

不舒适　discomfort

步态　gait

部分胃肠外营养　partial parenteral nutrition

C

侧卧位　side – lying position

肠胀气　flatulence

晨间护理　morning care

弛张热 remittent fever

出院护理 discharge patients from hospital

床档 bedside rail restraint

床上擦浴 bath in bed

床上梳头 combing hair in bed

床上洗头 shampooing hair in bed

D

大量不保留灌肠 large volume non‐retention enema

导尿术 catheterization

等长运动 isometric exercise

等速练习 isokinetic exercise

等张运动 isotonic exercise

碘 iodine

电子病历 electronic medical record EMR

动脉注射 arteria injection

端坐位 sitting position

多尿 polyurine

F

发热反应 fever reaction

发作性睡眠障碍 narcolepsy somnipathy

非快速动眼阶段睡眠 nonrapid eye movement，NREM

愤怒期 anger stage

粪便嵌塞 fecal impaction

粪标本 fecal specimen

否认期 denial stage

俯卧位 prone position

腹泻 diarrhea

G

肛管 anal canal

肛管排气法 flatulence decreasing through the rectal tube

高血压 hypertension

格拉斯哥昏迷评分表 Glasgow Coma Scale GCS

给药 medication administration

拐杖 crutch

关节活动范围 range of motion，ROM

关节活动范围练习 range of motion exercise

管饲饮食 tube feeding

过敏反应 anaphylactoid reaction

H

呼吸困难　dyspnea

护理病历　nursing record

护理职业暴露　nursing occupational expasure

护理职业防护　nursing occupational protection

化学加热袋　chemo – warm – up bag

化学致冷袋　chemo – refrigeration bag

环境　environment

昏迷　coma

昏睡　stupor

J

肌内注射　intramuscular injection

基本饮食　basic diets

基础生命支持技术　basic life support，BLS

稽留热　continuous fever

急性肺水肿　acute pulmonary edema

继发效应　secondary effect

间歇热　intermittent fever

渐进性抗阻等张练习　progressive resistance exercise PRE

胶体溶液　colloidal solution

接受期　acceptance stage

结肠　colon

截石位　lithotomy position

经外周静脉置入中心静脉导管　peripherally inserted central catheter

晶体溶液　crystalloid solution

静脉输血　blood transfusion

静脉输液　intravenous infusion

静脉炎　phlebitis

静脉注射　intravenous injection

局部浸泡　local soak

K

开放气道　air way，A

烤灯　hot lamps

空气栓塞　air embolis

口服给药　administering oral medication

快速动眼阶段睡眠　rapid eye movement，REM

L

冷疗法　cryotherapy

冷湿敷　cold compress

链霉素　streptomycin

临床死亡期　clinical death stage

临终关怀　hospice care

淋浴和盆浴　shower and tub bath

留置导尿术　retention catheterization

留置气泡术　air – lock technique

M

麻醉床　anesthetic bed

脉搏短绌　pulse deficit

盲肠　cecum

面部表情图　face expressional，FES

N

尿闭　urodialysis

尿标本　urine specimen

尿道　urethra

尿急　urgent micturition

尿频　frequent micturition

尿失禁　incontinence of urine

尿痛　dysuria

尿潴留　retention of urine

P

排便失禁　fecal incontinence

蹒跚步态　waddling gait

皮内注射　intradermic injection

皮下注射　hypodermic injection

破伤风抗毒素　tetanus antitoxin TAT

普及型预防　universal precaution

普鲁卡因　procaine

Q

青霉素　penicillin

R

热疗法　thermotherapy

热湿敷　hot compress

热水袋　hot water bags

热水坐浴　hot site both

热型　fever type

人工呼吸　breathing，B

人工呼吸器　the use of artificial respirator

人工取便术　digital removal of fecal impaction

人体力学　body mechanics

日常生活活动能力　activities of daily living，ADL

入院护理　admission nursing

锐器伤　sharp instrument injury

S

膳食纤维　dietary fiber

少尿　oliguria

肾脏　kidney

生物学死亡期　biological death stage

失眠　insomnia

试验饮食　test diets

视觉模拟评分法　visual analogue scale，VAS

嗜睡　somnolence

收缩压　systolic pressure

手杖　cane

舒适　comfort

舒张压　diastolic pressure

输尿管　ureter

输液泵　infusion pump

输液微粒　infusion particle

数字评分法　numerical rating scale，NRS

睡眠剥夺　sleep deprivation

睡眠过度　hypersomnia

睡眠去同步化　sleep to synchronization

睡眠性呼吸暂停　sleep apneas

睡眠障碍　sleep disorder

睡眠中断　sleep fragmentation

睡眠周期　sleep cycle

T

痰标本　sputum specimen

特殊口腔护理　special oral care

疼痛　pain

疼痛耐受力　pain tolerance

疼痛阈　pain threshold

体表温度　shell temperature

体核温度 core temperature

体位 position

体位性低血压 postural hypotension

体温过低 hypothermia

体温过高 hyperthermia

头低足高位 trendelenburg position

头高足低位 dorsal elevated position

臀大肌 the gluteus maximus

脱敏注射法 desensitization shots

W

完全胃肠外营养 total parenteral nutrition

晚间护理 night care

胃肠外营养 parenteral nutrition

温水擦浴 tepid water sponge bath

文字描述评定法 verbal descriptor scale，VDS

卧位 patient position

无尿 anuria

X

吸入给药 administering inhalation medication

膝胸卧位 knee – chest position

小量不保留灌肠 small volume non – retention enema

协议期 bargaining stage

心肺复苏术 cardiopulmonary resuscitation，CPR

胸外心脏按压 circulation，C

血标本 blood specimen

血型 blood gronp

循环负荷过重反应 circulatory overload reacrion

Y

压疮 pressure ulcer

咽拭子 throat swab

仰卧位 supine position

要素饮食 elemental diets

夜节律 circadian rhythm

医嘱 physician order

乙醇擦浴 alcohol sponge bath

乙型肝炎病毒 HBV

意识模糊 confusion

意识障碍 disturbance of consciousness

营养素　nutrient

忧郁期　depression stage

诱发补偿现象　vulnerability to rebounds

约束带　restraint

Z

暂空床　unoccupied bed

支被架　overbed cradle

直肠 rectum

治疗饮食　therapeutic diets

注射术　injection

姿势　posture

自体输血　autotransfusion

参 考 文 献

1. 林菊英．金桥．中华护理全书．江西：江西科学技术出版社，1997.

2. 姜安丽，石琴．新编护理学基础。北京：高等教育出版社，1999.

3. 《临床输血技术规范》国家卫生部．2000 年 6 月 2 日颁发．

4. 李小妹．护理学导论．长沙：湖南科学技术出版社．2001.

5. 殷磊．护理学基础（第 3 版）．北京：人民卫生出版社．2002.

6. 叶任高，钟南山．内科学．北京：人民卫生出版社，2002.

7. 朱京慈，王春梅．现代护理实践技能．北京：人民军医出版社，2004.

8. 姜安丽．Fundamentals of nursing. 北京：人民卫生出版社，2005.

9. 吕淑琴，尚少梅．基础护理学．北京：中国中医药出版社，2005.

10. 姜安丽．护理学基础．北京：人民卫生出版社，2006.

11. 姚蕴伍，郭常平．现代护理学新编．杭州：浙江大学出版社，2006.

12. 姜安丽．护理学基础．北京：人民卫生出版社，2006.

13. 李小寒，尚少梅．基础护理学（第 4 版）．北京：人民卫生出版社，2006.

14. 姜安丽．新编护理学基础．北京：人民卫生出版社，2006.

15. 吕淑琴，段亚平．护理学基础．北京：中国中医药出版社，2006.

16. 李小平．基础护理学．北京：人民卫生出版社，2006.

17. 张景龙．护理学基础．北京：人民卫生出版社，2007.

18. 敖以玲，周琦．临床护理技能实训指导．西安：第四军医大学出版社，2007.

19. 苏利蕊，孔素芳，孟云．肾上腺素雾化吸入治疗急性感染性喉炎的护理．医学论坛杂志，2007，28（24）：88 - 91.

20. 贾文冬，华慧娟，许芳雷．两种常用肌内注射方法的比较研究．中华护理杂志，2007，42（1）：81 - 82.

21. 李丹林．医用基础护理操作技术．兰州：甘肃科学技术出版社，2008.

22. 甘肃省护理学会．基础护理技术操作规程及评分标准．兰州：甘肃科学技术出版社，2008.

23. 史铁英．护理学专业初级（师）资格考试．基础护理学．北京：人民军医出版社，2008.

24. 李晓松．护理学基础（第 2 版）．北京：人民卫生出版社，2008.

25. 于康．临床营养治疗学（第 2 版）．北京：中国协和医科大学出版社，2008.

26. 谌永毅，马双莲．肿瘤科分册．长沙：湖南科学技术出版社，2008.

27. 肖庶民．护理伦理学．西安：世界图书出版西安公司，2008.

28. 熊吉东．睡眠障碍．北京：人民卫生出版社，2009.

29. 胡丹波．睡眠医学精要．北京：中国协和医科大学出版社，2009.

30. 马玉萍．基础护理学．北京：人民卫生出版社，2009.

31. 李建民，邢凤梅．护理学基础技术操作常规．北京：人民卫生出版社，2009.

32. 秦敬民．医学伦理学．北京：人民卫生出版社，2009.

33. 朱春梅，周庆华．常用护理技术．上海：第二军医大学出版社，2010.

34. 陈立典，陈锦秀．康复护理学．北京：中国中医药出版社，2010.

35. 张少羽．基础护理技术．北京：人民卫生出版社，2010.

36. 柏树令．系统解剖学（第7版）．北京：人民卫生出版社，2010.

37. 周春美．护理学基础．上海：上海科学技术出版社，2010.

38. 徐小兰．护理学基础．北京：高等教育出版社，2010.

39. 童明庆．临床检验标本采集送检手册．北京：人民卫生出版社，2010.

40. 吴玉芬．静脉输液实用手册．北京：人民卫生出版社，2011.

41. 齐颖．吸痰术的研究进展．临床肺科杂志，2010，15（5）：706.

42. 林丽芳，王海明，叶东彪．肌内注射的注意事项．中国当代医药，2011，18（26）：171－172.

43. 韩潮泉．空气压缩泵雾化吸入法在门诊患者应用中的护理体会．中外医学研究，2011，9（14）：89－90.

44. 江文艺，李莉．临床护理技能实训指导．南京：江苏科学技术出版社，2011.

45. 田焕阁．国内加温湿化吸氧装置的研究进展．护理学杂志．2011.26（3）：86.

46. 王光建．心肺复苏新进展．哈尔滨医药．2011.32（2）：129.